全科医学基本理论教程

主　编　路孝琴　杜　娟

副主编　高广颖　张　辉　刘小平　马　辉

编　者*（以姓氏笔画为序）

　　　　马　辉　王慧丽　刘小平　杜　娟

　　　　张　辉　邵　爽　金光辉　赵亚利

　　　　高广颖　黄亚芳　韩优莉　路孝琴

　　　　*编者单位为首都医科大学

人民卫生出版社

图书在版编目（CIP）数据

全科医学基本理论教程 / 路孝琴，杜娟主编. —北
京：人民卫生出版社，2019

助理全科医生规范化培训教材

ISBN 978-7-117-27995-6

Ⅰ. ①全… Ⅱ. ①路…②杜… Ⅲ. ①家庭医学－职
业培训－教材 Ⅳ. ①R499

中国版本图书馆 CIP 数据核字（2019）第 012077 号

| 人卫智网 | www.ipmph.com | 医学教育、学术、考试、健康，
购书智慧智能综合服务平台 |
| 人卫官网 | www.pmph.com | 人卫官方资讯发布平台 |

全科医学基本理论教程

主　　编：路孝琴　杜　娟
出版发行：人民卫生出版社（中继线 010-59780011）
地　　址：北京市朝阳区潘家园南里 19 号
邮　　编：100021
E - mail：pmph @ pmph.com
购书热线：010-59787592　010-59787584　010-65264830
印　　刷：北京盛通数码印刷有限公司
经　　销：新华书店
开　　本：787×1092　1/16　印张：19
字　　数：486 千字
版　　次：2019 年 2 月第 1 版　2024 年 6 月第 1 版第 4 次印刷
标准书号：ISBN 978-7-117-27995-6
定　　价：55.00 元

打击盗版举报电话：010-59787491　E-mail：WQ @ pmph.com
（凡属印装质量问题请与本社市场营销中心联系退换）

序　言

　　培养出大批合格的全科医生是落实分级医疗的关键所在。为加快全科医生培养，2011年《国务院关于建立全科医生制度的指导意见》(国发〔2011〕23号)正式发布，文件中明确提出在建立规范的"5+3"全科医生培养模式的同时，近期对经济欠发达的农村地区可采取培养助理全科医生的模式，即"3+2"模式。

　　根据《国务院关于建立全科医生制度的指导意见》，为做好经济欠发达的农村地区助理全科医生培养工作，原卫生部科教司委托首都医科大学(卫生部全科医学培训中心)进行《助理全科医生培训标准》的制定工作。首都医科大学对这项工作给予了极其高度的重视，一批全科专家倾注了大量的心血。在科教司领导下，在各地全科医学工作者的大力支持下，《助理全科医生培训标准》于2012年9月正式发布实施。

　　自这一标准发布后，我欣喜地看到：全国很多全科医学教育工作者、全科医学专家们关注并积极地参与全科医学人才的培养培训工作，各地根据本地区的实际，积极地进行实践。首都医科大学全科医学与继续教育学院及附属、教学医院的全科教师和全科医生们更是以强烈的事业心和责任感，承担起北京地区"3+2"助理全科医生的培训工作。他们严格执行《助理全科医生培训标准》，根据培训细则规定的三部分内容，即临床轮转、基层实践、全科医学基本理论与职业理念及综合素质课程培训，进行了卓有成效的培训工作。他们边实践边总结，经过五届学员的培训过程，在贯穿培训全过程的理论课程建设、临床轮转以及基层实践方面都积累了丰富的经验。目前经过首都医科大学全科医学科教师们的共同努力，先期完成了"3+2"助理全科医生规范化培训教材《全科医学基本理论教程》《临床实践指导》以及《社区实践指导》的编写工作，三本教材即将问世。

　　本套培训教材紧紧围绕助理全科医生培养的标准、特点与要求，面向农村地区，强调实用，通俗易懂。文字简明，深入浅出，具有较强的针对性、指导性、可操作性和可读性。期望本套教材能够助力我国全科医学人才的培养，为推进"健康中国"建设做出应有贡献。

线福华

2018年12月

前 言

"3+2"助理全科医生培训作为现阶段农村基层全科医生培养的过渡期补充措施，是提高农村基层医疗卫生服务能力的现实选择。贯穿培训全过程的理论课程，是保证助理全科医生知识、技能、职业素质和能力综合水平提升的重要环节。因此特组织我校长期工作在教学一线的相关专业教师编写了此书。

本教材汇集了与全科医学基本理论相关的各个专业的学者、教授多年积累的教学和实践经验。本书共分四篇十八章。第一篇全科医学理念与基本理论包括七章：绪论、以病人为中心的照顾、以家庭为单位的照顾、以社区为基础的照顾、以预防为导向的健康照顾、全科医生的临床思维和循证医学在全科医疗实践中的应用；第二篇全科医疗中的常见心理与行为问题包括四章：社区医学心理学概述、社区医学心理学基本理论、社区常见异常心理和行为问题、常用心理干预技术；第三篇全科医疗中的伦理法律问题及医患沟通包括四章：全科医疗中的医患关系与医学伦理学问题、人际交往概述、全科医疗中的医患沟通和全科医疗中的法律法规；第四篇卫生经济学在基层医疗卫生服务中的应用包括三章：卫生经济学基本理论、卫生经济学分析方法和卫生经济学在基层医疗卫生服务中的应用。

本书在编写上既斟酌了各方面内容的深度与广度，同时又注重了教材知识的实用性和系统性，增加了案例，体现"实用为本，够用为度"的特点。该书是针对"3+2"助理全科医生培养的教材，但同时该教材还可以作为社区卫生服务机构专业技术人员学习的参考教材。

由于编者水平和经验有限，书中难免存在疏漏和不足之处，恳请各地有关专家学者、师生不吝赐教和批评指正。

路孝琴

2018 年 12 月

目　录

第一篇　全科医学理念与基本理论

第一章　绪论 …………………………………………………………………………… 1

第一节　全科医学 ………………………………………………………………… 1

一、全科医学的定义及学科特点 ……………………………………………… 1

二、全科医学发展简史 ………………………………………………………… 4

三、全科医学的基本原则 ……………………………………………………… 9

四、全科医学的学术组织 ……………………………………………………… 11

第二节　全科医疗 ………………………………………………………………… 11

一、全科医疗的定义 …………………………………………………………… 12

二、全科医疗的基本特征 ……………………………………………………… 12

三、全科医疗与其他专科医疗的区别与联系 ………………………………… 13

第三节　全科医生 ………………………………………………………………… 14

一、全科医生的定义 …………………………………………………………… 14

二、全科医生的素质要求、知识与技能 ……………………………………… 15

三、全科医生的工作任务与角色 ……………………………………………… 15

四、全科医生与其他专科医生的区别 ………………………………………… 16

五、全科医生在基层医疗中的地位和使命 …………………………………… 17

第二章　以病人为中心的照顾 ………………………………………………………… 20

第一节　医学模式的转变与两个关注中心的转移 ……………………………… 20

一、生物医学模式——以疾病为中心 ………………………………………… 21

二、生物 - 心理 - 社会医学模式——以病人为中心 ………………………… 22

第二节　以病人为中心照顾的基本原则 ………………………………………… 23

一、既关注病人也关注疾病 …………………………………………………… 23

二、理解病人的角色和行为 …………………………………………………… 25

三、提供个体化的服务 ………………………………………………………… 26

四、尊重患者的权利 …………………………………………………………… 27

　　五、发展稳定的病人参与式医患关系 …………………………………………… 27

　　六、以病人需求为导向，注重病人安全，强调服务的健康结局 ………… 27

　第三节　以病人为中心的应诊过程及其主要任务 ………………………………… 28

　　一、以病人为中心的诊疗框架 …………………………………………………… 28

　　二、全科医生应诊的主要任务 …………………………………………………… 29

　第四节　以病人为中心照顾的提供 ………………………………………………… 31

　　一、对病人进行全面评价 ………………………………………………………… 31

　　二、为病人进行全方位照顾 ……………………………………………………… 33

　　三、健康状态评价工具 …………………………………………………………… 33

第三章　以家庭为单位的照顾 ………………………………………………………… 36

　第一节　家庭的定义、结构和功能 ………………………………………………… 36

　　一、家庭的定义和结构 …………………………………………………………… 36

　　二、家庭的功能 …………………………………………………………………… 40

　　三、家庭对健康和疾病的影响 …………………………………………………… 41

　第二节　家庭生活周期 ……………………………………………………………… 42

　　一、家庭生活周期的概念 ………………………………………………………… 42

　　二、家庭生活周期划分及其各阶段常见的健康问题 …………………………… 43

　　三、家庭生活周期划分的意义 …………………………………………………… 44

　第三节　家庭资源与家庭危机 ……………………………………………………… 44

　　一、家庭资源 ……………………………………………………………………… 44

　　二、家庭生活压力事件和家庭危机 ……………………………………………… 45

　第四节　常用的家庭评估工具 ……………………………………………………… 46

　　一、家庭基本资料 ………………………………………………………………… 46

　　二、家系图 ………………………………………………………………………… 47

　　三、P.R.A.C.T.I.C.E.评估模型 …………………………………………………… 47

　第五节　以家庭为单位照顾的方式 ………………………………………………… 49

第四章　以社区为基础的照顾 ………………………………………………………… 53

　第一节　社区及社区常见的健康问题 ……………………………………………… 53

　　一、社区的定义与要素 …………………………………………………………… 53

　　二、社区因素与健康 ……………………………………………………………… 54

　　三、社区常见健康问题及特点 …………………………………………………… 54

　第二节　以社区为导向的基层医疗的概念及实施步骤 …………………………… 55

　　一、以社区为导向的基层医疗的定义及其基本工作思路 ……………………… 55

　　二、实施以社区为导向的基层医疗的基本要素与步骤 ………………………… 56

　　三、以社区为导向的基层医疗的实施阶段 ……………………………………… 57

　　四、全科医生实施以社区为导向的基层医疗应具备的能力 ················· 57

　第三节　社区卫生诊断 ················· 57

　　一、社区卫生诊断的概念 ················· 57

　　二、社区卫生诊断的目的和主要内容 ················· 58

　　三、社区卫生诊断的步骤与流程 ················· 60

第五章　以预防为导向的健康照顾 ················· 64

　第一节　预防医学概述 ················· 64

　　一、预防医学的概念 ················· 64

　　二、三级预防的策略 ················· 65

　　三、临床预防的概念及其特点 ················· 66

　　四、全科医生提供临床预防的优势 ················· 67

　第二节　全科医疗中常用的临床预防服务 ················· 68

　　一、临床预防服务指南 ················· 68

　　二、健康咨询 ················· 69

　　三、筛检 ················· 71

　　四、免疫接种 ················· 76

　　五、化学预防 ················· 76

　第三节　沿生命周期的预防医学服务提供 ················· 78

　　一、沿生命周期和疾病周期的预防服务理念 ················· 78

　　二、沿生命周期提供临床预防服务案例分析 ················· 78

第六章　全科医生的临床思维 ················· 80

　第一节　临床思维的概念和原则 ················· 80

　　一、临床思维和临床决策的概念 ················· 80

　　二、临床思维的基本原则 ················· 80

　第二节　全科医学的临床思维 ················· 81

　　一、全科医学临床思维的基本特征 ················· 81

　　二、以问题为导向的全科医学临床诊断思维 ················· 82

　　三、以病人为中心的疾病处理和长期管理 ················· 84

　　四、全科医疗中以问题为导向的健康档案记录 ················· 85

　第三节　全科医疗过程中的临床推理与判断 ················· 88

　　一、全科医疗过程中的临床推理与判断程序 ················· 88

　　二、Murtagh 的安全诊断策略 ················· 90

　　三、全科医疗过程中病情及其处理优先级的判断 ················· 91

　　四、全科医疗过程中转诊的决策 ················· 93

第七章　循证医学在全科医疗实践中的应用 ················ 96

第一节　循证医学的概念与发展背景 ················ 96

一、循证医学的概念 ················ 96

二、循证医学的发展背景 ················ 97

第二节　循证医学相关研究方法 ················ 97

一、系统综述及 meta 分析的定义 ················ 97

二、研究证据分级分类 ················ 98

三、循证医学证据检索 ················ 102

第三节　以人为中心的循证全科医疗实践 ················ 103

一、循证医疗实践的基本步骤和方法 ················ 103

二、循证医学证据在全科医疗中的应用 ················ 106

第二篇　全科医疗中的常见心理与行为问题

第八章　社区医学心理学概述 ················ 109

第一节　社区医学心理学概述 ················ 109

一、社区医学心理学的概念 ················ 109

二、医学模式转变与社区医学心理学 ················ 109

第二节　社区医学心理学的基本观点与任务 ················ 111

一、社区医学心理学的基本观点 ················ 111

二、社区医学心理学的基本任务 ················ 112

三、学习社区医学心理学的意义 ················ 113

第三节　社区医学心理学的研究方法 ················ 114

一、观察法 ················ 114

二、实验法 ················ 114

三、调查法 ················ 116

四、晤谈法 ················ 116

五、测验法 ················ 116

六、个案法 ················ 117

第九章　社区医学心理学基本理论 ················ 118

第一节　精神分析理论 ················ 118

一、潜意识理论 ················ 118

二、人格结构理论 ················ 119

三、焦虑及自我防御机制理论 ················ 120

四、性心理发展阶段理论 ················ 121

五、释梦理论 ················ 122

第二节　行为学习理论‥‥‥‥‥‥‥‥‥‥‥‥‥‥‥‥‥‥‥‥‥‥‥‥‥ 123

一、经典性条件反射理论‥‥‥‥‥‥‥‥‥‥‥‥‥‥‥‥‥‥‥‥ 123

二、华生的行为学习理论‥‥‥‥‥‥‥‥‥‥‥‥‥‥‥‥‥‥‥‥ 124

三、操作性条件反射理论‥‥‥‥‥‥‥‥‥‥‥‥‥‥‥‥‥‥‥‥ 125

四、社会学习理论‥‥‥‥‥‥‥‥‥‥‥‥‥‥‥‥‥‥‥‥‥‥‥ 126

第三节　人本主义心理学理论‥‥‥‥‥‥‥‥‥‥‥‥‥‥‥‥‥‥‥‥ 127

一、马斯洛的自我实现心理学‥‥‥‥‥‥‥‥‥‥‥‥‥‥‥‥‥ 128

二、罗杰斯的人格自我心理学‥‥‥‥‥‥‥‥‥‥‥‥‥‥‥‥‥ 129

第四节　认知心理学理论‥‥‥‥‥‥‥‥‥‥‥‥‥‥‥‥‥‥‥‥‥‥ 130

一、认知心理学的定义及产生背景‥‥‥‥‥‥‥‥‥‥‥‥‥‥‥ 130

二、现代认知心理学的基本理论‥‥‥‥‥‥‥‥‥‥‥‥‥‥‥‥ 131

三、认知治疗理论观点‥‥‥‥‥‥‥‥‥‥‥‥‥‥‥‥‥‥‥‥ 131

第十章　社区常见异常心理和行为问题‥‥‥‥‥‥‥‥‥‥‥‥‥‥‥‥‥ 133

第一节　异常心理概述‥‥‥‥‥‥‥‥‥‥‥‥‥‥‥‥‥‥‥‥‥‥‥ 133

一、异常心理的界定‥‥‥‥‥‥‥‥‥‥‥‥‥‥‥‥‥‥‥‥‥ 133

二、异常心理的判别标准‥‥‥‥‥‥‥‥‥‥‥‥‥‥‥‥‥‥‥ 133

三、异常心理的分类诊断体系‥‥‥‥‥‥‥‥‥‥‥‥‥‥‥‥‥ 134

第二节　社区常见心理障碍的主要症状‥‥‥‥‥‥‥‥‥‥‥‥‥‥‥‥ 135

一、焦虑障碍‥‥‥‥‥‥‥‥‥‥‥‥‥‥‥‥‥‥‥‥‥‥‥‥ 135

二、强迫及相关障碍‥‥‥‥‥‥‥‥‥‥‥‥‥‥‥‥‥‥‥‥‥ 139

三、抑郁障碍‥‥‥‥‥‥‥‥‥‥‥‥‥‥‥‥‥‥‥‥‥‥‥‥ 140

四、人格障碍‥‥‥‥‥‥‥‥‥‥‥‥‥‥‥‥‥‥‥‥‥‥‥‥ 140

五、性心理障碍‥‥‥‥‥‥‥‥‥‥‥‥‥‥‥‥‥‥‥‥‥‥‥ 142

六、应激相关障碍‥‥‥‥‥‥‥‥‥‥‥‥‥‥‥‥‥‥‥‥‥‥ 144

七、睡眠障碍‥‥‥‥‥‥‥‥‥‥‥‥‥‥‥‥‥‥‥‥‥‥‥‥ 146

八、进食障碍‥‥‥‥‥‥‥‥‥‥‥‥‥‥‥‥‥‥‥‥‥‥‥‥ 147

第十一章　常用心理干预技术‥‥‥‥‥‥‥‥‥‥‥‥‥‥‥‥‥‥‥‥‥ 150

第一节　心理治疗‥‥‥‥‥‥‥‥‥‥‥‥‥‥‥‥‥‥‥‥‥‥‥‥‥ 150

一、心理治疗概述‥‥‥‥‥‥‥‥‥‥‥‥‥‥‥‥‥‥‥‥‥‥ 150

二、心理治疗的基本结构‥‥‥‥‥‥‥‥‥‥‥‥‥‥‥‥‥‥‥ 151

三、心理治疗的基本技术‥‥‥‥‥‥‥‥‥‥‥‥‥‥‥‥‥‥‥ 153

四、常用的心理治疗方法‥‥‥‥‥‥‥‥‥‥‥‥‥‥‥‥‥‥‥ 155

第二节　心理咨询‥‥‥‥‥‥‥‥‥‥‥‥‥‥‥‥‥‥‥‥‥‥‥‥‥ 158

一、心理咨询的定义‥‥‥‥‥‥‥‥‥‥‥‥‥‥‥‥‥‥‥‥‥ 158

二、心理咨询的对象‥‥‥‥‥‥‥‥‥‥‥‥‥‥‥‥‥‥‥‥‥ 159

三、心理咨询的原则 ·· 160

四、心理咨询与心理治疗的关系 ··· 162

第三篇　全科医疗中的伦理法律问题及医患沟通

第十二章　全科医疗中的医患关系与医学伦理学问题 ···················· 165

第一节　全科医疗中的医患关系 ··· 165

一、医患关系的内涵及基本特征 ··· 165

二、医患关系的模式 ··· 166

三、医患关系的影响因素 ·· 167

四、医患关系对全科医疗服务的重要性 ·· 168

第二节　医患关系中的道德权利及义务 ·· 169

一、医生的义务与权利 ··· 169

二、患者的权利与义务 ··· 170

第三节　全科医疗中的医学伦理学问题 ·· 172

一、医学伦理学概述 ··· 172

二、医学伦理学的基本原则 ·· 173

三、全科医疗中常见的伦理学问题 ··· 174

第十三章　人际交往概述 ·· 178

第一节　人际交往的社会心理基础 ··· 178

一、人际交往与沟通的基本概念 ··· 178

二、人际交往的作用 ··· 180

三、人际交往的社会心理基础 ·· 180

第二节　人际交往的原则与基本技巧 ·· 185

一、人际交往的原则 ··· 185

二、人际交往的基本技巧 ·· 186

第三节　人际吸引 ··· 187

一、仪表吸引与第一印象 ·· 188

二、品质与能力吸引 ··· 188

三、邻近吸引 ·· 188

四、相似性吸引 ··· 189

五、互补性吸引 ··· 189

六、报答与奖励性吸引 ··· 189

第四节　全科医疗中的人际关系与团队沟通 ·································· 190

一、人际关系含义、类型和特征 ··· 190

二、人际关系的作用 ··· 191

三、全科医疗中的人际关系 ……………………………………………… 192

四、全科医疗团队沟通策略与技巧 ……………………………………… 193

第十四章　全科医疗中的医患沟通 ……………………………………… 196

第一节　医患沟通的意义与基本原则 …………………………………… 196

一、医患沟通的意义 ……………………………………………… 196

二、医生与患者之间沟通不畅的原因 …………………………… 196

三、全科医疗医患沟通的基本原则 ……………………………… 197

第二节　医患沟通的基本技巧 …………………………………………… 198

一、语言沟通的技巧 ……………………………………………… 198

二、非语言沟通的技巧 …………………………………………… 200

三、倾听的技巧 …………………………………………………… 203

第三节　临床会谈程序与接诊技巧 ……………………………………… 204

一、会谈开始阶段 ………………………………………………… 204

二、会谈中间阶段 ………………………………………………… 204

三、会谈结束阶段 ………………………………………………… 205

第四节　与不同类型患者的沟通 ………………………………………… 206

一、与儿童的沟通 ………………………………………………… 206

二、与青少年的沟通 ……………………………………………… 206

三、与老年人的沟通 ……………………………………………… 206

四、与预后不良患者的沟通 ……………………………………… 206

五、与问题患者的沟通 …………………………………………… 207

第五节　医患沟通评价 …………………………………………………… 207

一、医患之间沟通良好的依据 …………………………………… 207

二、医患沟通能力评价工具 ……………………………………… 208

第十五章　全科医疗中的法律法规 ……………………………………… 210

第一节　全科医疗管理法律制度 ………………………………………… 210

一、全科医疗机构管理法律制度 ………………………………… 210

二、全科医生管理法律制度 ……………………………………… 210

第二节　患者法定权利与义务 …………………………………………… 211

一、患者法定权利 ………………………………………………… 211

二、患者法定义务 ………………………………………………… 212

第三节　全科医疗损害赔偿责任 ………………………………………… 213

一、医疗技术损害责任 …………………………………………… 214

二、医疗伦理损害责任 …………………………………………… 217

三、医疗产品损害责任 …………………………………………… 219

第四节 医疗纠纷处理制度 ································· 220

一、和解 ························· 220

二、调解 ························· 220

三、诉讼 ························· 221

第四篇 卫生经济学在基层医疗卫生服务中的应用

第十六章 卫生经济学基本理论 ························· 225

第一节 卫生经济学概述 ························· 225

一、卫生经济学的概念 ························· 225

二、卫生经济学研究的基本问题 ························· 225

三、卫生经济学主要研究内容 ························· 226

第二节 卫生服务需求与供给 ························· 229

一、卫生服务需求 ························· 229

二、卫生服务供给 ························· 233

三、卫生服务弹性 ························· 235

第三节 卫生筹资与卫生总费用 ························· 239

一、卫生筹资的基本概念和种类 ························· 239

二、卫生总费用 ························· 240

第十七章 卫生经济学分析方法 ························· 244

第一节 疾病经济负担 ························· 244

一、疾病经济负担的概念 ························· 244

二、研究疾病经济负担的意义 ························· 246

三、测量疾病经济负担的指标 ························· 247

四、疾病经济负担测量 ························· 248

第二节 卫生经济学评价 ························· 249

一、卫生经济评价的基本概念和基本步骤 ························· 250

二、卫生经济评价的基本方法 ························· 252

第十八章 卫生经济学在基层医疗卫生服务中的应用 ························· 258

第一节 我国卫生服务体系 ························· 258

一、医疗服务体系 ························· 259

二、公共卫生服务体系 ························· 260

第二节 我国医疗保障制度 ························· 261

一、我国医疗保障制度的种类 ························· 261

二、我国医疗保障制度的成效与问题 ························· 265

第三节　基本药物制度 ··· 268

　　一、基本药物制度的概念 ·· 268

　　二、基本药物制度的成效和问题 ·· 269

第四节　卫生政策对基层医疗卫生服务的影响 ·································· 270

　　一、卫生筹资政策对社区卫生服务的影响 ·································· 270

　　二、医保支付方式改革对社区卫生服务机构经营行为的影响 ·········· 271

　　三、基本药物制度对社区卫生服务机构的影响 ··························· 272

　　四、家庭医生签约服务对社区卫生服务机构的影响 ······················ 273

参考文献 ·· 275

索引 ··· 279

第一篇　全科医学理念与基本理论

第一章　绪　论

全科医学是 20 世纪 60 年代后期在英美等经济发达国家逐步建立和发展起来的一个新型临床医学专科。全科医学因拥有自己独特的学术领域、临床思维、知识和技能体系，以及病人照顾的方式而逐渐被人们所广泛接受。

本章将详细介绍全科医学的基本概念、原则、发展历史、全科医疗与其他专科医疗的区别与联系、全科医疗的特点等内容。

第一节　全　科　医　学

随着社会经济的不断发展和人们对医疗保健需求的不断增加，单纯的生物医学模式为指导的医疗服务模式已不再能很好地满足人们对卫生保健服务的需求，由此，全科医学和全科医生制度在世界范围内悄然兴起。由全科医学学科培养合格的全科医生，在国家卫生保健中所起的重要作用已经被很多国家的实践所证实。

一、全科医学的定义及学科特点

（一）全科医学的定义

全科医学（general practice）是在西方通科医生长期实践的基础上逐渐发展而来的、具有独特价值观和方法论的知识和技能体系，是临床医学门类中的一门专业学科。全科医学在北美又被称为家庭医学（family medicine）。

1968 年，美国家庭医疗委员会（America Board of Family Practice，ABFP）成立，1969 年，ABFP 正式成为美国第 20 个医学专业委员会。它标志着全科医学学科的诞生，也是该学科发展中的一个里程碑。

关于全科医学的定义，不同国家和不同学者对其有着不同的界定。美国家庭医疗委员会在 1984 年对家庭医学的定义是："家庭医学是一种整合生物医学、行为医学及社会科学的专科，其知识和技能的核心源于传统的开业医师和以家庭为范围的独特领域，而不是以病人的年龄、性别或器官系统的疾病来分科。家庭医学的训练，除了提供以家庭为单位的照顾外，还要对病人担负起持续性健康照顾的责任，在医疗系统中担任提供协调病人照顾的独特专业性角色。"我国广泛采用的全科医学定义为："全科医学是一个面向社区与家庭，整合临床医学、预防医学、康复医学以及人文社会学科相关内容于一体的综合性临床二级专业学科；其范围涵盖了各种年龄、性别、各个器官系统以及各类健康问题／疾病。其主旨是强调以人为中心、以家庭为单位、以整体健康的维护与促进为方向的长期负责式照顾，并将个体与群体健康照顾融为一体。"

1

　　中国大陆于 20 世纪 80 年代后期开始接触并引入了全科医学这一新型学科，1993 年 11 月中华医学会全科医学分会成立，这标志着我国全科医学学科的建立。经过三十多年不断的探索与实践，目前全科医学已得到我国政府的高度关注和重视，也逐渐得到了医学专家和学者、社区居民的认可。在全国各地都开展了全科医疗服务模式的探索，启动了全科医生培训项目，并形成了一批具有当地特色且行之有效的全科医疗服务模式；也引起了医学生较大的兴趣，一些临床医学专业毕业生已经开始选择全科医生作为自己的终生职业；到了 2011 年 7 月，国务院发布《关于建立全科医生制度的指导意见》（国发〔2011〕23 号），从国家层面对全科医生制度建设和全科医学人才培养进行了顶层设计，阐明了建立全科医生制度的重要性和必要性，明确了全科医生制度建设指导思想、基本原则、总体目标、培养模式、执业方式、激励机制，提出了保障要求，自此，我国全科医学学科建设和全科医生制度建设开始快速推进，全科医生队伍也得到了进一步扩大。

　　（二）全科医学学科的特点

　　1. 知识体系　全科医学的知识体系中包括总论和各论两个部分。总论部分主要介绍全科医学的基本概念和基本原则，包括：以人为中心、以家庭为单位、以预防为导向、以社区为基础、综合性、协调性及团队合作的健康照顾理念等，同时还包括了全科医生临床服务的基本技能和服务工具等内容；各论部分主要包括临床诊疗中常见疾病（健康）问题的诊断、处理与评价的方式方法和技术等。

　　2. 服务内容　全科医学作为一门综合性的临床专业学科，服务内容非常宽泛，它不仅涉及内、外、妇、儿、眼、耳鼻喉、皮肤等临床各专科的服务内容，而且还涉及行为心理学、预防医学及相关人文社会科学等学科领域的服务内容。与临床其他专科相比，全科医学的学科知识和技能范围更为宽泛，其发展是根据其服务对象的卫生保健需要和需求来设计和发展学科，包括教育、科研与服务，最终以满足患者服务的要求为目的。从全科医生所应掌握的知识和技能方面看，应朝着越来越宽泛的方向发展，在此基础上，可以根据社区居民的卫生保健需要，发展不同领域的服务专长。临床医学的其他专科都是在一定的领域内不断地向纵深方向发展的。

　　3. 临床思维　从临床思维方法上看，与传统经验医学的整体论方法不同，全科医学需要以现代医学的研究成果来解释发生在病人身上的局部和整体变化，它的哲学方法是具有科学基础的整体论。因此，全科医生在临床上收集病史和处理患者的健康问题时，不仅考虑患者所患生理疾病的客观需求，还非常关注患者的主观需求，如患者的患病感受、对疾病预后的担忧等，在诊疗服务中，是以生物 - 心理 - 社会医学模式为指导的临床实践。

　　（三）全科医学与其他学科和相关领域的关系

　　1. 全科医学与社区卫生服务　社区卫生服务（community health service）是一种以社区居民卫生服务需求和需要为导向，由政府主导、社区参与的基层医疗服务。我国政府把建设和发展社区卫生服务体系作为卫生改革、解决群众"看病难"和"看病贵"问题的重要举措，它不是一个学科而是一种基层医疗的服务模式，而全科医学是为社区卫生服务队伍培养业务和管理骨干的医学专业学科，经过全科医学培养合格的全科医生，是社区卫生服务发展的主力军；由全科医生提供的全科医疗服务代表了社区卫生服务发展的最佳服务模式。我国开展社区卫生服务十多年的实践已经证实多数基层医生的业务素质和水平明显提高，但是随着医改的深化和分级诊疗制度的推进，社区卫生服务机构中的医学专业技术人员的专业素质，尤其是全科医生的岗位胜任能力亟须提升，已经成为目前分级诊疗工作推进的主要瓶颈之一。因此,大力培养适合我国社区卫生服务发展需要的高素质的全科医生及其团队,将成为我国继续医学教育的重要任务。

2. 全科医学与公共卫生、预防医学 公共卫生(public health)与预防医学在国家学位目录中是同一个一级学科。但在其发展过程中,对二者的定义却有所不同。1995 年英国的 John Last 将公共卫生定义为:是为了保护、促进、恢复人们的健康,是通过集体的或社会的行动,维持和促进公众健康的科学、技能和信仰的集合体。公共卫生项目、服务和机构强调整个人群的疾病预防和健康需求。尽管公共卫生活动会随着技术和社会价值等的改变而变化,但是其始终是以减少人群的疾病发生、早死、疾病导致的不适和伤残为其终极目标。因此,公共卫生是一项制度、一种实践。预防医学则是医学的一个分支,是一门研究如何通过采取适当的干预措施而达到防止疾病发生发展、尽可能地维护和恢复机体功能、最终维护、促进个体和人群健康之目的的医学学科。随着疾病谱的改变,预防医学的主要任务也逐渐从群体预防为主转向个体和群体预防相结合,从被动的预防转向主动的预防,从生理疾病的预防扩大到心理、行为和社会等因素的预防,从仅以公共卫生人员为主体延伸到以公共卫生和临床医护人员为主体,预防疾病的责任在以政府、社会为主的同时更强调居民个人和家庭的参与,并强调居民个人和家庭在卫生保健行动中的责任。

3. 全科医学与社区医学 社区医学是公共卫生和社会医学在 20 世纪中期深入发展的产物,它以社区为立足点,应用人类学、流行病学、社会医学、统计学等多学科的方法和技术,进行社区诊断,以了解社区主要健康问题及其特点、社区卫生保健以及社区资源状况等情况,根据健康问题的特点和社区资源的状况确定解决这些问题的优先顺序,从而制订社区卫生计划,动员社区力量,通过社区卫生服务,达到在社区水平上防治疾病、促进社区健康的目的。

全科医学与社区医学有着极为密切的联系,二者在群体健康的着眼点和目标上是一致的,即立足于社区,为社区居民的健康服务;除此之外,全科医生在其服务中也参与解决社区中不同人群的健康问题,并将其与针对个人的医疗实践相结合。全科医学强调以个体的健康为重心,在服务于个体病人时还考虑其家庭、社区因素对健康和疾病的相互作用,而社区医学则以人群的健康为重心,较少涉及家庭和个人。

4. 全科医学与其他临床二级学科 内科、外科、儿科、妇产科等学科与全科医学一样均为临床医学下的二级专业学科。各二级学科均形成了自己的知识和技能体系。这些学科除了具备临床一级学科共有的特点外,还在学科发展实践中形成了自身的学科特点、知识技能体系及态度。由各专业学科培养合格的各专科医师,无论在医院内还是在医院外,为患者提供着独特服务内容的专科服务,其业务内容有一定的交叉但是交叉很少。

而全科医学与其他各二级临床专业学科在知识和内容上都有一定的交叉,交叉的多寡与社区居民的卫生服务需求有明显的联系。一般情况下,全科医学的知识宽度跨越了临床所有二级专业学科,它涵盖了其他专业学科的所有常见问题或疾病。从国际上全科住院医师培训项目的科室轮转时间长度来看,内科、儿科、妇科、外科的轮转学习时间较长,而眼科、放射科、耳鼻喉科等较短,而且各国具体时间安排上略有差异。由此可见,全科医学覆盖各科的知识和技能的量也不尽相同。然而,全科医学在整合了临床各专科相应的临床知识和技能的基础上,在其长期的发展实践中还形成了自己独特的知识体系和思维模式。

5. 全科医学与传统医学和替代医学 传统医学是在维护健康以及预防、诊断、改善或治疗身心疾病方面使用种种以不同文化所特有的无论可解释与否的理论、信仰和经验为基础的知识、技能和实践的总和。如我国的中医学、藏医学。

在中国，现代医学与传统医学作为两大医学体系并存。中医学及蒙医学、藏医学等是我国医学界公开承认的医学学科，其教育、科研和医疗实践取得丰硕的成果，其临床医疗服务被人民群众广泛接受，在居民疾病治疗和康复乃至强身健体活动中起着积极的作用，这种现代医学与传统医学共存的现象在世界上较为少见。

全科医学与中国传统医学有许多相似之处，尤其是全科医学的基本原则与中医学思想惊人地相似，例如中医学的整体论、个体化的辨证论治、因时因地选择不同的处理方法、强调治未病的思想、重视良好的医患沟通和医患关系、注重医生在治疗中的角色等，不仅与全科医学有着惊人的相似，而且在许多方面比全科医学更具体、更具可操作性。此外，中医学对于一些现代医学治疗效果不佳的病毒性感染、肿瘤等疾病有独特的疗法和治疗效果。

在一些国家，"替代医学（alternative medicine）"的概念也被普遍应用。有时与"传统医学"交叉使用，在我国的医学教科书中又叫补充医学，它是指并非该国自身传统一部分，并且尚未被纳入主流卫生保健系统的一套广泛的卫生保健做法。

由于传统医学和补充替代医学的广泛应用，全科医生应该也必须了解其主要的类型、特点和疗效，同时应该看到补充医学、替代医学的局限性，以便能够适应社区文化和群众的健康信念，这也有助于丰富全科医学理论和治疗手段。全科医生了解传统医学和补充替代医学的知识，并教育病人在使用这类医疗时，须首先经过医生的评价，则可以最大限度地避免这些疗法对病人潜在的伤害。

二、全科医学发展简史

（一）国外全科医学发展的历史

医药从原始社会发展至今走过了漫长且复杂的道路，其发展受生产力水平和生产关系的制约，更与自然科学和技术的进步以及哲学思想的发展有密切关系。全科医学发展也是如此，从历史上看，全科医学其他国家的发展大概经历了通科医疗阶段、通科医疗衰落与全科医学专业学科建立、全科医学学科规范发展三个阶段。

1. 通科医疗阶段　在古代，医生的工作基本上不分科，他们根据当时居民的需求来提供其力所能及的医疗服务。那时的医生在中国被称为"郎中"，在西方被称为医治者（healer），其含义都是能够解除病人痛苦并给予合理解释的人。这些人用古代朴素的自然哲学医学理论，根据对病人的了解和观察、自己的经验及书本上的个案记载对病情做出判断，对病人的整体状态及其与环境的相互关系进行描述和解释，采用一些疗法，促进疾病康复或促进"自愈"。为此，医生往往因为科学判断的手段而要在病人家里和床边守候较长时间，对病情进行观察；而病人及其家属则通过叙述病史、体验症状及实施协助自愈的照顾，在诊治过程中参与甚多，扮演了相当重要的角色。

由于受中世纪宗教神学的统治，医生们通常根据圣经理论解释生命和疾病现象，重视繁琐的神学推理而轻视实际观察与操作，更反对人体解剖和外科这些导致"流血"的行为，致使外科医生的社会地位较低，处于下层社会的角色，而少数经过欧洲医学院正规培训的内科医生毕业后在城镇开业，服务于富人和上层社会。内科医生通常不做手术、不配制药品，也不与其他医治者合作。而服务于穷人和农村地区的医生中，大多数是毕业于理发匠学校的外科医生以及缺乏训练的药剂师。

随着18世纪兴起的由欧洲向北美大陆的"移民"热潮，一些内科医生也迁移到了美洲。由于在移民中医生缺乏，无法满足移民的医疗卫生服务需求，给富人或贵族服务的内科医生在人手紧缺而需求迫切的美洲,不得不打破原有的界限,像其他医治者一样,以各种可能的方式服务于求医的患者。随着时间的推移,原来欧洲的社会等级界线在新殖民地被打破了,所有的开业医生都不得不打破原有界限,按通科医生的方式进行工作以适应当时当地居民对各种医疗服务的高度需求。此时,就在18世纪的美洲就诞生了通科型的医生。

类似的过程也发生在18世纪末与19世纪初的欧洲。工作在社区的"多面手"医生逐渐争得了与内科医生相似的社会地位。19世纪初,英国的Lancet杂志首次将这类具有多种技能的医生称为"general practitioner"(通科医生)。医学生毕业后若通过了医疗、药物、外科及接生技术的考试,即可获得"通科医生"的开业资格。由于这一名称是首先于19世纪在欧洲(英国)使用的,所以说,通科医生诞生于18世纪的美洲,而命名于19世纪的欧洲。

直到19世纪末,通科医生一直占据了西方医学的主导地位。当时在正式职业的医生中有80%左右是通科医生,这些医生在社区独立或联合开业,通过长期良好的医患关系,对病人及其家庭情况有较为全面的了解,在疾病照顾中提供周到细致且经济有效的医疗服务,他们在提供医疗服务的同时,也成为了服务对象亲密的朋友,承担着医疗者、照顾者和咨询者的角色,在社会上备受尊敬。

2. 通科医疗衰落与全科医学专业学科建立 1910年,美国教育家A. Flexner对100多所医学院进行调查,发表了医学教育史上著名的Flexner报告,报告赞扬了Johns Hopkins医学院将临床医疗、教学和科研融为一体的教育改革成功经验,极力主张加强生物医学的教育和研究。他的报告引起了人们对发展专科医学的重视,诱发医学专科化的趋势。1917年眼科专科学会首先成立,在后来的1930—1940年这十年间,先后成立了14个专科医学会及相应的住院医师训练项目。此后,欧美各医学院校便按照不同专业的要求细分和组织教学,医学科学研究逐渐在以医院为主体的临床活动中占据中心位置。期间虽然也有像Peabody这样的学者在大力宣传全科医生的重要性,但并未得到重视。

到了第二次世界大战期间及战后的19世纪60年代,由于科学技术迅猛发展和专科医生地位的提高,促使医学生在毕业后优先选择专科训练,亚专科在此期间也得到了迅速发展,此时专科医疗进入了兴盛的时期,具有相当规模的综合性医院遍布各大城市,而医院里由于装备了各种诊疗设备,又集中了一批懂得新技术的专科医生,所以比社区里的通科诊所更能吸引病人;诊疗中逐渐形成了以专科医生为主导的医患地位;掌握着现代医学知识和技能的专科医生在人们的心目中树立了神圣的形象。而通科医生无论是作为教师还是临床医生,都受到冷落,通科医生的人数锐减。如在1900年,美国每600位居民就有1个通科医生,到了1960年,每3000位居民才有1个通科医生。

20世纪50年代左右,在西方经济发达国家,由于医疗服务和经济的发展,使得社会人口老龄化的程度日趋增加,人群中非传染性慢性病、退行性疾病患病人数逐渐增加,长期治疗和照顾这些疾病的医疗费用不断增加,在长期的以医院和医生为中心的医疗服务模式下,民众反映就医不便、照顾不完整、医疗费用难以承受等问题。以前人们曾经历的通科医疗服务的方便性、周全性与经济性让人们怀念起通科医疗的优势,同时也指出了通科医疗服务科学性不足的问题。最终使得通科医疗的重要性又重新受到重视,并被赋予了新的内涵和使命。

1947年,美国家庭医师学会(American Academy of Family Physicians, AAFP)成立,该学会的使命是保持和促进家庭医学的科学性和艺术性,确保家庭医学为社区中所有年龄的患者提供高效、优质的卫生保健服务。1969年2月,该学会被美国医学专科委员会(American Board of Medical Specialties, ABMS)批准为第二十个医学专科,意味着家庭医学作为一个新的临床专业学科正式建立，成为家庭医学发展历史上一个新的里程碑。同年，美国家庭医疗专科委员会（American Board of Family Practice, ABFP）成立，该委员会于2005年更名为美国家庭医学专科委员会（American Board of Family Medicine, ABFM），从1976年开始该委员会每年举办家庭医师再认证考试（每个家庭医师需要每六年进行一次资格再认证）。全ABFP成立之后，还将其提供的服务由传统的通科医疗（general practice）改称为"家庭医疗"（family practice）；将通科医生（general practitioner）改称"家庭医师"（family physician），将其赖以实践的知识基础称为"家庭医学"（family medicine）。英国在1952年也成立了皇家全科医生学会（Royal College of General Practitioners, RCGP），在医疗服务质量要求和学科定位上与美国一样有了新的改变，但在英文字面表达上并未改变 general practitioner 的称谓。在此期间，加拿大、澳大利亚等国也相继建立了全国性家庭/全科医生学会。为了保证和提高服务的质量，美国、英国等国家开始对已经在基层执业的通科医生进行再培训，在医学院校开始建立家庭医学/全科医学机构，建立并开展毕业后全科医学/家庭医学住院医师培训项目。

可见，至20世纪60年代末，在西方经济发达国家，家庭医学/全科医学教育、研究已经走向规范化的道路，全科医学学科已经成为独立的专业学科立于临床医学专科之林。

3. 全科医学学科规范发展 从20世纪60年代末到20世纪90年代中，至少56个国家已建立了家庭医学住院医师培训项目，其与内科、外科学一样成为临床医学生毕业后选择的职业训练项目之一；在一些国家，越来越多的医学生将家庭/全科医生作为自己的终生职业。全科医学学科正在不断发展壮大之中，各国的全科医疗实践已经证实，全科医生队伍在每一个国家的卫生保健体系都发挥着不可替代的重要作用。

（二）全科医学在中国大陆引进和发展

1. 全科医学的引进 在20世纪80年代后期，中国大陆由首都医科大学率先引进全科医学的概念。1989年11月，在国际友人的积极帮助下，第一届国际全科医学学术会议在北京召开，同时北京全科医学学会成立，首都医科大学成立了全国第一个全科医学的培训机构，即：首都医科大学全科医学培训中心，开始将全科医学的基本概念和基本理论在全国范围内传播，并启动了全科医学师资培训工作。1991年6月至11月，受世界家庭医生组织（WONCA）委托，由加拿大国际发展署（CIDA）资助，加拿大家庭医师学会派家庭医生（在加拿大称家庭医生）Brain Cornelson 到首都医科大学全科医学培训中心指导工作；1992年1月到3月间，我国台湾中山医学院家庭医学副教授李孟智被派到首都医科大学接任 Cornelson 对中国大陆全科医学引进的工作。为了探索中国特定情况下全科医生的培养模式，1992年首都医科大学率先尝试了在临床医学专业中开设临床医学专业全科医学方向的试点班，该班共招收来自浙江和黑龙江的30名学生。1993年11月，中华医学会全科医学分会成立，同年，《中国全科医学》杂志试刊，编辑部设在首都医科大学附属北京红十字朝阳医院。1994年，上海医科大学附属中山医院成立全科医学科。1995年8月10日，中华医学会全科医学分会正式成为 WONCA 成员。1996年首都医科大学成立了全科医学教研室。在这个阶段，全科医学发展不仅得到了 WONCA 直接的支持，而且还得到了包括美国、英国、以色列、澳大利亚、加拿大等国家和中国台湾、中国香港等地区全科医学专家的支持，国内大陆部分地区开始尝试全科医疗的服务模式和教育模式。由于政策环境没有形成，从总体上看，这一时期的全科医学仍处于概念传播和理论探讨阶段。

2. 全科医学在中国大陆的发展 在1997年以前，中国大陆的全科医学发展尚未在全国广泛铺开。1997年1月，中共中央、国务院发布《中共中央、国务院关于卫生改革与发展的决定》，明确提出要加快发展全科医学、培养全科医生。这一政策的出台，为中国大陆全科医学的快速发展创造了前所未有的契机，使全科医学在中国大陆的发展进入到一个崭新的阶段。各地开始尝试开展全科医疗的试点工作，国内外的学术交流日渐增多。

1999 年 12 月卫生部召开了"全国全科医学教育工作会议"，标志着全科医学教育工作正式启动。2000 年卫生部颁发了《关于发展全科医学教育的意见》《全科医师岗位培训大纲》《全科医师规范化培训试行办法》《全科医师规范化培训大纲（试行）》，提出了我国全科医学教育的发展目标，全科医生的培养开始进入规范化发展阶段。北京、浙江、上海等地开始尝试开展四年制的毕业后全科医生规范化培训项目。

2000 年中国第一全科医学培训中心（卫生部全科医学培训中心）成立并挂靠在首都医科大学，承担着面向全国开展全科医学师资、全科医生骨干、国际学术交流等任务。2003 年中国医师协会全科医师分会成立，2006 年卫生部牵头组织，中国医师协会全科医师分会具体落实，在全国范围内遴选出了 34 家全科医生规范化培训基地。

2006 年 2 月 24 日国务院召开全国城市社区卫生工作会议并下发了《国务院关于发展城市社区卫生服务的指导意见》，在意见中要求教育部门负责全科医学和社区护理学科教育，将培养社区卫生服务技能作为医学教育的重要内容。2006 年 6 月由国家人事部、卫生部、教育部、财政部、国家中医药管理局联合颁发了《关于加强城市社区卫生人才队伍建设的指导意见》，在意见中落实了国务院要求加强全科医学教育和学科建设的指示：要求医学院校开设全科医学课程；有条件的医学院校要成立全科医学系，将该类学科纳入学校重点建设学科整体规划之中；加强全科医学教材建设；组织医学生到社区卫生服务中心（站）进行见习或实习等。

2011 年 7 月国务院发布《关于建立全科医生制度的指导意见》，该指导意见从国家层面对我国全科医学人才队伍建设做了顶层设计和规划，对全科医学建设尤其是全科医生队伍的建设起到了极大的推进作用。2016 年 5 月国务院医改办、国家卫生计生委等七部委颁布《关于印发推进家庭医生签约服务指导意见的通知》明确建立家庭医生签约服务的总体目标："到 2020 年，力争将签约服务扩大到全人群，形成长期稳定的契约服务关系，基本实现家庭医生签约服务制度的全覆盖。随着全科医生人才队伍的发展，逐步形成以全科医生为主体的签约服务队伍"。2017 年 10 月习近平总书记在党的第十九次全国代表大会报告中指出要实施健康中国战略，加强基层医疗卫生服务体系和全科医生队伍建设。2018 年 1 月，国务院办公厅《关于改革完善全科医生培养与使用激励机制的意见》中明确提出了"到 2020 年，适应行业特点的全科医生培养制度基本建立，适应全科医学人才发展的激励机制基本健全，全科医生职业吸引力显著提高，城乡分布趋于合理，服务能力显著增强，全科医生与城乡居民基本建立比较稳定的服务关系，城乡每万名居民拥有 2～3 名合格的全科医生。到 2030 年，适应行业特点的全科医生培养制度更加健全，使用激励机制更加完善，城乡每万名居民拥有 5 名合格的全科医生，全科医生队伍基本满足健康中国建设需求"。

政府颁布的这一系列配套文件，极大地改善了全科医学发展的政策环境，为全科医学学科建设和全科医生队伍发展从政策上铺平了道路。至此，我国全科医学学科建设开始走向内涵建设的新时期；"5＋3"全科医生规范化培训、全科医学研究生培养、"3＋2"助理全科医生培训、全科医生转岗培训项目在各省广泛开展；全科医生职称系列和职称晋升途径开始逐步建立；全科医学教育体系正在走向成熟与完善，全科医学人才队伍正在不断成长和壮大，截止到 2017 年底，我国培训合格的全科医生已达 25.3 万人，每万人口拥有全科医生 1.8 人，全科医疗服务正向着更加规范和高质量的方向发展。

（三）全科医学产生的背景

1. 人群疾病谱与死因谱的变化　20世纪40年代研制成功的抗生素，其高度针对性的疗效拯救了许多严重感染的濒危病人，给人类生命带来了巨大的希望。自此，各种传染病疫苗、抗生素类药物，以强有力的疗效使千百年来影响人类健康的传染性疾病得到了控制。然而，慢性退行性疾病、生活方式及与不良健康行为相关的疾病等却逐渐成为影响人类健康的主要健康问题。与80年代的人群死亡谱对照，心脑血管病、糖尿病、恶性肿瘤和意外伤害已成为世界大多数国家共同的前几位死因。由于疾病谱与死因谱的变化，要求医疗服务的内容和方法要适应这些新变化的需求，包括：服务时间长期而连续；服务内容要更加宽泛；服务地点要求以家庭和社区为主；服务类型要求综合性的照顾重于医疗干预；服务方式要求医患双方共同参与，强调病人主动和自觉地参与疾病和健康管理，而不仅是被动地遵从医嘱。

2. 人口老龄化和医疗服务需求的变化　随着人们生活水平的不断提高，人群的平均预期寿命在迅速增长，许多国家中65岁以上人口所占的比例已经超过了7%，进入了老年型社会。我国在2000年就已经正式宣告进入了老龄化社会。

人口老龄化给社会经济和医疗保健造成了巨大的压力。主要表现在：第一，社会劳动人口比例下降，老年人赡养系数明显增大，社会的经济负担加重。第二，人进入老年后，其生理功能和行为能力降低，加上家庭结构和社会地位以及心理精神方面的变化，使老年人的生活质量全面下降，出现了"长寿"与"健康"之间的相互矛盾。而高度专科化的生物医学因其医疗服务的狭窄性、片断性以及费用的昂贵，加剧了这一矛盾。如何提高老年人的生命质量，满足其多方面的医疗需求，成为20世纪60年代以来公众和医学界共同关注的卫生问题。

3. 医学模式的转变　医学模式，是指医学整体上的思维方式，即以何种方式解释和处理医学问题，它会受到不同历史时期的科学、技术、哲学和生产方式等方面的影响。在历史上曾经有过多种不同的医学模式，如古代的神灵主义医学模式、近代的机械论医学模式，到了现代，便产生了生物医学模式，及生物-心理-社会医学模式。

生物医学模式把人作为生物机体进行解剖分析，致力于寻找每一种疾病特定的病因和生理病理变化，并研究和确定相应的生物学治疗方法，其在特定的历史阶段对防治疾病、维护人类健康做出了巨大贡献。但生物医学模式无法解释某些疾病的心理和社会病因，以及疾病造成的种种心身不适，无法解释生物学与行为科学的相关性，更无法解决慢性病患者生活质量降低等问题。随着疾病谱的变化和病因的多样化，生物医学模式的片面性和局限性日益突显。19世纪末以来，随着预防医学、心身医学、行为科学等学科的发展，系统论的思维逐渐被接受，终于导致了生物-心理-社会医学模式的产生。

生物-心理-社会医学模式的概念于1977年首先由美国医生G.L. Engle提出。该模式是一种多因多果、立体网络式的系统论思维方式。它认为人的生命是一个开放的系统，通过与周围环境的相互作用以及系统内部的调控决定人的健康状况，生物医学仍是这一模式的基本内容之一，但其还原方法却被整合到系统论的框架中，与整体方法协调使用。无论是医学的科学研究领域、医生的诊疗模式或医疗保健事业的组织形式，都将根据新的模式进行调整，才能使之适应医学模式转变的需要。

4. 医疗费用方面的压力　医疗高新技术的发展和新药的开发，使得医疗投入急剧增加，患者医疗费用快速增长，而人类总体健康状况的改善却收效甚微。有资料表明，85%以上的卫生资源消耗在15%的危重病人治疗上，而仅有15%的资源用于大多数人的基层医疗和公共卫生服务。这种资源的不合理消耗，不仅使政府不堪重负，也使公众十分不满。因此，人们迫切要求改变现行医疗服务模式,合理利用有限医疗卫生资源,使其得到及时,方便,既保证质量、费用,又相对合理的基层卫生服务。

以英国为代表的实施全科医生制度的欧洲国家,他们的经验值得我们借鉴。他们在其医疗保健体系中充分发挥基层医疗和全科医生"守门人"的作用,以较低的医疗费用、有限的卫生资源取得了较好的居民健康效果。

三、全科医学的基本原则

(一)以人为中心的照顾

以人为中心的照顾(person-centred care),在某些书中又称为人格化的照顾(personalized care),或称为全人的照顾(whole-person care)。全科医疗服务中,全科医生将病人看作是有生命、有感情、有权利和个性的"整体人",而不仅是疾病的载体;其照顾目标不仅要寻找患病的器官和病因,更重要的是维护服务对象的整体健康。为实现此目标,医生在全科医疗服务中必须把服务对象视为自己重要的合作伙伴,从"整体人"的生活质量的角度全面考虑其生理、心理、社会方面的需求并加以解决;以个性化的服务调动病人的主动性,使之积极参与健康维护和疾病控制的过程,从而达到良好的服务效果。

(二)综合性照顾

综合性照顾(comprehensive care),是全科医学的"全方位"或"立体性"的体现,也是全科医疗服务的基本特征之一。它指导全科医生在全科医疗实践中将社区居民作为服务对象,不分年龄、性别和所患疾病/健康问题的类型,根据服务对象的健康服务需求,为其提供医疗、预防、保健、康复和健康促进等综合性的服务;应用生物-心理-社会医学模式进行思考,兼顾就诊者的生理、心理和社会等多层面的健康问题;服务范围涵盖了个人、家庭与社区,要照顾社区中所有的单位、家庭与个人,无论其在经济情况、种族、社会文化背景和居住环境等方面有何不同;可利用对服务对象有利的各种资源和方式,包括现代医学、替代医学、社区资源和家庭资源。

(三)连续性照顾

连续性照顾(continuity of care)是全科医学区别于其他二级临床医学专科的重要特征,是全科医疗服务非常重要的原则和特征之一。在全科医疗实践中,连续性服务可以体现在:①沿疾病的周期(即从健康到疾病,再到康复)的各个阶段提供服务。全科医疗对其服务对象负有不间断提供一、二、三级预防的责任,从健康促进、危险因素的监控,到疾病的早、中、晚各期的长期管理。②沿着人的生命周期提供有针对性的医疗保健服务。从孕产妇保健,到新生儿期、婴幼儿期、少年期、青春期的保健和咨询,再到中年期、老年期直至临终关怀,都可覆盖在全科医疗服务之下;当病人去世后,全科医生还要对居丧期的家属进行保健。③任何时间地点。无论何时何地,全科医生对其签约患者均负有持续性照顾的责任,要根据患者需要随时提供可行性的服务。

(四)协调性照顾

完成协调性照顾(coordinated care)是全科医生提供服务时所遵循又一个很重要的原则。全科医生为实现对服务对象的全方位、全过程、连续性服务,必须努力使自己成为社区居民和患者的健康资源协调人,为病人及其家庭调动各级各类资源。全科医生应掌握社区内外的各级各类专科医疗的信息和转诊及会诊专家的信息,需要时可为病人提供及时的、针对性的转会诊服务;了解社区的相关资源,如社区管理人员、志愿者、托幼托老机构、营养食堂、护工队伍等，必要时可为病人联系有效的社区支持；熟悉病人及其家庭，对家庭资源的把握与动员更是全科医生不可缺少的基本功。全科医生对各种健康资源的协调和利用，使其成为服务对象的"健康代理人"。

（五）可及性服务

全科医学的可及性服务（accessible care），通常体现在全科医疗服务机构常设立在居民社区中，在地理位置上接近社区居民，服务内容使用上方便，医患关系上比较亲切，服务的结果有效，价格可以被社区居民接受等一系列使服务对象易于利用的特点上。任何地区建立全科医疗机构时，应在地点、服务内容、服务时间、服务质量、人员结构素质以及服务价格与收费方式上考虑当地居民对服务利用的可及性，使绝大部分居民、特别是基层百姓感受到这种服务是属于其自身可以利用并值得充分利用的服务。事实上，由于医患双方的亲近与熟悉，全科医生在诊疗中可以大大减少不必要的问讯与辅助检查，从而获得比一般专科医疗更好的成本 - 效益。

（六）以家庭为单位的照顾

患者的家庭是全科医生的服务对象之一，又是其诊疗工作的重要场所。全科医学吸收了社会学中关于家庭的理论和方法，发展了一整套家庭医学的知识和技能，显示出对于家庭与健康相互影响的格外重视。有研究结果显示：家庭的结构与功能会直接或间接影响家庭成员的健康，家庭成员的健康亦可受到其他家庭成员健康或疾病状况的影响。家庭生活周期的不同阶段存在不同的健康危险因素，若处理不当可产生危机，进而可能影响家庭成员的健康。因此，全科医生要善于了解、评价功能，发现其中可能对家庭成员健康的危险并通过适当的干预使之及时化解或控制；同时，家庭医生在病人疾病的诊断、治疗和长期管理过程中，应善于动员家庭资源为病人服务。

（七）以社区为基础的照顾

全科医生实施服务的地点主要是在全科医疗诊所和患者家庭，而不是在医院的病房，也包括托老所、养老院、临终关怀院等场所。全科医学以社区为基础的服务原则，可以概括为：全科医生在维护社区人群健康状况的大背景下，以病人个体化诊疗为主，并同时关注社区人群的整体健康，积极地促进社区人群健康水平提高。也就是说全科医生作为一个临床医生来讲要具有群体照顾的观念和基本的技术与方法。

（八）以预防为导向的照顾

全科医学着眼于服务对象整体健康的维护与促进，即在人健康时、由健康向疾病转化过程中以及疾病发生早期（或无症状时）就主动提供关心和照顾，因此其服务对象除了病人之外，还包括高危人群与健康人群；这也是它有别于其他临床医学专科的最突出特点之一。全科医学注重并实施从生到死的"全生命周期保健"，即根据其服务对象不同的生命周期中可能存在的危险因素和健康问题，提供一、二、三级预防。

全科医学中的预防性服务属于综合性预防保健，涉及预防、医疗、康复、心理、行为、社会等多个领域，需要多学科协同分担完成。在三级预防的多项任务中，全科医生主要承担病人教育和咨询、个案发现、筛查和周期性健康检查，乃至后期病人的生命质量评价和改善等临床预防工作。由于全科医生接受过以临床医学为中心的一体化服务训练，能够作为学术核心，胜任对服务对象进行长期跟踪式三级预防的组织者角色。

（九）团队合作

在全科医疗发展初期，全科医生多以个人开业的方式为社区居民提供服务。随着实践的发展,居民的卫生服务需求不断增加,要求全科医生提供综合性、持续性和协调性的健康照顾,因为,单靠全科医生孤军奋战已不可能满足居民的需求,全科医生从而逐步走上了团队合作的道路。全科医生将自己作为社区卫生服务网络和卫生保健组织体系中的一部分,通过与他人协调配合或者作为核心,根据患者病情为患者的照顾组织多学科专业人员,为其提供全方位的照顾,逐渐形成了卓有成效的团队工作模式。

在国外的基层医疗保健体系中,除了全科医生队伍之外,还有大批医疗保健辅助人员,如接诊员、社会工作者、心理咨询师、护工人员等,形成基层门诊团队、社区护理团队、社区康复团队等;在各级各类医疗保健网络之间,存在着双向转诊和继续医学教育的合作关系。全科医生在团队中承担着团队建设和业务发展与管理的任务,与团队成员一起围绕全面改善个体与群体健康状况、提高生命质量的目标共同工作。

四、全科医学的学术组织

(一)世界家庭医生组织

世界家庭医生组织(World Organization of National Colleges, Academies, and Academic Associations of General Practitioners / Family Physicians, WONCA;又名 World Organization of Family Doctors),是对"全科/家庭医师国家级学院和学会的世界组织"的简称。

WONCA 是全科医生的最高学术组织,于 1972 年成立于澳大利亚的墨尔本。WONCA 在世界不同区域设立了亚太、欧洲、北美、非洲等区域组织,其目标和使命是通过提倡和保持家庭医学高水平的服务,改善世界人民的生活质量;它通过每三年一次的 WONCA 世界大会和每年一次的 WONCA 区域会议,为全科医生提供学术交流和知识更新的平台,促进世界各地的全科医生进行教育、科研和服务方面的交流与合作。此外,WONCA 通过其网站(http://www.globalfamilydoctor.com/)免费为各地的全科医生提供相关信息服务。

(二)中国全科医学相关组织机构

1. 中华医学会全科医学分会 1993 年 11 月在北京正式成立,它是中国大陆第一个全科医学学术组织,也是最大的学术组织,1995 年 8 月 10 日正式成为世界家庭医生组织(WONCA)会员,并于 1996 年、2003 年分别在上海和北京成功举办了"第一届国际农村全科医学会议"和"第 13 届 WONCA 亚太地区会议"。多年来,全科医学分会一直致力于发展国内全科医学学术发展促进学术交流工作。

2. 中国医师协会全科医师分会 该分会是由首都医科大学与《中国全科医学》杂志社共同发起,于 2003 年 11 月正式成立。其宗旨是:"发挥专科协会的行业指导、服务、自律、协调、监督作用;维护医师的合法权益;努力提高医疗水平和服务质量;全面利用社区内外有限的卫生资源,为病人个体和家庭提供连续性、综合性、协调性、个体化和人性化的医疗保健服务,最大限度地满足广大居民追求健康生活的需求,为提高我国人民的健康水准和社会主义物质文明和精神文明建设服务。"该分会从成立至今,一直致力于全科医生制度建设、全科医生维权、全科医生培养基地审核和培养质量的监控。

第二节 全 科 医 疗

全科医疗是经过全科医学专业训练合格的全科医生所从事的医疗实践活动,它与全科医学成立之前的通科医疗和普通内科医疗有着明显的区别。虽然各国开展全科医疗的内容和水平不尽相同,但其在医疗保健体系中扮演的角色和执行的功能却基本一致。

一、全科医疗的定义

全科医疗(general practice,GP)在北美的一些国家和地区被称为家庭医疗(family practice),也是现阶段世界各国公认的基层医疗的最佳服务模式。

美国家庭医师学会(AAFP)对家庭医疗的定义是:"家庭医疗是一个对个人和家庭提供持续性和综合性卫生保健的医学专业,它是一个整合了生物医学、临床医学和行为科学的宽广专业。家庭医疗的范围涵盖了所有年龄、性别、每一种器官系统以及各类疾病实体"(1999)。

从以上定义可以看出,全科医疗是将全科医学的基本理论应用于病人、家庭和社区居民健康照顾的、主要由全科医生提供的、以解决社区常见健康问题为主的一种基层医疗服务,它是整合了其他许多学科领域的知识和技能于一体化的临床专业服务。

二、全科医疗的基本特征

全科医学的基本原则指导着全科医生的临床实践,在全科医疗服务中主要体现以下基本特征:

(一)是一种基层医疗服务

世界比较公认的理想的医疗保健体系(primary care system),应该由三个不同类别的级别医疗机构组成,而且在医疗服务上分工明确,各负其责,互补互利,相互合作。如图1-1所示。

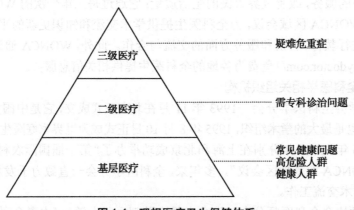

图1-1　理想医疗卫生保健体系

由图1-1可见,理想的医疗保健体系应该由位于三角形底部的以社区为基础的基层医疗服务机构、中间的二级专科医院、顶部的三级综合医院共同组成。其宽大的底部是可以被居民广泛利用、提供基本医疗保健和基本公共卫生服务的基层医疗,如社区卫生服务中心、功能社区中的一级医疗机构等。基层医疗服务覆盖面大,一般能够解决社区居民中80%~90%的健康问题。

在基层医疗中,全科医疗是一种以门诊为主体的第一线医疗照顾,是社区居民为解决其健康问题寻求医疗卫生服务时最先接触、最经常利用的医疗保健服务,也称为首诊服务(first contact),它能够以相对简便、便宜而有效的手段解决社区居民的常见健康问题,并根据患者病情的需要安排病人方便而及时地转入同级别但不同机构的全科、其他科医生或上级医疗机构处接受必要的医疗保健服务。也正因如此,全科医疗成为世界上大多数国家医疗保健和医疗保险这两种体系的基础与"守门人",它使人们在追求改善全民健康状况的同时,能够提高医疗保健的成本 - 效益。

(二)是以门诊为主体的服务

虽然全科医生的训练和服务内容都涉及了各综合医院中相关临床专业科室的内容,但全科医生最主要的工作场所是在患者及其家庭所处的社区和全科医疗诊所,虽然有些国家的全科医生是在综合性医院工作,但其主要的工作内容集中全科医疗门诊和急诊服务,一般不受时间和空间的限制。

(三)是一种专科医疗服务

从全科医学的学科特点上讲,全科医学是一门新型的临床二级专业学科,它不仅具有自己独特的理论和知识体系,而且还形成了与众不同的价值观和方法论,全科医疗保健体系中所扮演的角色是其他任何医疗服务所不能替代的。

(四)具体体现了全科医学的基本原则(详见本章第一节)

(五)服务着眼于社区全人群

全科医疗的服务内容贯穿了人的生命周期:从妇女围产期保健、新生儿保健、儿少保健、青少年保健、中年期保健、老年保健,乃至濒死期与死亡照顾;生命周期的每个阶段都有其特定的生理、心理与社会方面的健康危险因素与疾患。因此,全科医疗服务的对象应着眼于社区全人群,通过对个体进行健康咨询与教育、疾病治疗、预防和康复服务达到控制疾病、维持健康的目的。

三、全科医疗与其他专科医疗的区别与联系

(一)全科医疗与其他专科医疗的区别

1. 从服务宗旨与责任上 其他专科医疗和全科医疗负责健康与疾病发展的不同阶段。专科医疗负责疾病形成以后一段时期的诊治,其宗旨是根据科学对人生命与疾病本质的深入研究来认识与对抗疾病。当遇到现代医学无法解释或解决的问题时,专科医疗就不得放弃其对病人的责任(对"无法治疗"的病人让其出院或中止治疗)。在这种意义上,专科医生对病人的照顾责任局限于医学科学认识与实践的范围,其最高价值是科学性,充分体现了医学的科学性方面。由于专科医疗强调对疾病的治愈,可将其称之为治愈医学(cure medicine)。

全科医疗将负责健康时、疾病早期乃至经专科诊疗后无法治愈的各种病患的长期照顾,其关注的中心是人而不仅仅是病,无论服务对象有无生物医学上可以定位的疾病(disease)或病患(illness),全科医生都要为其提供令人满意的服务,即体现出他对自己的"患者"具有连续的不可推卸的责任。因此,全科医生的工作遵循"照顾"的模式,其责任既涉及医学科学,又延及与这种服务相关的各个专业领域,其最高价值既有科学性,又顾及服务对象的满意度,即充分体现了医学的艺术性。由于这种医疗服务对照顾的注重,可称为照顾医学(care medicine)。

2. 从服务内容与方式上 按照理想医疗保健体系中的全科医学与其他专科医疗的分工与合作关系,专科医疗处于卫生服务系统的上层,其主要负责处理患者生物医学上的疑难重症。解决这些问题往往需要动用昂贵的医疗资源,采用不同专科的高新技术。在照顾患者的过程中,病人在高科技面前显得无能为力,只能是被动服从医生对其健康问题的"处置"决定,很少真正参与决策。而全科医疗处于卫生服务系统的基础部分,工作内容以常见健康问题为主,其利用最多的是社区内和患者家庭的卫生资源,以符合成本 - 效益的方式方法维护大多数居民的健康,并能使那些无法被专科医疗治愈的慢性健康问题及其导致的功能性问题得到

长期的全方位的管理与照顾。在全科医疗服务团队中,患者及其家庭成员是医护人员亲密的合作伙伴,是健康/疾病管理目标制定与实施的主体之一。全科医疗与其他专科医疗的区别可归纳为表1-1。

表1-1 全科医疗与专科医疗的区别

特性	全科医疗	专科医疗
服务人口	较少而稳定(1:2000~2500左右)	大而流动性强
照顾范围	宽(兼顾生物、心理、社会三方面)	窄(局限于某系统/器官)
病患类型	社区常见基本和健康问题	疑难危重症
方法	整合	分科
技术	基本技术,费用可以接受	高新技术,昂贵
服务内容	防治保康一体化	医疗为主
医患关系	连续性	间断性
态度/宗旨	以健康为中心	以疾病为中心,救死扶伤
	以人为中心,病人主动参与	以医生为中心,病人被动服从

（二）全科医疗与专科医疗的联系

在理想的布局合理的卫生服务网络结构中,全科医疗与专科医疗是一种互补与互助的关系。全科医疗服务可以根据病人的需要,动员患者家庭、社区和医院资源提供系统的服务。全科医疗和专科医疗间通过"双向转诊""会诊"以及信息共享,来保证服务对象获得最有效、方便、及时与适当的服务;同时,可以加强全科医生和专科医师在信息收集、病情监测、疾病系统管理和行为指导、新技术适宜利用、医学研究开展等各方面的积极合作,从而全面改善医疗服务质量与提高医疗服务效率。卫生行政部门也可为密切基层医疗与专科医疗间的关系做些工作,如安排专科医生定期或不定期到基层医疗系统中提供服务、进行科研活动等。

第三节 全 科 医 生

一、全科医生的定义

全科医生(general practitioner)又称家庭医师(family physician)或家庭医生(family doctor),是接受了毕业后全科医学教育或全科医学住院医师培训合格后,在基层开展全科医疗服务的新型临床医生。各国对全科医生的定义并不统一,英国皇家全科医学院对全科医生的定义是"在病人家里、诊所或医院里向个人和家庭提供人性化、基层、连续性医疗服务的医生。他承担对自己的病人所陈述的任何问题做出初步决定的责任,在适当的时候请专科医生会诊。为了共同的目的,他通常与其他全科医生以团队形式一起工作,并得到医疗辅助人员、适宜的行政人员和必要设备的支持。其诊断由生物、心理、社会几个方面组成,并为了促进病人健康而对其进行教育性、预防性和治疗性的干预。"美国家庭医师学会(AAFP)对家庭医师的定义是:"家庭医师是经过家庭医疗这种范围宽广的医学专业教育训练的医师。家庭医师具有独特的态度、技能和知识,使其具有资格向家庭的每个成员提供持续性与综合性的医疗照顾、健康维持和预防服务,无论其性别、年龄或健康问题类型是生物医学的、行为的或社会的。这些专科医师由于其背景与家庭的相互作用,最具资格服务于每一个病人,并作为所有健康相关事务的组织者,包括适当地利用顾问医师、卫生服务以及社区资源。"

从以上定义的阐述可以看出,全科医生是经过全科医学专门训练工作在基层的临床医生,其能够为病人个体及其家庭成员以及社区居民提供优质、方便、经济有效、多层面负责式的健康服务。其服务对象涵盖不同性别、年龄的人;其服务内容涉及生理、心理、社会各层面的健康问题;能在所有与健康相关的问题上,为每个服务对象当好健康代理人。

二、全科医生的素质要求、知识与技能

(一)全科医生的素质要求

要使全科医生在工作中按照全科医学的基本原则,为居民提供综合且连续的全科医疗服务,必须具备扎实的业务功底、良好的人文素养和出色的管理能力。

1. 强烈的人文情感 全科医学以人为中心的照顾原则,要求全科医生必须具有对人类和社会生活的热爱与长久兴趣,具有服务于社区人群并与人相互交流、相互理解的强烈愿望和需求。其对病人的高度同情心和责任感历时不变,是无条件的、全方位的、不求回报的。与纯科学或纯技术行业的要求不同,这种人格是当好一个全科医生的基本前提。

2. 出色的管理和协调能力 全科医生的核心工作就是病人、家庭与社区居民的健康管理,以及社区卫生服务团队的发展与管理。因此,全科医生必须有自信心和良好的决断力,善于独立承担责任、掌控局面;在团队中要具有协调意识、合作精神和足够的灵活与包容性,从而成为团队的核心,与内外各方面保持良好的人际关系;同时能随时平衡个人生活与工作的关系,以保障自己的身心健康与服务质量。

3. 执着的科学精神和自我发展能力 因为全科医生的工作相对独立,服务的人群范围受限,容易导致知识陈旧或技术的不适当运用。为保持与改善基层医疗质量,科学态度和自我发展能力是全科医生的关键素质之一。全科医生必须能够严谨、敏感而孜孜不倦地对待业务工作,注重任何继续医学教育的机会,能批判性地评价新知识,理解其与社区和全科医疗的相关性;并将之结合于日常服务实践中。

(二)全科医生的知识与技能

全科医生所肩负的工作任务与其他专科医生明显不同,在全科医生的专业训练和继续教育中,全科医生所掌握的知识都是应该有选择性的,这依赖于他们所服务社区居民的卫生保健需求。总的来看,全科医生应具有以下知识与技能:①与疾病诊疗和照顾相关的各种医学知识与技能;②了解与病人健康问题的发生、发展与康复相关的人文社会因素的知识与技能;③与卫生保健体系相关的知识与技能;④职业价值观形成相关的知识与技能,如服务和诊疗的态度、职业责任感等;⑤与自身和团队业务发展相关的知识与技能,如终生学习的能力、科研和教学能力、促进质量提升能力、信息收集与利用的能力等。

三、全科医生的工作任务与角色

(一)全科医生的工作任务

全科医生在不同国家的卫生保健体系中,因为保健制度和病人人群情况的差异,工作任务会有所不同。但是从总体上看,一个合格的全科医生应能胜任以下工作:

1. 社区各种常见疾病、多发病的诊断、诊疗及适宜的会诊和转诊。

2. 急危重病人的院前急救、转诊与出院后规范管理。

3. 社区健康人群与高危人群的疾病预防、周期性健康检查与咨询等健康管理。

4. 社区慢性病人的规范管理。

5. 根据需要提供家庭访视、家庭病床等家庭服务。

6. 社区重点人群保健(包括老人、妇女、儿童、残疾人等)。

7. 社区人群与个人的针对性健康教育。

8. 提供基本的精神心理健康服务。

9. 医疗与伤残的社区康复。

10. 优生优育咨询和计划生育技术指导。

11. 社区卫生服务信息系统的建立与管理。

12. 建立和维护家庭医生签约团队。

13. 科学地评判社区居民健康服务需求。

(二)全科医生的角色

1. 对于医疗保健体系和保险体系　对医疗保健体系和保险体系而言,全科医生承担着健康和卫生费用"守门人"的角色,同时,肩负着全科医生团队管理与教育的角色。

(1)守门人的角色:作为首诊医生,全科医生同时也是医疗保健体系的"门户",严格依据有关规章制度和公正原则、成本-效果原则等从事医疗保健活动,与保险系统共同办好管理化医疗保健。

(2)团队管理与教育者的角色:全科医生作为社区卫生服务团队的核心人物,在日常医疗保健工作中管理人、财、物,协调各种人际关系以及与社区社会各方面的关系,负责团队成员的业务发展和继续教育,业务审计,并保证服务质量和学术水平。

2. 对于服务的社区人群　①参与社区和家庭中的各项活动,与社区和家庭建立亲密无间的人际关系,推动健康的社区环境与家庭环境的建立和维护;②动员组织社区各方面积极因素,协助建立与管理社区健康网络,利用各种场合做好健康促进、疾病预防和全面健康管理工作;③建立与管理社区健康信息网络,运用各类形式的健康档案资料做好疾病监测和统计工作。

3. 对于患者及其家庭　对病人与家庭来说,全科医生承担着:①医生的角色:负责患者常见健康问题的诊治和全方位全过程管理,包括疾病的早期发现、干预、康复与终末期服务。除此之外,他们必须完成首诊医生的角色,由于距离接近,关系密切,全科医生往往是病人第一次接触到的医生。如果在健康保险系统中建立了首诊和转诊制度,病人则必须首先到全科医生这里就诊,全科医生是法定的首诊医生,是病人进入医疗保险的"门户"。作为首诊医生,全科医生必须能够获取有效的医疗信息,并及时地对患者的健康问题及其严重程度作出判别,必要时能够帮助患者联系会诊和转诊等。②咨询者的角色;③教育者的角色。④朋友的角色:全科医生要对个人及其家庭的健康全面负责,必须全面了解所患健康问题的背景,如果不成为个人及其家庭的朋友,就无法得到他们的信任和支持,也就无法了解个人和家庭的健康问题,最终就无法有效的帮助个人和家庭解决与健康相关的问题。⑤有效管理者的角色:在全科医疗服务中,全科医生生活在社区中,是个人和家庭的朋友,并且拥有广泛的社会资源,因此,最有条件在社区中针对慢性病患者实施系统化、规范化、连续性和综合性的管理计划,在有效的维护个人和人群健康的同时,节省了大量的卫生资源。⑥协调者的角色。

四、全科医生与其他专科医生的区别

全科医生与其他专科医生的区别见表1-2。

表 1-2　全科医生与其他专科医生的区别

项目	全科医生	其他专科医生
1. 所接受的训练	立足于社区的全科医学专门训练	立足于医院病房的教学训练
2. 服务对象	病人、高危人群和健康人	只为就诊的患者服务
3. 服务内容	注重预防、保健、治疗、康复、健康教育等一体化服务，对医疗的全过程负责	注重疾病的治疗，只对医疗的某些方面负责
4. 服务的主动性	主动为社区全体居民服务	在医院里被动地坐等病人
5. 服务的连续性	提供连续的、整体化服务	以疾病为单元的片段性
6. 服务的单位	个人、家庭、社区兼顾	患者个体
7. 医患关系	长期且连续	短暂且不连续
8. 所处理问题	以处理早期未分化的疾病为主	具有专科特点的疾病
9. 诊疗手段与目标	以物理学检查为主，以满足病人的需要为目标，以维护病人的最佳利益为准则	医院高精尖的诊疗设备和专科服务技能

五、全科医生在基层医疗中的地位和使命

20 世纪 80 年代以来，各国医疗卫生保健方面呈现出以下的趋势：①病人老龄化；②各种生活方式相关疾病的威胁日益增加，如性传播疾病和慢性非传染性疾病等；③卫生服务地点更多地从医院转移到社区和家庭；④民众的健康权利意识不断增强，病人的需求不断增加，要求医生的数量与分布更趋合理，更多地面向社区；⑤很多国家采用"管理化医疗保健"，即控制总费用的医疗保险模式，对卫生服务公平性和经济合理性的要求更加突出；⑥各种新药和高新技术设备大量涌现，迫使医生在"技术兴趣"与"经济限制"的双重压力之间面临更频繁的选择。上述种种趋势给医学界和医疗服务系统造成了更大的压力，也促成了伦理学争论与改革浪潮。作为社区卫生服务的学术核心和业务骨干，全科医生在承担基层诊疗工作的同时，还被赋予了更重要的历史使命。具体包括：

（一）承担个体与群体三级预防的任务与使命

生物医学模式的健康观认为，健康就是没有生理上的疾病。它在健康与疾病之间划了一条鸿沟，可以称之为"无病即健康"。因为易于操作，所以被医生广泛接受。其缺陷是过于狭窄，不包括许多病理基础不明的疾患或功能问题；同时过于武断和静止，没有疾病时也可能处于疾病前期，特别是许多慢性病，完全遵照这一观念将有可能失去疾病早期的有效控制机会。生物 - 心理 - 社会医学模式意味着"健康是身体上、精神上和社会上的完好状态，而不仅是没有疾病或虚弱"。这种定义适应现代社会的多元思维要求，认为良好的健康状况要由全社会共同创造，并强调自我保健的责任。同时，它认为健康是一种"状态"，即把健康和疾病看作是并存于一个连续统一体中的动态过程，认为人的健康状态通常波动于健康与疾病之间，认为在健康和疾病之间存在着一个广阔的中间区域，即"亚健康状态"，此区域的任何一段上都是健康与疾病并存；故可称之为"亦此亦彼"。此时若能够及时发现并控制作用于人体的健康危险因素和致病因素，进行健康促进和疾病预防，即可促使健康向疾病发展的进程逆转。而体现综合性保健观念的预防战略及其按照慢性疾病自然史的不同发展阶段设计的三级综合性预防措施，则为这种新型健康观提供了有力的工作手段。

三级综合预防措施可以概括如下：第一级预防即无病防病，包括非特异性的健康促进和特异性的疾病预防措施，避免疾病侵入人体。第二级预防即有病早查早治，防止疾病恶化蔓

延，预防合并症发生。第三级预防即限制残障，减少后遗症、合并症，提供康复与善终服务，最大限度地提高生命质量。这种根据疾病周期进行的综合性预防措施涉及预防、医疗、康复、心理、行为、社会等许多领域，需要多学科人员共同承担。但由于其出发点是慢性病的防治，需要以临床医生为主体进行长期综合性照顾与协调。全科医生作为个人和家庭的责任制保健医生，以在社区提供综合性、持续性、协调性服务见长，理应为社区、家庭和个人承担三级预防任务，成为三级预防措施实施的协调者。

（二）承担发展"照顾医学"的任务与使命

这一使命的提出，来源于对"医学目的"的讨论。该讨论是在 20 世纪 80 年代中期由美国哈斯廷斯中心 Daniel Callahan 教授发起的，在世界卫生组织的支持下，十三个发达程度不同的国家参与了该项研究计划，包括：中国、智利、捷克、斯洛伐克、德国、丹麦、印度尼西亚、意大利、荷兰、瑞典、西班牙、英国和美国。各国的工作小组中包含了医学、生物学、法律、哲学、神学、卫生政策、管理、政治和公共卫生等多学科的专家，历时多年，于 1996 年 11 月提交了一份工作报告。该报告号召各国医学界、政府和公众"审查医学目的"，敦促对"治愈和高科技"医学的优先选择，转移到"照顾医学"，重点是公共卫生和预防服务。

医学的传统目的可以归纳为三个：对抗疾病和延长生命、促进和维持健康，以及解除疼痛和疾苦。而第二次世界大战以来现代医学的飞速发展，使得人们对于上述三者之一，即对抗疾病与延长生命格外青睐，似乎只要投入足够的金钱和科学热忱，医学将能够治愈所有疾病；并将死亡视为医学的失败，任何时候都要尽一切可能抵制死亡。医学为此目的付出了巨大的努力，现今已能在 ICU（重症监护室）中普遍使用各种高技术手段来维持生命，使得许多奄奄一息者尚能拖延数月至数年之久；但当社会越来越难以继续为此付出高昂代价之时，一些专家开始反省。这些专家认为，"昂贵地、雄心勃勃地、无休止地去寻求进步，那是过去五十年来医学的标志，现在许多国家已经走到了可供性的边缘"。为此，报告提出了四点新的医学目的：①预防疾病损伤、促进维持健康；②解除疾病引起的痛苦；③治疗照顾患病与无法治愈者；④避免早死、追求安详死亡。

由以上联想到"治愈"（cure）和"照顾"（care）这两个概念。现代医学偏向于"治愈"；当治愈无望时，便宣布放弃，忽视了对病人的照顾与同情。"姑息治疗"虽然已经实施多年，但是实际上并未得到足够的重视。为了实现上述新的医学目的，需要在医院以外的广大社区发展"照顾医学"，以现代医学和替代医学为手段，实现为慢性病人解除痛苦并改善生命质量的目的；同时强化预防疾病与促进健康的有效方法的研究。

因此，围绕着以生命准备、生命保护、生命质量为中心发展照顾医学的重任，就历史性地落在了全科医生肩上。

（三）承担起基本医疗服务，推进卫生改革的任务与使命

从医学史上可以了解到，从希波克拉底时期起，医生就与患者保持密切的接触，这种接触既有人际关系上的联系，也有医生对患者诊疗过程中温柔的触摸，如听诊器发明前的听诊技术等各种物理检查和身体语言，医生以此对病人提供关怀照料。通过这种密切接触将医生的爱心传递给病人，使之获得诊治与慰藉，而医生本身就成为治病的良药。因此，医生与患者密切接触的行为是医生人性化服务的具体体现之一。然而，随着现代高科技的发展，利用诊疗设备代替了医生的深入细致的体格检查甚至诊断思维，致使医生与病人之间的距离不断拉大。在很多医院里，病人被视为疾病的载体，医生仅对其所患疾病感兴趣，而不顾及其作为"人"的期望与就医情感需求，医生则成为高高在上的技术操作者，失去了昔日与病人亲密无

间的关系,致使医患关系越来越走向冷淡和对立。

高新医疗技术作为"双刃剑",在挽救了大量的危重症患者的同时,也产生了许多副作用,造成卫生资源的高投入、产出的低效率、服务的低覆盖和服务对象的低满意度。一些国家政府和公众已经感到了"投入越多、满意越少"。这种资源配置方向上的不合理,已影响到了医学和医疗保健事业的可持续性,甚至涉及社会公正和稳定问题。

认识到一味发展高技术医学的弊病,各国政府和医学界权威人士都试图通过卫生改革,纠正卫生资源配置的不合理现象,强调对基层医疗的投入和人文医学的发展,以适宜技术和高情感的手段,实现对社会全人群提供经济有效基本医疗服务,满足居民最基本卫生保健需求,实现基层卫生服务的公平性与经济性。由此可见,全科医生是一支对国家卫生改革推进、分级诊疗体系建立与完善密切相关并寄厚望的队伍。

本章小结

本章分为三节,分别介绍了全科医学、全科医疗及全科医生的定义和特点。第一节中,给出了全科医学的定义;对全科医学的发展简史进行了介绍;阐述了全科医学的九项基本原则;介绍了全科医学的相关学术组织。第二节介绍了全科医疗的定义及全科医疗的五项基本特征,以及全科医疗与其他专科医疗的区别与联系。第三节介绍了全科医生的素质要求、知识与技能;阐述了全科医生的工作任务,以及全科医生对于医疗保健体系和保险体系、服务的社区人群、患者及其家庭所承担的不同的角色;介绍了全科医生与其他专科医生的区别;提出全科医生在基层医疗中有承担个体与群体三级预防、承担发展"照顾医学"、承担基本医疗服务和推进卫生改革的任务与使命。

(路孝琴)

思考题

1. 全科医学及其学科特点。
2. 全科医学的基本原则。
3. 全科医疗的基本特点。
4. WONCA 是什么组织?
5. 全科医生的素质要求。

第二章　以病人为中心的照顾

以病人为中心的健康照顾（patient-centered care）遵循生物 - 心理 - 社会医学模式，是全科医学和全科医疗的基本特征之一，与以疾病为中心（disease-centered care）的专科医疗诊疗模式有很大的区别。全科医学是一门充满人文关怀的学科，以病人为中心的健康照顾强调病人第一，疾病第二，病人不仅仅是疾病的载体，除具有人的生理学特征以外，还具有人的心理学和社会学特征，应该从全人的观点来对待病人。正如希波克拉底的至理名言："了解你的病人是什么样的人，比了解他们患了什么病要重要得多"，关心患病的人比关心疾病本身要重要得多。以病人为中心的健康照顾要求医生首先应该进入病人的世界，充分理解和尊重病人，了解病人的患病体验和期望；其次才是对病人的健康问题进行正确认识和评价，鼓励病人及病人家属参与医疗决策，动员并充分利用各种资源为病人提供综合性、连续性、可及性、协调性以及个体化的健康服务。

本章将就医学模式转变带动医生关注中心的转移、以病人为中心照顾的基本原则、全科医生应诊的任务、全科医生问诊模式等内容进行详细的介绍。

第一节　医学模式的转变与两个关注中心的转移

医学模式（medical model）又叫医学观，是人类在认识自身生命过程以及与疾病抗争的无数实践中得出的对医学的总体认识。是对人类健康观和疾病观的一种哲学概括，包括健康观、疾病观、诊断观、治疗观等，影响着某一时期认识和解决医学和健康问题的思维和行为方式。纵观医学发展史，随着社会的进步和医疗技术的发展，医学模式和医生的关注中心发生了重大的转移。

医学模式经历了神灵主义医学模式、自然哲学医学模式、机械论医学模式、生物医学模式和生物 - 心理 - 社会医学模式五个阶段。文艺复兴时期以前，由于人们对医学知识了解的局限性，神灵主义医学模式（spiritualism medial model）、自然哲学医学模式（nature philosophical medical model）和机械论医学模式（mechanistic medical model）是具有代表性的医学模式。远古时代，当时的常识不能够解释复杂的生命现象，人们把疾病的病因归咎于超自然现象，疾病乃是神灵的惩罚或者是妖魔鬼怪附身，故把患病称为"得"病，对待疾病则依赖巫术驱凶祛邪，而死亡是"归天"，是灵魂与躯体分离，被神灵召唤去了。这种把人类的健康与疾病、生与死都归之于无所不在的神灵，就是人类早期的健康与疾病观，即神灵主义医学模式。随着生产力的发展和科学技术水平的提高，人们对疾病有了进一步的认识，不再认为健康和生命受神秘力量支配，开始能够用自然原因解释疾病即自然哲学医学模式。自然哲学医学模式是脱离神灵主义医学模式的自体物质平衡观,是运用朴素的辩证法和唯物主义观解释健康和疾病现象,以自然因素现象说明生理病理变化过程的一种医学模式。具有代表性的理论如古希腊的"四液体学说"、印度的"三元素学说"、中国的"阴阳五行学说"等。我国中医秉承的就是这种朴素的整体医学观,强调"天人合一""形神合一""阴阳平衡",是该模式的典范。

一、生物医学模式——以疾病为中心

自16世纪文艺复兴时代开始,人体解剖学、生理学、病理学、微生物学的发展及显微镜的发明,使人们对健康和疾病的本质从系统、组织、细胞、分子等层面加以认识。大量的临床研究和科学实验推动了临床医学的发展,现代医学的本质准确而清晰地显露出来,生物医学模式是在这个时期发展起来的医学模式。该模式以数百年来的生物科学的重大发展为基础,依靠高新科技的诊断、治疗和预防手段,对疾病的微观机制进行深入的研究和探索。随着医学的分支越来越细,医生的关注中心从病人转移到疾病。在现代医学体系中曾经占统治地位的"生物医学模式"具有以下优势和缺点。

(一)生物医学模式的优越性

生物医学模式的优越性表现在:①以生物科学为基础,具有客观性和科学性;②理论和方法简单、直观,易于掌握;③资料如实验室检查、活检或尸体解剖结果可以得到科学方法的确认;④使医生治愈许多原来致命的疾病,并控制许多尚不能治愈的疾患。

生物医学模式立足于生物科学,尤其是分子生物学和细胞生物学的基础上发展起来,因此疾病被认为是可以用偏离正常的、可测量的生物学(躯体)的变量来解释的一种现象。该模式将疾病与病人割裂开来,通常以躯体不适的过程来解释行为的障碍,忽视病人的心理状态和社会环境。该模式中,虽然疾病通过客观证据得以证实,但在追求客观的同时忽视病人的心理及所处的社会状况因素。将疾病从病人的社会文化环境背景中抽离出来,是该模式的重要缺陷。

(二)生物医学模式的缺陷

1. 以疾病为中心,忽视病人的需求 在单纯的生物医学模式中,疾病被定义为人体生理功能正常,没有缺陷和疾病。在这种模式下,医生致力于搜集异常生理情况的各种资料作为疾病证据,来解释病人的症状和体征,并以有无生物学疾病作为评价病人健康状况的标准。世界卫生组织对"健康"赋予全面的定义,包括躯体的健全和不虚弱,生理上无疾病,心理和精神方面正常,以及良好的社会适应。而该模式对于病人心理和社会方面的问题不予评价,造成医生只重视疾病的诊治,却忽略了病人的主观感受和需求,致使诊疗过程机械化和失人性化。

2. 医患关系疏远,病人依从性降低 在生物医学模式中,医生将病人的疾病放入自己的诊疗框架中,决定疾病的诊疗方案,忽视病人的主观能动性。医生未告知病人所患疾病的原因和接受治疗措施的理由,病人仅被动接受医生的检查和处理。医生的关注重点在于疾病本身,而对于疾病和诊疗措施给病人带来的主观感受则置若罔闻。这种对疾病的热衷和对病人的冷漠,致使病人依从性降低,医患关系疏远和紧张。

3. 医生思维的局限和封闭 生物医学模式强调病人是偏离正常生理情况的生物体,思维局限于生理疾病,忽略了与病人密切相关的人文背景,如人格特征、社会地位、经济状况、家庭和社会支持等因素。这种局限封闭的思维方式导致促进健康的干预措施收效甚微。

二、生物 - 心理 - 社会医学模式——以病人为中心

1977 年美国纽约 Rochester 医学院医学和精神病学教授恩格尔在《科学》（*Science*）杂志上发表了题为《需要新的医学模式：对生物医学的挑战》的文章，提出："为理解疾病的决定因素，以及达到合理的治疗和卫生保健模式，医学模式必须考虑到病人、病人生活的环境以及由社会设计来对付疾病破坏作用的补充系统，即医生的作用和卫生保健制度"。由此诞生了现代医学模式——生物 - 心理 - 社会医学模式（bio-psycho-social medical model），又称恩格尔模式，该模式以整体、系统的角度认识人类健康和疾病为主要特点。

（一）生物 - 心理 - 社会医学模式是人类医学发展的必然趋势

20 世纪中后期，人类的疾病谱和死因谱发生了重大转变，影响人类健康的主要疾病由传染病和营养不良转变为慢性非传染性疾病，与心理性、社会性因素有关的现代疾病病因日趋复杂，发病机理难以确定。例如基层医疗机构常见的高血压、糖尿病、冠心病、脑卒中等疾病，存在共同影响疾病发生和发展的因素。由于慢性非传染性疾病的病因复杂使得过于专科化的医生无法确切诊断，在治疗和预防方面逐渐显现出医学的局限性，以往认为必须彻底明确生物学病因才能进行有效预防的生物医学模式，逐渐地被控制疾病危险因素才能进行有效预防的生物 - 心理 - 社会医学模式的思想所取代。新医学模式理论则认为：人在社会中生存，会受到社会各种因素变化的影响，人的心理也会发生改变，二者共同作用于人体后机体产生一系列复杂变化后的一种整体表现，称为疾病。该模式强调提供的医疗保健服务应充分尊重每一位病人，要对病人的偏好、需求和价值观做出回应，并确实做到根据病人的价值观念指导临床决策。

（二）生物 - 心理 - 社会医学模式的优越性

生物 - 心理 - 社会医学模式强调以病人为中心为患者提供全人照顾，符合全科医学的基本特征，是时代发展的必然产物，具有以下优点：①是生物医学模式的延伸，而不仅仅是它的替代，涵盖了生物医学模式的优点；②强调健康、疾病与人之间的关系；③使人类对于健康和疾病的理解不再绝对，不再认为疾病纯粹基于生物医学功能的混乱。可见生物 - 心理 - 社会医学模式除具有客观、科学的特点外，还体现了医学应具备的人文关怀。该模式下对医生有更高的要求，除要求医生有精湛的医疗技术外，还需要医生关注所患疾病对人的心理和社会层面的影响，同时研究人的心理、社会因素对健康、疾病发生发展及康复等的影响。

（三）患者的宏观世界和微观世界

著名加拿大家庭医学教授麦克温尼（McWhinney）指出："以病人为中心的方法之基本点，是医生要进入病人的世界，并用病人的眼光看待其疾患。而传统的以医生为中心的方法则是医生试图把病人的疾患拿到医生们自己的世界中来，并以他们自己的病理学参照框架去解释病人的疾患。"患者不仅是指患有某种疾病的人，还包括有健康问题而需要得到医务人员帮助的社会成员。患者首先是人，是在特定环境中从事物质生产活动和精神文化活动并能表现自己独特个性的存在物。人具有自然性和社会性两个方面的属性：人首先具有自然属性，由原子、分子、细胞、组织、系统等构成，这些自然属性构成人的微观世界，是可以采用自然科学的方法加以研究、量化和精确测定的；其次，人具有社会属性，个人、家庭、社会、国家、生态环境等特定背景，以及人与人，人与家庭、社区、社会、国家等各种关系构成了人的宏观世界，是一个复杂的、多元的、难以量化，受到诸多因素影响的世界。人自身的微观世界与所处的宏观世界又是相互联系、相互作用的，而人的健康与他所处的宏观世界及微观世界密切相关，受到

两方面的影响。因此,全科医生在提供以病人为中心的健康照顾的过程中,不仅要了解患者的宏观世界和微观世界,还要了解患者的个性特征,不仅要了解患者的病理生理过程,还要了解患者的心理过程和社会背景等影响因素,只有这样才能对患者的健康问题做出客观准确的评价,从而制定出有针对性的健康照顾方案(图2-1)。

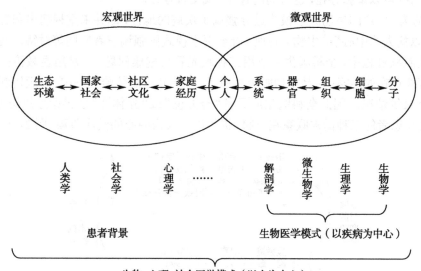

图2-1 患者的宏观世界和微观世界

第二节 以病人为中心照顾的基本原则

2001年美国卫生保健质量委员会(Committee on the Quality of Health Care in America)和国家医学研究所(Institute of Medicine, IOM)提出了以病人为中心的照顾的定义:"提供的医疗保健服务应充分尊重每一位患者,要对患者的偏好、需求和价值观做出回应,并确实做到根据患者的价值观念指导临床决策。"以病人为中心的照顾具有以下基本原则。

一、既关注病人也关注疾病

(一)全科医生的"病人"范畴

现代医学将与人类疾病相关的"疾病""病患"和"患病"这三个概念区分开来,从不同角度来进行描述,表达了三种不同的概念。

"疾病"(disease),属于生物尺度,指可以判明的人体生物学上的异常情况,疾病可以通过体格检查、化验或其他特殊检查加以确定,是专科医生关注的对象。

"病患"(illness),属于感觉尺度,即有病的感觉,指一个人通过自我感觉判断自己有病,有不适的感觉,也有症状,这种情况下可能存在躯体疾病,也可能仅仅是心理或社会方面的失调。

"患病"(sickness),属于行动尺度,是一种社会地位或状态,患者对病患所采取的行动使他人和社会知道此人处于有病状态。"患病"状态下,本人可能有病,也可能是装病。但既然处于有病状态下,就会得到同情、引起注意和特殊的待遇(如无需继续去上学或工作)等需要休息,或由医护人员提供照料。

一个人可能自我感知"病患",如头痛、失眠,但却未查出有任何"疾病",而当别人知道他的情况后,即是"患病"了,被别人视为"病人"。同样,一个人可能患有某种"疾病",如糖尿病、高血压,但在早期并没有不适,即无"病患",也未就医,别人不知道他"患病",一旦病情发展,出现症状(病患)而就医,确诊为糖尿病、高血压、冠心病(疾病),那么他就"患病"了。所以,这三种情况可以单独存在,也可同时存在,或交替存在。

"以疾病为中心"的生物医学模式过分强调了疾病的地位,却并未重视病患和患病这两种情况。而"以病人为中心"的生物 - 心理 - 社会医学模式则强调三者应同等对待。在以病人为中心的健康照顾过程中,全科医生应该用三种眼光看待健康问题,一是用显微镜检查患者身体器官上可能存在的疾病;二是用肉眼审视患者,了解其患病体验;三是用望远镜观察患者身后的社会背景等情况。因此全科医生应具备"全方位"或"立体性"全科诊疗思维方式,将这种思维模式与患者的三种需求联系在一起,提供以病人为中心的健康照顾(图2-2)。

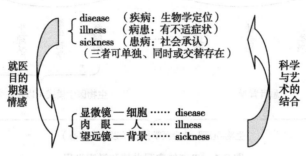

图 2-2 患者需求与医生的视觉角度

(二) 既关注病人也关注疾病的必要性和重要性

希波克拉底曾说过"了解你的病人是什么样的人,比了解他们患了什么病更重要。"以疾病为中心的健康照顾,更多专注于疾病的诊疗技术,而较少关注患者作为"人"的整体性存在,已经远远不能够满足医学发展的需求。以病人为中心的健康照顾要求既关注疾病也关注病人,关注病人胜于关注疾病。患者是一个身心统一的整体,是有思想、有感情、有期望,生活在家庭、社区等特定环境中的人,而不仅仅是疾病的载体,疾病是患者的一部分而并非全部,患者的需求和期望与生理疾病同等重要。医疗服务目的绝不仅仅是要了解患者的病理、生理过程,寻找有病的器官,更重要的是维护服务对象包括生理、心理、社会适应等方面的整体健康。所以,全科医生在医疗实践中首先要向患者提供人文关怀,要关心、了解、尊重和理解患者,其次才是正确认识和评价患者的健康问题,医生不仅要用"科学"的方法去诊治疾病,同时还要用"艺术"的方法去了解患者的需求和期望,处理患者的心理和社会问题,这往往比处理客观的疾病更加复杂和困难。全科医生为患者提供持续性服务的特点,有利于深入了解患者的个性特征,能够更好地运用"生物 - 心理 - 社会"的诊疗方法来处理患者的问题。

例如,当全科医生面对一位血糖高达 25.2mmol/L(450mg/dl)的糖尿病患者,不仅要处理高血糖这一病理问题,还要把患者看成一个有家庭、职业、社会责任以及有着各种困惑情绪、持有特定健康观念的人;处理中不仅要指导患者服用降糖药物及控制饮食,还必须考虑食物结构的改变对患者和家庭可能造成的影响、治疗的价格能否被接受、是否知道有合并症或存在恐惧、是否了解遗传的危害等,特别要注意其健康信念是否有利于生活方式的改变和情绪控制,以及其家庭功能是否有利于该病的康复,是否需要就上述问题进行协调与干预,制订并实施干预计划是否需要动用家庭资源和其他社区卫生服务资源等。

二、理解病人的角色和行为

（一）理解病人的角色

病人的角色是指从常态的社会人群中分离出来，处于病患状态中，有求医行为和治疗行为的社会角色。当一个人被确诊患有疾病时，就具有了患者身份，他在社会中的身份与角色就开始发生改变，会表现出与这一角色相符合的行为。患者作为一种社会角色，被赋予特定的角色期望，也有其特定的权利和义务。1951年，社会学家帕森兹（Parsons）在《社会制度》一书中提出"病人角色"概念包括四个方面。第一方面：患者可以从其常态式的社会角色中解脱出来。患者可以免除平日承担的社会角色行为或社会义务的责任，如工人患病后可以不去上班，学生生病后可以不去上学。能免除多少原来的社会角色视其疾病的性质、严重程度而定。病情较轻时，不影响患者承担的社会角色或影响程度较小；病情严重时，如需要住院治疗的患者一般就失去了原有的社会身份，病人角色代替了一切其他角色。第二方面：患者对自己陷于疾病状态没有责任。个体患病状态通常被认为是自己不能够控制的，故不能责问患者"你为什么要生病"。第三方面：患者具有力图使自己痊愈的愿望。患者应该认识到患病不是社会所期望发生的，社会期望各成员健康，能够承担相应的社会角色和责任。患者从社会角色中解脱出来只是暂时和有条件的，因此有从疾病中恢复健康的义务，所以，患者必须与他人合作，想办法尽快康复。第四方面：患者应寻求技术上可靠、有效的帮助。患者通常应该找医生诊疗，并在恢复健康中配合医务人员的工作，接受各种合理建议。

（二）理解患者的患病体验

患病体验（illness experience）是指患者经历某种疾病时的主观感受，包括不适、痛苦、功能障碍等，特别是患重病后可有力不从心、孤独依赖、恐惧焦虑、恋生或厌世等。患者的患病体验是患者患病经历中最重要的体验过程，不了解患者的患病体验，医生对病人和疾病的理解是不完整的。在生物医学模式以疾病为中心的照顾理念下，专科医生要理解病人的患病体验并非一件容易的事情，医生常以各种理由如"就诊人数多没有时间倾听患者的述说"作为忽视患者患病体验的借口，甚至有医生因为找不到疾病的客观依据而否定患者的患病体验。这些都是生物医学模式只关心疾病不关心病人的一种表现，医生的兴趣只放在能客观测量到的疾病上，并不关心患者的患病体验。对医生而言，疾患可能只是一种疾病的概念而已，而对患者来说，疾患是个人生活中经历的一种深刻的体验。所以在生物-心理-社会医学模式下，全科医生必须了解患者的主观症状和患病体验，只有这样才能有助于建立良好的医患关系，相反，如果医生直接否认或怀疑患者症状与体验的真实性，会使患者产生不受尊重、不被信任的感受，不利于双方达成共识和相关的理解。

每个人的生活经历和背景不同，都有自己独特的患病体验。但是患病体验也是一种相似的生活经历，存在一些相同的特征。一般而言，患者患病后会有以下患病体验：

1. 一般的患病体验 ①精神与躯体分离；②患者感觉到正与所生活的世界逐渐隔离；③恐惧和焦虑；④对健康充满羡慕；⑤疾患可能损害理性的本能；⑥容易被激惹；⑦失去时间变化的感觉；⑧拒绝接受现状，极度紧张。全科医生需要用心去倾听、去感受患者的患病体验，帮助患者更好地理解、适应和接受所患的疾病，促进疾病的康复，提高自身健康状况和生活质量。

2. 疼痛与痛苦体验 疼痛是疾病常见的症状之一，是疾病给患者所带来的痛苦来源之一。痛苦包括躯体的痛苦、精神的痛苦和道德的痛苦三方面，但这三方面的痛苦很难划清界限。疾病或疼痛、不适等引起的痛苦程度往往与许多个人方面的因素有关，具有个体化的差异，它只是疾患的一个方面,而不是疾患本身。疾病所引起的疼痛会给患者带来痛苦,相同的疼痛对于不同的患者痛苦感受也是不一致的。疼痛可以被有效的药物或医疗措施所控制或缓解,但医生却无法保证患者不痛苦。在专科医疗中,往往只关注缓解躯体的痛苦,而忽视了其他方面的痛苦。作为全科医生,面对患者的痛苦体验时,应该告诉患者,医生可以通过有效的药物或治疗措施来缓解他的疼痛,尽可能减轻患者躯体的痛苦,同时对患者的痛苦保持敏感并表示关心、支持和同情。

（三）理解患者的期望

患者总是带着对医生一定的期望而来就诊,患者对医疗服务的满意度也取决于其期望被满足的程度。虽然患者对医生的期望有很大的个体差异,但是一般来说共同的期望包括对医生高尚医德的期望,对医生医疗技术的期望,患者期望医生能及时解除其病痛、需要医生提供其他方面帮助的期望,如开假条、开诊断证明、做体检及说服相关人员等,对医生服务态度的技巧的期望。患者希望医生能理解自己并进行平等交流,给予心理上的关心和支持,同时也希望有一个可以信赖的、可以在任何时候帮助和关心他的医生。从生物-心理-社会医学的角度去理解患者的期望,有助于全科医生不断完善自己的诊疗行为与沟通技巧,合理地满足患者的期望。当患者的期望与医生的能力和原则有冲突时,进行耐心的说明是十分必要的。医生首先应表明能理解患者的期望和心情,其次应该说明不能按患者的期望去做的原因,最后还要表明医生将继续努力寻找解决问题的其他办法。

（四）理解患者的患病行为

患病行为（illness behavior）是指人们在患病时采取的应对疾病所致的机体功能改变的一般性行为,它伴随疾病而存在,与疾病的发生、发展和转归有直接或间接的关系,一般包括接受门诊、住院治疗,自我治疗或者姑息治疗等行为。患者的患病行为受到患者的个性特征、生活环境、健康观和疾病观、患者的需求等方面的影响。如一个经济状况很差,家庭和社会资源较少的人罹患癌症,往往表现为失去生活信念而放弃治疗;而对于一个经济状况很好又享受医保,家庭和社会资源较多的患者则希望在有限生命里最大限度地体现人生价值和尊严,表现为积极配合治疗的同时,仍然不放弃工作。我们只有完整地了解患者,才能理解患者因患病而表现出来的患病行为。现代医学要求从心理学、社会学和人类学等方面加深对患者角色的认识与理解,主动探究并明确患者就诊的真正原因,深刻体会患者的感受,关注患者的患病行为、就医行为和遵医行为并适时加以指导和帮助,要以患者的健康需求和服务需求为导向尽可能满足患者的各种期望。

三、提供个体化的服务

以病人为中心的健康照顾需要体现个体化整体服务的原则。由于人与人之间存在着个体差异,全科医生在为社区居民提供公共卫生和医疗相结合的整体服务时应当关注患者的个体化差异,根据患者的需要和特点提供的个体化服务包括以下七个方面:①强调对患者提供全方位的整体性照顾,而不仅是对疾病的诊断治疗;②针对患者的个体特征及背景、健康问题的性质、主要和次要需求等具体情况,选择服务内容、方式和先后次序,依据循证医学原则为患者选择最佳诊疗方案;③针对患者的个体化特征,对患者施以不同的治疗措施,可能"同病异治",也可能"异病同治";④针对患者的人格特征,注重启发和调动患者的主观能动性,激发患者与疾病作斗争的勇气和潜能,鼓励患者树立康复信心,形成良好的患病行为、就医行为和遵医行为;⑤针对患者健康问题的原因及其转归特征,对患者及其家庭成员进行相关问题的健康教育;⑥注重正确区分和处理患者的暂时利益与长远利益、局部利益和根本利益、个体利益和公众利益之间的关系;⑦全科医生并不一定能够治愈所有的疾病,但能给患者提供心理、精神上的安慰和照顾。最好的医生是能够把有健康问题的人转变为能够解决自身问题,能够自我管理的人,这是全科医生为患者提供个体化服务的最重要目标。

四、尊重患者的权利

尊重患者的权利是以病人为中心的健康照顾的重要原则,也是医生及其医疗机构的法定义务。从医学伦理学上说,患者具有对疾病的医疗和护理权、知情同意权、认知权、保护隐私权等权利。但在生物医学模式中,医师常将自己作为与疾病作斗争的主体,却忽视了患者的主观能动性和患者参与医疗行为的权利。患者常常被动接受医生的检查和处理,较少参与医疗诊治过程,不被告知所患疾病的原因和接受治疗的理由,更没有选择治疗方案的权利。医生的关注重点在于对疾病的处理,而疾病的治疗过程给患者带来的主观感受,以及患者的主观感受对疾病的影响则很少考虑。尊重并保障患者的权利,熟悉并切实遵守相关法律法规,是全科医生及其医疗机构应尽的责任和法定义务。

全科医生为患者诊疗的过程中应该尊重患者的自主权,要充分认识到患者本身就是治疗疾病的资源,通过激发患者的潜能和主观能动性,使其成为健康的促进者和治疗的积极配合者。此外,患者有权了解自身健康问题的患病原因、严重程度以及可选择的治疗方案。全科医生应鼓励患者共同协商治疗方案,征得患者的同意,使其清楚治疗或处理的思路,积极地投入到治疗之中,在临床实践中只有尊重患者的权利,才能更好地提高患者的遵医行为。比如一名中年糖尿病患者,服用多种口服降糖药,血糖控制仍然不良的情况下,专科医生建议他使用胰岛素,患者不乐于接受此方案,并且血糖波动较大;患者的家庭医生与专科医生有同样的诊疗共识,但在深入了解患者心理状况、家庭环境和社会背景后,分析患者不接受胰岛素治疗的原因,与患者说明胰岛素治疗的利和弊,通过征求患者的意见,充分尊重患者的权利,共同商议合适的治疗方案,真正让患者参与到医疗决策中来。

五、发展稳定的病人参与式医患关系

构建与发展稳定的病人参与式医患关系是实施以病人为中心照顾的先决条件和优势所在,同时也是疾病防治和慢性病管理工作的关键环节。因此,必须设法通过建立不同的机制,去构建、巩固并发展这种形式的医患关系。全科医生需要与病人保持平等的伙伴式的医患关系,这就需要与病人实现信息共享,及时沟通有关诊治疾病和预防疾病的信息,并加强对患者健康知识和行为的干预教育。同时与家庭成员的有效沟通也是稳定构建患者参与式医患关系的重要形式,要充分利用家庭资源,帮助患者和其家庭成员一起营造良好的家庭健康环境,共同促进居民自我管理、自我保健意识和能力的提高,使他们积极、主动地参与预防和治疗疾病。

六、以病人需求为导向,注重病人安全,强调服务的健康结局

(一)以病人需求为导向

卫生服务的需求和需要是两个不同的概念。卫生服务需要是指依据人们的健康状况与"理想健康水平"之间的差距而提出的对医疗、预防、保健、康复等服务的客观需要,包括个人认识到的需要、由专业人员判定的需要,以及个人未认识到的需要。卫生服务需求是从经济

学价值观出发,指疾病者、病患者和患病者实际接受卫生服务的程度,即病人不仅愿意,并且有能力(如经济能力)接受卫生服务。病人的卫生服务需求受服务价格、个人经济收入、健康知识多少和卫生普惠政策等多因素制约。未体现全科医疗以病人为中心的优势,全科医疗服务以病人的需求为导向,协调利用团队的各种资源为患者提供整体照顾。

(二)注重病人安全,强调服务的健康结局

以病人为中心的健康照顾要求诊疗过程中注重患者的安全,在追求服务过程质量的同时,更强调通过服务所达到的病人的整体健康结局(outcome),例如病人的治愈率,功能丧失的减少情况,生活质量的提高程度,病人的满意度等。照顾对象的整体健康结局是否理想是满足病人需求和提高卫生服务质量的落脚点。这就要求全科医疗提供的各种服务需要紧密围绕提高照顾对象整体健康结局这一总体目标,力求公平、及时、经济、有效地利用各种资源维护居民健康,减少临床危险事件的发生,防治结合,提高病人的生命质量。

第三节 以病人为中心的应诊过程及其主要任务

一、以病人为中心的诊疗框架

以病人为中心的诊疗模式明显优于以疾病为中心的诊疗模式,其主要流程是医生为患者提供服务时具有独特的思维框架。

(一)在完整的背景上了解患者

需要在完整的背景上了解患者,所谓完整的背景包括患者的社会背景、社区背景、家庭背景、个人背景、疾患背景(既往史和现病史等)。这就要求全科医生应该用心倾听患者的主诉并做好记录,通过分析已积累的健康档案以及必要的调查和检测数据来了解患者完整的背景。

(二)洞察患者对医生的期望和需要

用开放式问诊的方法了解患者对医生的期望和需要。同时,通过感情交流,与患者建立良好的医患关系,深入了解患者的基本情况和真实感受。

(三)初步分析问题,建立诊断假设

为理清问题性质并寻找诊断的线索,需要对问题进行分类。基本步骤有两步:一是判断是否是健康问题,二是判断是否是急症。对于非健康问题,仅需利用非医疗资源;对于健康问题,则需利用医疗资源,并进一步判断是否急症。如果是急症,需作适当的紧急处理,根据情况进行必要的转诊;如果非急症,则需弄清问题是生物源性还是心理社会源性的疾病。如果是生物源性的疾病,须先解决生物学或躯体方面的问题后,才能解决伴随的心理、行为或社会方面的问题;如果是心理社会源性的疾病,则应针对相应的心理社会因素进行处理。有时就医者不一定是真正的患者,真正的患者可能是家庭的其他成员、整个家庭、社区、工作单位、宗教组织等。

(四)明确诊断

对疾病要进行初步诊断,即按一定顺序排列几种诊断假设。其排列标准是:

1. 按照假设成立的可能性大小排序,可能性大的排在前面,可能性小的排在后面。

2. 按照某一诊断假设的严重性或可治性排序,将最严重的但又可治的,或不进行及时治疗将产生严重后果的,或是传染性疾病的诊断排在前面;若疾病较轻,具有局限性或无明确治疗手段的疾病,则排在后面。

3. 在形成初步假设的基础上，医生应采取以下几种方法进一步检验假设：①进一步询问病史，有针对性地获取信息有助于鉴别诊断；②进行详细的体格检查，以便发现一些隐匿的体征；③等待发现更有价值的临床表现；④试验性治疗和追踪观察；⑤注意阴性资料的诊断价值；⑥必要时，建议患者去上一级医疗机构进行特殊检查；⑦寻求必要的多方面的会诊。

（五）与患者及其家庭成员共同制订和选择最佳治疗方案

从伦理学角度而言，这一策略能够保证医生尊重患者及其家庭成员的意愿和期待，保证患者及其家庭成员能够全面、完整地执行处理方案，从而产生最佳效果和效益。最佳处理方案必须是：①医生认为是目前效果最好、代价最小、最适合患者的；②患者及其家庭成员能接受处理方案所涉及的程序、条件和结果；③医生、患者及其家庭成员都有信心和能力执行；④已充分考虑患者及其家庭成员的意愿、价值观、拥有的资源和主观能动性；⑤维护了患者的最佳利益。

（六）利用各种资源，满足患者多方面的需求

以病人为中心的服务范围已经超越了诊疗疾病的范围，要求医生的服务应注重满足患者多方面的合理需求。这样的要求，不是医生个人力量能够满足的，必须充分利用各种可用的资源，包括患者家庭内部和外部资源、社区内的非医学资源与医学资源，以及更为丰富的社会资源，建立起广泛的合作网络，使患者得以顺利康复。这就要求医生具有团队合作、对外协调等意识和能力。

（七）评价医疗服务质量，了解患者的期望和需求是否已得到满足

尽管有时从医生角度，认为自己已经为患者提供了优质的服务，但患者仍然不满足。分析原因主要有两方面：医生方面，包括医生的知识、技能和态度是否达到患者的要求，能否切实尊重和维护患者的权利，能否与患者建立了良好的医患关系，医疗机构的环境设施是否舒适；患者方面，包括患者对自身疾患的认知、评价，个人背景，患病经验，特殊的需求和期望，以及对医疗服务系统的了解等。

二、全科医生应诊的主要任务

全科医生应诊中的主要任务可以归纳为四个方面：①确认并处理现患问题；②对连续性问题进行管理；③根据时机提供预防性照顾；④改善患者的就医遵医行为。以病人为中心的原则贯穿于整个医疗照顾过程中，这四项基本任务更体现全科医疗的主旨是为人们提供基本的、个体化的、持续的、全面综合的医疗服务。

（一）确认并处理现患问题

确认并处理现患问题是全科医生接诊患者时的核心任务。一般而言，患者大多因近期身体不适或是因为怀疑患上某种疾病而内心焦虑达到一定程度而前来就医，作为全科医生应当在详细采集病史后对患者的健康问题进行初步诊断，随后分析患者就诊的原因。患者的健康问题往往不是单纯的生理问题，常伴随心理社会问题的存在，这就要求全科医生不仅要追求生物医学问题的诊断，还要回答其他问题。例如血压控制不良的患者，如果仅从专科医生的角度来看，更换或加强高血压药物治疗就可以，但全科医生除了处理高血压这个问题外，还要探索在血压升高背后潜藏的其他原因，如有什么诱因导致患者血压不稳定？有无生活上、工作上的压力？是否能够有效地控制情绪？是否坚持服药？家庭的饮食结构如何？这些因素对其生活是否有影响以及影响程度？患者对这一问题的顾虑是什么？他或她希望医生给予什么样的帮助？……这种不仅从疾病本身考虑，而且从心理、社会的多维度和多层面分析患

者就诊原因的思维方式正是全科医生在应诊中必须具备的基本素养。

在弄清上述问题的基础上,全科医生的任务一方面包括针对现存的生物学问题的处理,二是要从生物、心理、社会三维角度,全方位地对患者目前存在的问题进行关怀和照顾,包括:①向患者解释病情,并表示同情和理解;②向患者说明治疗方案,了解患者的期望和想法;③与患者及其家属达成共识,协商处理治疗方案,让患者充分参与决策过程;④调动患者的主观能动性,激励其承担自我管理的责任。通过以上措施的实施会提高患者的遵医行为,提高患者对医疗服务的满意度,最终起到改善患者健康状况的作用。

(二)对连续性问题进行管理

全科医疗的基本特征之一是居民提供连续性的服务,全科医生对服务对象的健康负有长期、全面的责任,医疗服务不仅限于确认和处理现患问题,而是要把照顾范围扩大到患者的长期健康问题以及急性问题的持续性影响上。以社区常见病糖尿病、高血压两种慢性病为例,它们与遗传、生活习惯、情绪等多种因素有密切的关联,需要长期采用非药物和药物的治疗方法予以控制,同时这类疾病还会对患者的远期健康产生不良影响,例如糖尿病的并发症、高血压的靶器官损害等,这些问题不是每一次短暂的就诊能够妥善解决的。全科医生除在应诊时处理患者的现患问题外,还应对连续性问题如慢性疾病的并发症进行长期管理,与患者以及家属一起制订长期管理目标,指导患者改变生活方式,定期随访血糖、血压,进行糖尿病并发症和高血压靶器官损害的筛查等,评估慢性病管理的效果。这种管理将会有效地提高患者对医生的信任与合作程度,并改善慢性病的管理。

(三)根据时机提供预防性照顾

加拿大家庭医学专家麦克温尼(McWhinney)指出"家庭医生对不同原因来求诊的患者,应主动地评估危害健康的各种因素并加以处置,即将预防措施视作日常诊疗中应执行的工作。"可见临床预防服务是以病人为中心健康照顾的重要内容之一。预防性照顾(preventive care)包括计划免疫、健康促进、发病前期乃至发病期的诊断与治疗,在全科医疗中占有相当重要的地位。全科医生在处理现患问题的同时应该认识到与患者及其家庭的每一次接触都是提供预防保健服务的良机。全科医生在与患者及其家属的接触过程中应该根据三级预防的要求适时地向患者、高危人群以及健康人群开展健康教育,并有针对性地为患者提供个体化的临床预防保健服务。例如糖尿病、高血压等慢性疾病若得不到有效控制,将导致脑卒中、冠心病、肾衰竭等严重并发症,吸烟、高热量饮食、生活不规律等不良生活方式可促进这些并发症的发生,改变行为和生活方式和早发现、早诊断、早治疗可以有效地避免并发症的发生和发展。在患者尚未意识到不健康生活方式的影响时,全科医生应利用每一次应诊机会针对患者的具体情况给予科学指导和健康教育,如告知血糖高、血压高对身体的潜在危害,养成良好生活习惯和饮食习惯的重要性等;在治疗过程中遇到挫折时,要给予支持;在取得进步时则进行鼓励。

(四)改善患者的就医遵医行为

改善患者的就医遵医行为包括两个方面:一是教会患者适当利用医疗服务,即就医行为;二是提高患者对医生的依从性,即遵医行为。

1. 改善患者的就医行为　就医行为是指人们觉察到自己身体不适或出现了某些症状之后,寻求医疗帮助的行为。求医行为与疾病的严重程度、患者的个性特征、心理体验、生活经历以及社会经济状况等多种因素有关。在利用医疗服务的问题上,患者往往存在不恰当的或病态的行为方式,表现为就医过少或过多。就医过多反映了患者敏感、紧张或依赖的心理;就医过少可能是因为患者健康意识不够或为经济条件所限。全科医生的一项重要任务是教育患者何时就医，寻求何种层次类型的医疗机构，如何加强自我管理，从而能主动与医生配合，使医疗服务达到最佳效果。

2. 改善患者的遵医行为　遵医行为是指患者遵从医生的医嘱进行检查、治疗和预防疾病的认同感和执行行为。遵医行为是患者就医行为中十分重要的组成部分，医生对患者诊治疾病的顺利、临床疗效及转归都与患者的遵医行为有着密切的关系。良好的遵医行为有助于医护人员在信息收集方面的全面性及正确性；有助于患者严格执行医嘱；有助于医患和谐沟通；患者的遵医行为对提高医护人员责任心及职业认同度起到强化的作用；有助于疾病的尽快康复。

3. 影响患者遵医的原因　①医患关系：良好的医患关系是患者严格执行医嘱的基础。患者与医生关系融洽，患者的遵医性也越高；如果患者对医生的为人、医德、医术抱有一些成见，虽然没有对医生直接表达自己的不满看法和情绪，但可以表达在医嘱的执行方面，不愿自觉认真地执行医嘱。②患者对医嘱的理解程度：患者对医嘱的内容不理解、记忆不清，对执行医生的医嘱就会产生盲目或抵触心理，就容易出现服错药物、药量或漏服等现象，从而影响疗效。③治疗方式特殊或复杂程度：如在治疗同时要求改变嗜好、生活习惯等越多，患者的遵医性越差。④患者的主观愿望与治疗措施的一致性：患者的主观愿望与医生的治疗措施一致时，患者的遵医行为较好；有些患者主观性较强，喜欢以自己的思维方式为准绳而忽视对医嘱的遵从，医嘱执行力较差。

4. 提高患者遵医行为的方法　①改善服务态度，提高医疗质量，赢得患者的信任，是提高遵医行为的关键；②强化患者对医嘱的理解、记忆和执行能力；③治疗要抓住主要矛盾，尽量减少药物种类；④努力改善医患关系，尽可能让患者主动参与临床决策，调动患者的主观能动性；⑤重视对患者心理行为的了解，有针对性地采取相应的措施提高患者的遵医性。

第四节　以病人为中心照顾的提供

一、对病人进行全面评价

全科医生作为社区卫生服务的提供者、居民健康的守门人，需为个人、家庭和社区居民提供优质、便捷、经济有效、一体化的基本医疗保健服务，进行全生命周期的多维度、全方位负责式的管理。在为患者提供服务之前需要对患者进行全面的评价，包括对患者的健康状况的评价、社区评价、社会评价和整体评价。其中对患者健康状况的评价，主要包括生物学评价、心理社会评价和家庭评价。生物医学评价主要指对患者健康问题的诊断和鉴别诊断；心理社会评价包括评价患者的心理状况，心理问题属于精神疾病还是属于心理障碍，鉴别心理障碍是源自躯体还是心理社会因素；家庭评价主要是筛查、发现家庭问题，分析影响患者健康的家庭因素。社区评价主要评价工作和生活的环境中是否存在影响患者健康的因素，如职业因素、水源、环境污染、家庭装修等；社会评价主要评价影响患者健康的社会因素，如经济状况、受教育水平、人际关系等；整体评价主要评价患者真正的问题是什么，健康问题的真正原因是什么，谁是真正的患者。

下面通过一个案例，简介对患者健康状况的生物医学评价、心理社会评价、家庭评价。

案例：

患者王某，女，56岁。因"反复胸痛1个月余"来全科门诊就诊。患者近1个月出现反复胸骨后闷痛，多于劳累时发作，无放射痛，每次发作约10min，每周发作1～2次，伴气促，休息后可好转，无呼吸困难，不伴咳嗽、无痰中带血，无反酸、嗳气等其他不适。2周前就诊于某三级医院心内科，查心电图正常（当时无胸痛发作），考虑"冠心病"的可能，给予单硝酸异山梨酯缓释胶囊40mg、1次/d，美托洛尔缓释片23.75mg、1次/d治疗。查TC 4.28mmol/L，TG 3.69mmol/L，HDL-C 0.84mmol/L，LDL-C 1.73mmol/L。

既往史：有"高血压病"史十余年，最高达到180/90mmHg，服硝苯地平控释片30mg、1次/d，现血压120～130/70～90mmHg。有"高脂血症"史10余年。

个人史：饮酒史10年，白酒2～3两/d。

家族史：父60岁因心肌梗死去世。

体检：血压130/74mmHg；血脂升高；身高1.58cm，体质量68.0kg，BMI 27.24kg/m²；双肺呼吸音清，心率65次/min，律齐，未及杂音；腹软，肝脾肋下未触及；双下肢无水肿，针刺觉、痛觉无异常，足背动脉搏动正常；检眼镜可见双眼底动脉轻度硬化，动静脉比例正常，眼底无渗出及出血。

家庭情况：患者退休前是一名干部，丈夫还未退休工作繁忙，有子女二人皆孝顺，夫妻二人居住。

生活习惯：喜食腌制、油腻食品，爱喝酒，不喜欢运动。

性格：高度自尊自主，退休后情绪低落，不与人交往，对家人劝说不理睬。

就医习惯：频繁就医。

评价1：生物学评价

首先评价患者的病情。对于高血压伴有胸痛的患者，需要判断胸痛的原因，胸痛是临床常见症状，病因较多，该患者无皮疹、外伤史，故肋骨骨折、带状疱疹等胸壁疾病可排除；无咳嗽、无痰中带血，故暂不考虑肺炎、肺癌等呼吸系统疾病；无反酸、嗳气，故基本排除反流性食管炎的可能；结合其年龄、超重、高血压、高脂血症、眼底动脉硬化、冠心病家族史等因素，以及较典型的劳累后胸痛，应考虑诊断：①胸痛原因待查（冠心病心绞痛？）；②高血压病3级（极高危组）；③高脂血症。

评价2：心理社会评价

尽管高血压以及相关并发症的影响因素很多，如本案例中的患者患病的影响因素包括超重、血脂高等异常生理指标，喜腌制、油腻食品、爱喝酒、不爱运动等不良生活习惯，高血压家族史的遗传因素，以及工作、生活、疾病带来的长期心理压力增加导致神经系统功能紊乱，交感神经兴奋，人体内的肾上腺素、多巴胺和胰岛素分泌增加，这些物质对心血管系统均有影响，出现心跳加快，血管收缩，血压升高。因此评价患者的心理状态，并对其进行心理调适将有助于治疗疾病。患者具有高度自尊自主的性格特点，不轻易接受他人的建议，加之退休后情绪低落，不喜欢与人交往，情绪上的焦虑加之宣泄途径的缺失，使患者病情不稳定，就医频繁。

评价3：家庭评价

通过对生命周期和家庭类型的评价发现，该患者处于空巢期，此期家中仅剩两位老人，重回"二人世界"。家庭类型属于核心家庭，核心家庭结构简单、关系单纯，家庭内部只有一个权力和活动中心,所受的控制和影响也小,但同时可利用的家庭内外资源也有限,对社会资源依赖程度较大。此案例中家庭可以利用的资源包括来自丈夫的主要支持和子女的辅助帮助,资源相对较少。核心家庭的家庭关系具有亲密和脆弱双重性,一旦家庭出现情感危机,常导致家庭解体。

二、为病人进行全方位照顾

针对上述案例,作为全科医生应当秉承以病人为中心的原则为病人提供全方面的照顾,具体照顾内容如下:

1. 采取积极措施对患者进行诊断和治疗 针对该患者的基本病情,建议先转诊到上级医院进行运动平板试验。运动平板试验是目前诊断冠心病最常用的一种辅助手段,其敏感度达64%~76%、特异度达82%~93%。在其他无创性方法无法诊断的情况下,应当考虑使用冠状动脉造影这一诊断冠心病的金标准对患者进行确诊。该患者社区就医的机会更高,若能在胸痛发作频繁时来社区进行心电图或动态心电图检查,也将有利于诊断。

治疗上,全科医生可继续维持原降压、调脂、抗血小板和减慢心率的治疗方案,同时加强健康宣教。建议患者:当发作时,应立即坐下休息;如几分钟后仍有胸痛,可舌下含服硝酸甘油片(0.25~0.5mg);如不缓解,可每5分钟重复用药1次,直到症状消失;如含服硝酸甘油片3次后仍不缓解,应及时到上级医院就诊,待病情稳定后再转回社区。

2. 对患者进行预防保健服务 对于高血压患者,全科医生诊治过程中应告知其控制血压、血糖、血脂稳定性的意义和防止心、脑、肾、眼、血管等靶器官并发症的重要性。建议患者定期进行身高、体重、血压、血糖及每月一次的眼底照相等项目的检查,并将其纳入高血压的慢性病管理,鼓励其参加患者自我管理小组及定期接受健康讲座。

高血压病是遗传和环境综合作用的结果。据流行病学调查:若父母双方都患有高血压病,子女的患病概率是45%;父母一方患有高血压病,子女患病的概率为28%;父母都正常者,只有3%的子女会患高血压病。由于高血压具有遗传性,应重点对患者的一级亲属进行一级预防(又称病因预防,包括健康教育、健康咨询等),建议家属采取戒烟限酒、增加体育运动、控制体重等措施积极预防疾病的发生,同时进行二级预防(三早预防,早发现、早诊断、早治疗),通过筛查的手段及时发现一级亲属中的高血压患者,积极采取措施对患者进行治疗,同时预防心脑血管并发症的发生。

3. 从家庭角度实施照顾 对于空巢期老人,此期健康照顾的重点是排解因为子女离家后给父母亲(尤其母亲)带来的心理和精神上的压力。对于回到"二人世界"的老人,孤独感、寂寞感加重,易出现心理、社会障碍,此期家庭保健重点主要为心理疏导、积极安排退休后生活、摆脱孤独感等心理保健,另外需开展老年相关疾病的一级预防和二级预防工作。核心家庭较其他家庭类型获取内外资源的程度有限,难度相对较大,因此全科医生应该动员可利用的社区资源,例如家庭医生团队、居委会、义工等组织和团体,适时为患者提供帮助。

三、健康状态评价工具

20世纪40年代末,世界卫生组织(WHO)明确提出:健康是整个身体、心理和社会生活的完满状态,而不仅仅是没有疾病和体弱。因此,在评测个体或群体的健康状况时,应该包括身体健康、心理健康和社会适应能力三个方面。目前,常用生存质量量表作为健康状态评价的工具。

(一)评价内容

生存质量量表的测定内容受到研究人群的差异、疾患的差异、对生存质量概念理解的差异、量表测量方式与研究目的的差异等多种因素的影响。不同的人群,由于居住环境、文化传统、宗教信仰、民族特征、生活方式、性格特征、疾患类型以及严重程度等差异,所用量表的评价内容有所不同。国外的量表评价内容若用于我国,需要根据我国的实际情况适当修改并加以研究。量表测量的方式可以是访谈、问卷,研究目的可以是专题研究或综合研究、临床研究或社区研究等。

生存质量的核心内容包括:①躯体感觉:与疾病、治疗有关的体征、症状,应包括那些影响生存质量的不舒服感觉;②生理功能:精力、体力、生活自理能力等;③日常生活能力;④精神、心理状态;⑤适应社会的能力:指家庭关系(夫妻关系,父母职能等),与亲友或同事来往,以及疾病对于工作、学习和社会活动的影响;⑥职业承受能力;⑦健康的自我认识。此外,还有一些心理学指标如身体印象(sexuality and body image)、认知衰退(cognitive impairment)等,常用于某特定人群的生存质量测定。针对上述案例,我们可以采用的常见评价量表如下。

(二)常用评价量表

1. 健康调查简表(the MOS item short from health survey,SF-36) 由美国波士顿健康研究所研制的简明健康调查问卷,被广泛应用于普通人群的生存质量测定、临床试验效果评价以及卫生政策评估等领域。1991 年浙江大学医学院社会医学教研室翻译了中文版的 SF-36。SF-36 量表评价健康相关生命质量的 8 个方面,分属于生理健康和心理健康两个大类中,即生理功能、生理职能、躯体疼痛、总体健康、活力、社会功能、情感职能、精神健康。另外,SF-36 量表还包括另一项指标——健康变化,用于评价过去一年内健康改变。

2. 世界卫生组织生存质量测定简表 WHOQOL-100 和 WHOQOL-BREF 是世界卫生组织研制的用于测定生存质量的量表,被广泛应用于流行病学研究、临床试验效果评价以及卫生政策评估等领域。WHOQOL-100 是在近 15 个不同文化背景下经过数年的通力协作研制而成,涉及生存质量的生理、心理、独立性、社会关系、环境和精神 / 宗教信仰 6 个领域、24 个方面(每个方面含有 4 个问题),以及 4 个有关总体健康和总体生存质量的问题,共计 100 个问题,有相应的 29 种语言版本在世界各地使用。WHOQOL-BREF 是在 WHOQOL-100 基础上研制的简化量表,包含生理、心理、社会关系和环境 4 个领域的 26 条问题。

3. COOP/WONCA 功能状态量表 是 1988 年在美国 Dartmouth 医学院研制的 COOP 量表基础上,世界家庭医生组织(WONCA)分类委员会与科研委员会合作提出的量表。COOP/WONCA 功能状态量表从 7 个方面让患者对过去 2 周内(其中疼痛为过去 4 周内)的功能和健康状况进行自我评价,7 个方面列有 7 个问题,每个问题的答案分为 5 个等级,得分为 1~5 分,患者只能选择其中一个答案,累积分越高评价越差。该表设计简练,便于操作,反映了一个人整体的实际健康状态和在日常环境中做事的能力。COOP/WONCA 功能状态量表的评价结果应记录在患者的健康档案或病历上,全科医生可从评价结果中获得评价患者的第一手材料。具体见表 2-1。

表 2-1　COOP/WONCA 功能状态量表

1. 体能	你能承受下列何种运动量并持续 2 分钟以上
	很大运动量:快跑　　大运动量:慢跑　　中等运动量:快步行走
	小运动量:中速行走　　很小运动量:慢走或不能行走

续表

2. 情绪	你有没有受情绪的困扰，如焦虑、烦躁、抑郁、消沉或悲哀				
	完全没有	轻微	中度	严重	非常严重
3. 日常活动	你的身心健康问题对日常生活或工作造成了多大困难				
	无困难	轻微困难	有些困难	很困难	做不了
4. 社交活动	你的身心健康问题有没有限制你和家人、朋友、邻居和团体间的交往活动				
	无限制	轻微限制	有些限制	很大限制	极其严重
5. 健康状况	和2周前相比，你现在的健康状况是				
	好得多	好一点	大致一样	稍差一点	差很多
6. 整体健康	你的整体健康状况是				
	非常好	很好	还好	不太好	很差
7. 疼痛	在过去4周内，你常感到身体上有多大程度的疼痛				
	无	很轻微	轻微	中度	严重

本章小结

本篇主要阐述以病人为中心的生物-心理-社会医学模式和以疾病为中心的生物医学模式的区别，以病人为中心的健康照顾的概念和基本原则，以疾病为中心与以病人为中心的区别与联系，以病人为中心的应诊过程及其主要任务；全科医生的"病人"范畴；病人角色、患病体验、患病行为。这些内容可为学生学习全科医学概论提供必要的理论基础。学好这些内容将培养学生具有一定的以病人为中心的健康照顾能力，包括以下几个方面：掌握生物-心理-社会医学模式概念；以病人为中心的健康照顾的概念、基本原则；了解全科医生应具备的应诊能力和应诊任务。学习这些内容需要综合应用如诊断学、临床医学等医学知识，而且本课程涉及很多临床应用。因此，在学习时应重视理论联系实际，注意学习分析和解决问题的方法，能灵活运用本课程所学的知识以病人为中心提供健康照顾。

(邵 爽)

思考题

1. 什么是"以病人为中心的健康照顾"？
2. 以疾病为中心的健康照顾和以病人为中心的健康照顾的区别有哪些？
3. 以病人为中心的健康照顾的基本原则有哪些？
4. 全科医生应诊中的主要任务是什么？

第三章　以家庭为单位的照顾

随着社会经济的不断发展、我国人口流动增加、年轻人婚后独立居住等因素的影响，家庭结构趋向简单，家庭规模逐渐缩小，大家庭减少，"两代家庭"逐渐成为主体。传统的家庭观念受到剧烈冲击，家庭结构的简化导致家庭资源缺乏，从而削弱了应付家庭压力事件的能力，家庭为其成员提供躯体和精神方面照顾的能力也显著减弱。与家庭有关的健康问题也日益增多，家庭及其成员越来越需要得到社区全科医生及其团队的指导和帮助。因此，开展"以家庭为单位的照顾"是全科医学的一项重要原则，需要全科医生及其团队，通过家庭医生签约服务，走进家庭来为患者及其家人提供有关照顾。

第一节　家庭的定义、结构和功能

一、家庭的定义和结构

随着社会变迁、文化融合及人们观念的变化，家庭结构也在不断变化，总的发展趋势是从过去的传统家庭为主衍生出了多样丰富的家庭形式。由于家庭没有固定不变的模式，目前关于家庭的定义还没有统一。

（一）家庭的定义

传统意义上的家庭是指在同一处居住的，由具有婚姻、血缘或收养关系的人们组成的共同群体。传统家庭既包括一夫一妻制组成的单元，也涵盖了居住在一起的各种家庭利益集团即家族。传统的家庭定义强调了法律的重要性，突出了血缘维持的一个家庭的终身性。

在社会发展过程中，同居者、同性恋者、群居体等团体开始出现，这些团体具备了家庭的功能，但并不符合传统定义。为了强化家庭的功能性，Smilkstein 于 1980 年将家庭定义为："能提供社会支持，其成员在遭遇躯体或情感危机时能向其寻求帮助的，一些亲密者所组成的团体。"此家庭定义包括了社会变迁过程中出现的诸多类型的家庭，强调了情感在家庭组建过程中的纽带作用，但并没有同等重视到传统家庭所强调的法律性和血缘性。

为涵盖以上两方面的定义内容，出现了现代的家庭定义：通过情感关系或法律关系或生物学关系连接在一起的一个群体。此定义最大限度的囊括了目前社会上存在的各种类型的家庭形式。在现代家庭定义中，明确了家庭应具备的三大特性：情感性、终身性及相似性。

随着家庭的规模、结构、职能和生活周期等发生显著的变化，家庭对家庭成员的健康也产生了重要的影响，已成为家庭成员健康保健的重要场所。

（二）家庭的结构

家庭结构（structure of family）是指家庭成员的组成、类型及其成员之间的相互关系，包括外部结构和内在结构两部分，外部结构也称家庭的类型。家庭的类型分为核心家庭、扩展家庭（包括主干家庭和联合家庭）和其他类型的家庭等；家庭的内在结构包括权力结构、家庭角色、沟通类型和价值观等方面。全科医生及其团队需要熟悉不同服务对象的家庭类型和内在结构资料，了解家庭成员相互作用的关系和规律，发现并分析家庭存在的有关问题，以便于对个人及家庭提供更有针对性的基层医疗保健服务。

1. 家庭的类型

（1）核心家庭（nuclear family）：指由父母及其未婚子女组成的家庭，包括无子女夫妇（double income with no kid, DINK）家庭和养父母及养子女组成的家庭，子女因工作或婚姻离家，其父母独居的"空巢"家庭也属此类家庭。图 3-1 表示的是一对夫妇生有一个女儿，并且生活在一起的核心家庭。中国典型的核心家庭曾是计划生育实施下独生子女构成的三口之家。随着近年来我国二胎生育政策的开放，四口之家将逐渐成为主要类型。核心家庭的特征主要表现为：规模小、人数少、结构简单、关系单纯，家庭内部只有一个权力和活动中心，便于做出决定及家庭成员情感较为紧密等。缺点是核心家庭的家庭资源较少，对社会资源依赖程度较大（如雇佣保姆照顾幼孩、家政钟点工等），家庭关系中亲密性与脆弱性并重，一旦家庭出现情感危机，支持资源不足，便会难以自拔，常引发家庭解体。

（2）扩展家庭（extended family）：指由两对或两对以上夫妇及其未婚子女组成的家庭，分为主干家庭和扩展家庭两种。

1）主干家庭（stem family）：又称直系家庭，是由一对已婚子女同其父母、未婚子女或未婚兄弟姐妹生活在一起，从而构成的家庭；每代只有一对夫妇，包括一方去世或离婚者。主干家庭包括以下几种情况：父母与一对已婚子女组成的家庭；父母与一对已婚子女及若干未婚子女组成的家庭；父母与一对已婚子女及孙子女组成的家庭；父亲或母亲（一方去世或离异）与一对已婚子女及孙子女组成的家庭等。在我国的传统家庭中，主干家庭仍旧是一种主要的家庭形式。图 3-2 是其中的一种主干家庭形式。另外，三代以上的直系家庭中缺少中间一代称之为隔代直系家庭，这是一种特殊的主干家庭，主要包括农村外出务工人员的子女与祖父母留守、城市职工子女到祖父母处寄居等，此类家庭中所衍射出的隔代教养、留守问题等已引起社会的广泛关注和研究。

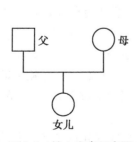

图 3-1 核心家庭示意图

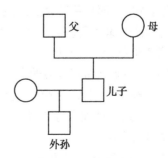

图 3-2 主干家庭示意图

2）联合家庭（joint family）：又称复式家庭，由至少两对或两对以上同代夫妇及其未婚子女生活在一起而组成的家庭，包括由父母同几对已婚子女及孙子女构成的家庭，两对以上已婚兄弟姐妹组成的家庭等。这种家庭类型的家庭结构相对松散，稳定性较差，家庭内存在多个权力和活动中心,多种关系和利益交织,决策过程复杂,该类型家庭在中国大陆已成为一种为数很少的家庭类型。图 3-3 是其中的一种联合家庭形式。

与核心家庭相比,扩展家庭人口众多,家庭结构复杂,家庭功能受到多方面影响,家庭关系复杂,易引发多重矛盾;其优点是家庭内、外资源丰富,有利于家庭遇到压力事件或危机时通过有效利用各类资源及时调整回到平衡状态。

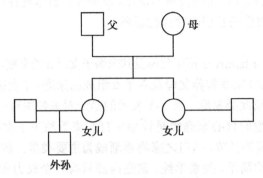

图 3-3 联合家庭示意图

(3)其他类型家庭(other families):家庭组合有别于上述传统家庭的形式,但执行的家庭功能类似,包括单亲家庭、单身家庭、同居家庭、同性恋家庭、群居体家庭等。在我国,单身家庭和单亲家庭也呈增多趋势,2011 年单身家庭在我国已达到 14%(中国统计年鉴,2010)。有研究显示,非传统家庭与传统家庭相比,身心问题的发病率更高,更需要来自于外部的医疗保健服务给予照顾。

2. 家庭的内部结构 家庭的内部结构是指家庭内部运作机制,是对内部运作关系的描述,反映家庭成员之间的相互作用及相互关系。家庭的内部结构主要包括四个方面:家庭角色、权力结构、沟通方式和价值观。

(1)家庭角色:指人们在家庭中的特定身份和与其他成员之间的相互关系。家庭中人口越多,人们在家庭中充当的角色就越多,执行的职能也就越多。

一个人的一生中,需要扮演很多种角色,甚至在同一个时期,也需扮演多重角色。如何合格的扮演及变换各种角色,需要不停地进行不同角色的学习、达到他人对其所扮演的角色的期待及角色认知、了解角色冲突的产生原因,最终能够成功扮演所需角色。

1)角色期待:家庭角色属于社会角色的一种,人们需要按照社会和家庭为其规定的特定模式来规范其角色行为,称为角色期待。如家长对孩子的角色期待是希望孩子孝敬长辈、学有所成、乐观开朗等。随着社会的发展,家庭中的角色期待也在发生着改变,如以往传统中对男女主人的家庭角色期待,定位于"男主外、女主内"的模式;但现在大多数家庭变成了男女共同外出工作、共同打理家务的现状。相应的,相关的角色期待也会随着实际角色承担的任务不同而做出相应调整。

2)角色学习:家庭成员为实现角色期待,需要通过学习来完成相应的角色行为,这个学习过程称为角色学习。包括学习角色的责任、特权、态度和情感。角色学习是一种综合性的学习,是在与其他家庭成员互动和角色互补中进行的,符合社会学习的机制和规律。角色学习随着社会文化背景的改变需要不断适应角色的转变。

3)角色认知:指对家庭各种角色的认识、态度和理解。包括对他人角色扮演的认同和对自己扮演角色的认识等。如丈夫会评价妻子是否是合格的，自己是否胜任了丈夫的角色等。另外随着我国二胎政策的开放，家长对大孩的角色认知多是要其让着弟弟妹妹，而忽略了大孩的心理活动和情感需求，常常引发大孩对自身角色的认知冲突。

4）角色冲突：当家庭成员实现不了其他人对其的角色期待，或适应不了角色转变时，便会在内心产生矛盾、冲突的心理，称角色冲突。角色冲突可由自身、他人或环境对角色期待的差异而引起。如父亲希望孩子能够培养自己独立思考问题的能力，凡事尽量自己解决，母亲却希望孩子听话、顺从大人意愿，由此产生的矛盾让孩子无所适从，从而引发角色冲突。角色冲突常会导致个人身心产生问题，严重时甚至会影响家庭正常的功能。避免和解决家庭产生角色冲突是全科医生及其团队的主要工作内容之一。

家庭成员扮演家庭角色的好坏是影响家庭功能的重要因素之一，全科医生及其团队提供以家庭为单位的照顾中，应考虑到家庭角色的问题。全科医生及其团队一般依据以下五个指标来判断家庭角色的功能：①家庭对某一角色的期望是否一致；②各个家庭成员是否都能适应自己的角色模式；③家庭的角色模式是否符合社会规范，能否被社会接受；④家庭成员的角色能否满足成员的心理需要；⑤家庭角色是否具有一定的弹性，能否适应角色转换并承担各种不同的角色。如果对以上各指标做出了肯定的回答，则可以认为该家庭成员的家庭角色功能是充分的。

（2）家庭的权力结构：家庭的权力结构是全科医生及其团队开展家庭照顾时的重要评估内容之一，它能够反映出谁是家庭事件的决策者，以及做出决定时家庭成员之间的相互作用方式。家庭的权力结构分为四种类型：

1）传统权威型：以社会传统"规定"家庭的权威。如我国的封建社会，父亲常是一家之主，家庭成员认可其权威，并不考虑其社会地位、职业、收入、健康等方面。

2）工具权威型：负责供养家庭、掌管家庭经济大权的人，被认为是家庭的权威人物。如妻子是家庭的主要经济来源，则妻子被认为是家庭的权威人物。

3）分享权威型：家庭成员分享权力，共同决策做出决定，共同承担家庭义务。现代社会比较推崇这一类型。

4）感情权威型：由家庭感情生活中起决定作用的人担当决策者，其他成员因对其感情而承认其权威。如中国家庭中，年幼者获得"至尊"地位，而至尊的年长者"俯首甘为孺子牛"。

家庭权力结构并非一成不变，它会随着家庭发展的各个阶段变化、家庭变故、社会价值观的变迁而变化。了解服务对象的家庭权力结构，能使全科医生及其团队在进行家庭评估时迅速找准问题症结，从而为患者及家庭成员有效提供卫生保健服务。

（3）家庭成员的沟通方式：沟通是家庭成员之间交换信息、维护情感、调控行为的有效手段，是评价家庭功能是否正常的一个重要指标。沟通通过三个要素来实现，即信息的发送者（sender，S）、发送的信息（message，M）和信息的接受者（receiver，R），即 S-M-R 传递。任何一个环节出现差错，都会导致沟通不良，家庭都会出现相应的问题。

Epstein 等根据家庭不同的沟通内容和方式，将沟通分成三个方面：

1）沟通内容：分为情感式沟通与机械式沟通。沟通内容与情感有关时，称为情感式沟通，如孩子对母亲说"妈妈，我爱你"；沟通内容是一般信息或与居家活动有关时，称为机械式沟通，如"晚上早点儿睡觉"。家庭医生及其团队在提供以家庭为单位的服务过程中，应该通过健康教育等手段向服务对象强调使用情感式沟通在家庭成员情感维系中的重要性和必要性。

2）信息表达：分为清晰的信息表达和经过掩饰的信息表达两种情况。前者如"这周末我们去逛街吧",明确清晰提出了自己的要求;后者如"今天逛街我看到一条水晶项链,很适合作为生日礼物送人",隐晦地表达了自己想要生日礼物的愿望。家庭成员之间进行的信息表达及交流越明确,越能够降低家庭成员之间的误解及纷争。

3)信息指向:信息若直接指向接受者,称为直接沟通,如"今天你把屋子收拾一下吧";若是间接的,通过第三方传递的,称为间接性沟通,如青春期的孩子比较叛逆,母亲和父亲商量说"要不你去跟孩子说说少打点游戏"。间接性沟通使用频率频繁的家庭,会逐步加深家庭事件引发的矛盾及隔阂,影响家人之间情感的有效表达及维护。

一个功能正常的家庭,其家庭成员能够善于使用沟通的技巧,情感性的话语在这种家庭中出现的频率较高,家庭成员在表达其观点进行交流时,也往往能够清晰明了的和其他家庭成员进行直接有效的沟通。相反,当一个家庭已缺乏情感性沟通,机械性交流和间接性沟通都寥寥可数的情况下,显示其家庭功能已出现较为严重的障碍。

(4)家庭价值观:家庭价值观是指家庭判断是非的标准和对某件事情价值所持的态度。价值观常常在潜移默化中影响着家庭每个成员的意识和行为,其形成深受传统、宗教、社会文化环境等因素影响,在相同的社会环境中是很难改变的。

因价值观深深影响着家庭成员对疾病的认知、就医及遵医行为,因此全科医生及其团队必须了解一个家庭的价值观,特别是家庭的疾病观和健康观,以便于确认健康问题在家庭中受重视的程度,进而与家庭一起制定出控制健康问题的具体计划。

二、家庭的功能

家庭是社会的基本单位,连接着个体与社会两个方面,具有满足家庭成员个人和社会最基本需要的功能。随着社会发展,有些家庭功能逐渐退化甚至消失,有些则得到强化,还产生一些新的功能,但家庭的某些最基本的功能始终存在,它们满足了家庭成员在生理、心理及社会各个层面最基本的需求,包括以下几个方面:

1. 满足情感需要的功能 在现代社会,家庭规模日趋缩小,新婚夫妇多数选择单独居住,促使家庭成员在情感和陪伴上彼此深深依赖,提供情感宣泄和陪伴已成为家庭的核心功能。主要表现为:①家庭成员间的相互理解、表露和交流彼此的深层情绪与感受;②家庭成员相互关怀、安慰与支持;③聆听对方的倾诉,消除因外部的社会生活挫折所带来的苦恼,以保持家庭成员的健康心态;④家庭成员共度娱乐时光,调节心身,恢复体力,增进家庭成员间的亲密程度。

2. 满足性生活和生殖需要的功能 生育后代是一个家庭所特有的功能,同时满足了人们的性欲需要,增进夫妻间的情感稳定性。

3. 抚养和赡养功能 抚养是指夫妻之间或家庭同辈人之间对下辈人的供养和照顾,体现了同辈人应尽的家庭责任和义务。赡养是指子女对家中长辈的供养和照顾,体现了下一代人对上一代人应尽的家庭责任和义务。随着我国的老龄化日益严重及子女数目的减少,社会的养老及福利制度还未完善,子女在老年人日常生活的照顾及精神上的慰藉方面负担日趋加重。

4. 经济的功能 家庭是社会经济分配和消费的最基本单元。家庭需要具备充足的经济资源,来满足家庭成员各种需要,特别是医疗卫生保健的需要。

5. 社会化功能 家庭是最基本的社会单元,具备社会功能。家庭有责任担负起教育孩子的重任,培养下一代养成符合社会规范的行为,胜任自己的社会角色并使之适应社会。

6. 赋予成员地位的功能　美满和谐的家庭是家庭成员合法地位的保障。为家庭成员合法享有在经济、教育、社会、工作等方面的权利,家庭需要付出许多努力;在家庭生活当中,给予每位家庭成员相应的地位和权利,是其正常发挥社会功能的前提和保障。

全科医生及其团队在为签约对象提供家庭服务之前,应全面评估其家庭各项功能是否完善及有效发挥作用,以便于制定更具针对性的服务计划。

三、家庭对健康和疾病的影响

(一)遗传的影响

在一个家庭中,遗传因素不仅表现在外貌体态方面,更重要的是对家庭成员疾病及健康的影响。一些疾病与遗传因素息息相关。全科医生及其团队需要掌握识别一个家庭是否存在某种疾病的遗传倾向的相关知识技能,通过健康教育等手段提供预防措施,以及将此类家庭介绍给有关遗传学专家,帮助家庭得到及时诊治。

(二)对儿童发育的影响

儿童身心发展的关键阶段多数是在家庭中发生。研究显示,功能不良的家庭中,儿童的身心发育更易出现问题。如生活在社会底层、住房条件拥挤、孕产妇保健不良、单亲、父母忽视照顾孩子等家庭的儿童,相较于正常家庭而言,更易发生呼吸道疾病、肠道疾病、意外事故、行为情感障碍、慢性疾病等健康问题。

(三)对疾病传播的影响

家庭是传染性疾病传播的主要场所。如结核病、病毒感染、肠道感染、性病及皮肤感染等,多为病毒性、细菌性及寄生虫疾病。社区卫生专业人员应当及时识别家庭中传染性疾病的发生发展状态,及时上报患者病情,协助进行家庭成员的隔离、诊治及环境消毒等工作,并在日常工作中做好家庭疾病传播的预防宣传工作。

(四)对成人发病率和死亡率的影响

完整及和谐的家庭对于成年人的健康有重要的维护作用。有研究显示,在亲人去世的前一两年里,鳏夫和寡妇的死亡率明显增加;对于孤寡、离异及单身的家庭,大多数疾病的死亡率远高于已婚家庭。Kraus 和 Lilienfeld 研究发现年轻的鳏夫多种疾病的死亡率远高于正常家庭的男性。上述死亡率的增加导致了这些家庭更多的寻求咨询和利用医疗卫生保健服务。Medalie 和 Goldbourt 指出有严重家庭问题的男性与家庭问题较少的男性相比,前者心绞痛的患病率要高出后者三倍。

家庭因素不仅影响家庭成员的疾病状态,也导致了医疗服务的利用增加。全科医生及其团队实施家访可能是解决家庭问题的一个重要手段。

(五)对疾病恢复的影响

家庭支持是慢性病及残疾良好恢复的一个重要因素。Pless 和 Satterwhite 发现,功能良好家庭成长的儿童,其慢性病恢复情况要远好于家庭功能不良的患病儿童。

(六)家庭对求医行为、生活习惯与方式的影响

由于家庭形成了相同的价值观或健康观,家庭成员对疾病的求医行为及生活习惯往往也会相互影响。父母是否喜欢在身体不适时寻求医生咨询和指导,常常会影响到孩子在这方面的选择倾向。而不良的生活习惯如同传染病一样会影响到家庭的其他成员,进而明显影响到每个成员的健康。

第二节 家庭生活周期

一、家庭生活周期的概念

家庭生活周期(family life cycle)是指家庭遵循社会与自然规律而经历的产生、发展与消亡的过程。通常由恋爱开始,逐步经历结婚、怀孕、抚养孩子、孩子离家、孩子成家、空巢、退休、丧偶独居等阶段。1997 年 Duvall 根据家庭在各个发展时期的结构和功能特点将家庭生活周期分为 8 个阶段,即:新婚期、第一个孩子出生、有学龄前儿童、学龄儿童、有青少年、孩子离家创业、空巢期和老化期。对各阶段的划分和每个阶段持续的时间及可能面临的家庭问题及特点见表 3-1。

表 3-1 家庭生活周期划分及各阶段面临的主要问题

阶段划分	持续时间	可能面临的家庭问题与特点
新婚	男女生活一起;持续约 1.5~2 年	各种家庭角色的学习与适应;性生活协调和计划生育;遗传问题;稳定婚姻关系;适应新的亲戚关系;准备承担父母角色等
第一个孩子出生	最大孩子介于 0~30 个月之间	婴幼儿健康照顾;父母角色的适应;生活节律变化;养育和照顾孩子的经济和精神压力;哺乳期及围生期照顾;母亲的产后恢复等
有学龄前儿童	最大孩子介于 30 个月~6 岁之间	儿童的身心发展;孩子主要需求和兴趣;孩子的教育;孩子的安全防护问题等
有学龄儿童	最大孩子介于 6~13 岁之间	儿童的身心发展;上学与学业;鼓励教育;与其他学龄儿童家庭的融入和互动;营养与运动;早期性教育等
有青少年	最大孩子介于 13~20 岁之间	青少年的教育与沟通;青少年的性教育;与异性的交往问题与引导;自由与责任;与父母的代沟问题与社会化等
孩子离家创业	最大孩子离家至最小孩子离家;约 8 年	父母与子女的关系改变;亲子分离的适应;孩子结婚;父母孤独感;慢性病到来
空巢期	父母独处至退休;持续约 15 年	家庭关系重新调整和适应;空巢期父母自我兴趣发展;与孩子沟通;计划退休后的生活以及老化带来的一系列健康问题
家庭老化期	退休至死亡;持续约 10~15 年左右	社会角色的转变及适应;应对老化与各种健康问题;面对老伴和亲友死亡;经济与赡养

实际上并非每个家庭都要经历这 8 个阶段,家庭可在任何一个阶段开始或结束,如离婚和再婚,而这样的家庭可能存在更多的问题。由于这 8 个阶段是家庭发生身心健康问题比较突出的时期,进行人为划分有利于全科医生及其团队对于要照顾的家庭处于哪一阶段有一个比较明确的定位,对该阶段常出现的健康问题有一个准确的把握和了解,以便于更具针对性地开展家庭保健服务。

二、家庭生活周期划分及其各阶段常见的健康问题

（一）新婚时期

新婚期常面临以下一些问题，处理不好常常会影响到家庭成员的身心健康。

1. 相互适应问题　新婚夫妇双方来自不同的家庭，有着不同的生活习惯、文化理念、价值观、健康观、疾病观及个性，双方需要互相迁就包容，良好合作，避免产生摩擦，影响正常的家庭生活及身心健康。

2. 人际关系问题　两个人的结合，实际是两个人背后两个大家庭的结合，需要接纳对方的家人亲友，处理并适应好新的人际关系。特别是我国计划生育政策下长大的独生子女这一代人，在家里常常以自我为中心，一旦步入新婚家庭，更需要学会接纳和适应对方及双方家庭，适当做出让步，构建和谐生活。

3. 性生活与计划生育问题　和谐的性生活是维系夫妻情感的重要手段。对于新婚夫妻来说，性生活的协调、计划生育儿女及遗传性疾病的检查和预防是家庭开始几年内的主题。特别是在生育计划方面，夫妻双方应事先取得一致意见，避免矛盾转移，出现婆媳关系方面的问题。

（二）第一个孩子出生期

在第一个孩子出生期阶段，一个家庭面临的主要问题表现在婴幼儿和父母两个群体。

1. 婴儿方面　主要面临的问题包括预防接种的实施、先天性疾病的发生、身心发育状况、营养状况、意外伤害等方面。在孩子出生之前，准父母应当提前学习了解有关知识技能，避免孩子出生后面临以上各类问题。

2. 父母双亲方面　包括父母亲角色的适应、养育和照顾孩子的经济和精神压力、哺乳期及围生期的照顾、母亲的产后康复与照顾、产后心理问题、产后与家庭其他成员的人际关系问题等。此阶段产妇的心理健康应给予特别关注和照顾。

（三）学龄前儿童期

意外伤害与感染是这个时期儿童的主要健康问题。智力和人格发育在这个时期加速，"言传身教"对于孩子未来人生观、价值观的塑造极为重要，父母应树立正确的思想、性格和行为，为儿童提供一个好的榜样和环境。孩子主要需求和兴趣的培养也是这个时期考虑的重要问题。

（四）学龄儿童期

上学及学业问题、社会化形成、意外事故、感染、身体发育、营养、智力发育等是这个时期面临的主要问题。家长、学校都应为此阶段的孩子建立一个安全、健康的成长环境及氛围。

（五）青少年期

这个时期存在的主要问题包括：青少年自我认同和独立自主观念的形成与家庭要求的冲突、青少年与家庭其他成员的沟通问题、教育问题、性征发育引起的行为与性教育问题、青少年的自由和责任问题。此阶段的父母应当适当放低"家长权威"，和孩子充分沟通、协商解决有关问题。

（六）子女离家期

此期因孩子离家导致子女与父母关系重新调整与适应；父母开始感到孤独，但同时培养自我兴趣，并着手为将来退休养老做计划；同时身体出现老化表现，慢性疾病开始出现。

（七）空巢期

此期的父母角色内容与生活重心发生转移，从多口之家真正回到夫妻二人世界，需要重

新适应新的家庭关系,建立新的生活目标,培养新的兴趣,常带来心理、精神方面的压力和疾病;夫妻性生活常出现新的危机,家庭成员身体出现明显老化过程,慢性病发生率增高。

(八)老化家庭期

退休导致的收入下降、社会地位改变及社会关系变窄;祖父母的角色扮演;退行性变、疾病、依赖、失落、丧偶与孤独等是这一阶段主要问题。

在家庭生活周期所持续的时间里,后三个时期占据了近一半的时间,提示全科医生及其团队应更多关注这三个阶段的家庭可能出现的各种问题,及时提供预防措施,展开有效家庭照顾。

三、家庭生活周期划分的意义

全科医生及其团队在其服务中熟悉家庭生活周期及其所处阶段的意义在于可帮助全科医生及其团队辨别患者家庭是否处于正常发展状态;全科医生及其团队可以根据家庭不同的发展阶段,预测和识别所服务的家庭在特定阶段可能或已经出现的问题,及时地进行健康教育和提供咨询,以采取必要的预防和干预措施。

第三节 家庭资源与家庭危机

家庭生活的变动性与不确定性,常常带来压力,当压力大到家庭无法应对时,就会形成家庭危机。为维持家庭的基本功能,应对家庭压力事件或危机,就需要家庭必须具备一定的资源给予支持。全科医生及其团队需要利用评估工具来了解家庭存在哪些压力事件,家庭成员身心受影响状况,熟悉家庭拥有内外部资源的丰富及利用程度,以便对家庭成员展开针对性的多方位医疗保健照顾。

一、家庭资源

家庭在各个发展周期,总会发生各种压力事件和困难,严重时会导致家庭危机发生。为避免家庭危机的发生,解决好压力事件和困难,需要充分利用家庭资源。

(一)概念

家庭为维持其基本功能,应付家庭压力事件和危机状态所需要的物质和精神上的支持被称作家庭资源(family resource)。家庭资源一般可分为内资源和外资源。家庭资源充足与否,直接关系到家庭及其成员对压力及危机的适应和处理能力。一个家庭可利用的资源越充足,则越有利于家庭及其成员的健康发展。

(二)家庭资源的类型

家庭资源可分为家庭内资源和家庭外资源。

1. 家庭内资源——FAMLIS

(1)经济支持(financial support):指家庭对成员提供的各种金钱和财物的支持,负担医疗保健和社会生活费用的能力。

(2)维护支持(advocacy):指家庭对其成员名誉、地位、权利和健康的维护和支持。

(3)医疗处理(medical management):家庭促进家庭成员健康的能力,作出防病治病决策的能力,照料患病成员的能力以及家庭成员自我保健的能力。

(4)情感支持(love support):指家人对成员的关怀及精神支持,以满足家人的感情需要。

（5）信息和教育支持（information and education support）：指为家人提供接受教育的各种支持，提供医疗咨询和建议，以及家庭内部的健康教育。

（6）结构支持（structural support）：指家庭住所或设施的改变，以及家庭成员分工的转换和互补，以适应患病成员需求。

2. 家庭外资源——SCREEEM

（1）社会资源（social resources）：指亲朋好友、同事、领导及社会团体的关怀与支持。

（2）文化资源（cultural resources）：指文化、传统、习俗教育、文化背景等方面的支持。

（3）宗教资源（religious resources）：指来自宗教信仰、宗教团体的支持。

（4）经济资源（economic resources）：指来自家庭之外的收入、赞助、保险、福利等。

（5）教育资源（educational resources）：指教育制度、教育方式、获取教育资源的渠道和水平等。

（6）环境资源（environmental resources）：指居所的环境、社区设施、公共环境等。

（7）医疗资源（medical resources）：指医疗保健机构、卫生保健制度及卫生服务的可及性、可用性。

（三）家庭资源在患者照顾中的作用

全科医生及其团队可通过与患者及其家庭成员实施家庭访谈、绘制家系图等方式，了解患者家庭资源的状况，评估可利用的家庭内、外资源状况及丰富程度。当家庭内资源不足时，全科医生应当发挥协调者作用，帮助患者和家庭寻找可利用的外部资源，来应对患者家庭压力事件或度过危机，最终维护患者及其家庭成员的身心健康。

二、家庭生活压力事件和家庭危机

（一）家庭生活压力事件

家庭是释放情感、提供资源的重要场所，同时也是各种压力事件的主要来源。家庭压力主要来源于生活压力事件，包括家庭生活事件（离婚、丧偶、新成员加入等）、个人生活事件（伤病、生活环境改变等）、工作生活事件（退休、失业、工作调动等）和经济生活事件（大额贷款等）四类。有研究显示绝大部分生活压力事件来源于家庭生活事件。生活压力事件不仅仅是由负面事件导致，令人高兴的事件同样会引起较大的压力；因抗压能力的不同，同样的生活事件对不同的家庭或个人会产生不同的压力。

全科医生在其实际的诊疗过程中，应考虑患者的个体差异，并观察重要生活事件对患者的影响及其在疾病发生发展中的作用，来评估压力作用的程度。

（二）家庭危机

1. 家庭危机产生过程　对压力事件的认知程度及应对压力事件所需家庭资源的多寡，决定了家庭应对压力的调适能力。若家庭资源充足，经过良好的调适，家庭可恢复到原有平衡状态，或达到新的平衡状态；若家庭内、外资源都不足，家庭成员对压力事件的认知不够，时间一久，家庭可陷于危机状态，即家庭危机（family crisis）。家庭出现危机后，通过一定的病态调适，会暂时处于一种病态平衡状态。当一些慢性的压力事件逐渐堆积，其所造成的压力超过个人和家庭所能承受的限度时，家庭便出现耗竭性危机，家庭功能最终会进入彻底失衡状态。

2. 引起家庭危机的常见原因　家庭危机因引发的因素、家庭情况不同而各异，可大致分为以下四种类型：

（1）家庭成员增加：如结婚、意外怀孕、孩子出生、收养孩子等。

（2）家庭成员减少：如孩子离家、家中成员去世或意外死亡、离婚、分居等。

（3）不道德事件发生：违反社会或家庭道德规范的行为如家庭暴力、冲突、弃养、少年犯罪、酗酒、吸毒、对配偶不忠等。

（4）社会或家庭地位改变：如失业失学、家庭经济危机、政治上失意、患严重疾病，突然暴富或出名、职位提升等。

（5）家庭生活进入新的周期：如新婚、第一个孩子出生、有学龄儿童、有青春期少年、孩子离家、空巢期、退休、丧偶、独居等。家庭生活从一个周期过渡到另一个周期是一种紧张刺激，需要家庭成员重新适应，如果适应不良，就会出现家庭危机。

一般来说，家庭危机大致分为两种：耗竭性危机（exhaustive crisis）和急性危机（acute crisis）。当一些慢性的压力事件逐渐堆积到超过个人和家庭所能召集和动用的资源限度时，家庭便出现耗竭性危机。当一种突发而强烈的紧张事件迅速破坏了家庭的平衡时，即使能及时地得到新的资源，家庭也不可避免地要出现急性危机。核心家庭因内外资源有限，常受各种危机影响。

第四节 常用的家庭评估工具

在家庭生活周期的各个阶段，总会遇到各种问题、压力和困难，全科医生需要利用评估工具来了解家庭存在哪些压力事件，家庭成员身心受影响状况，熟悉家庭拥有内外部资源的丰富及利用程度，以便对家庭成员展开针对性的多方位医疗保健顾顾。

家庭评估（family assessment）是家庭照顾的重要组成部分，是使用一些评估工具，结合家庭及其成员有关资料，对家庭结构、功能、生活周期、家庭资源等方面进行判断，以了解家庭因素对家庭成员健康及疾病的影响，分析家庭哪些资源可供用于健康照顾。家庭评估有客观评估、主观评估、分析评估和工具评估等几种类型。客观评估是指对家庭的环境、背景、条件、结构和功能进行客观了解和评价。主观评估是指用自我报告或主观测验等方法了解家庭成员对家庭的主观感受、愿望和反应。分析评估是指利用家庭学原理、家庭系统理论和家庭发展的一般规律来分析家庭的结构和功能状况。工具评估是指利用预先设计好的家庭评估工具来评价家庭结构和功能的状况。

全科/家庭医疗中常用的家庭评估方法有：家庭基本资料的收集、家系图、家庭圈、家庭关怀度指数（APGAR 量表）、家庭适应度及凝聚度评估量表、P.R.A.C.T.I.C.E. 评估模型、ECO-MAP 图等，本节将对家庭基本资料、家系图、P.R.A.C.T.I.C.E. 评估模型分别介绍如下。

一、家庭基本资料

全科医生做家庭评估最为常用、最为简便的方法就是家庭基本资料的收集和记录，包括家庭环境、家庭各成员基本情况、家庭经济状况、家庭生活周期、家庭生活事件、家庭角色、家庭沟通、家庭资源及家庭价值观等。收集的途径可以是门诊首诊或家访，由于全科医生与病人及其家庭成员有着良好的医患关系和长期的照顾关系，使得全科医生所掌握的有关家庭资料丰富、真实和可靠。这些资料可以采用病历、表格、家系图等方式记录下来，可供全科医生团队中的其他成员共享。通常家庭基本资料包含以下内容：

1. 家庭环境 包括家庭在小区的地理位置，距离社区机构的远近；家庭周围环境（空气、绿化、噪音、辐射等）；居家条件（居住面积、空间分配、居住设施、卫生条件、潜在危害、食物及饮用水安全等）；邻居关系（亲密或疏远）；社区服务状况（社区提供的服务项目、服务设施、可获得情况等）。

2. 家庭各成员基本情况 包括每位成员的姓名、性别、年龄、受教育程度、职业、爱好、家庭角色及健康状况等。

3. 家庭经济状况 家庭主要经济来源、收入及支出状况、消费理念及经济目标等。

4. 家庭生活周期 家庭处于哪一个生活周期阶段。

5. 家庭生活事件 包括家庭已发生的和正在发生的家庭生活事件有哪些，未来可能发生的家庭生活事件是什么。

6. 家庭角色 家庭每位成员扮演的家庭角色种类及胜任程度。

7. 家庭沟通 家庭成员之间的各种沟通情况。

8. 家庭资源 家庭有什么内外资源，丰富程度如何及原因，利用情况如何及原因等。

9. 家庭价值观 家庭具备的健康观和认识观如何，是否具备或实施家庭保健及自我保健的行为等。

二、家系图

1. 概念 家系图（genogram, family tree）是描述家庭结构及家庭成员之间关系的结构图，反映一个家庭的结构形式、家庭成员的疾病史、家庭成员疾病间有无遗传的联系、家庭关系及家庭重要事件等，是使医生能在短时间内客观掌握一个家庭综合信息的家庭评估工具。家系图一般在 10～15 分钟内完成，相对比较稳定，变化不会太大，可作为家庭的基本资料存于健康档案中，为全科医生及其团队更好开展以家庭为单位的照顾提供了实用有价值的信息资料。

2. 家系图的制作 标准的家系图有三代或三代以上的家人，包括夫妇双方的所有家庭成员。具体画法应遵循以下原则：①一般包含至少三代人；②可以从最年轻的一代开始向上追溯，也可以从患者这一代开始分别向上下展开；③夫妻之间，男在左，女在右；④同代人中年龄大的排在左边，年龄小的排在右边，并在每个人的符号旁边注上年龄、出生或死亡日期、遗传病或慢性病等资料；还可以根据需要，在家系图上标明家庭成员的基本情况和家庭中重要的事件、结婚和离婚日期等；⑤用虚线圈出在同一处居住的成员；⑥使用简明扼要的符号，并说明所使用的所有符号。

3. 家系图中的符号 家系图绘制中经常使用的符号，详见图 3-4。家系图绘制范例见图 3-5。对家系图绘制和相关信息的记录是一个连续过程，随着全科医生对患者及其家庭照顾的延续，还会在原有家系图上记录更多的家庭相关信息。

通过家系图，可以使医生快速地了解、评估家庭情况，从而改善连续性和综合性的照顾；快速识别家庭成员中的危险因素；便于识别并进行高危病人的筛查；促进家庭生活方式的改变并加强病人教育等。

三、P.R.A.C.T.I.C.E. 评估模型

P.R.A.C.T.I.C.E. 评估模型是以问题为中心的家庭评估工具。字母分别代表评估中一项独立的内容，为全科医生进行家庭评估时组织和记录家庭资料提供一个基本结构性框架。此工具常用于评估医疗、行为和人际关系等相关问题，在一些国家的全科医学住院医师培训应用较多。

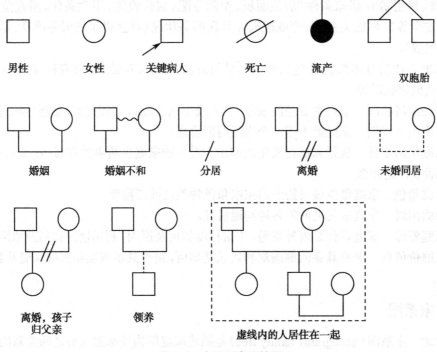

图3-4 家系图常用符号

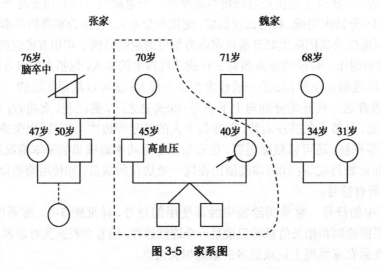

图3-5 家系图

1. 展现问题（presenting problem） 描述家庭中存在的问题，如家庭成员所患健康问题或疾病，以及管理中的相关问题。

2. 家庭结构和家庭角色（role and structure） 家庭成员各自在家庭中扮演的角色，以及其在成员健康问题 / 疾病控制中的角色。

3. 影响（affect） 家庭成员所患健康问题 / 疾病对家庭的影响，家庭成员对患病成员的健康问题 / 疾病影响与感受。

4. 交流（communication） 家庭成员间的语言表达和相互交流状况。

5. 家庭生活周期（time in life cycle） 家庭所处家庭生活周期的阶段。

6. 家族的疾病史（illness in family, past and present） 家族疾病史、家庭成员的患病状况、家庭成员对患病成员健康状况的理解和担心情况。

7. 应对压力（coping with stress） 家庭成员适应婚姻、家庭以及所患健康问题／疾病等带来的压力的情况。

8. 生态学（ecology） 家庭生态学情况，如家庭内外资源的情况，家庭的支持度等。

在基层医疗服务中，全科医生及其团队经常会到患者家里进行访视或会谈，了解家庭中与健康照顾相关的情况，在此过程中如果能够较好运用的 P.R..A.C.T.I.C.E. 评估资料模型收集资料，将更有利于全科医生及其团队对患者及其家庭进行系统的干预和健康照顾。

第五节　以家庭为单位照顾的方式

家庭照顾是全科医生及其团队在医疗实践中结合个体的社会、家庭背景，家庭对患者疾病和治疗的作用以及通过对特定家庭的评估、咨询、干预等手段使家庭正常发挥其应有功能，维持家庭的正常发展，为家庭成员的幸福和患者的治疗与康复创造良好条件。全科医生团队以签约服务的形式开展家庭照顾。全科医生团队由全科医生、社区护士、公共卫生医师等组成，也可吸收药师、健康管理师、心理咨询师、社（义）工等加入。全科医生负责团队成员的任务分配和管理。全科医生团队可按照协议为签约居民及其家庭提供全程服务、上门服务、错时服务、预约服务等多种形式的服务。其方式主要有家庭咨询、家庭治疗、家庭访视等。

（一）家庭咨询

咨询（counseling）是通过人际交往和人际关系而实施的一种帮助、教育和增长过程，是一种面对面的交往过程，咨询者不是要代替人们做出明智的决定，而是帮助他们做出明智的决定。在一种互相信任、平等相处的环境下，咨询者通过运用自己的交往技巧和专业知识来帮助人们认识问题，做出正确的决定并有效解决问题。

全科医生及其团队实施家庭咨询的对象是整个家庭，而不是家庭中的某个或某些人。每次实施咨询时，全科医生及其团队要面对的是家庭中的几个或所有成员。家庭咨询的内容是所有成员共同面临的家庭问题，常常是一种家庭关系问题。紧张的家庭关系是由多方面因素综合造成的结果，往往会引发家庭冲突。如扩展家庭中的婆媳关系存在不和睦现象，此时身兼儿子和丈夫角色的男性的作用尤为重要，如果扮演不当，在父母面前呵斥甚至打骂妻子，或者在母亲面前无原则袒护妻子，则很容易造成家庭关系紧张或者恶化，导致感情出现危机。一个功能良好的家庭，往往在出现紧张的家庭关系时，能够通过丰富的家庭内部资源有效化解问题，如大度睿智的公公能够在紧张的婆媳关系中起到润滑缓和作用。但若家庭处于功能障碍的状态或者外部的干扰超出了家庭本身的应付能力，如突如其来的丧子之痛引发的家庭危机，很有必要由全科医生及其团队实施家庭咨询及家庭治疗来提供必要专业的帮助，以解决问题。

常见的家庭咨询主要针对以下内容：家庭遗传学咨询、婚姻咨询、家庭关系问题、家庭生活问题、子女教育和父母与子女的关系问题、患病成员的家庭照顾问题、严重的家庭功能障碍。要有效提供以上咨询服务，需要全科医生及其团队具备扎实的多专业多角度的知识和技能，和服务对象保持融洽和睦的医患关系，以及高情商娴熟的交流技能和充满热情的工作态度。

（二）家庭治疗

家庭治疗是一种综合性的、广泛的家庭关系治疗，治疗者通过采取有效的干预措施，影响家庭动力学的各个方面,从而使家庭建立新型的相互作用方式,改善家庭关系,最终维护家庭的整体功能。家庭治疗包括了家庭咨询的所有内容,但比家庭咨询更广泛、全面。当家庭功能发生障碍、家庭关系产生危机,家庭咨询仍旧无法处理时,则需要实施家庭治疗来解决相关问题。家庭治疗的过程可归结为以下五个基本的方面:会谈、观察、家庭评估、干预和效果评价。实施家庭治疗时,以上内容交替进行,逐渐达到改善家庭功能之目的。

全科医生及其团队要提供家庭治疗服务,必须接受专门的训练。有些国家在全科医学继续教育或会员资格(fellowship)项目中设有专门的关于该方面的训练项目,项目时限一般为1~2年;真正合格的家庭治疗师,应接受规范的家庭治疗师训练项目,训练时限较长。从多数国家所实施的全科医学培训项目看,家庭治疗并未成为全科医生及其团队的训练必须内容。而全科医生及其团队在诊疗中遇到比较复杂的家庭问题,常将患者转诊给家庭治疗师进行照顾。但是全科医生及其团队需要掌握家庭治疗的基本框架和基本原理,是构建家庭咨询服务的重要基础。

(三)家庭访视

由于疾病谱的转变,老年人口比例的快速上升,住院困难及费用的迅速攀升,大量的慢性病患者及残疾人群需要在家庭中完成疾病后期或恢复期的治疗和康复。以全科医生为主的社区卫生工作者提供的家庭访视(home visit)服务成为解决以上问题的重要手段之一。全科医生及其团队实施家庭访视,一方面是患者及其家庭的需求所致,另一方面也是社区卫生服务机构主动提供的上门服务内容之一。

1. 家庭访视的意义

(1)家庭是个人健康和疾患的重要背景:只有通过家访了解到完整的家庭背景资料,才能客观、真实的评价个人的健康问题,分析家庭与个人健康的相互作用,找到问题的真正原因,发现真正的患者,做出正确的诊断,最终有效解决个人的健康问题。

(2)家庭是解决个人健康问题的最佳场所和有效资源:只有通过家访,才能鼓励家庭对个人的疾患做出恰当的反应,才能动员家庭的内、外资源,帮助患病的成员获得康复。

(3)家庭是全面评估个人健康危险因素的主要环节:只有通过家访,全科医生及其团队才能接触到没有就诊的患者和健康的家庭成员,才能接触早期的健康问题或全面评价个人的健康危险因素,有利于全科医生及其团队做出早期诊断并提供综合性的预防保健服务。家访扩大了全科医生及其团队的服务范围,提高了全科医生及其团队的服务效率和效益,有利于降低医疗费用。

(4)家庭是解决家庭问题、维护家庭健康的必由之路:只有通过家访,才能建立系统、完整的家庭健康档案,从而全面评价家庭功能,发现功能障碍的家庭或处于危机状态的家庭,并找出家庭问题的根源;家庭咨询或家庭治疗也必须通过家访来实施,维护家庭的健康,最终维护个人的健康。

(5)家庭是促进医患关系和谐发展的重要场所:只有通过家访,才能对每一个家庭成员及整个家庭进行深刻的了解,才能与个人及其家庭建立朋友式的医患关系。对个人及其家庭的深刻了解和朋友式的医患关系是全科医生及其团队在社区中解决个人及其家庭健康问题的重要基础。

(6)家庭是特殊患者医疗保健的根据地:通过家访,可以满足一些特殊患者(如老年人、残疾人、长期卧床的患者、不愿住院的患者、临终患者等)及其家庭对医疗保健服务的需求,方便群众,降低医疗费用,而且往往能取得比住院更理想的效果。

（7）家庭是全科医生及其团队积累实践经验的重要场地：家访有利于观察患者对治疗的反应、患者真正执行医嘱的情况，有利于评价家庭照顾的质量，有利于指导患者在家庭中获得康复，而以上活动可以丰富全科医生及其团队的实践经验。

（8）家庭是开展全科医学研究的重要途径和全科医学教育的重要环节：通过家访，研究人员能够实地掌握第一手资料，为开展科学研究提供真实数据；医学生通过家访实践，才能切实掌握以家庭为单位的服务技能。

2. 家庭访视的种类　根据家庭访视目的不同，可将家庭访视分为三个类别：

（1）评估性家庭访视：目的是对照顾对象的家庭进行评估，通常是一次性的，常用于有家庭问题或心理问题的患者，以及年老体弱患者的家庭环境考察。

（2）连续照顾性家庭访视：目的是为患者提供连续性的照顾，常定期进行，主要用于患有慢性病或行动受限的家庭病床患者，以及临终的患者。

（3）急诊性家庭访视：目的是临时处理的患者或家庭的紧急情况，多为随机性的。

3. 家庭访视的适应范围　①初次接诊的新患者。②新生儿的家庭。③行动不便者。④不明原因不遵医嘱的患者。⑤患多种慢性病的老人：许多慢性病患者特别是老年患者的活动范围常常局限于家庭之中，如类风湿性关节炎、充血性心力衰竭、多发性硬化症、脑中风偏瘫等。医生的定期家访不仅有利于慢性病患者的治疗和康复，也减轻了家庭的负担。⑥有心理社会问题的患者。⑦某些急症患者：一过性的严重疾患如重感冒；搬动会加重疼痛的疾患如坐骨神经痛；活动有加剧病情的危险且患者有这方面的严重焦虑如急性哮喘发作、心肌梗死；转诊到医院之前需要进行一些治疗的患者，如减轻疼痛、复苏、心源性哮喘的处理；传染病患者等。⑧临终的患者及其家庭：临终患者在自己熟悉的家庭环境中面对死亡会显得很平静。全科医生及其团队可以在家访时为临终患者提供必要的医疗服务和临终关怀服务，还可以为处于悲伤、混乱中的家庭成员和处于危机中的整个家庭提供必要的指导、援助和保健。⑨需要做家庭结构和功能评价者：在诊所中评价家庭的功能常常不如在家庭中评价那样准确和全面。患者在家庭中能更轻松地表达他们的感情，会揭示出一些深层的感情矛盾和家庭危机。只有通过家访，全科医生及其团队才能发现另一个人的存在和患者尚未注意到的问题。⑩需要实施家庭咨询与治疗者：系统的家庭咨询和家庭治疗常涉及家庭的每一个成员，只有在全体成员共同参与的情况下才能取得理想的效果。家庭咨询和家庭治疗在家庭原有的环境中进行最理想。因此，家访是实施家庭咨询和治疗的最有效手段。⑪出院患者的持续治疗和康复：需要全科医生及其团队通过家访正确评价患者的适应或恢复情况以及所遇到的问题、对医嘱的顺从性、对药物的反应情况等，以便及时调整治疗方案。

本章小结

本章分为五节，分别介绍了家庭的定义、结构和功能；家庭生活周期；家庭资源与家庭危机；常用家庭评估工具；以家庭为单位照顾的方式。第一节中，给出了家庭的传统定义及现代家庭定义；将家庭结构划分为外部结构和内部结构，外部结构即家庭类型，包括核心家庭、扩展家庭及其他类型家庭；内部结构包括家庭角色、家庭权力结构、家庭成员沟通方式、家庭价值观等；家庭功能主要包括六个方面的内容；阐述了家庭对健康和疾病的影响。第二节介绍了家庭生活周期，包括八个阶段及划分意义。第三节介绍了家庭资源及家庭危机，家庭资源包括内资源和外资源，当家庭资源不足时，随着家庭生活压力事件的不断累积发生，极易引发家庭危机。第四节介绍了家庭评估工具，其中家系图是医生了解患者家庭情况、提出针对性解决方案的重要评估工具。第五节落实到提供以家庭为单位照顾的方式，常见家庭照顾包括家庭咨询、家庭治疗及家庭访视。

（赵亚利）

思考题

1. 家庭的定义是什么？
2. 家庭的类型有哪些？
3. 家庭生活周期的划分及其意义是什么？
4. 家系图的绘制与阅读。

第四章　以社区为基础的照顾

社区是人们工作和生活的主要场所,社区中的各种因素对人们的健康有着不同影响。以社区为基础的照顾是基层医疗重要的工作模式之一,这种模式将公共卫生的方法与基层医疗实践相结合。全科医生是社区中主要的基层医生,为社区的居民提供全面性和协调性的照顾,通过以社区为基础的照顾模式,全科医生能够对社区主要的健康问题及其影响因素有充分的了解,更高效地协调社区资源,有针对性地提供社区居民需要的健康照顾。

第一节　社区及社区常见的健康问题

一、社区的定义与要素

(一) 社区的定义

德国社会学家汤尼斯(F. Tonnies)认为社区由共同生活在一个区域内的一群人组成,是血缘和地缘共同体的结合。20世纪30年代初,我国著名社会学家费孝通将英文"community"译为"社区"引入我国,社区的定义是:若干社会群体(家庭、氏族)或社会组织(机关、团体),聚集在某一地域里所形成的一个生活上相互关联的大集体。社区是社会的基本构成单位,是人们生活的区域。我们通常将社区分为两类:一类是功能社区,如企、事业单位;另一类是生活社区(居民居住生活的区域),如街道、乡(镇)、村等。

(二) 社区的构成要素

社区的形成,需要多种要素作为基础,这些要素的不断变化,又影响着社区的发展。一个社区通常包括以下要素:

1. 以一定社会关系组织起来的数量相对稳定的人群　人群是社区的主体,他们是以一定社会关系为基础组织起来共同生活和工作的,社区的人群虽然会有流动,但在一定时期内人群的数量是相对稳定的。

2. 一定的地域范围和空间　社区的地理位置、资源、气候、交通、经济等因素影响着社区人群的活动,社区人群通常在一定的地域范围内进行活动。

3. 一定的生活服务设施　生活服务设施满足社区的基本物质和精神需要,如住房、学校、医院、商业网点、交通、通讯等,是社区发展的重要基础。

4. 共同的文化背景、生活方式　每个社区都有自己的文化特点和历史积淀,形成一定的文化、生活方式,社区人群对社区具有文化上和心理上的归属感。

5. 一定的制度和管理机构　社区需要建立一定的制度和管理机构,来协调各种社会关系,维护社会生活秩序。社区管理机构包括街道办事处、居委会以及各种社团组织等。

6. 一定的社区活动　即社区的生产和生活活动。由于在一定的地区内存在某种共同类型的生产和生活活动,才形成了社会生活共同体,即社区。

二、社区因素与健康

社区是人们长时间工作和生活的地方,因此,社区中的很多因素都会对人们的健康有着很大影响,我们需要分析影响健康的各种因素,有针对性地预防疾病。影响社区人群健康的主要因素包括环境因素、社会因素、生活行为方式和卫生服务体系等。

1. 环境因素对健康的影响　社区环境中的物理、化学和生物因素等均可对健康造成影响。例如,目前环境污染已成为影响健康的重大问题,如空气质量问题、生活用水卫生问题、噪声污染、排污设施等,都可直接或间接地影响社区居民的健康。所以,在提供卫生服务时,还应考虑患者生活的社区是否有存在影响健康的环境因素,如房屋老旧、灰尘较多可能导致病人容易出现过敏;雾霾天气时,建议社区居民,尤其是有呼吸道疾病的患者,及时采取防护措施,预防呼吸道疾病。

2. 社会因素对健康的影响　社区是社会的一部分,因此居民的健康也会受到经济、文化、人口等社会因素的影响。经济水平是影响社区卫生服务和健康水平的重要因素之一。良好的经济资源,可以提高医疗基础设施建设和服务水平,使人们获得更好的医疗服务。不同的文化背景影响人群对健康和疾病的态度和就医行为,如受传统文化影响较大的群体,可能会对传统医学的利用率更高,某些少数民族对本民族医学的利用率更高。社区人口因素如人口老龄化、生育率、人口流动等也都对社区人群的健康有所影响。

3. 生活行为方式对健康的影响　生活行为方式是影响健康的重要因素,根据世界卫生组织报告,人类越来越多的疾病和死亡是由不良生活行为方式引起的,尤其是慢性疾病患病率的增高,与吸烟、酗酒、不当饮食、缺乏运动等不良的生活方式及不健康的行为密切关联。而且,随着社会的不断发展,人们又出现了许多新的不良生活行为方式,如手机依赖、久坐等。因此,应采取积极的一级和二级预防策略对社区中的高危人群进行及时干预,改变不健康的生活行为方式,提高社区的健康水平。

4. 卫生服务体系对健康的影响　人群的健康状况与社区的卫生服务体系密切相关,有效的卫生服务体系才能保证人群得到需要的健康照顾。社区需要一定的卫生服务机构、人员所构成的卫生服务体系来提供可及、安全的卫生服务。基层医疗是卫生服务体系的基石,许多研究证据表明良好的基层医疗体系能够提高卫生服务体系的效率,降低卫生服务成本,促进人们的健康。

三、社区常见健康问题及特点

社区的健康问题种类繁多,但以常见病为主,社区居民的健康问题往往涉及多个器官系统。根据我国 2013 年的第五次国家卫生服务调查结果显示,城乡居民两周患病率排在前十位的疾病分别是:高血压、感冒、糖尿病、胃肠炎、脑血管病、椎间盘疾病、缺血性心脏病、流行性感冒、类风湿性关节炎、慢性阻塞性肺疾病,第五次国家卫生服务调查城乡人口疾病两周患病率及构成详见表 4-1。这些疾病的构成以常见疾病为主,而且大部分是慢性疾病。所以全科医生在社区主要面对的也是常见疾病,美国的一项研究显示,基层医疗能够解决居民大部分的健康问题,只有很少的人需要转诊或住院治疗。社区疾病的流行特征是不断发展的,会随着社会经济发展、医疗水平、环境因素而变化。因此,全科医生需要掌握社区常见健康问题的变化规律,把握不同个体、家庭和社区中健康问题的影响因素,建立健全社区居民的健康信息,根据社区健康问题的流行病学特征来进行人群和个体化的防治。

表4-1 第五次国家卫生服务调查城乡人口疾病两周患病率及构成

顺位	疾病	患病率(%)	构成(%)
1	高血压	98.9	41.0
2	感冒	34.4	14.3
3	糖尿病	26.5	11.0
4	胃肠炎	7.5	3.1
5	脑血管病	6.1	2.5
6	椎间盘疾病	5.8	2.4
7	缺血性心脏病	5.1	2.1
8	流行性感冒	4.1	1.7
9	类风湿性关节炎	4.1	1.7
10	慢阻肺	3.4	1.4

第二节 以社区为导向的基层医疗的概念及实施步骤

一、以社区为导向的基层医疗的定义及其基本工作思路

(一)以社区为导向的基层医疗的定义

以社区为导向的基层医疗(community-oriented primary care, COPC)是一种将社区和个人的卫生保健结合在一起的系统性照顾策略。是在基层医疗中,重视社区、环境、行为等因素与个人健康的关系,把服务的范围由临床个体扩大到群体角度提供照顾。它将以个人为单位、治疗为目的的基层医疗与以社区为范围、重视预防保健的社区医疗两者有机地结合到基层医疗实践中。

(二)以社区为导向的基层医疗的起源

1940年,南非的两位年轻医生西德尼和卡尔克来到南非纳塔尔省的一个名为 Pholela 的贫穷祖鲁族部落中工作。当地人很少接触过现代的西方医学,两位医生的任务是为当地人建立基本的卫生服务体系,他们要为当地人提供基本的医疗和公共卫生服务。他们不仅需要治疗患者的疾病,还需要对当地人口进行普查和进行基本的流行病学调查,以确定社区居民所患疾病的基本情况,为制定进一步的干预计划提供依据。他们与部落的领导层合作,开展调查工作以及日常的临床工作,并且,他们培训当地人作为调查员进行流行病学调查或者作为护理人员在诊所为居民提供护理服务,这样就形成了把公共卫生和基层医疗进行融合的工作模式,大大提升了工作效率。

在此后的几年,西德尼和卡尔克移民到以色列,成为希伯来大学的教师,在希伯来大学建立了 COPC 相关的课程和研究项目,他们培养了数十名来自世界各地的临床医生、公共卫生工作者和流行病学专家。随着这种工作模式的传播,COPC 在世界许多地区的卫生服务体系中发挥了重要作用,其概念影响到了美国的社区卫生中心、英国的全科医疗以及南非的公共

卫生制度改革。COPC 对全球的卫生服务产生了积极的影响。

（三）以社区为导向的基层医疗的基本工作思路和特征

COPC 产生于医疗实践，是基层医疗实践与公共卫生实践的有机结合，体现了多学科间的融合，通过结合流行病学理论/方法与临床技术，来研究确定社区健康问题的主要特征，在此基础上通过对主要健康问题的干预来为社区全体居民健康负责。COPC 同时关心就医者和未就医者，鼓励社区的参与，这种工作模式能够保证医疗保健的可得性。COPC 不仅提供服务给个人，也提供服务给家庭中的其他成员，希望能找到社区最重要且最常见的可以处理的健康问题。COPC 提供的照顾体现了可及性、全面性、负责性、持续性与协调性，不仅提供治疗服务，也提供预防性服务。

（四）实施以社区为导向的基层医疗的意义

1. 只有通过提供以社区为范围的服务，才能全面了解人群健康问题的性质、形态和公众的就医行为。

2. 社区是个人及其家庭健康和疾患的重要背景，只有在社区的背景下观察健康问题，才能完整、系统地理解个人及其家庭的健康和疾患。

3. 以社区为服务范围要求全科医生同时关心就医者、未就医者和健康的人，只有这样，才能更有效地维护社区全体居民的健康。

4. 合理利用有限的卫生资源，并在动用社区内外医疗和非医疗资源的基础上，最大限度地满足社区居民追求健康生活的要求。

5. 有效地控制各种疾病在社区的流行。

6. 提供社区规划性的医疗保健服务是提高基层医生的服务能力和服务效益的理想途径，也是实施全民健康保险的基础。

二、实施以社区为导向的基层医疗的基本要素与步骤

（一）实施以社区为导向的基层医疗的基本要素

COPC 的工作模式一般包括三个基本要素：社区中特定的基层医疗机构、特定的人群和确定及解决社区主要健康问题的过程。

（二）实施以社区为导向的基层医疗的步骤

COPC 的实施包括 6 个步骤：

1. 确定社区以及社区人群　实施 COPC 时首先要确定社区和社区的人群，如确定某个街道或某个村为一个社区，这是进行下一步社区诊断的基础。

2. 通过社区诊断确定社区主要健康问题　社区卫生诊断通过收集定量或定性的资料来了解社区特定人群的健康情况，找出存在的主要健康问题作为干预对象。虽然定量数据能够提供量化的信息，但来自社区的定性数据，对于反映社区存在的健康问题也很重要。

3. 确定需要优先解决的健康问题　为了确定需要优先进行干预的健康问题，应该通过科学的方法在潜在的一些问题中选出需要优先解决的问题，以保证解决问题的效率。在这一过程中，应该保证社区参与。

4. 评估确定需要优先解决的健康问题　所确定的健康问题（如青少年怀孕、成人高血压等）可能存在很多的解决方案。应对健康问题进行全面分析，了解社区中影响该健康问题的相关因素，选择解决该健康问题的最佳干预方案。

5. 实施干预　在实施干预计划时，应针对确定的健康问题，考虑社区的健康需求和社区

现有的资源,与社区相关部门和社区居民共同合作实施干预。

6. 效果评价　通过效果评价了解干预实施的效果如何,并且为未来进一步的 COPC 计划提供依据。这对于进一步评估社区需要优先解决的健康问题和 COPC 的延续性非常重要。

实施 COPC 需要建立一个团队,团队中包括医生和非医生工作人员,同时也应该包括社区的代表。在实施 COPC 时,应鼓励社区参与,社区参与可通过不同的形式,如成立社区代表委员会、邀请社区居民作为顾问等。同时 COPC 是一个循环动态的过程,在完成一个 COPC 的效果评价之后,可以针对下一个需要优先解决的健康问题实施 COPC。

三、以社区为导向的基层医疗的实施阶段

COPC 共包括 5 个发展阶段:

0 级:无社区概念,不了解所在社区的健康问题,只对就医的病人提供非连续性的照顾。

1 级:对所在社区的健康统计资料有所了解,缺乏社区内个人的资料,根据医生本人的主观印象来确定健康问题的优先顺序及解决方案。

2 级:对所在社区的健康问题有进一步的了解,有间接调查得到的二手资料,具备评价和计划的能力。

3 级:通过社区调查或建立的个人健康问题档案资料能掌握所在社区 90% 以上的居民的个人健康状况,针对社区内的健康问题采取对策,但缺乏有效的预防策略。

4 级:对社区内的每一个居民均能建立个人健康档案,掌握个人的健康问题,建立家庭健康档案和社区健康档案,采取有效的预防保健和疾病治疗措施,建立社区内健康问题的收集渠道和评价系统,具备解决社区健康问题的能力和协调管理社区资源的能力。

上述发展阶段中,0 级是 COPC 的原始阶段,4 级是理想阶段,也是 COPC 实施的最终目标。

四、全科医生实施以社区为导向的基层医疗应具备的能力

COPC 是提升基层医疗服务能力的有效模式,COPC 的实施需要把握社区居民的健康问题及其背景,将个体与群体健康照顾融为一体,合理地、充分地利用社区资源。所以开展 COPC 的工作,需要全科医生具备以下能力:

1. 理解 COPC 模式的核心内容和过程。
2. 掌握流行病学等方法,识别和明确社区主要健康问题和需优先解决的问题。
3. 掌握社区人群的健康促进和干预技术,解决社区健康问题。
4. 能组建 COPC 工作团队。
5. 能通过评价说明 COPC 实施的价值。
6. 能建立和使用电子健康档案。
7. 具备检索相关卫生资料和信息的能力。

第三节　社区卫生诊断

一、社区卫生诊断的概念

社区卫生诊断又称社区诊断(community diagnosis),是运用社会学、人类学和流行病学等研究方法,收集必要的资料,通过科学、客观的方法确定,并得到社区主要卫生问题及其影响

因素,以及与这些问题有关的社区内的组织机构、政策和可利用的卫生资源状况,提出社区优先干预项目,为科学地制定社区卫生服务工作规划提供科学依据。

社区诊断是由社区卫生工作者主动的采用科学的方法收集社区卫生状况、社区可利用的卫生资源状况以及卫生资源利用等资料,对社区健康状况进行描述、分析,得到社区主要卫生问题和影响因素,并确定优先解决的卫生问题的过程。

二、社区卫生诊断的目的和主要内容

(一) 社区卫生诊断的目的

1. 发现并确定社区存在的主要健康问题及其影响因素。
2. 总结并评价社区卫生服务及其他卫生资源的供给及利用。
3. 了解并分析社区环境及相关资源现状。
4. 调查并分析居民需求、意向及满意度。
5. 分析并提出本社区中需要优先解决的卫生问题。
6. 为制订符合社区需要的卫生计划提供必要的参考资料,并评价卫生计划执行的情况和效果。

(二) 社区卫生诊断的意义

要提供有效和高质量的以社区为基础的照顾,必须要做的工作就是进行一个全面、准确的社区卫生诊断。通过社区卫生诊断,了解社区卫生服务需求、社区环境和资源情况,总结评估社区面临的主要健康问题,优化整合、充分利用现有卫生资源,选择适宜的干预措施,提高社区居民的健康水平。因此,实施有效的社区卫生诊断对于提高社区的卫生服务水平有非常重要的意义。

1. 对政府部门,有利于政府有关部门制定社区卫生服务规划、合理配置卫生服务资源。
2. 对居民群众,有利于针对性的解决本社区最主要的健康问题。
3. 对卫生服务机构,有利于提高社区卫生服务的供给与利用能力,提高服务水平;
4. 对社区效率,有利于发挥社区各类相关资源的综合利用效率。
5. 对发展评价,有利于评价卫生服务工作成效,保证社区卫生服务健康、可持续发展。

(三) 社区卫生诊断的主要内容

实施社区卫生诊断,需进行系统的调查研究和分析工作,了解影响健康的主要因素,并且根据不同的目标选择不同的诊断内容,社区卫生诊断的内容主要包括以下几个方面:

1. 社区的基本特征 社区的基本特征包括社区类型、社区家庭的基本信息、工作生活环境和自然环境特征等。社区类型一般指居民社区、企业社区、城市社区、农村社区、生活社区、功能社区等。社区家庭的基本信息主要包括家庭的户数、家庭的类型、家居环境与条件等。工作、生活环境包括基础设施情况、卫生设施、饮用水、卫生服务机构、公共活动区域(如公园)等。社区自然环境一般包括地理位置、地形地貌、气候、空气、土壤、水源等。

2. 社区的人口学特征 社区的人口学特征包括人口数量与结构、人口自然增长率等。如人口数量与密度、人口构成、人口增长率、构成变化率等。

3. 社区的经济水平和基础设施情况 社会经济水平包括社区收入水平、家庭与人均可支配收入、收入支出比、医疗费用等。基础设施包括交通、公共设施、休闲场所及环境卫生状况等。

4. 社区政策环境 分析对社区卫生服务有利或不利的政策、法规等,包括社会发展、社区建设、经济发展和卫生相关政策等,了解政策覆盖面及执行情况等,了解社区支持、社区卫生服务发展的计划与措施,可以获取哪些政策资源等。

5. 社区健康状况 包括社区人群健康、疾病、伤残和死亡等情况,如传染病、慢性非传染性疾病、各类伤害的发病率、罹患率、死亡率、死因构成和死因顺位,婴幼儿死亡率、孕产妇死亡率等。

6. 健康相关危险因素 不良生活习惯和行为方式:吸烟率、吸烟量、饮酒率、饮酒量及食盐消耗情况等;健康意识与信念、求医行为的情况、体育锻炼情况、刷牙率、定期体检率等。

7. 卫生服务情况 包括卫生服务资源、卫生服务利用及居民满意度情况。卫生资源包括社区卫生总资源和社区卫生服务机构资源,如卫生服务投入经费、人均公共卫生服务经费,医生、各类卫生技术人员的数量和构成、可利用的医疗卫生机构的情况,基本卫生服务的覆盖面、居民到最近医疗机构的距离等;卫生服务利用指标,如门诊人次数、两周就诊率、两周未就诊率等。社区居民对卫生服务利用的满意度也是比较重要的资料,对就诊环境、技术、设备、态度等方面满意度情况的了解有助于促进卫生服务质量的改进。

8. 社区资源 社区内可用于解决健康问题的资源主要包括:

(1) 经济资源:是指社区整体的经济水平、收入水平、基础设施等。这些资源的丰富程度及分布状况直接影响卫生保健服务的提供和利用。

(2) 文化资源:包括居民受教育水平、传统风俗习惯、宗教信仰等。

(3) 机构组织资源:包括医疗保健机构、文化教育机构、社区团体、行政管理机构等。

(4) 人力资源:社区人力资源既包括各类医务人员和卫生相关人员,也包括行政人员,居民委员会人员,宗教团体人员等。这些人员都是社区的有效人力资源。

(5) 社区动员潜力:社区动员潜力指社区内可动员来为医疗卫生保健服务的人力、物力、财力、技术和信息等资源。包括居民的社区意识,社区权力结构及运用,社区组织的活动,社区居民对卫生事业的关心程度,社区人口的素质与经济能力等。

9. 确定应优先解决的社区卫生问题 这是社区诊断中最为关键的内容之一,一个社区或一个人群在一定时期内面临的卫生问题众多,社区卫生服务的供方因为资源所限,不可能解决所有卫生问题。为此必须确定某些影响大、可解决的主要卫生问题优先解决。只有这样,才能最大限度地发挥有限卫生资源的作用,提高工作效率。

(四)实施社区卫生诊断的基本原则

实施社区卫生诊断工作应遵循以下原则:

1. 政府主导 社区卫生诊断作为一项服务社区的基础性卫生工作,需要政府的主导,将其纳入地方政府的卫生规划中,并给予经费投入和进行相应的组织协调工作。

2. 科学完整 社区卫生诊断在原则上以城市的区(县级市)为单位计划部署,以街道社区为范围具体实施。实施的内容、方法、程序和标准应力求科学、规范,以求获取到全面、完整、客观、可靠的资料和数据。

3. 适宜可行 要根据本社区的卫生服务发展实际工作需要和必要性来开展社区卫生诊断工作,要考虑可负担的工作成本、社区现有资源和已有的工作基础因地制宜部署工作。

4. 求实特异 社区卫生诊断应实事求是,反映本社区的真实情况,应有针对性、特异性,反映本社区的特点。

5. 周期渐进 社区卫生诊断工作具有明显的时效性。随着社会经济的不断发展,居民卫生服务需求的不断增长,卫生改革的不断深入,社区卫生服务机构供方能力的不断加强,以及环境因素的动态变化,社区卫生诊断应循序渐进,周而复始地开展下去,一般应每隔5年进行一次。

社区卫生诊断是政府主导,卫生行政部门组织部署,卫生专业机构指导合作,社区卫生服务机构具体实施,相关部门和社区广泛参与的一项重要的基础性公共卫生工作。街道办事处在政府和卫生行政部门的统一部署下负责牵头组织与协调,居委会参与配合现场调查,动员社区居民与相关单位广泛参与。卫生专业机构在卫生行政部门统筹安排下,负责制订社区卫生诊断技术方案,培训指导参与人员开展现场工作,对实施过程进行监督指导、质量控制和结果考核评价,负责社区卫生诊断资料的汇总、统计、分析,并撰写报告。社区卫生服务机构在卫生行政部门和卫生专业机构的指导帮助以及街道、居委会的协调配合下,具体负责组织人员进行资料收集和汇总工作,保证数据的真实性和可靠性。

三、社区卫生诊断的步骤与流程

社区卫生诊断应采用科学、严谨的方法,制定完善的计划,保证获得信息的有效性。社区卫生诊断的流程主要包括设计准备、资料收集、资料统计及分析报告四个步骤。

(一)设计准备

社区卫生诊断工作需要进行科学、严谨的设计,明确调查目的,制订详细的实施计划,确定资料的收集、整理、分析的方法以及时间进度,保证质量控制,并进行必要的组织人员准备和物资准备。

(二)资料收集

开展社区卫生诊断要尽量收集完整、全面的资料,保证资料真实可靠,为社区卫生诊断提供有利用价值的信息。资料收集方法包括收集现有资料和进行社区卫生诊断专项调查。社区卫生诊断中的专项调查主要包括居民卫生调查、服务对象满意度调查和社区卫生服务机构调查。

1. 现有资料的收集 包括统计报表、日常性的工作记录和既往做过的调查等,可收集的现有资料归纳见表4-2。利用现有资料应首先对资料的质量进行评价,确定资料的可靠和可信度后再进行进一步的利用,得出社区卫生诊断所需的信息。

表4-2 现有资料来源及内容

资料来源	内容
政府行政部门	有关政策、组织、机构的文件
街道办事处、居委会	社区面积、文化设施、社区经济等社区环境资料
公安局	出生、死亡等人口学指标
民政与残联部门	低保户、贫困人口、各类残疾人员的个人及家庭情况
财政部门	卫生投入、卫生事业拨款
统计局	总产值、人均收入、职业、文化等数据
卫生行政部门	社区医疗卫生保健机构数量、卫生人力资源等社区卫生资源资料;各种疾病发病率、患病率、卫生服务提供等资料
疾病预防控制中心	计划免疫、疾病监测等资料
妇幼保健机构	婴儿死亡、儿童死亡、儿童系统管理、孕产妇系统管理等
社区卫生服务机构	机构资源状况、卫生服务供给、利用情况、居民健康档案资料及相关居民健康资料
科研院所	疾病现患及危险因素的调查、研究结果
企事业单位、学校	健康体检记录

2. 定量资料的收集

（1）结构式封闭问卷调查的资料收集方式：①自填式问卷调查：就是由调查员集中发放问卷，解释调查目的，说明填表要求，由被调查对象自己填写，统一回收；②通过邮寄或互联网进行问卷调查；③电话调查；④入户上门调查，由调查员入户对调查对象进行问卷调查，根据不同的调查目的和资金限制，所采用的调查方式会有所不同。

（2）问卷调查的实施：常采用以下调查方法进行。

1）抽样调查：从社区全体人群（总体）中抽取一定数量且具有代表性的人群（样本）进行调查，用调查得到的结果来推断全社区人群的状况。

2）普查：就是对社区的全体人群进行调查，以了解该社区的健康状况。这种调查方法可以获得比较全面的、可靠的信息，但是比较费时费力，因此，常用于范围较小，所辖人口较少的社区。

3. 定性资料的收集　多通过社会学调查技术以获得人们想法、感受等方面的较深层次反映的信息。由于社区诊断的被调查对象主要是人，所以在社区诊断中定性研究与定量研究相结合运用，可对定量研究的结果进行补充，在有些情况下还可以解决定量研究不能解决的问题。常用于收集定性资料的方法有观察法、访谈法、小组讨论等。

（1）观察法：①参与观察：又称实地观察，指研究者参与到研究对象的生活中，观察、收集、记录研究对象在社区中日常生活的信息；②非参与观察：指根据事先的行为分类标准，通过观察、记录和行为分析来收集行为资料，观察中不与观察对象交流，以免对观察对象产生影响。

（2）访谈法：指调查员带着问题面对面征求某些人的意见和看法，被访者有时也称为重要知情人。访谈主要步骤包括确定访谈名单、列出提纲、采用开放式问题访谈、认真做好记录。

（3）小组讨论：①专题小组讨论：指为了了解人们的行为、态度以及经历等信息，将一组人聚集在一起，就某一特定的问题进行深入讨论。参加人数：8～10人，由受过训练的主持人主持，可配备一位助手参加。会场安排环行座位以便于交流。讨论时间1～2小时。②选题小组讨论：是一种程序化讨论，目的是为了寻找问题，并把所发现的问题按其重要程度排出顺序。参加人数：6～10人，参加者互不交谈，自己根据主持人给出的问题在纸上列他认为重要的几项，所有人的问题写在黑板上，并合并同类问题，参加者根据黑板上列出的问题，选出个人认为重要的5～10项，按重要性顺序给予分数，所有人的问题分值加在一起，集中排序。

（三）资料分析

收集数据后，要针对不同的资料类型，采用相应的分析方法。定量资料主要通过定量的统计分析来获取结果。定性资料需要通过内容分析法、主体框架法等方法来对资料进行分析。最后结合定量和定性资料分析的结果来撰写报告。

（四）撰写报告

社区卫生诊断报告的基本内容有：

1. 社区的基本情况　包括社区总面积、人口总数、家庭数、男女性别比、年龄分层、民族分布等；社区的经济文化情况，包括社区人均收入、低收入人数、医疗保险覆盖率、学历分布等；社区的环境状况。

2. 调查的目的、内容、方法及调查人群。

3. 调查的结果与分析　包括社区居民的健康情况，居民的卫生需求和服务利用情况；疾病的死亡率与死因顺位，患病率与疾病顺位，孕产妇、新生儿死亡率，疫苗接种率；居民不良行为比例，健康知识知晓率等。

4. 诊断出的主要卫生问题及其影响因素和可干预的高危人群。

5. 确定解决主要卫生问题时社区可利用的资源 包括医院与卫生机构的数目、医护人员的数目、床位数、居委会或社会志愿人员数目、学校或大型企事业单位数目等。

6. 提出解决问题的策略、方法和建议 包括对卫生政策的改进建议,对目前社区主要疾病的一、二、三级预防,与相关部门的合作,以及在目前社区背景下对社区居民健康的干预计划或干预措施等。

根据分析结果,全面总结分析本社区人群的主要健康问题及健康危险因素、评价卫生资源的供给与利用,确定本社区需要优先干预的健康问题。根据健康问题的普遍性、严重性、紧迫性、可干预性、效益性来确定解决具体健康问题的优先顺序。确定有限解决的健康问题时,可根据健康问题对社区影响的不同方面或指标进行综合分析,如发病率、患病率、就诊人数(率)、住院人数(率)、平均住院天数、致残率、失能率、死亡率、死因构成比、生活质量指标、经济损失指标、医疗保险费支出等进行筛选。

主要健康问题一般包括:可引起大量人口死亡的疾病,或死亡顺位中前几位的疾病;造成较大疾病负担(一般用一定人群损失的健康生命年数的多少进行评价)的主要疾病;在本社区内流行情况较为严重,发病率、死亡率高于区域平均水平的疾病;与这些疾病和死亡相关的主要危险因素,包括行为和非行为危险因素。

(五)社区卫生诊断主要内容示例

1. 某地区实施社区卫生诊断的背景和目的 通过社区诊断了解某社区居民健康状况,主要慢性非传染性疾病的患病状况及其流行特征;了解居民的生活方式、经济状况、社区卫生服务需求及利用等对居民健康的影响,发现社区的主要公共卫生问题,确立本社区居民健康优先解决的问题,提出解决社区主要卫生工作问题的办法,为政府制定卫生保健、疾病预防策略,社区综合干预计划和措施,合理利用和配置社区卫生服务资源提供科学依据。

2. 调查方法 本次社区卫生诊断针对某城市社区的4个街道,采用流行病学抽样调查与收集现有资料相结合的方法。居民健康调查采用随机抽样的方法,共抽取12 575人。收集的现有资料包括:社区环境、社区人口学特征数据、社区卫生资源和社区服务中心基本信息等。

3. 诊断内容

(1) 社会人口学诊断:社区特点、人口学特征。

(2) 流行病学诊断:居民主要慢性非传染性疾病诊断;婴幼儿、孕妇、乳母健康状况诊断;卫生服务需求、利用及群众满意度。

(3) 行为与环境诊断:社区居民主要慢性非传染性疾病的知识、态度、行为现状;主要慢性非传染性疾病有关的危险因素现况。

(4) 卫生资源可利用状况诊断。

4. 社区卫生诊断主要结果

(1) 社区一般状况:社区总面积50.57平方公里,共有4个居委会,属于生活社区。社区内有1所中学和1所小学。

(2) 社会人口学诊断:社区常住人口3.9万,其中户籍人口2.7万。男女性别比为2∶1,60岁以上人口所占比例为13.6%,人口出生率为6.2‰,死亡率为1.7‰。

(3) 社区卫生资源情况:社区共有1个社区卫生服务中心,4个社区卫生服务站,一个二级医院。社区每千常住人口拥有医生1.5人、护士1.1人。社区家庭到最近的卫生服务机构步行所花的平均时间为5.4分钟,卫生服务的可及性较好。

（4）居民对卫生服务的满意度：居民对社区卫生服务的满意度达到 80.1%，满意程度较高。居民对社区卫生服务不满意的主要原因是药品不全、就诊环境一般等。

（5）社区主要健康问题：社区居民高血压患病率为 15.0%，糖尿病患病率为 8.4%，超重患病率为 25.1%，肥胖患病率为 7.9%，血脂异常患病率为 24.9%，慢性阻塞性肺部疾患（COPD）患病率为 0.7%。吸烟率为 16.5%，饮酒率为 8.7%。参加体育锻炼率为 10.2%。

5. 社区卫生诊断建议　社区慢性疾病患病人群较多，社区居民中存在一些不健康的生活行为方式，应针对突出的问题进行及时干预，如针对体育锻炼居民较少的问题，增强社区内体育锻炼的健康教育，建议社区行政管理机构增设便民的体育锻炼设施，提高居民体育锻炼意识等。

本章小结

COPC 是一种将社区和个人的卫生保健结合在一起的系统性照顾策略，打破原来基层医疗仅为个人主动求医的患者提供诊疗服务的传统医疗模式，拓宽了基层医疗的范围。COPC 在基层医疗提供了社区卫生服务教学和工作的最佳模式，社区新理念的发展，如协调性的服务、质量改进、信息技术等为 COPC 提供了新的机会，能够影响更多的医疗专业人员。通过本章的学习应掌握社区的定义、基本要素、社区诊断的定义、COPC 的基本步骤；熟悉全科医疗与 COPC 的区别与联系、慢性病在社区管理的基本策略；了解社区全科医疗团队的作用、COPC 实施的阶段。

（金光辉）

思考题

1. COPC 定义和步骤？
2. 如果你是一名全科医生，应该如何针对一个社区实施 COPC？
3. 社区诊断的内容和方法有哪些？

第五章　以预防为导向的健康照顾

全科医生在临床诊疗工作中,除了处理就诊者特定的健康问题或疾病,同时还针对处于健康期、临床前期和临床期的服务对象提供主动、有针对性的预防服务,实施全生命周期的保健服务,提高生活质量。以预防为导向的照顾(prevention-oriented care)充分体现了以人为本,以健康为中心的全科医疗理念和连续性全程健康照顾的特点,是全科医生健康守门人的职责所在。同时,以预防为导向的健康照顾也是全科医疗的基本原则之一。

第一节　预防医学概述

一、预防医学的概念

(一)预防医学的概念

预防医学(preventive medicine)是现代医学的重要组成部分,是一门综合性应用性的医学学科,是以环境-人群-健康为模式,以群体为研究对象,应用生物医学、社会医学、环境医学和行为科学等学科的基本理论和方法,注重微观与宏观相结合的方法,分析研究自然环境和社会环境因素对人群健康的影响及其作用规律,研究疾病发生、发展和流行规律,探讨改善和利用对环境有利的因素,减少影响健康的危险因素,合理利用卫生资源,制定疾病的防治策略与措施,以达到维护和促进健康,预防疾病、失能和夭折,提高生命质量的目的。

预防疾病的思想可以追溯到两千多年前,预防医学作为一门学科,是在19世纪人类与传染病的斗争中,逐渐完善形成的。随着社会发展和科技进步,城镇化、人口老龄化和经济全球化进程,生态环境和疾病谱的变化,预防医学的任务不仅要应对新老传染病的挑战,更要研究如何减轻心血管疾病、恶性肿瘤、慢性肺疾病和糖尿病等慢性非传染性疾病带来的沉重的疾病负担。因此,预防医学从针对人群的预防转向个体与群体预防相结合,从生物预防扩大到生物、心理、行为和社会预防,从独立的预防服务转向防治结合的综合性预防,预防疾病的责任在以政府、社会为主的同时,更强调居民个人所应承担的责任。另外,人们逐渐认识到影响健康的因素不仅仅是生物学因素,还包括自然环境、社会经济环境、个人、家庭与卫生服务等因素,防控疾病与促进健康需要采取综合性措施,单靠医疗卫生服务系统是无法完成的。因此,公共卫生的概念应运而生。公共卫生与预防医学不可分割,又有所区别。

(二)公共卫生与基本公共卫生服务项目

1. 公共卫生的定义　美国学者 Charles Winslow 于 1920 年提出的定义,是一直以来广为认可的,即公共卫生(public health)是通过有组织的社区努力来预防疾病、延长寿命、促进健康和提高效益的科学和艺术；其手段包括：改善环境卫生，控制传染病，个人卫生教育，保证疾病的及时诊断和治疗，以及建立保障每个人可以维持健康的生活标准的社会机制。1998年，美国医学研究所（Institute of Medicine）提出，公共卫生是社会为了保证国民能够健康生活的条件和环境而进行的一切群体性活动。从上述定义可以看到，公共卫生的手段既包括传统卫生的工作范围，如供水排污，也包括对新的健康危险因素，如不良生活方式的干预，更为重要的是将医疗卫生政策和服务提供纳入了公共卫生范畴。2009年10月，中华医学会召开第一次全国公共卫生学术会议上，我国学者曾光教授等提出："公共卫生是以保障和促进公众健康为宗旨的公共事业。通过国家和社会共同努力，预防和控制疾病与伤残，改善与健康相关的自然和社会环境，提供预防保健与必要的医疗服务，培养公众健康素养，创建人人享有健康的社会"。该定义明确了我国公共卫生服务的宗旨是保障和促进公众健康。公共卫生的基本任务是：①预防和控制疾病；②改善与健康相关的自然和社会环境；③提供基本医疗卫生服务；④培养公众健康素养。与公共卫生服务相关的组织机构有政府公共卫生机构、学术机构、媒体、企业、医疗保健服务提供体系和社区。全科医生也是公共卫生服务的提供者之一。

2. 基本公共卫生服务项目　基本公共卫生服务项目是由国家根据特定时期经济社会发展状况、危害国家和公民的主要公共卫生问题和干预措施效果，以及当时国家可供给能力（筹资和服务能力）综合选择确定，并组织免费向城乡居民提供的卫生服务项目。地方各级政府和卫生行政部门可根据国家规范的基本要求，结合当地实际情况增加公共卫生服务内容，制定本地区的基本公共卫生服务规范。国家基本公共卫生服务项目的制定与实施，有助于减少主要健康危险因素，有效预防和控制主要传染病及慢性非传染性疾病，提高公共卫生服务和突发公共卫生事件应急处置能力，促进基本公共卫生服务均等化。2009年，卫生部组织专家制定了《国家基本公共卫生服务规范（2009年版）》。2011年修订、完善并形成了《国家基本公共卫生服务规范（2011年版）》，要求基层卫生服务机构为所辖居民提供以下基本公共卫生服务：建立居民健康档案、健康教育、儿童保健、孕产妇保健、老年人保健、预防接种、传染病和突发公共卫生事件报告和处理、高血压患者健康管理、2型糖尿病患者健康管理、重性精神疾病患者管理、卫生监督协管11项服务规范。2015年增加结核病患者健康管理规范。2017年国家卫生计生委对《国家基本公共卫生服务规范（2011年版）》进行修订，形成《国家基本公共卫生服务规范（第三版）》，包括12项内容，即：居民健康档案管理、健康教育、预防接种、0~6岁儿童健康管理、孕产妇健康管理、老年人健康管理、慢性病患者健康管理（包括高血压患者健康管理和2型糖尿病患者健康管理）、严重精神障碍患者管理、肺结核患者健康管理、中医药健康管理、传染病及突发公共卫生事件报告和处理、卫生计生监督协管服务规范。在各项服务规范中，分别对国家基本公共卫生服务项目的服务对象、内容、流程、要求、考核指标及服务记录表等做出了规定。国家基本公共卫生服务项目主要由乡镇卫生院和社区卫生服务中心负责组织实施。

二、三级预防的策略

现代医学发展已经表明人群的健康影响因素，包括生物遗传因素、行为与生活方式因素、环境因素及医疗卫生服务因素。健康与疾病之间是一个由量变到质变的过程，根据其发生发展的阶段，可将其划分为：易感期、发病前期（临床前期）、发病期（临床期）和发病后期（转归期）四个阶段。根据疾病发生发展过程以及决定健康因素的特点，将疾病预防分为三级预防：第一级、第二级和第三级预防，即三级预防策略。

1. 第一级预防（primary prevention） 又称病因预防或发病前期预防，是指在疾病易感期，采取各种措施消除致病因素或减少危险因素暴露，提高机体免疫力，阻止疾病发生，即无病防病，这是最积极、最根本的预防。

第一级预防措施包括非特异性的健康促进和特异性的疾病预防，以保护和改善环境，提高机体特异和非特异抵抗力，保护易感人群。非特异性健康促进措施包括：健康教育及健康咨询、合理营养和膳食平衡、体育锻炼、婚育咨询、创造良好的工作和生活环境及环境保护、协助政府相关部门制定和执行各种与健康有关的法律及规章制度，如水和公共食品的安全等。特异性的疾病预防措施包括预防接种和计划免疫、职业人群保护等。

2. 第二级预防（secondary prevention） 又称临床前期预防，在发病前期和发病期的早期，机体已有病理变化，但尚未出现有确诊意义的临床症状，采取措施发现处于疾病早期的无症状患者，做到早发现、早诊断、早治疗（"三早"），防止其恶化、蔓延与合并症的出现，为争取较好的预后创造条件。针对传染病，还要做到早报告、早隔离，即"五早"。第二级预防措施主要有普查、筛查、健康体检、定期健康检查和病例发现等。

3. 第三级预防（tertiary prevention） 又称临床期预防或临床后期预防，在发病期和发病后期，采取治疗、护理、康复等有效的医疗措施，减少疾病的危害，预防并发症、防止残疾和早死，促进功能恢复，做到病而不残，残而不废，延长寿命和提高患者的生存质量，特别是延长健康调整期望寿命。第三级预防服务主要包括：①疾病的临床规范治疗和管理；②康复治疗、康复训练和康复咨询等。

三、临床预防的概念及其特点

随着医学模式转变和疾病谱、死因谱的变化，卫生服务由疾病治疗服务扩大到疾病预防服务、由单纯的技术服务扩大到社会服务、由医院内的服务扩大到医院外服务，由生理服务扩大到社会心理的服务，这是满足人们日益增长的卫生服务需求，人们不再只关心是否患病，而是关心如何维护健康和健康长寿。因此，预防服务也由以群体预防为主扩大到个体和群体预防相结合，由公共卫生医师实施的群体共性预防扩大到与临床医师实施的个性化的预防服务相结合。

（一）临床预防的概念

1976 年，加拿大卫生福利部首先提出了临床预防的理论体系和研究方法，1989 年亚特兰大召开美国医学会专业会上提出临床预防的概念。

临床预防（clinical prevention）又称个体预防（individual prevention），是预防医学的重要组成部分，是在临床环境下由医务者向无症状者和健康人提供的预防保健服务。是在临床环境下第一级和第二级预防的结合，在具体的预防措施上，它强调纠正人们不良的生活习惯、推行临床与预防一体化的卫生服务。

临床预防的内容包括健康咨询、疾病筛检、免疫接种和化学预防。临床预防是全科医生常规医疗服务的重要组成部分。

（二）临床预防服务的特点

1. 临床预防服务的主体是临床医生，在社区卫生服务机构以全科医生为主。

2. 临床预防服务的主要对象是健康人和"无症状"者，其中"无症状"者，并非指就诊者没有症状，而是就诊原因以外的、还未出现症状但将来可能会有严重影响的健康问题的人，这要求医生在处理目前患者疾病的同时，着眼于患者将来的健康问题，这为临床工作者提供了最佳的预防工作时机。

3．临床预防服务的方式是临床医生积极主动的在诊疗过程中，根据患者特点提供相应的机会性预防服务，方法具有针对性，服务对象的依从性好。

4．临床预防服务的内容是沿生命周期、家庭周期和疾病周期的防治相结合的综合性预防，从生理-心理-社会三方面针对个人、家庭及社区开展的第一、二级预防服务，强调社会、家庭和服务对象的共同参与。

（三）临床预防与公共卫生和临床医学的区别

临床预防是公共卫生和临床医学的桥梁，用公共卫生的理念和临床医学的方法开展预防保健服务，有效弥补了公共卫生与临床医学之间的裂痕。与公共卫生相比，临床预防服务对象更个体化，较少使用群众性的运动和法律手段达到预防的目的；与临床医学被动应付疾病治疗、只服务患者相比，临床预防是通过提高机体抵抗力，识别并干预疾病危险因素以及早期筛查疾病来控制疾病发生发展的，而不是到了疾病中后期采取治疗和康复措施。因而，在防控慢性非传染性疾病方面，临床预防是更积极和具有高成本-效益比的措施。

四、全科医生提供临床预防的优势

全科医生是综合程度较高的医学人才，主要在基层承担预防保健、常见病、多发病诊疗和转诊、患者康复和慢性病管理、健康管理等一体化服务，被称为居民健康的"守门人"。提供好的预防保健服务，就需要全科医生树立预防医学的观念。与其他专科医生相比，无论是工作性质还是服务范围，都决定了全科医生是提供临床预防服务的最合适人选。因此要求全科医生要有预防的理念和基本技能，把每一次与患者及其家庭接触的机会都看作是提供预防保健服务的时机，充分发挥自己独特的优势。

1．地域优势　大多数的全科医生工作在基层医疗机构，使得全科医生有更多机会为附近居民提供及时便捷的治疗及预防服务，服务对象多为比较固定的患者、高危人群及健康人，能够有机会服务于个体及家庭成员，能够在疾病的各个发展阶段、个体及家庭的各个发展阶段提供全方位照顾，能够与社区居民建立起亲密的伙伴式关系。

2．知识背景优势　全科医生所接受的教育和训练，使得他们既掌握临床知识和技能，又懂得预防保健知识和技能，为提供有针对性的预防性服务打下了良好的基础。

3．服务方式的优势　全科医生所提供的服务是"从生到死"的连续性照顾过程。这种持续性服务贯穿了人生各个阶段，从围生期保健开始，包括分娩、婴幼儿保健、生长发育、青少年保健及慢性患者的管理，直到临终关怀，全科医生在照顾人的一生中了解个人、家庭和社区的背景资料，开展生命周期和家庭生活周期各阶段的健康危险因素的评价，制订规划性的预防服务计划，并落实和监督预防服务计划的实施和效果评价。

4．资源协调的优势　全科医生有较强的服务资源的协调能力，在其预防服务中，不仅可以利用和协调医疗资源，对处于疾病/健康问题发生、发展不同阶段的人，包括有危险因素存在但无任何临床症状的患者、有临床症状的患者、残疾人等提供一、二、三级预防服务，必要时还可以协调社区和社会资源开展社区人群的公共卫生服务。

5．医患关系的优势　全科医生是居民健康的"守门人"，往往采用签约的方式为居民提供约定的基本医疗卫生服务，与居民建立了良好的伙伴关系，因此全科医生可以通过这种彼此信赖的朋友式的医患关系，对个人及其家庭开展深入细致的健康教育，帮助个人、家庭改变不良的生活习惯和方式，实施全方位、立体化的预防保健服务。

第二节 全科医疗中常用的临床预防服务

一、临床预防服务指南

目前，制定临床预防服务指南的国家有加拿大、美国和澳大利亚。英国虽然没有专门的预防服务指南，但其国家卫生与临床技术优化研究所（National Institute for Health and Care Excellence，NICE）制定有 NICE 指南（https://www.nice.org.uk/guidance/published?type＝apg，csg，cg，mpg，ph，sg，sc），该指南是基于当前最佳证据给出的，用于指导医疗、公共卫生或社会服务等各个领域决策制定的系统意见，NICE 指南分为抗菌药物处方指南，癌症服务指南，临床指南，药物实践指南，公共卫生指南，安全人员配置指南，社会护理指南 7 部分。系列指南中并没有专门的临床预防服务指南部分，而具体的关于预防服务的内容涵盖在 NICE 指南下的临床指南和公共卫生指南部分，对具体问题的预防服务进行指导。

加拿大卫生福利部 1976 年组织流行病学家、卫生服务研究者、临床医生、基层医疗服务提供者及其他相关方面的专家成立了加拿大预防保健工作组（Canadian Task Force on Preventive Health Care，CTFPHC），工作组首先提出了临床预防的理论体系和研究方法，其任务是基于科学证据的系统分析，进行基层医疗和预防服务临床实践指南的开发和传播，科学评价现行检查的优劣，研究有效的健康促进和疾病预防的方法。1979 年出版了第一个专家组报告，评价了 78 种疾病的预防性科学证据，并提出了以针对年龄的健康检查方法来代替年度健康检查。专家组在 1979—1994 年间共更新了 9 次报告，1994 年发布的报告修订了原有的 28 种疾病的预防建议，并增加了 19 种疾病的临床预防建议，共覆盖 81 种疾病，称为《加拿大临床预防服务指南》，该指南具有里程碑意义，成为加拿大基层医疗提供预防服务的重要参考。

1984 年美国预防服务专家组（US Preventive Services Task Force，USPSTF）成立，团队成员来自预防医学和初级卫生保健领域（包括内科、家庭医学、儿科、行为保健、妇产科和护理）专家，借鉴加拿大预防保健工作组方法，通过对现有同行评审证据的严格审查，来对临床预防服务提出建议，帮助基层医疗医生以及患者决定对预防服务的需要。1989 年，USPSTF 出版了第 1 版《临床预防服务指南》，对 60 种疾病筛检、咨询、免疫和化学预防的 169 种预防措施进行了系统的论述。1996 年发布了第二版。在 2009 年和 2011 年，又分别发布了第三、第四版临床预防服务指南。USPSTF 的临床预防服务指南随着研究证据的更新而不断被修订，以确保民众获得优质高效的临床预防服务，现在美国预防服务工作组在其官方网站（http://www.USPreventiveServicesTaskForce.org）实时更新临床预防指南内容。研究团队根据证据的强度以及预防服务的利弊平衡，为每项建议分级，非常推荐、推荐、不推荐、非常不推荐分别为 A、B、C、D 级，证据不足则推荐意见为 I 级，在确定建议等级时不考虑预防服务的费用。目前，USPSTF 所推荐的 A 级和 B 级建议已被纳入到美国新的医疗保险计划和政策中，团队每年向国会提交一份报告，指出与临床预防服务有关的研究中的关键证据差距，并建议值得进一步审查的优先领域。近 30 年来，USPSTF 提供了与心脏病、癌症、感染性疾病等相关的临床预防服务建议，促进改善了儿童、青少年、成人和孕妇的健康水平。目前，加拿大和美国的两个工作组密切协作，已共同评价了 200 多种疾病临床预防服务的效果，取得了国际上的认可，成为制定临床实践和公共卫生政策指南的基础。

1989 起，澳大利亚皇家全科医师学院（Royal Australian College of General Practitioners，

RACGP）参考加拿大和美国的临床预防服务指南，出版了适合本土的全科医学预防服务指南"红皮书"，旨在为澳大利亚的全科医学小组提供机会性预防和主动预防服务的指导，为高效利用全科医疗资源提供依据，支持循证预防工作。全科医生基于病情风险及患者实际需要，参考"红皮书"的指导，可以给出针对性意见。服务分级方式与美国指南类似。"红皮书"对各种预防服务的建议均基于现有循证医学证据，作为澳大利亚全科医生预防保健工作最主要的指南在全国应用。"红皮书"涵盖了一级和二级预防，适用于无症状者。截至2016年该指南更新到第9版，一般每两年左右更新，期间会在RACGP官方网站（https://www.racgp.org.au/your-practice/guidelines/）上发布最近更新的内容。

而我国没有专门开发临床预防服务指南的工作组，也没有单独的临床预防服务指南。2002年卫生部疾控司发布的《慢性非传染性疾病预防诊疗规范（试行）》推荐了周期性健康检查、健康危险因素评估、健康生活方式行为指导、糖尿病、高血压、肥胖的健康促进诊疗管理、精神卫生和心理咨询、口腔卫生保健，以及化学预防等服务实施方案。另外，卫生部2011年颁发的《国家基本公共卫生服务规范（2011年版）》以及各专科专家组发布的不同疾病的诊疗规范中，也涉及部分疾病的临床预防方法，可供全科医生在基层诊疗实践中参考。2017年国家卫生计生委发布的《国家基本公共卫生服务规范（第三版）》在2011年版的基础上进行了进一步的更新。

在实际工作中，全科医生为社区居民提供的临床预防服务方法主要有健康咨询、筛检、免疫接种、化学预防。在提供这些服务的过程中，全科医生应当时刻遵循循证理念。

二、健康咨询

（一）健康咨询的概念

健康咨询（health counseling）是以单独或现场咨询的形式解答咨询者提出的有关健康问题，在收集个体的健康危险因素的基础上，提供有针对性的健康指导，与个体共同制订改变不良行为的干预计划并督促个体主动执行，目的是针对性地指导服务对象提高健康知识水平，增强健康信念，养成健康行为习惯，消除或减轻影响健康的危险因素，帮助解决健康问题。咨询不仅仅是向患者传授知识，还要关注患者的态度和能力，帮助居民做出有利于健康的选择，最终采取行动，建立有益于健康的习惯化的行为方式。

（二）健康咨询的原则和方法

1. 健康咨询的原则 ①建立相互信任、亲切友好的关系，这是健康咨询的基础；②了解和分析个体的需求，这是健康咨询的依据；③调动个体的主观能动性，积极参与改变不良行为的行动，对自身健康负有责任，这是健康咨询效果的保障；④对咨询的内容应严格保守秘密；⑤移情：健康咨询提供者应对咨询对象的感受表示理解和接受，而不是简单的对其表示同情。

2. 健康咨询的方法 5"A"模式：①评估（ask/assess）：在相互了解取得信任的基础上，耐心倾听，尽可能收集健康的相关信息并且进行分析和评估；②劝告（advise）：提供促进健康和疾病预防等方面的知识，告知若不改变不良生活行为方式所带来的健康风险；③达成共识（agree）：指根据服务对象的兴趣和能力，与服务对象协商共同设定可行性的改善健康/行为的目标，确定双方的责任；④协助（assist）：服务对象在知情、自愿的前提下，帮助其制定改变行为的策略、计划或指南并监督执行，同时也帮助服务对象找出行动可能遇到的障碍和解决问题的技巧以及如何获得社会支持；⑤安排随访（arrange）：与服务对象一起制订随访计划，评价实施效果，必要时调整执行方案，鼓励坚持，坚定信心。

（三）健康咨询的内容

针对健康人和无症状患者咨询的内容重点是如何建立健康的行为与生活方式，识别各种疾病的症状，预防和控制常见传染病、伤害以及心脑血管疾病、恶性肿瘤、呼吸系统疾病、糖尿病等慢性非传染性疾病。建立基本健康行为的咨询内容主要有合理饮食、适量运动、戒烟、保持心理平衡等。

1. 合理饮食　目前研究已经表明不健康的饮食习惯是心血管疾病、2 型糖尿病及某些肿瘤（结直肠癌、乳腺癌）发病的危险因素，因此 2004 年世界卫生组织就提出了"饮食、体力活动与健康的全球战略"。我国 1989 年首次发布居民膳食指南，2014 年起中国营养学会对指南进行第三次修订，2016 年发布了《中国居民膳食指南（2016）》，对于合理膳食提出如下建议：

（1）食物多样，谷类为主：每天的膳食应包括谷薯类、蔬菜水果类、畜禽鱼蛋奶类、大豆坚果类等食物。建议平均每天摄入 12 种以上食物，每周 25 种以上。每天摄入谷薯类食物 250～400g，其中全谷物和杂豆类 50～150g，薯类 50～100g；膳食中碳水化合物提供的能量应占总能量的 50% 以上。

（2）多吃蔬果、奶类、大豆：蔬菜应餐餐食用，推荐每天摄入量为 300～500g，深色蔬菜应占 1/2。每天吃水果，推荐每天摄入新鲜水果的量为 200～350g，果汁不能代替鲜果。吃各种奶制品，摄入量相当于每天液态奶 300g。经常吃豆制品，每天相当于大豆 25g 以上，适量吃坚果。

（3）鱼、禽、蛋、瘦肉适量吃：推荐每周吃鱼 280～525g，畜禽肉 280～525g，蛋类 280～350g，平均每天摄入鱼、禽、蛋和瘦肉总量 120～200g。

（4）少盐少油，控糖限酒：成人每天食盐不超过 6g，每天烹调油 25～30g。推荐每天摄入糖不超过 50g，最好控制在 25g 以下。建议成年人每天饮水 7～8 杯（1500～1700ml），提倡饮用白开水和茶水，不喝或少喝含糖饮料。儿童少年、孕妇、乳母不应饮酒，成人如饮酒，一天饮酒的酒精量男性不超过 25g，女性不超过 15g。

2. 适量运动　体力活动不足及膳食结构不合理与许多慢性非传染性疾病的发生密切相关，体力活动对于维持身体代谢平衡以及维持正常体重非常重要，同时规律体力活动对于保持心理健康、提高睡眠质量等也具有重要作用。一般规律性的中等强度有氧运动对于大多数人而言，都可以从中获益。对于个人运动类型和运动强度，应根据个人特点（如年龄、健康状况、个人生活习惯等）而各有侧重。美国疾病预防控制中心对于 18～64 岁的健康成年人推荐的运动方案是：每周中等强度的运动是 150 分钟，如：快走、每小时低于 10 英里的骑行，或者是每周高强度的有氧运动 75 分钟，如：竞走、跑步等。我国在《中国居民膳食指南（2016）》中对运动也给出了相应的推荐建议：每周应至少进行 5 天中等强度身体活动，累计 150 分钟以上；坚持日常身体活动，平均每天主动身体活动 6000 步；尽量减少久坐时间，每小时起来进行活动。对于患有骨质疏松、慢性阻塞性肺病、心脑血管疾病者应咨询相关专科医生意见后，再制订个性化的运动方案。

3. 戒烟　吸烟是当今世界上最严重的社会问题之一。目前研究表明吸烟是肺癌的主要病因，同时吸烟还是冠心病、慢性阻塞性肺病的主要危险因素，吸烟与中风、外周血管病、动脉硬化等的发生有关。由于香烟中含有尼古丁，是吸烟者成瘾的主要原因，也是戒烟者在戒烟过程中出现戒断症状的主要原因。因此在劝导患者戒烟过程中，前面讲述的 5A 理论是非常适用的，第一，应对患者进行评估，评估其对尼古丁的依赖程度，见表 5-1。该表满分为 10 分，分数越高，对香烟的依赖程度越高，得分在 7～10 分为高度依赖，4～6 分为中度依赖，小于 4 分为轻度依赖。一般尼古丁高度依赖者需要结合药物治疗。第二,强烈建议吸烟者戒烟。第三,评估吸烟者的戒烟意愿。第四,为戒烟者制定戒烟计划,提供戒烟技巧,动员社会和家庭支持,必要时给予药物治疗以及辅助的教育资料。最后安排追踪随访。

表 5-1 尼古丁依赖测验

	0	1	2	3
早晨醒来何时抽第一根烟?	>1 小时	31~60 分钟	6~30 分钟	≤5 分钟
是否感到在禁止吸烟的地方克制吸烟是非常困难的?	不是	是		
最不愿意放弃何时吸的香烟?	任何一支	早晨第一支		
每日抽多少烟?	≤10	11~20	21~30	≥31
是否早上醒来第一小时抽的烟比其他时间更多?	不是	是		
即使生病不能起床时也要吸烟吗?	不是	是		

三、筛检

(一)筛检的概念

筛检(screening)是指通过快速简便的检查、检验方法或其他手段,将可能有病的人从表面健康的人群中识别出来。筛检属于对疾病的初步筛查,不等同于诊断性试验,对筛检出阳性和可疑阳性的人,应当及时就医做进一步的确诊检查,从而明确诊断。作为第二级预防的关键措施,筛检是实现疾病早发现、早诊断、早治疗的重要手段,能够及时控制疾病的发展、提高疾病治疗效率、降低治疗费用。筛检的对象除了一般人群外,还要特别重视不同危险因素影响下的高危人群,对于社区的全科医生来说,尤其需要关注社区可能患慢性病的高危人群。

(二)筛检的原则

筛检是早期发现和诊断疾病的重要手段,但不是所有的健康问题和疾病或缺陷都适合筛检,全科医生应掌握筛检的原则:

1. 所筛检疾病具有高的发病率和(或)患病率,即常见病、多发病及缺陷。

2. 所筛检疾病或问题危害严重,能够引起较高的致残率或死亡率,产生的疾病负担较重,需要着重筛检。筛检这些疾病,能够降低早死和伤残损失生命年,减轻医疗卫生负担。

3. 所筛检疾病病史明确,应当有一段较长的潜伏期或无症状期,以便运用恰当的筛查方法,及早发现并治疗疾病。

4. 对特定的疾病应有简单、经济、安全、有效的筛检方法,易被推广。

5. 所筛检的疾病应当有有效的预防或治疗方法可以改善结局,而且通过筛检早期发现患者的临床预后要明显优于经常规诊断发现患者的预后。只有有效阻止或延缓疾病的发生发展,筛检才有实际意义。

6. 筛检结果可靠性高,即所筛检方法同时具有高灵敏度和特异度,但实际工作中很少能够达到这种理想状态。灵敏度越高,特异度就会降低。在实际工作中,应根据不同疾病的筛检情况来权衡灵敏度和特异度。

7. 筛检试验应具有较高的成本 - 效益。筛检及后续处理是由一系列事件组成的医疗卫生服务活动,其费用除了开始的筛检花费外,还应当考虑筛检阳性结果者后续的复查和治疗、转诊、假阳性及并发症等需要的费用。进行成本 - 效益分析时应当考虑所有这些因素。

（三）筛检的方法

1. 定期健康检查（periodical health examination） 在我国主要指以健康为中心的年度健康体检，是在身体尚未出现明显疾病时，对身体进行全面检查，以便了解身体情况，筛查身体疾病，即应用体检手段对健康人群的体格检查，亦称预防保健性体检。国家卫生部 2009 年颁布的《健康体检管理暂行规定》（卫医政发〔2009〕77 号文件）提出"健康体检是指通过医学手段和方法对受检者进行身体检查，了解受检者健康状况、早期发现疾病线索和健康隐患的诊疗行为。"传统的定期健康检查内容主要包括主诉、病史、体格检查和实验室的辅助检查等，它广泛应用于单位职工的年度健康体检以及升学、就业和入伍前的健康体检。但由于传统的健康检查千篇一律，项目繁多，且缺乏针对性，使受检者对体检的重视程度不够，医生也缺乏对整体健康的了解，难以达到体检的目的。1976 年，加拿大卫生部门对健康检查的必要性、可行性和不同人群的针对性检查项目进行了系统的研究，提出了以周期性健康检查为核心的"终身预防医学计划"，提倡依照不同年龄和性别进行健康检查。1984 年，美国预防专家组成立，公布了定期体格检查和其他预防措施的临床预防服务方案，建议公民每年做一次健康体检。我国专家认为，看似健康的人也应每年或至少两年进行一次体检，40 岁以上的人群尤应如此。

2. 周期性健康检查（periodic health examination） 周期性健康检查是一种终身健康检查计划，其内容是根据不同性别、不同年龄阶段健康危险因素、易患疾病和高死亡原因的差异，以格式化的健康筛检表的形式，由医生设计的有针对性的健康检查项目。因其针对性强，涉及范围小，故能更好节省医疗费用支出，提高检出率。

周期性健康检查的目的是作为从群体预防出发的个体预防措施，为个体累积健康基础信息，为再次进行同类检查时作基础对照，发现高危人群、亚健康状态者或早期患者，为进行健康危险因素评估和制订健康维护计划提供依据。在我国，用经济、有效、主动的周期性健康检查取代定期健康检查已成为趋势。

周期性健康检查项目的参考标准有：①参考危害本地区居民健康的主要疾病或问题；②参考现有检测手段的检测效能；③参考检出后，能否取得较满意的预防和治疗效果；④参考受检查者主要健康危险因素，如年龄、性别、职业等。周期性健康检查项目以突出针对性和个性化为主要着眼点，同时兼顾下一次健康检查的时间和项目，顾及其检查内容上的完整性。

周期性健康检查的优点：①健康检查项目的设计具有针对性和个性化的特点，有利于早期（症状前期）发现疾病，效率高、效果好；②利用患者就诊的机会实施，省时、省力，还可节约医疗费用；③全科医生利用就诊、随访等独特的服务方式，应用到社区的每一位居民，因而受益面大；④全科医生对筛检的问题能够恰当、及时处理，并及时记入患者的健康档案，实现连续性服务，对慢性病的防治尤为重要；⑤任何周期性健康检查表中的项目都不是绝对不变的，具体使用时，医生可据患者个体情况、特别是危险因素进行合理调整；⑥由于对不同的疾病或问题的筛检内容、筛检周期以及防治措施等项目经过严格的流行病学研究，因而具有较高的科学性和有效性。

2002 年《慢性非传染性疾病预防诊疗规范（试行）》推荐了各年龄段周期性健康检查方案。随着疾病谱或危险因素的改变，有必要更新适合中国民众的周期性健康检查项目方案。

3. 病例发现（case finding） 又称机会性筛检（opportunistic screening），是对就诊患者实施的一种检查、测试或问卷形式的调查，目的是发现患者就诊原因以外的其他疾病或健康问题。如全科医生在对因咳嗽就诊的中年人测量血压以检测是否患有高血压病，这是全科医生早期发现病例的主要措施,有助于早期开展疾病的预防。与群体性的筛检相比,病例发现具有经济效益好、临床效果令人满意、易于执行及能够满足患者心理需要等优点。

(四)筛检的内容

1. 常见肿瘤的筛检

(1)宫颈癌的筛检:宫颈癌是女性常见恶性肿瘤之一,发病原因目前尚不清楚,早婚、早育、多产及性生活紊乱的妇女有较高的患病率。根据中国国家癌症中心公布的数据,2014 年宫颈癌的发病率为 10.7/10 万,死亡率为 3.0/10 万,位居女性恶性肿瘤死亡第 7 位。2010 年全国城市平均宫颈癌筛检率为 29.1%。宫颈癌初期没有任何症状,因此,定期检查有助于患者做到早发现、早治疗。

目前常用的筛查方法有:①巴氏涂片法(即宫颈刮片);②液基薄层细胞学检查法(TCT):对宫颈癌和宫颈癌癌前病变的检出率有非常显著的提高,诊断结果准确可靠,正在逐步取代巴氏涂片法,成为目前最理想的宫颈癌筛查方法;③阴道镜检查:当宫颈细胞学涂片检查发现异常时,就需做阴道镜检查以确定病变,必要时取若干块组织送病理检查,为手术治疗提供依据;④人乳头状瘤病毒(HPV)基因高危型检测:目前资料证明,HPV 感染是宫颈癌及其癌前病变的最主要病因,99.8% 的宫颈癌患者中可以发现 HPV 病毒;⑤宫颈活体组织检查:活组织病理检查是诊断宫颈癌最可靠的依据,对阴道细胞学、阴道镜检查可疑或阳性,对临床表现可疑宫颈癌或子宫颈其他疾病不易与宫颈癌鉴别时,均应进行活组织检查。

自 2009 年我国政府开始推行宫颈癌筛检试点项目,至今尚无基于中国数据的宫颈癌筛检指南,宫颈癌筛检多参考欧美国家的指南进行。美国癌症协会、美国阴道镜和宫颈病理协会及美国临床病理协会联合推荐普通人群的宫颈癌筛检方法:

1)宫颈癌筛检应该在 21 岁时开始。除了 HIV 感染者外,<21 岁者无论是否开始性生活或者有无其他行为相关危险因素,都不应该启动筛检。

2)21~29 岁者单行细胞学筛检,每 3 年一次。<30 岁者不应行联合筛检。不应该每年都筛检。

3)30~65 岁者最好每 5 年行细胞学 +HPV 联合筛检。每 3 年一次细胞学单独筛检也可接受。不应该每年都进行筛检。

4)液基的或传统的宫颈细胞采集技术都可用于筛检。

5)既往有足够的阴性筛检结果且没有宫颈上皮内瘤变 2 级(CIN2)及以上病变者,65 岁后应该停止任何方式的筛检。足够的阴性筛检结果定义为:过去 10 年里连续 3 次细胞学阴性或连续 2 次联合筛检阴性,且最近一次筛检在 5 年内。

6)已切除宫颈的子宫切除术(即全子宫切除术)且既往没有 CIN2 或以上病变者,常规细胞学筛检和 HPV 检测应该终止,并且不因为任何原因而重新启动。

(2)乳腺癌的筛检:乳腺癌筛检是通过有效、简便、经济的乳腺检查措施,对无症状妇女开展筛检,以期早期发现、早期诊断及早期治疗,以降低人群乳腺癌的死亡率。根据中国国家癌症中心公布的最新数据,2014 年乳腺癌发病率为 28.2/10 万,死亡率为 6.3/10 万,位居女性恶性肿瘤死亡第 4 位。

乳腺癌筛检工具包括乳房自我检查、临床体检、乳房 X 线检查、乳腺超声检查、乳腺磁共振(MRI)检查等。

对于妇女乳腺癌筛检,各国或不同权威机构给出的指南推荐意见不尽相同,相似之处是各指南均强烈推荐 50~69 岁一般女性人群接受常规乳腺 X 线筛检;≥40 岁但小于筛检起始年龄的女性在被充分告知的情况下,基于经济水平、个人意愿和健康史等因素进行个体化决策,且应也可进行乳腺癌筛检。各指南存在的差异主要集中在筛检开始年龄以及50～74岁女性的筛检频率问题上。

在综合国外各权威指南基础上,结合我国妇女人群乳腺普遍较为致密且发病高峰年龄较欧美发达国家提前的特点,我国开发了《中国抗癌协会乳腺癌诊治指南与规范(2015版)》。对于一般人群妇女乳腺癌筛检推荐意见包括:① 20～39岁:不推荐对非高危人群进行乳腺筛检;② 40～49岁:每年进行1次乳腺X线检查;适合机会性筛检;③ 50～69岁:每1～2年进行1次乳腺X线检查;适合机会性筛检和群体筛检;④ ≥70岁:每2年进行1次乳腺X线检查;适合机会性筛检。

对以上①～④条的人群均推荐结合临床乳房体检,对于致密型乳腺推荐进行B超联合检查。

建议对高危人群(20～40岁)提前进行筛检,每年1次,建议采用临床体检、彩超、乳腺X线检查及MRI等手段进行筛检。乳腺癌高危人群包括:①有明显的乳腺癌遗传倾向者;②既往有乳腺导管或小叶中重度不典型增生或小叶原位癌者;③既往行胸部放疗的淋巴瘤患者。

(3)结直肠癌筛检:结直肠癌是我国常见恶性肿瘤之一。根据中国国家癌症中心公布的最新数据,2014年结直肠癌发病率为17.2/10万,死亡率为7.8/10万,位居恶性肿瘤死亡第5位。结直肠癌预后与早期诊断密切相关,多数早期结直肠癌可以治愈,5年生存率可达90%。年龄、男性、有家族史、吸烟和肥胖是结直肠癌的危险因素。筛检有助于结直肠癌的早发现、早诊断和早治疗。《2015中国早期结直肠癌及癌前病变筛查与诊治共识》推荐存在以下任意一条者视为高风险人群,应纳入筛检:①年龄50～75岁,男女不限;②大便潜血试验阳性;③一级亲属有结直肠癌病史;④本人有癌症史;⑤大便习惯改变;⑥符合以下任意两项者:慢性腹泻、慢性便秘、黏液血便、慢性阑尾炎或阑尾切除史、慢性胆囊炎或胆囊切除史、长期精神压抑有报警信号。

结直肠癌筛检方法常用工具包括:

基于高风险因素的问卷调查:帮助确立结直肠癌高风险人群;粪便潜血试验:推荐采用连续3次免疫法粪便潜血检测来筛查早期结直肠癌;是目前应用最为广泛的筛查结直肠癌的方法之一;筛查出来的人群应进行结肠镜检查;直肠指检:推荐对未行结肠镜检查的直肠肿瘤可疑患者宜行直肠指检;结肠镜检查:推荐有条件地区采用规范化全结肠镜检查行早期结直肠癌的筛查,尤其对于高风险人群;色素内镜及电子染色内镜检查。

推荐使用风险分层评分筛选出高危人群进行早期结肠镜检查。初筛应针对全体目标人群,选用简便易行经济的方法,如基于高危因素的调查问卷、粪便潜血试验、血清肿瘤标记物之一或联合使用。初筛确立的高风险人群,进一步行全结肠镜检查,并个体化配合使用色素内镜和(或)电子染色内镜检查。对于无异常者筛查的间隔时间不应超过10年;对于有一级亲属家族史者建议40岁开始筛查,以后每5年1次;对于以往有肠道低风险腺瘤史者在治疗后5～10年内复查肠镜,高风险腺瘤史者在治疗后3年内复查肠镜;对于炎症性肠病的患者在症状出现以后8～10年开始筛查。

2. 社区常见慢性非传染性疾病的筛检

(1)高血压的筛检:《国家基本公共卫生服务规范(第三版)》要求社区为居民提供高血压筛查服务:

1）对辖区内 35 岁及以上常住居民，每年为其免费测量一次血压（非同日三次测量）。

2）对第一次发现收缩压≥140mmHg 和（或）舒张压≥90mmHg 的居民在去除可能引起血压升高的因素后预约其复查，非同日 3 次测量血压均高于正常，可初步诊断为高血压。建议转诊到有条件的上级医院确诊并取得治疗方案，2 周内随访转诊结果，对已确诊的原发性高血压患者纳入高血压患者健康管理。对可疑继发性高血压患者，及时转诊。

3）如有以下六项指标中的任一项高危因素，建议每半年至少测量 1 次血压，并接受医务人员的生活方式指导。

A. 血压高值（收缩压 130～139mmHg 和（或）舒张压 85～89mmHg）；

B. 超重或肥胖，和（或）腹型肥胖；

超重：28 kg/m^2>BMI≥24 kg/m^2；肥胖：BMI≥28kg/m^2；

腰围：男≥90cm（2.7 尺），女≥85cm（2.6 尺）为腹型肥胖；

C. 高血压家族史（一、二级亲属）；

D. 长期膳食高盐；

E. 长期过量饮酒（每日饮白酒≥100ml）。

（2）糖尿病的筛检：血糖异常的筛检是心血管风险评估的一部分。社区实施糖尿病筛检，可测定空腹血糖（FPG）或口服 75g 葡萄糖负荷后 2 小时血糖（2hPG）。糖尿病诊断标准为：FPG≥7.0（126mg/dl），或 2hPG≥11.1mmol/L（200mg/dl），或有糖尿病症状＋任意时间血浆葡萄糖水平≥11.1mmol/L（200mg/dl）。2016 年《美国预防服务工作组声明：对血糖异常及 2 型糖尿病的筛查》建议：首次血糖筛检结果正常者，宜每 3 年重复筛检一次。

《中国 2 型糖尿病防治指南》2017 版中指出，2 型糖尿病的高危人群包括以下一项或多项：①年龄≥40 岁；②BMI≥24 以上和（或）中心性肥胖（男性腰围≥90cm，女性腰围≥85cm）；③以往有糖耐量异常（IGT）或空腹血糖受损（IFG）者；④一级亲属中有 2 型糖尿病家族史者；⑤有高密度脂蛋白胆固醇降低（≤35mg/dl 即 0.91mmol/L）和（或）高甘油三酯血症（≥200mg/dl，即 2.22mmol/L）者；⑥有高血压（收缩压≥140mmHg 和（或）舒张压≥90mmHg）或正在接受降压治疗者；⑦年龄≥30 岁的妊娠妇女；有妊娠糖尿病史者；曾有分娩巨大儿（出生体重≥4kg）者；有不能解释的滞产者；有多囊卵巢综合征的妇女；⑧常年不参加体力活动者；⑨动脉粥样硬化性心脑血管疾病患者；⑩有一过性类固醇性糖尿病病史者；⑪长期接受抗精神病药物和抗抑郁症药物治疗者。全科医生应对工作中发现的 2 型糖尿病高危人群进行有针对性的健康教育，建议其每年至少测量 1 次空腹血糖，并接受医务人员的健康指导。

（3）血脂异常筛查：《中国成人血脂异常防治指南（2016 年修订版）》推荐，早期检出血脂异常个体，监测其血脂水平变化，是有效实施动脉粥样硬化性心血管疾病防治措施的重要基础。社区血脂异常筛查，主要通过对门诊就诊人群进行常规血脂检测开展。这些人群包括已经患有动脉粥样硬化性心血管疾病的人群。健康体检也是检出血脂异常患者的重要途径。建议 20～40 岁人群每 5 年测量一次血脂（包括 TC、LDL-C、HDL-C 和 TG）；建议 40 岁以上男性和绝经期后女性每年检测血脂；患有动脉粥样硬化性心血管疾病患者及其高危人群，应每 3～6 个月测定 1 次血脂。

血脂检查的重点对象为：①有动脉粥样硬化性心血管疾病史者；②存在多项动脉粥样硬化性心血管疾病危险因素（如高血压、糖尿病、肥胖、吸烟）者；③有早发性心血管病家族史者（指男性一级直系亲属在 55 岁前或女性一级直系亲属在 65 岁前患缺血性心血管病），或有家族性高脂血症患者；④皮肤或肌腱黄色瘤及跟腱增厚者。

四、免疫接种

免疫接种（immunization）是用人工方法将免疫原或免疫效应物质输入到机体内，使机体通过人工自动免疫或人工被动免疫的方法获得预防某种疾病的特异性能力，从而保护易感人群，预防疾病发生，是最有效、方便可行、最得到公认的一级预防措施。

（一）相关概念

1. 计划免疫　是指根据传染病疫情监测和人群免疫水平分析，按照国家规定的免疫程序，有计划地利用疫苗进行预防接种，以提高人群免疫水平，达到控制乃至最终消灭针对传染病的目的。

2. 国家免疫规划　是指按照国家或省、自治区、直辖市确定的疫苗品种、免疫程序或者接种方案，在人群中有计划地进行预防接种，以预防和控制疾病的发生。

免疫规划是计划免疫工作的发展。

（二）儿童计划免疫

1978年以后，我国儿童计划免疫疫苗有卡介苗、脊灰疫苗、百白破疫苗（白破疫苗）、麻疹疫苗，2002年又进一步将乙肝疫苗纳入计划免疫，为新生儿提供免费接种。80年代以后，部分省份还陆续将流脑疫苗、乙脑疫苗纳入免疫范畴。

2007年，我国政府提出实施扩大国家免疫规划，增加儿童免疫规划疫苗种类。扩大国家免疫规划的总目标是继续保持无脊灰状态，消除麻疹，控制乙肝，进一步降低疫苗可预防传染病的发病率。实施国家免疫规划是政府提供的一项重要公共卫生服务，是儿童健康的基本保障，是预防、控制乃至消灭疫苗可预防传染病的有效手段。目前儿童常规免疫疫苗有乙肝疫苗、卡介苗、脊灰疫苗、百白破疫苗、白破疫苗、麻风疫苗、麻风腮疫苗、乙脑疫苗、A群流脑疫苗、A+C群流脑疫苗、甲肝疫苗，可预防乙型肝炎、结核病、脊髓灰质炎、白喉、百日咳、破伤风、麻疹、风疹、流行性腮腺炎、流行性乙型脑炎、流行性脑脊髓膜炎、甲型肝炎。

（三）成人免疫接种

扩大国家免疫规划也从儿童扩展到了成人，在重点地区或疫情发生时，免费对成人免疫接种的疫苗有出血热疫苗、炭疽疫苗、钩体疫苗。随着儿童免疫接种的普及，出现了一些传染病发病年龄高移现象，成人免疫接种是解决上述问题的有效方法，但国内目前尚未制订有关成人免疫接种的政策和法规。

另外，还有一些疫苗虽然不在国家免疫规划范畴内，但可以根据身体状况与预防疾病的需要，自愿接种，常见的有水痘疫苗、B型流感嗜血杆菌疫苗、肺炎疫苗、流感疫苗、狂犬疫苗等。

五、化学预防

（一）化学预防概念

化学预防（chemoprevention）指对无症状者但具有潜在危险因素的人使用药物、营养素（包括矿物质）、生物制剂或其他天然物质，提高机体免疫力或增强抗病能力的一级预防措施。上述物质给予已出现症状的患者服用时，是用来治疗疾病的，不在化学预防之列。

（二）化学预防制剂类型

化学预防制剂类型包括：①药物类：如降压类、降血脂类、降糖类、抗生素类、降低血液黏稠类、催眠镇静类、抗抑郁抗焦虑类、激素类、抗龋齿类等；②营养素类：有维生素类、矿物质类、天然营养素类、人工合成活性营养素类、功能性专用类；③生物制剂类：有疫苗类、免疫调节剂类（免疫抑制剂、免疫增强剂）、免疫佐剂类、特异性或非特异性免疫血清（含免疫球蛋白、免疫信息物质的纯制品）。

（三）化学预防的内容

目前已开展的化学预防如孕妇服用叶酸可以降低神经管畸形婴儿出生的危险、育龄妇女或孕妇服用含铁物质可以降低缺铁性贫血的发生率、绝经后妇女服用雌激素预防骨质疏松、食盐加碘预防碘缺乏症、饮水加氟预防龋齿病、饮水加氯预防肠道传染病、使用小剂量阿司匹林预防 40 岁以上有心肌梗死倾向男性血栓性疾病等。化学预防虽在临床应用较多，但对其应用的安全性和效果还有待于研究和论证，社区的全科医生在选择应用时应充分考虑利弊，除了向患者解释预防作用，还应解释副作用。

1. 他汀类药物预防心血管疾病 英国发布的《2014 NICE 血脂管理指南》推荐医生采用心血管疾病风险评估工具对年龄在 40～74 岁可能的心血管疾病高危患者进行评估，其中 10 年心血管疾病风险超过 10% 的患者采用大剂量他汀治疗作为一级预防。患者在试图通过改变饮食和运动习惯来改变心血管危险因素之后，应该开始阿托伐他汀 20mg/ 日进行心血管疾病的一级预防。指南中确认阿托伐他汀 20mg/ 日是临床有效剂量，也是心血管疾病一级预防中成本 - 效益较高的剂量。美国《2016 USPSTF 建议声明：他汀类药物在成人心血管疾病一级预防中的应用》推荐对没有心血管疾病史的 40～75 岁高危人群使用低 - 中剂量他汀类药物。高危人群是指具有高血脂、高血压、糖尿病或吸烟中的一项或多项，且 10 年心血管疾病风险超过 10%。推荐的阿托伐他汀剂量为 10～20mg/ 日。

2. 阿司匹林用于预防心脏病、脑卒中和可能的肿瘤 小剂量阿司匹林主要用于抑制血小板 Cox-1，阻止血栓素 A2（TXA2）的生成，从而实现抗血小板聚集的作用，以预防心脑血管事件（心肌梗死、脑卒中或心血管病）的发生。各国指南对阿司匹林心血管疾病一级预防的适合人群推荐范围略有不同。如美国预防服务工作（USPSTF）组 2014 年编写的《阿司匹林一级预防指南》推荐认为，10 年心血管风险≥10% 且无出血风险增加的 50 岁至 69 岁人群应考虑服用低剂量阿司匹林来预防心血管病和结直肠癌。2011 年《中国心血管疾病预防指南》在综合国内外相关指南及研究结果的基础上，明确推荐我国 10 年心血管疾病风险 >10% 的人群应使用阿司匹林进行一级预防。国内外指南推荐用于心血管一级预防的阿司匹林肠溶片剂量为 75～100mg/ 日。在使用前及使用过程中，进行出血风险评估来增加阿司匹林的临床净获益。

3. 激素补充治疗（hormone replacement therapy，HRT）用于绝经后妇女预防骨质疏松症和心脏病 激素补充治疗主要指对卵巢功能衰退的妇女在有适应证无禁忌证的前提下，个体化给予低剂量的雌激素和（或）孕激素药物治疗。《绝经期管理与激素补充治疗临床应用指南（2012 版）》建议对绝经早期有症状的中年妇女进行激素补充治疗，会形成一个对骨骼、心血管和神经系统的长期保护作用的时间段，一般为绝经 10 年之内或 60 岁以前，对于仅以预防骨折为目的，既往未用 HRT 的 60 岁以上妇女，不推荐开始使用 HRT。

4. 叶酸用于预防出生缺陷 叶酸是一种 B 族维生素，人体需要用它来生成红细胞、去甲肾上腺素和色拉托宁（神经系统的化学成分）。叶酸协助合成 DNA（身体的遗传物质），维持大脑的正常功能，是脑脊髓液的重要组成部分，所以叶酸能保证胎儿神经系统的发育，防止神经管畸形和先天性心脏病的发生。2017 年 1 月，美国预防医学工作组（USPSTF）发布了补充叶酸预防神经管缺陷的建议声明，USPSTF 平衡了育龄期女性补充叶酸的获益和危害，建议所有计划怀孕的女性每日补充 0.4～0.8mg 叶酸。

第三节　沿生命周期的预防医学服务提供

临床预防服务通过在临床场所对病伤危险因素的评价和预防干预，对降低疾病的发生、改善生活质量和控制医疗费用的快速增长起到了积极作用，因此临床预防服务得到了广泛的应用和推广，尤其是在生命周期和疾病发展不同阶段等领域实施的临床预防服务，推动了基层医疗卫生服务机构服务模式的转变，使预防服务与医疗服务有效的结合，这即是全科医学倡导的生命全过程的照顾。

一、沿生命周期和疾病周期的预防服务理念

人从出生到死亡的生命周期是一个连续的自然过程，在生命的全程中，由于自身环境（如机体的遗传、成熟和老化）和外在环境（环境、生活行为方式以及卫生服务的提供）等诸多因素对个体健康的影响是随着年龄的增长而不断累积的，健康的损害也从生理的代偿阶段发展到失代偿阶段，直至造成组织和器官的病理变化和功能障碍，出现临床的特异症状和体征，甚至死亡。因此，在疾病或生命的不同时期开展有针对性的、连续的预防服务，将三级预防策略和措施贯穿于生命的全程，可以有效降低各种疾病的发生，提高生命质量。

生命全过程的照顾是指从生命的孕育开始，经过孕期、围生期和婴幼儿期、青少年期、成年期、晚年期、临终期直至生命终结的全过程照顾，也称为生命周期的照顾。美国《2014临床预防服务》建议为新生儿期（出生至28天）、婴幼儿期（28天至2岁）、儿童期（2岁至10岁）、青少年期（11岁至24岁）、中青年期（25岁至64岁）及老年期（65岁及以上）人群提供相应的第一级和第二级预防服务。世界卫生组织（WHO）建议将人的生命周期划分为围生期和婴幼儿期、青少年期、成年期和晚年期四个阶段，我国则划分为儿童期、青少年期、成年期、老年期和临终期，根据生命周期的特点提供具有针对性的预防服务是全科医生的重要任务之一。每个不同时期预防服务内容参考妇幼保健及老年保健等相关书籍。

二、沿生命周期提供临床预防服务案例分析

（一）案例

见第二章第四节的案例。

对于该患者，如何根据其所处生命周期阶段及所患疾病状态提供预防服务？

（二）案例分析

上述案例中的女性患者，全科医生在对其处理现患疾病、管理连续性问题的同时，还需要根据目前患者不良的生活习惯、工作性质、个性特征等提供预防性服务，预防高血压的发展和恶化，减少并发症的发生。患者确诊高血压多年，目前出现胸痛症状，疑似冠心病，全科医生对于该患者重点需要进行的预防策略包括防止冠心病的进一步发展，预防其他如脑卒中等并发症的发生。

1. 健康咨询　包括合理膳食、控制体重、适量运动、限酒、减轻精神压力。具体如下：

（1）合理膳食：该患者为高血压患者，根据我国居民膳食指南的要求，每日食盐摄入量在6g以内，油脂不高于30g，高血压患者还要注意钾的补充，每日摄入量约为4.7g。

（2）控制体重：体质指数（BMI）正常范围在18～24kg/m^2，超过24kg/m^{2}为超重，超过28kg/m^{2}为肥胖，该患者的体质指数为27.24kg/m^2，明显属于超重范围，如不加以控制会发展成为肥

胖。而体重每下降 5.1kg，平均收缩压和舒张压分别降低 4.4mmHg 和 3.6mmHg。

（3）适量运动：高血压、冠心病患者应当进行适量运动，运动后感觉良好即可。

（4）限酒：每日饮酒酒精含量男性不超过 25g，女性减半，建议患者降低酒精摄入量。

（5）减轻精神压力：鼓励患者选择合适的文体活动，增加老年人的社交机会。同时全科医生可以劝解家属给予患者一定的心理支持和情感关怀，鼓励患者积极面对疾病，提高生活质量。

2．筛检

（1）高血压并发症的筛检：长期高血压可致多种慢性并发症，应完善心电图检查评估有无心肌缺血，检眼镜检查评估眼底血管病变，足背动脉搏动检查评估有无下肢血管病变，尿微量蛋白、肾功能测定评估有无高血压肾病等。

（2）恶性肿瘤筛检：考虑患者 56 岁，询问患者既往是否进行过有关癌症筛检，如无，可为患者考虑如下筛检方案：宫颈癌的筛检可考虑每 3 年一次的细胞学筛检；乳腺癌的筛检可考虑每 1～2 年进行 1 次乳腺 X 线检查；结直肠癌的筛检可考虑每年进行粪便潜血试验，如阳性可行结肠镜检查。

（3）糖尿病筛检：该患者具有多项 2 型糖尿病的高危因素（年龄、超重、血脂水平、高血压等），应继续坚持每年测量空腹血糖。

3．化学预防　患者 56 岁，高血压、高脂血症多年，目前可疑冠心病，因此建议患者预防性服用阿司匹林，继续服用他汀类药物，预防心肌梗死和缺血性脑卒中。

本章小结

本章首先介绍了预防医学概念以及公共卫生服务概念及基本公共卫生服务项目；接着介绍了三级预防策略概念及主要措施，在此基础上引出了临床预防概念，即是在临床环境下由医务者向无症状者和健康人提供的预防保健服务，是在临床环境下第一级和第二级预防的结合，在具体的预防措施上，它强调纠正人们不良的生活习惯、推行临床与预防一体化的卫生服务。从地域、知识背景、服务方式、资源协调、医患关系五个优势阐述了全科医生提供临床预防服务的优势。在此基础上，本章重点介绍了临床预防服务的内容，包括：健康咨询、筛检、免疫接种和化学预防，对于每一种预防服务从概念和内容方面，结合国外预防服务指南及国内相关指南进行了详述。最后结合一个案例，再次阐述了在全科医疗实践中，如何根据个人生命周期及疾病周期提供预防服务。

（杜　娟）

思考题

1．简述三级预防的策略。

2．全科医生开展以预防为导向的全科医疗服务具有哪些优势？

3．简述临床预防服务的概念和特点。

4．简述临床预防服务的主要方法。

第六章　全科医生的临床思维

临床医疗工作关乎人的健康和生命，因此具有高复杂性和高风险性。随着医疗科技的发展，临床医疗中引入了大量高新技术和设备，为临床医生诊疗工作提供了先进的手段，但是临床误诊率并没有明显下降，主要原因之一可能是对先进的诊疗手段和仪器盲目信赖和迷信，导致对医生临床思维训练的缺乏。准确的诊断和治疗方案要求临床医生不仅掌握疾病诊疗的基本理论、基本技能以及临床经验，还要具备正确的临床思维方法和能力。

第一节　临床思维的概念和原则

一、临床思维和临床决策的概念

（一）临床思维

临床思维（clinical thinking）是指医生运用医学科学、自然科学、人文社会科学和行为科学的知识，以病人为中心，通过充分的沟通和交流，进行病史采集、体格检查和必要的实验室检查，得到第一手资料，结合其他可利用的最佳证据和信息，结合病人的家庭和人文背景，根据病人的症状等多方面信息进行批判性的分析、综合、类比、判断和鉴别诊断，形成诊断、治疗、康复和预防的个性化方案，并予以执行和修正的思维过程和思维活动。

临床医学的研究对象是活生生的、具有社会性的患病的人。它比其他自然科学和基础医学的对象要复杂得多。研究对象的复杂性决定了研究任务的特殊性，因此和其他领域的研究方法相比，临床思维便具有一些明显的不同之处。

（二）临床决策

临床决策（clinical decision making），是指医生用一定的方法从多种诊疗方案中择优选择一种最适合患者的诊疗方案的过程。它包括提出问题，搜集资料，预测结果，确定目标，拟订方案，评价和优选，实施中的控制和反馈，必要的追踪等过程。一般进行决策分析有以下四个基本步骤：①临床可选择的治疗方案不唯一时，根据患者的需要和利弊的大小进行比较，以循证比较最佳；②确定各决策可能的后果及其发生的概率；③与患者及家属进行沟通，充分考虑患者的背景、意愿以及伦理问题；④在以上三步的基础上决定最适宜的决策。

二、临床思维的基本原则

1. 以病人为中心以及患者安全第一的原则　诊疗中以病人为中心，始终把病人的利益放在第一位；及时识别或排除威胁病人生命而又可治疗的严重疾病，保证病人生命及健康安全。

2. 符合伦理学要求的原则　防止过度诊疗,临床决策符合伦理道德规范。

3. 首先考虑常见病与多发病(概率诊断)的原则　进行诊断假设时,首先应该考虑当地的常见病和多发病,并结合患者的性别、年龄、职业、发病季节与地域等具体背景资料和相关影响因素进行考虑和分析。

4. 尽可能以一种疾病去解释多种临床表现的原则　因为在临床实际中,同时出现多种关联性不大的疾病的概率比较小。如果确实不能用一种疾病解释患者的临床表现时,再考虑患有其他疾病的可能,并将可能所患疾病分清主次,排列先后。

5. 优先考虑器质性疾病的原则　当器质性疾病和功能性疾病难以明确鉴别诊断时,应先考虑器质性疾病,以免延误治疗。

6. 优先考虑可治疗性疾病的原则　当疾病诊断有两种可能,一种是可治疗且疗效较好的疾病,另一种是目前尚无有效治疗方法且预后较差的疾病时,优先考虑可治疗且疗效较好的疾病诊断。

7. 实事求是原则　客观对待临床现象,因为个人的知识范围和临床经验比较局限,不能仅仅根据自己的知识范围和临床经验进行取舍,应根据证据进行客观的推理、判断和决策。

8. 符合基本常识的原则　当各种临床思维方法均无法解释,或者专业知识也不足以解决问题时,可考虑运用是否符合基本常识的判断方法来分析解决问题。

9. 以患者为整体,从生物 - 心理 - 社会全面思考其临床问题的原则　在高度专科化的临床服务中,医生的知识面越来越窄,高度集中在自己的某个研究领域,容易出现漏诊或误诊。医生应该从生物、心理、社会三个维度全面考虑患者的问题,将患者作为一个整体,而不仅仅是某种疾病,尽量处理好全局和局部的疾病关系。

10. 简化思维程序原则　简洁的把多种诊断倾向迅速归纳到一个最小范围中去选择最大可能的诊断,这就是简化思维程序的诊断过程。当时间紧迫,患者出于危急状态时,必须采取简化思维方式,尽快诊治,尽快救护患者。

第二节　全科医学的临床思维

全科医生作为"健康守门人",承担着社区的首诊任务,应该满足对首诊医生能力的要求:能够为居民提供综合性服务,能诊治 80% 以上的常见症状、常见疾病、常见问题,同时具备识别和排除少见但可能威胁患者生命的疾病(问题)的能力,以及及时正确处理和转诊的能力。全科医学与专科医疗的临床思维方式并不完全相同,单纯的以疾病为中心的临床思维方式不能满足对全科医生能力的要求,全科医学的临床思维主要是以问题为导向进行的。

一、全科医学临床思维的基本特征

在社区卫生服务机构中,没有大医院的先进设备和辅助检查手段,全科医生的诊疗水平更取决于其临床思维能力。全科医生主要根据患者的主诉、症状、体征来识别和诊断疾病,其临床推理能力和根据症状进行鉴别诊断的能力就更加重要。

全科医学的临床思维体现的基本特征包括:①以病人为中心、以问题为导向、以证据为基础(evidence based)指导临床思维;②体现生物 - 心理 - 社会医学模式,按照系统思维方式全面、综合、整体地认识患者的健康问题;③遵循辩证思维、逻辑思维的基本认识规律;④基于全科医疗实践,坚持科学的批判性思维。

二、以问题为导向的全科医学临床诊断思维

（一）全科医疗中常见的健康问题

全科医疗是基层医疗保健服务，目的是为个人、家庭和社区提供持续性、综合性、个体化照顾，解决健康问题，因此涉及的内容非常广泛，除了医学专业本身的内容，还包括其他社会、心理等方面的内容，提供的服务内容也不仅仅是临床医疗本身，还包括预防、健康教育、咨询等。任何一个就诊的患者，就诊的目的是要解决他／她的健康问题，不仅包括已出现或觉察到的健康问题，还包括担心可能出现的健康问题，以及希望避免出现的健康问题。

在基层卫生保健服务中，大部分健康问题尚处于早期未分化阶段（undifferentiated stage），绝大多数患者都是以症状或问题而不是以疾病就诊，并且绝大多数的症状都是由于自限性疾病引起（或一过性的），往往无需也不可能做出病理和病因学诊断，有些症状属于健康问题，还不属于疾病的范畴，还有些症状可能是一些慢性病和严重疾病的早期症状，甚至有些症状根本就是由于心理社会因素引起的。总之，全科医学涉及的诊疗内容中，常见病多于少见病及罕见病；健康问题多于疾病；关注人的整体重于细胞水平，这就是全科医学的基本临床思路。如表 6-1 所示，是北京市农村地区全科医学门诊常见的前 10 种健康问题。

表 6-1　北京市农村地区全科医学门诊全科医疗的常见内容

顺位	就诊原因	占全部就诊原因的百分比（%）
1	咳嗽	13.4
2	高血压病开药	12.3
3	咽喉症状	8.0
4	2 型糖尿病开药	5.7
5	打喷嚏／鼻充血	5.7
6	发热	3.2
7	眩晕	2.8
8	异常痰液	2.8
9	不伴心绞痛的缺血性心脏病开药	1.8
10	腹痛	1.7

（二）社区人群常见健康问题的临床特点

1. 大部分健康问题尚处于早期未分化阶段　在疾病或健康问题的早期阶段，大多数患者只有一些轻微的症状，或者只是在整体上感觉病了，有时仅表现出一些生活方面的问题，如情绪低落、性情暴躁、夫妻关系紧张、记忆力减退等。对于疾病的诊断来说，这种早期未分化的问题还未出现典型的、特异性的症状和体征，很难在临床表现与疾病之间建立明确的逻辑联系，而且可能有一部分问题始终无法作出明确的诊断或用疾病的概念来定义。但是在这一时期及时处理问题，所花的代价最小，获得的效果最好，预后也最理想，效益最大。因此，全科医生应着重掌握认识和处理早期未分化的健康问题的基本技能，最重要的两种技能是：①在疾患的早期阶段将严重的、威胁生命的疾病从一过性的、轻微的疾患中鉴别出来；②确定与问题有关的生物、心理、社会因素，鉴定问题的性质是生理性的，还是心理、社会性的。

2. 常伴随心理、社会问题 社区健康问题的原因、表现和影响不仅仅只涉及生理问题，往往还伴随着大量的心理、社会问题，是生物、心理、社会诸因素交互作用的复合物。任何健康问题都可以找到生物、心理、社会等方面的原因，而且，社会因素是所有疾患的最根本原因。躯体疾病可以伴随大量的心理、社会问题，精神疾患可以伴随许多躯体症状。在鉴别健康问题的性质和原因时，全科医生在接诊过程中不仅应该清楚地认识到躯体与精神之间的相互作用及其机制，还应该在问题的处理过程中，考虑到躯体与精神之间的相互影响，为患者提供整体性服务。

3. 急性问题、一过性或自限性疾患出现的比例较高 急性疾病往往起病急、病程短，患者常常紧急求助于当地的全科医生，经适当处理后，要么好转，要么被转诊；许多急性疾病是一过性的，未等明确诊断或未经任何处理便已经度过了急性期；还有一些疾病是自限性的，未经治疗便自愈了。这些疾病大多在社区中由全科医生来负责处理，很少出现在专科医生那里。

4. 慢性疾患较多，出现的频率较高持续时间长 慢性疾患常占据社区疾病谱的前几位。慢性病患者需要连续性、综合性的医疗保健服务，他们就诊频繁，涉及广泛的心理、社会问题，社区、家庭是其治疗、康复的最佳场所，因此，他们是全科医生日常服务的主要对象。对于慢性病患者来说，重要的不是如何去除症状、治愈疾病，而是如何预防疾病的发展，如何带着症状或疾患生活，如何适应环境的变化。

5. 社区人群的患病率与医院就诊人群的不完全相同 全科医生的服务人群主要是社区人群，这个人群近似于全人群，而医院接诊的患者是经过社区卫生服务机构筛选后，或患者疾病已经达到一定程度，临床症状十分明显的时候才到医院就诊，因此专科疾病的患病率明显增高，导致社区人群的疾病患病率和医院就诊人群的疾病患病率存在较大的差异。

6. 健康问题具有很大的变异性和隐蔽性 全科医生的服务是对社区开放的，虽然全科医生的服务对象是相对固定的，而社区中发生的问题却千变万化，因此全科医生不能像专科医生那样能将自己的服务内容明确地固定在一个范围内，他们要应付所有类型的问题。不同社区的健康问题也存在很大的差异，这种变异可能会超出全科医生接受训练的范围；患者及其家庭之间的差异也非常大，以至于对每一个患者和每一个家庭，全科医生都要采取与之相适应的策略；在社区中、家庭中处理患者的问题与在医院的病房中处理患者的问题是并不相同的，全科医生解决问题的策略和方法应该具有足够的适应性，以便能应付任何变异程度的健康问题。社区中的健康问题不仅具有很大的变异性，而且具有明显的隐蔽性。主动来就诊的患者只占所有患者的1/3，还有更多的患者因种种原因没有来就诊，这些患者需要全科医生主动去发现。来看病的可能不是真正的患者，真正的患者是其家庭的其他成员或整个家庭；患者提供的线索可能不是真正的原因，而与问题相关的重要线索却未被提及；问题可能不像表面上所表现的那样，关键性的问题可能隐藏在更深的层次之中；心理、社会问题常常通过躯体化以躯体症状表现出来，而中国的患者常习惯性否认有心理、社会方面的问题。全科医生应学会如何透过现象看本质，善于在纷繁复杂的假象中鉴别问题的性质和原因。

7. 健康问题的成因和影响通常都是多维度的和错综复杂的 还原论强调把问题涉及的范围缩小到单一的因果关系链中，这样难以把握问题的整体特性。事实上，社区中健康问题的原因和影响都是多维度而错综复杂的，其性质往往是多因多果的。问题的原因和影响可能涉及生物、躯体、心理、个人、人际关系、家庭、社区、社会、文化、宗教、政治、经济、医生与医疗保健组织等多种因素和多个方面，以上因素之间又存在错综复杂的相互作用。如果不了解这些因素之间的相互关系和相互作用，就难以把握问题的整体特性，也难以全面、有效地解决这些问题。要分析以上因素之间的相互作用和相互关系，必须掌握广泛的知识和系统整体论的方法。

8. 社区常见健康问题发生后就医的是少数人　研究发现，社区中遭受不同形式健康问题困扰的人群中，许多人因为缺乏相关的医学知识很少主动就医。全科医生应主动加强对居民自我保健知识和意识的教育，尤其要警惕一些可能预示着严重健康问题的常见症状，主动筛检和识别这类患者并将其转诊到上级医院进行诊断和治疗。

9. 处理社区常见健康问题的基本策略不同于专科医生　专科医生的诊断思维常常主要考虑某种疾病的可能性，减少不确定性，花费昂贵的检查，确诊疾病，从而降低误诊风险。全科医生处理常见健康问题的目标不仅仅是缓解症状或治愈疾病，更着重于疾病预防、满足患者需求；利用的资源也不仅仅是医疗资源，还包括广泛的社会资源；医患之间的交往不仅仅局限于就诊的过程中，而是一种不受时间、空间、疾病类型、患病与否、是否就诊等因素限制的伙伴式、长期的、连续性的医患关系，因此，全科医生处理社区常见健康问题的策略和方式不同于专科医生，不应从疾病出发，而应从问题出发，主要从问题中寻找发生某种疾病的概率，容忍其不确定性，用时间来观察（任何疾病都有其发展的过程），解决很难确定的早期症状，减少不必要诊治带给患者的危害，从而减少漏诊误诊的风险。

三、以病人为中心的疾病处理和长期管理

（一）以问题为导向的疾病处理的临床思维特点

1. 以人为中心　全科医疗的主旨强调的是以人为中心、为个人和家庭提供长期负责式照顾的医疗服务。在解决健康问题的服务过程中，以人为中心的服务具体体现在对健康问题的诊断和处理的过程中，充分尊重患者的知情权和隐私权，允许患者在一定程度上参与诊断与治疗的决策。

2. 全面性、系统性、联系性　由于疾病本身的复杂性，使得疾病的表现形式多种多样。因此，全科医生必须以全面、系统和联系的观点对健康问题进行分析、诊断和处理。如有的患者急性心肌梗死发作时，仅表现为头痛、牙痛、背痛或左上肢疼痛等症状，并无典型的胸痛、胸闷、发热、心悸等症状，如果全科医生只从疾病的局部表象来看待问题，缺乏全面、系统、联系的观点，对疾病所表现出的真相、假象缺乏全面的了解，就会很容易被患者所表现出来的头痛、肢体痛这一症状而迷惑，导致误诊或漏诊，从而丧失对患者进行抢救的宝贵时机。

3. 根本解决、标本兼治　全科医生应辩证地看待症状治疗和病因治疗的关系，并妥善地处理好治标和治本的关系，确保从根本上解决患者的健康问题。当疾病病因不清或无有效治疗方法时，症状治疗无疑具有重要的意义，但是，对疾病问题的解决最终要靠对病因的根除，因此，在治疗过程中，全科医生需把握好治标和治本的关系，十分小心的审视问题是否已经从根源上得到解决。

4. 动态性和渐进性　在疾病发展的初期，由于很多典型症状尚未显现，医生很难对问题的诊断治疗得出确切的结论，只能进行大致的患某病的概率分析和推测，只有当疾病发展到典型症状出现时，才能做出正确的诊断，在证据不充分时匆忙下结论很容易导致误诊。因此，全科医生可以进行时间动态的、连续的试验性治疗和追踪观察，通过对问题演变的跟踪、随访，补充证据，最后得出正确的诊断和对疾病做出正确的处理。

（二）以病人为中心的疾病处理和长期管理的策略

全科医生在第一线的医疗服务中，遇到的通常都是初期的、未分化的、一过性的疾病/健

康问题,这些健康问题/疾病有时属于心理社会层面上的问题,而专科医师遇到的通常是已经分化了的、进展期的疾病。因此,全科医生在日常诊疗的理念上应该实施以问题为导向的健康照顾,以解决或协助解决患者的健康问题为其诊疗目标,即不是机械地追求确切的生物学诊断以及在明确诊断基础上才开始治疗。

全科医生面对的健康问题广泛而多样,涵盖了从健康到疾病动态转换过程中可能出现的一系列问题,因此,在以问题为导向的疾病处理过程中,全科医生首先要尽可能的掌握问题之所在,从生物、心理、社会等多维角度、微观和宏观等多层次角度来综合分析患者的问题,准确把握问题的成因,并以全面、系统和联系的观点来分析、诊断和处理疾病问题,从根本上解决问题,不能只从疾病的局部表象来看待问题,从而导致误诊、漏诊、误治。在解决问题时,当某些疾病引发的症状危及患者的健康和生命或给其带来很大的痛苦,或病因不清、对病因无有效治疗方法时,首先治疗症状,稳定病情,待危急情况解决后,仍然要找到病因,根除病因,从根源上解决问题。

由于社区健康问题就诊初期往往处于早期未分化阶段,对于接诊的全科医生来说,由于出现的症状非特异、不典型,在缺乏足够的证据时很难下结论。为了尽可能避免误诊、误治,有必要通过对问题演变进程的动态观察、跟踪和随访来实现对疾病问题的进一步明确诊断,并利用时间进行试验性治疗和追踪观察,不断收集证据来修改、调整最初的诊断和处理,以最大限度地减少误诊的发生。

对于患者,就诊初期医生应充分了解他们就医的目的和期望,了解他们自己对问题的看法,医生处理问题前对患者详细说明医生对问题的看法,拟采取处理的方法、目标与可能的结果,通过详细的解释和知情同意,使患者更好地参与和配合疾病治疗工作,在治疗的同时,还应对导致问题产生的各种健康危险因素进行干预,对患者进行健康教育、实施心理指导,帮助他们纠正不健康行为和生活方式,指导他们实施自我健康保健和自我照顾,教会他们各种健康改善策略和方法。

在疾病的长期管理中,建立健全健康档案是掌握疾病基本状况的首要条件,其次充分利用社会资源,动态、连续的跟踪观察疾病发生发展过程,不断获取新资料、新证据也是非常重要的,全科医生通过健康档案资料提供的背景资料和诊断依据,通过动态性、连续性的优势,在为个人、家庭、社区提供连续性照顾的服务过程中不断深化对疾病的认识,并根据新搜集的证据来修改、调整最初对疾病的判断,从而达到减少误诊、提高诊断准确率、作出正确临床决策的目标。

四、全科医疗中以问题为导向的健康档案记录

以问题为导向的健康档案记录方式(problem-oriented medical record,POMR)由 Weed 于 1969 年首先提出,1970 年,Biorn 添加了暂时性问题目录,1997 年,Grace 等人又添加了家庭问题目录。这种记录方式具有简明、条理清楚、重点突出、便于统计和同行间交流等特点。在全科医疗中,不仅用于个人健康档案,也用于家庭健康档案。

以问题为导向的健康档案记录方式的基本内容包括:患者的基本资料、问题目录、问题描述、病程流程表等。其中问题目录和问题描述是体现以问题为导向的记录方式的主要内容。

1. 患者的基本资料

(1)人口学信息:包括姓名、性别、出生日期、出生地、国籍、民族、文化程度、婚姻状况等。

(2)社会经济学信息:包括户籍性质、联系方式和地址、职业、工作单位等。

（3）亲属信息：如子女数量、父母亲健康状况等。

（4）社会保障信息：如医疗保险种类和号码等。

（5）基本健康信息：如血型、过敏史、预防接种史、既往疾病史、家族遗传病史、健康危险因素、残障情况、亲属健康状况等。

（6）建档信息：如建档日期、档案管理机构、建档医生等。

2. 问题目录 为了便于全科医生或其他医师能在较短时间内对病历进行快速有效的回顾，不仅要迅速了解患者过去和现在的问题，还要掌握患者整体的健康状况，健康记录档案中设置了问题目录。

"问题"指的是需要诊断或处理的任何健康问题、患者的任何不适或感受到会干扰其生活质量的事情，如疾病问题、家庭问题、心理问题、环境问题、社会问题等。在健康档案记录中，常按照问题发生的时间顺序，以表格的形式逐一记录问题目录。问题名称可以是确诊的某疾病的病名，也可以是某种症状、手术、社会或家庭问题、行为问题、异常的体征或化验检查结果等。如果最后明确诊断后，应该及时更正为确切的诊断的名称。

问题目录一般按照问题的性质，分为主要问题目录、暂时性/自限性问题目录和长期用药清单。

（1）主要问题目录：主要问题目录中所记录的问题一般指过去已经影响、现在正在影响或将来还会影响个人健康的异常情况。包括已经明确诊断的慢性生理性或心理疾患、手术、社会或家庭问题、行为问题、异常的体征或化验检查结果、难以解释的症状或反常态度、健康危险因素等，如表 6-2 所示。

表 6-2 主要问题目录

问题序号	诊断日期	问题名称	处理及结果	ICPC* 编码
1	2010.07.18	睡眠障碍	生活方式改变 药物治疗	P06
2	2013.03.02	丧偶		Z15
3	2015.11.21	高血压	低盐饮食 药物治疗	K50

*ICPC：基层医疗国际分类 -2-R（International Classification of Primary Care-2-R）

（2）暂时性/自限性问题目录：暂时性问题目录，又称为自限性问题目录，一般指急性或短期问题，对暂时性问题的记录，可帮助全科医生及时发现可能的重要线索，如表 6-3 所示。

表 6-3 暂时性问题目录

问题序号	问题名称	发生日期	就诊日期	处理	现况与转归	ICPC* 编码
1	发热	2016.12.9	2016.12.09	1. 注意休息 2. 多饮水 3. 药物治疗	治愈	A03
2	踝部扭伤	2017.1.7	2017.1.7	1. 活血止痛胶囊，2 粒，tid； 2. 局部理疗	治愈	S93.4

*ICPC：基层医疗国际分类 -2-R（International Classification of Primary Care-2-R）

（3）长期用药清单：按照健康问题/疾病发生的先后顺序，在健康档案中用表格的形式，记录患者长期使用的药物，如激素类药物、降压药等，应该把药物的名称、用量、用法、用药起止时间记录清楚，便于提醒医生进行药物副作用的随访和监测。

3. 问题描述　问题描述又称接诊记录，是指将问题目录里所列的问题或新接诊的问题，按照问题的编号采用 SOAP 的形式逐一进行描述。

S（subjective data）：代表主观资料（主诉），是由就医者或其陪伴者所提供的主诉、症状描述（包括患者对不适的主观感受）以及病史等。医生对以上情况的描述应当尽量贴近患者对问题的表述，避免将医生的看法加在其中。

O（objective data）：代表客观资料，它是医生在诊疗过程中用各种方法获得的各种真实的资料，包括体检发现、生理学方面的资料、实验室检查结果、心理行为测量结果，以及医生观察到的患者的态度、行为等。

A（assessment）：代表对健康问题的评价。评价是问题描述中的最重要的一部分。一个完整的评价应该包括诊断、鉴别、问题的轻重程度及预后等。"评价"不同于以往的以疾病为中心的诊断，其内容可以是生理上的疾病、心理问题、社会问题，也可以是未明确原因的症状和主诉等。由于基层医疗问题涉及生物、心理、社会各方面，可借鉴世界家庭医生学会（WONCA）于 2004 年修订的"基层医疗国际分类 -2-R（International Classification of Primary Care-2-R, ICPC）"系统，或使用国家认可的其他分类系统将所评价的问题按统一分类名称来命名。

P（plan）：代表对患者健康问题的处理计划。处理计划是针对问题而提出的，体现以病人为中心、预防为导向，以及生物 - 心理 - 社会医学模式的全方位考虑，而不仅限于开出药物。计划内容一般应包括诊断计划、治疗策略（包括用药和治疗方式）、患者指导计划（包括对患者与家属的教育和各项保健指导等）。

患者教育是全科医生的基本职责之一，医疗记录中要求全科医生要写明健康教育的计划和内容，尤其是对于长期接受医疗照顾的慢性病患者，健康教育就更为重要，要让患者知道医生所期望的治疗结果、药物可能发生的副作用及药物的交互作用、在什么情况下必须马上就医等。

SOAP 是以问题为导向病历记录的核心部分，全科医生在每一次接诊的过程中都采用这种形式对患者的就诊过程进行记录。

4. 病情流程图　病情流程表是对某一健康问题的进展情况进行跟踪的动态观察记录，将长期追踪的一个或多个问题的相关观察与评价指标记录在一张表上，可以方便医生掌握所跟踪问题的变化与处理过程，并进行适当的调整与评估，主要应用于慢性病患者的病情记录中。

该表格的内容可包括症状、体征、实验室检查、用药、转归，以及转诊、会诊结果等，也可根据一时的意愿进行个性化设计。对此类表格进行定期小结，可以系统观察病情变化，了解其变化规律，便于及时掌握病情进展状况，修订治疗或处理计划。同时，也可将流程表当成警告系统，当所追踪的资料有所变化时，要敏锐地捕捉到即将发生的潜在问题，有利于医生自学并加强临床经验积累，也利于临床教学和科研的开展。

第三节 全科医疗过程中的临床推理与判断

一、全科医疗过程中的临床推理与判断程序

（一）临床推理模式

诊断推理一般包括以下几种模式：模型识别／辨认、穷极推理和假设－演绎方法等，在临床实践中常综合使用这些方法。

1. 模型识别／辨认　这种模式是对那些与已知疾病的诊断标准、图像或模型相符合的患者问题的即刻辨认。这种诊断仅靠观察患者即可辨认，但是只限于典型患者（如典型的糖尿病"三多一少"症状），但是临床实践中典型的患者并不多见，因此这种模式的应用范围是有限的。

2. 穷极推理法或归纳法　这种方法无论患者主诉如何，医生都需要极其详尽的询问病史并进行完整的体格检查、实验室及辅助检查，对所有的资料进行细致的、一成不变的系统回顾，然后收集所有的阳性发现并进行归纳推理，得出可能的诊断，在得出最后的诊断之前不提出任何假设。这种方法多应用于临床教学，协助训练医学生采集患者资料的能力，日常临床诊疗中较少使用。

3. 流程图临床推理　利用尽可能客观的、准确的、权威的循证数据在系统的诊疗流程图的各个环节的分支点处一步一步进行临床决策，这种流程图在临床诊疗实践指南中较常见，对于指导医生正确思维、完整而有序推理帮助很大，是近年来大力发展的临床诊疗工具。

4. 假设－演绎法　这种方法包括两个步骤：

（1）假说：根据病史、体检及流行病学资料，通过经验类比，形成猜想／假说，进一步补充病史并制定进一步检查计划。

（2）求证：实施进一步检查计划并根据检查结果，通过演绎对假说逐一鉴别、确认或排除，最后得出可能的诊断。排除过程常采用穷极推理法，在推理过程中需要归纳法进行归纳。医生运用假说引导病史采集和体检，并使之能够深入、有目的性的进行，以便在短时间内得到需要的资料。假说－演绎法是最常用的临床推理方法。

5. 除外诊断法　当疾病处于发病初期或疾病复杂，不典型，缺少客观的诊断依据时，可提出一组临床表现相似的疾病，然后在分析、比较中逐一排除其他疾病，而间接肯定某一种疾病的存在。除外诊断法在逻辑思维上有一个重要的原则：否定某种疾病的依据应是诊断某种疾病的必要条件，而不是充分条件。例如，发热是诊断疟疾的必要条件，在血涂片中找到疟原虫是诊断的充分条件；若患者无发热则可否定疟疾，但血涂片中未找到疟原虫，却并不能排除疟疾。

6. 比对临床诊断标准　在临床实践中，医生基于症状、体征、实验室检查与辅助检查的结果，要经常参照临床指南中推荐的疾病诊断标准进行工作。许多临床指南常依据国际上通用的诊断标准，如阿姆斯特丹遗传性非息肉性大肠癌诊断标准、McDonald多发性硬化诊断标准、美国风湿病学学院（ACR）系统性红斑狼疮标准等等，可结合我国的临床实际进行修订与应用。

7. 经验再现　又称经验诊断法。医学是实践性的科学，医生在临床实践中积累的知识与技能称为临床经验，在疾病诊断的各个环节中经验发挥着重要作用。由临床病例启动医生的

回忆，与过去经历或书本模式进行对比、识别，使经验再现，"对号入座"进行临床诊断，经验丰富的医生根据其经验可使很多复杂的疾病得以诊断。应当注意的是，经验再现需要与其他诊断疾病的临床思维方法结合使用，才能避免诊断失误。

8. 网络临床诊断系统／计算机辅助诊断软件　随着当代信息化、网络化、数字化技术的迅速发展与普及，已开发了许多计算机辅助诊疗的软件、临床决策系统。在操作程序的提示下输入患者的有关信息，由专用软件进行处理，辅助医护人员进行诊断与临床决策。

（二）全科医疗过程中的临床推理与判断程序

全科医疗最基本的任务之一是识别并处理患者的健康问题／疾病，全科医疗过程中的临床推理与判别程序见图 6-1。

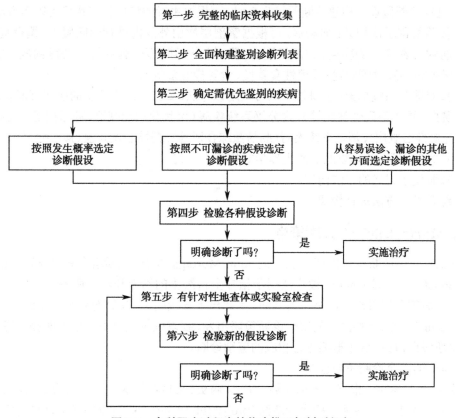

图 6-1　全科医疗过程中的临床推理与判别程序

1. 完整的临床资料收集

（1）病史、查体和实验室检查在诊断中的作用：病史采集既是一门技术，也是一门艺术，是临床获取患者资料并进行诊断的重要部分。详尽真实的病史、适宜的体格检查，即可达到较高的诊断符合率。不可过分依靠某项实验室检查、辅助检查或新检查技术而忽略详尽采集病史和进行适宜体格检查这些最基本的诊断过程。许多情况下仅依靠病史和体格检查即可作出初步诊断，在采集病史和体格检查的全过程始终贯穿鉴别诊断，必要时需要进行相应的辅助检查。

（2）全科医生对心理、社会资料的采集：从生理、心理、社会三个维度对患者进行病史采集,是全科医生与专科医生的不同之一。充分了解患者对其疾患的感受、疾患对患者生理、生活等方面带来的影响以及患者对就医的期望,有利于扩大医生的诊断思维,这些资料甚至和生理资料同等重要。尽可能用一句话精炼概括患者的主要临床问题、主诉以及重要信息,如患者问题发生的部位、时间、频率、发病性质(急性或者慢性)、新发问题还是既往问题、病情严重程度等。若为疼痛,疼痛的性质、程度、有无放射痛、加重或缓解的因素等。若为发热,发热的程度、持续时间、发热的性质等。患者对自身患病情况的认知程度、是否有与就医问题相关联的行为。描述患者主诉时可选取具有疾病识别作用的定位、定性和有特征性意义的症状、体征,构成诊断三联征或四联征来概括其临床表现。

2. 运用临床推理全面构建诊断假设列表 运用临床推理方法识别可能的疾病,参照 Murtagh 安全诊断策略,从患病概率、不可遗漏的严重问题、容易漏诊、混淆的问题以及其他隐含问题等五方面进行诊断假设。构建诊断假设列表时,可根据患者的病史和症状采用以下方法:

(1)按照解剖层次构架:如胸痛,可根据解剖层次由外及内进行诊断假设,胸壁问题(带状疱疹、肋软骨炎等)、胸膜炎、肺部问题(气胸、肺炎、肺梗死、肺癌等)、心脏问题(冠心病、心肌炎、瓣膜病等)、食管问题(反流性食管炎、食管裂孔疝等)。

(2)按照器官系统构架:全身性疾病可采用该方法,如出现乏力症状的疾病可能有血液系统疾病(贫血、再生障碍性贫血等)、内分泌系统疾病(甲状腺功能减退、糖尿病等)、心血管系统疾病(充血性心脏病)、消化系统疾病(肠易激综合征等)、精神心理问题(抑郁症、焦虑症等)。

(3)按照病因学、病理以及病理生理学等构架。

(4)按照便于记忆的方法构架。

(5)综合以上方法进行构架。

二、Murtagh 的安全诊断策略

Murtagh 安全诊断策略由澳大利亚的 John Murtagh 教授在《墨塔全科医学》(Murtagh's General Practice)一书中提出,被广泛用于指导全科医生的诊断和治疗服务。医生不能对威胁生命的疾病的早期表现作出错误的判断,因此出于安全的考虑,针对患者提出的就诊问题,John Murtagh 教授从全科医疗的安全诊断策略出发,要求医生从以下五个方面提出患者所患疾病的诊断假设,应用这个框架进行相应的鉴别诊断。

Murtagh 的安全诊断策略包括:

1. 最可能的诊断 根据患者的年龄、性别、病史、当地流行病学以及门诊数据,用患病概率评估患者最可能患的疾病。概率诊断法(probability diagnosis)是以临床最常见的疾病为首先考虑的假设诊断方法,根据各种疾病的患病率而判断出最有可能的诊断,考虑每种疾病引起该症状的可能性,以及该症状由某种疾病所引起的概率有多大。如秋冬季节流行性感冒高发时,对于发热、咳嗽的患者,首先应该考虑流行性感冒;中老年人心前区疼痛,首先考虑心血管疾病。

2. 不能漏诊的重要疾病 全科医生对于临床上少见但是可能会威胁患者生命安全的疾病/问题必须能够及早识别并进行适当的处置及转诊。这类严重的不能被漏诊的疾病包括:①血管性疾病。动脉性疾病:急性冠脉综合征、脑卒中、动脉瘤、动脉炎等;静脉性疾病:深静脉血栓、肺栓塞(肺梗死)等;出血:弥散性血管内凝血(DIC)、异位妊娠、腹腔脏器出血等。②严重感染。败血症、脑膜炎、脑炎、感染性心内膜炎、急性会厌炎、肺炎、禽流感以及 HIV 感染/艾滋病等。③严重的过敏反应和哮喘。④空腔脏器的穿孔、扭转、套叠、梗阻以及疝等。

⑤肿瘤。⑥即时的或潜在的自杀倾向。

3. 经常被漏诊的疾病／问题 通常是指临床实践中容易被忽略的一些问题或疾病，特别是那些小的、不危及生命的问题或疾病。最常见的容易被漏诊的疾病／问题包括隐性脓肿或感染灶、过敏、念珠菌感染、慢性疲劳综合征、腹腔疾病、药物不良反应、带状疱疹、粪便嵌塞、妊娠早期、结节病、泌尿系感染、更年期综合征、营养不良、癫痫（小发作）、异物以及家庭暴力等。

4. 易混淆的疾病 疾病的临床表现多种多样，有些疾病的临床表现很不典型，甚至看上去和其他某些疾病的表现很相似，容易被错认为其他疾病。常见的7种容易混淆的疾病包括抑郁症、糖尿病、药物使用引起的问题（如毒副作用、药物滥用等）、贫血、甲状腺疾病、脊柱问题以及泌尿系感染。全科医生在临床实践中可将容易混淆的疾病制作成常见易混淆问题核查清单，在鉴别诊断时进行相应的考虑和排查。

5. 患者就诊是否还有另外一层原因 在患者就诊的主要问题之外，可能还存在某些患者有意识或无意识地未告知医生问题，这些问题可能直接或间接地影响医生对疾病的诊断、患者问题的解决程度及预后、患者的就诊满意度等等方面，如心理问题（隐藏的抑郁、潜在的焦虑恐惧）、与性有关的问题（性传播疾病、性功能障碍等）、家庭社会因素（家庭暴力、毒品、经济困难等），尤其是对严重疾病的恐惧、绝望、隐藏会导致患者自杀或失去治疗机会，因此，医生在临床实践过程中需要深入探寻加以甄别，以免出现严重问题。

以异常呃逆为例，应用上述五步临床诊断方法进行鉴别诊断的步骤是：

（1）按照概率诊断最可能的疾病／问题：①饮食或饮酒过量；②精神性／功能性；③术后患者多为胃扩张或膈神经受刺激引起。

（2）不能漏诊的严重问题：①肿瘤：中枢神经系统、颈部、食管、肺部的肿瘤；②膈下脓肿；③心肌梗死、心包炎；④中枢神经系统病症；⑤慢性肾功能衰竭。

（3）经常被漏诊的疾病、问题：①吸烟、酗酒；②胃肠道疾病（如食管炎、消化性溃疡、食管裂孔疝、胆囊炎、肝大）；③吞气症；④其他少见的问题（颈部囊肿或血管异常、突然的温度变化）等。

（4）是否患有易混淆的疾病：是否存在使用药物导致的呃逆等。

（5）是否还有其他的原因（患者是否还有什么话没说）：如患者的情感情绪问题等。

三、全科医疗过程中病情及其处理优先级的判断

（一）识别或排除可能威胁患者生命的问题

在临床实践中，如何维护患者的安全是第一位的，面对患者的主诉和临床症状，首先要及时识别或排除虽少见但可能会威胁患者生命的问题，这是全科医生首诊时必须具备的能力。

（二）诊断鉴别分类和危险问题标识法

在临床实践中，每一种症状都有数种可能的诊断，一般来说，突然出现的症状或者持续了数周甚至几个月的症状首先注意排除一些严重的疾患，数周之内自行减轻或消除的症状或者持续了几年的症状可能较少由严重疾病引起，为此常用的方法有诊断鉴别分类和危险问题标识法，在此基础上再结合使用一般鉴别诊断法。

1. 诊断鉴别分类（diagnostic triage） 在接诊患者时，要在得出正确的诊断假设之前，根据病史和查体的结果判断患者症状的轻重缓急，并进行相应的处理。首先必须认真根据症状的性质、发作过程、方式等区分这些症状是否由紧急的疾病引起的，是器质性疾病还是功能性

疾病;分辨是急性还是慢性疾病,是重症还是轻症,并在进行疾病鉴别诊断时注意容易漏诊和误诊的问题和疾病,特别要判断危、急、重症患者(图6-2)。

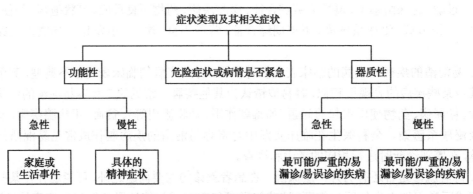

图6-2 临床症状的诊断鉴别分类图

2. 危险问题标识法(red-flag approach) 是在疾病鉴别诊断时,根据一定的症状、主诉、病史和其他临床线索判断患者有无重要的危险问题的一种有效的、成本 - 效果较好的方法(表6-4)。

表6-4 危险问题标识腰痛患者患有进行性或危及生命的疾病

诊断	疾病的"red-flag(红旗)"临床表现
源自腹部、腹膜后、骨盆结构的牵涉痛	排尿障碍、发热、恶心 / 呕吐、胸痛、腹部包块、局部触痛
骨折	有外伤史、骨质疏松、长期使用糖皮质激素、年龄 >70 岁
感染(骨髓炎、脓肿)	发热、新近有感染史、卧床休息疼痛不缓解或持续活动减少、免疫抑制、年龄 >50 岁
强制性脊椎炎或相关的关节炎	长时间休息而疼痛不减轻,有夜间痛、晨僵状态,活动后疼痛可减轻,青年男性居多
马尾综合征	急性发作的尿潴留或大便失禁;鞍区(会阴部)麻痹;全面进行性下肢远端肌无力

(三)疾病严重程度评价

1. 杜克大学 / 世界家庭医师组织疾病严重程度评价表 根据美国杜克大学研制开发的适合基层服务中使用的疾病严重评价量表,得到世界家庭医师组织(WONCA)的认可和推广,已列入基层医疗国际分类(ICPC)中使用的工具。疾病严重程度分为五级:不严重(编码为0),对应的由量表合计的分数为 0 分;轻度(编码为 1):对应的合计分数为 1~4 分;中度(编码为 2):5~8 分;较重(编码为 3):9~12 分;重度(编码为 4):13~16 分(表6-5)。

2. 早期预警评分 国际广泛使用的评价患者病情严重程度的评分表,特别是对于住院患者或家庭病床的患者,单项指标分值达到 2 分,或总分≥4 分时转诊;总分达到 2 分时需要每小时观察一次病情的变化(表6-6)。

表 6-5 Duke/WONCA 疾病严重评价量表

评价维度	赋值				
1. 症状（上周）	无	可能	轻度	中度	重度
2. 并发症（上周）	0	1	2	3	4
	0	1	2	3	4
3. 预后（若未来6个月无治疗）	失能或残疾程度				已危及生命
	无	轻度	中度	重度	
	0	1	2	3	4
4. 可治疗度	是否需要治疗		若需要治疗，其后的预期反应		
	否	可能	好	可疑	差
	0	1	2	3	4

表 6-6 早期预警分值评估表

分值	3	2	1	0	1	2	3
体温（℃）		<35.0	35.0~35.9	36.0~37.4	37.5~38.4	≥38.5	
心率（次/min）	<40		40~49	50~99	100~114	115~129	
收缩压（mmHg）	<70	70~79	80~99	100~179		≥180	
呼吸（次/min）		<10		10~19	20~29	30~39	≥40
意识*				清醒	意识模糊	对声音有反应	对声音无反应
血氧饱和度（%）	<85	85~89	90~94	≥95			
尿量（L/d）	无	<0.5	透析	0.5~3	>3		

注：本表数值根据国外患者的数据制定，仅供参考
*此条目也可使用格拉斯哥昏迷评分量表进行评分

（四）管理临床重要问题和不确定问题时的有关要求

1. 先解决重要的问题 对于已经明确诊断或者怀疑有危险问题但是目前无法处理的患者，要及时转诊。

2. 留下来继续观察和治疗的患者 ①让同事和患者均知道此问题，并用"红旗"标识在病历或接班记录上；②告知患者可能发生的结果；③确认患者及其家属已明白，为了进一步确诊，需要连续观察病情；④一定注意不可漏掉重要的检查项目或拖延宝贵的时间，防止患者的健康甚至生命受到损害或威胁。

3. 要努力克服临床诊断过分依赖各种诊断实验和检查项目的不良习惯。

四、全科医疗过程中转诊的决策

转诊（referral）与会诊是全科医生为协调并利用专科医生服务的重要工作内容，有必要建立正规的转诊渠道并进行规范管理，逐步完善转诊指征和标准，加强全科医生转诊能力的培养。转诊过程中应保持患者信息的完整记录和连续管理，要按照双向转诊的要求保持服务的连续性。

1. 转诊的原则

（1）因社区卫生服务机构技术设备条件限制无法诊断或诊断不明，需要到上级医院做进一步检查的疾病/问题。

（2）病情复杂、危重的患者及疑难病例。

（3）诊断明确但门诊治疗和干预条件有限的疾病。

（4）经社区医生诊治后，病情没有好转，有进一步加重趋势，需要到上级医院诊治。

（5）需要手术治疗的患者。

（6）严重的损伤、中毒、伤亡事故或突发临床事件，处置能力受限的病例。

（7）法定传染病患者。

（8）与上级医院协商后需要转诊的患者。

（9）新发慢性疾病需要上级医院确诊及评估的患者。

（10）超出社区卫生服务机构诊疗范围的患者。

（11）强烈要求转诊的患者。

（12）精神疾病急性发作期的患者。

（13）恶性肿瘤需确诊、治疗的患者。

（14）1岁以下婴幼儿。

（15）按照规定需要转诊到相应的防治/防保机构的患者。

（16）其他原因不能诊断、处理的患者。

转诊前需要确认转诊的依据，明确诊断的目的，一般转诊的目的是：①进一步实验室及辅助检查；②确诊；③治疗；④专科复诊、随访；⑤规定的转诊项目（公共卫生、法定传染病、地方病等）；⑥患者要求。

2. 确定转诊时限和紧急程度 为保证患者生命安全，转诊时必须明确转诊时限并跟进随访加以落实，按照紧急程度至少划分为三级：

（1）立即转诊：在进行必要的处理后立即将患者转诊到上级医疗机构。

（2）尽快转诊：根据患者具体情况在1～2周内完成转诊。

（3）常规转诊：根据具体病情或有管理要求择期进行转诊。

3. 确定患者转诊去向 如果患者病情危重，应将患者直接转诊到上级医疗机构急诊科；传染病按照相关规定转诊至医院的传染科或传染病医院；严重的呼吸道传播疾病为隔离起见须报告传染病防治机构，由传染病防治机构派车转运患者；结核病患者转诊至结核病防治机构；职业病转诊至职业病防治机构；一般疾病、创伤、中毒转诊至综合医院或专科医院，应指导患者及家属选择对应的科室；某些疫苗注射需转诊到疾病防治控制中心（CDC）等。

4. 转诊前的处理 为保证患者在转诊过程中的安全，需要对一些患者进行相应的必要处理后才能进行转诊/转运，如外伤患者需进行相应的止血、包扎和固定；对低血糖昏迷患者需补充葡萄糖；对服农药或安眠药的患者进行洗胃；对溺水者、电击死亡患者进行心肺复苏至少2小时以上；其他院前急救措施还包括保持呼吸道畅通、吸氧、抗休克等，边抢救边与转诊的上级医疗机构联系。

5. 与上级医疗机构针对患者的信息进行及时有效的沟通 尽可能建立患者的电子档案，转诊患者时需要将患者必要的信息与上级医疗机构进行交流，按照双向转诊要求建立患者信息共享渠道。

图6-3展示的是全科医生临床转诊过程的转诊决策流程。

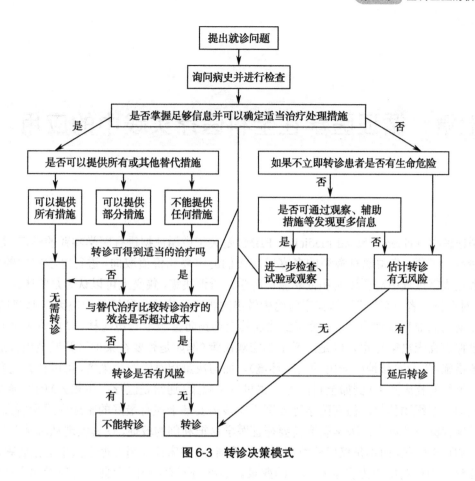

图 6-3 转诊决策模式

本章小结

　　本章首先概括的介绍了临床思维的概念和原则,接着介绍了全科医学的临床思维的基本特征,通过介绍基层医疗中常见的健康问题以及这些常见问题的特点,引出全科医学的临床诊断思维是以问题为导向的思维方式,并同时介绍了在全科医疗中以问题为导向的健康档案记录方式以及以病人为中心的疾病处理和长期管理的思维特点和策略。随后介绍了全科诊疗过程中的临床推理模式和判断程序,并引入了广泛用于指导全科医生的诊断和治疗服务的Murtagh 安全诊断策略,进一步阐述了全科医学的临床思维方式与特点。全科医疗作为基层医疗保健服务,作为居民健康的"守门人",能够识别可能威胁患者生命的问题是至关重要的,因此,全科医疗中病情及处理优先级的判断也是全科医学临床思维中必需的培训内容。转诊是全科医生为协调并利用专科医生服务的重要工作内容,转诊的决策也是全科医学临床思维训练的必不可少的内容之一。

(王慧丽)

思考题

　　1. 简述常见的临床诊断推理模式。

　　2. 试用 Murtagh 安全诊断策略对胸痛进行鉴别诊断。

　　3. 简述全科医疗健康档案的记录方式与普通专科门诊病历记录有何不同。

第七章　循证医学在全科医疗实践中的应用

循证医学（evidence-based medicine，EBM）是关于遵循证据进行医学实践的学问，是基于现有最好的证据，兼顾现有资源的多寡以及人们的需要和价值取向，进行医学实践的科学。决策者在决策过程中需要遵循和依靠循证医学。所谓决策，狭义上可以认为是临床诊疗过程中，针对个体患者，围绕其具体临床问题所做出的相应诊疗或预防措施的决策（例如对患有 2 型糖尿病的高血压女性患者，是否需要建议其定期预防性服用阿司匹林，以预防未来的心脑血管事件的临床决策）；也可以是广义上的宏观决策（例如是否要在某地区开展某项特定的医疗改革措施，以改善该地区居民的就医环境）。而与决策相对应的决策者，可以认为是参与日常诊疗过程的临床医生（例如全科医生），也可以是政策（通常是医疗卫生相关）的领导者或有决策权力的组织团体等。循证医学呼吁医学实践需要基于现有最好的临床应用型研究证据，体现了现代医学的进步。医学研究需要循证医学这把利剑的敦促，使其实现从基础医学研究到临床的真正转化，而不是仅仅停留在理论的基础上；临床诊疗需要循证医学这张盾牌，防止临床诊疗行为被利用成为资本和利益的奴隶。最终，应该实现医学真正为患者的利益服务。本章将重点对循证医学的基本概念、研究证据的分级分类、循证医学实践步骤和方法，以及循证医学证据在全科医疗中的应用进行介绍。

第一节　循证医学的概念与发展背景

一、循证医学的概念

循证医学的定义由 David Sackett 教授提出，即"审慎、准确和明智地寻求及采纳当前最佳的医疗决策来治疗患者"。2000 年 David Sackett 教授再次定义循证医学："循证医学是有意识地、明确地、审慎地利用现有最好的研究证据制订关于个体患者的诊治方案。实施循证医学意味着医生要参酌最好的研究证据、临床经验和患者的意见进行临床决策。"

在全科医学的诊疗过程中将循证医学付诸实践，既能有效地解决基层中个体患者的临床问题、改善预后和促进患者康复，也可推动临床医疗水平的提高和进步。值得注意的是，循证医学在我国的普及和推广过程中，部分人对其概念产生了误解，例如，有人认为循证医学否定了医生的直觉和经验，把随机对照试验和荟萃分析或者是其他临床研究等同于循证医学，认为循证医学过分信任统计数字，用数字强迫医生做不该做的事。也有人认为循证医学带来的人文关怀不足，仅依靠证据，并没有考虑到患者的利益。以上均为部分人对循证医学的误解，应加以留意。

实际上,实施循证医学意味着医生要参酌目前最好的研究证据以及患者的意见(例如患者的想法、考虑和担忧的事情),考虑现有的资源以及资源分配的价值取向,结合医生临床经验,进行综合的临床决策。具体来讲,全科医生在面对个体患者时,应在充分收集病史、体格检查及必要的实验室和影像检查基础上,结合其自身专业理论知识和临床技能,围绕患者主要临床问题,检索、查找、评价当前最新最佳的研究证据,并且同时结合现有资源以及资源分配的价值取向以及其临床经验,做出以人为中心的,以患者利益为基础的综合诊疗决策。

二、循证医学的发展背景

20 世纪 80 年代以前,临床医生在临床实践过程中,通常的做法是凭借其临床经验对患者做出决策。这个过程导致了许多无效的干预在临床中的过度使用,同时也阻碍了有效干预措施的推广。这不仅仅造成了已经有限的医疗卫生资源的巨大浪费,也使许多患者延误了治疗。

1972 年,英国流行病学家 Archie Cochrane 发表了名为《疗效与效益:医疗保健中的随机对照试验》的专著,提出医疗保健应既有疗效、又有效益。Cochrane 指出,临床学科的各个专业应对随机对照试验结果进行收集、整理和评价,并不断更新。Cochrane 的倡议得到医学界的积极响应,产生了广泛而深远的影响。

1992 年,加拿大 McMaster 大学 Gordon Guyatt 教授领导循证医学工作组在全球范围内第一次提出了循证医学概念,他们在《美国医学会杂志》上发表了一篇名为"循证医学——讲授医学实践的一种新途径"的文章,针对如何将循证医学的理念引入临床教学,如何在证据的基础上实践循证医学进行了探讨。

随后,加拿大临床流行病学家 David Sackett 教授领导成立了以 Cochrane 名字命名的循证医学中心,并担任了英国牛津大学循证医学中心首任主任。1993 年英国牛津大学成立了世界 Cochrane 协作网。

中国循证医学中心(即中国 Cochrane 中心),自 1996 年 7 月正式在四川大学华西医院(原华西医科大学附属第一医院)筹建,1997 年 7 月获卫生部认可,1999 年 3 月 31 日,经国际 Cochrane 协作网指导委员会正式批准注册成为国际 Cochrane 协作网的第十四个中心。

第二节 循证医学相关研究方法

一、系统综述及 meta 分析的定义

(一)系统综述的基本概念

系统综述(systematic review,SR)也叫系统评价,是指针对某一具体临床问题(例如病因、诊断、治疗、预后等),系统、全面收集所有已发表和(或)未发表的临床研究,严格评价文献,筛选出符合质量标准的文献,进行定性和(或)定量合成,得出综合可靠的结论。随着新的临床研究结果的出现,系统综述需及时更新,随时提供最新的知识和信息为临床实践提供决策依据。

(二)meta 分析的基本概念

meta 分析(meta-analysis),也叫荟萃分析,1976 年由心理学家 Glass 首次命名,其定义目前仍存争议。多数专家认为:meta 分析是一种统计分析方法,它将多个独立的、目的相同的、

可以合成的临床研究综合起来进行定量分析。

目前有人将系统综述等同于 meta 分析，这样的观点是错误的。系统综述是将多个临床研究按照规定的方法和标准进行合成，包括系统、全面地收集、选择、评价和合成相关的文献资料，得出综合可靠的结论并定期更新。系统综述可以是定性的，也可以是定量的。一篇定性的系统综述可以不包含有 meta 分析的部分。定量的系统综述可以包含 meta 分析的过程。同时，一篇 meta 分析的文章不一定就是系统综述，因为如果 meta 分析没有明确、科学的收集、选择、评价文献的方法和标准，而仅是采用统计方法将多个临床研究进行合成并不能保证结论的真实性和可靠性，就不能认为是系统综述。

二、研究证据分级分类

随着科技的进步，患者有着越来越多的机会通过各种途径获取医学相关知识和诊疗经验。然而，各种网络或非网络媒体提供的医学信息通常有着缺乏科学性的问题。而患者因医学知识的局限性，常常缺乏鉴别能力。

对于医生来讲，情况同样不乐观。医生通常被鼓励要阅读文献更新知识，但研究显示，全世界每年有 200 多万篇生物医学相关文章发表，仅生物医学杂志数量就在两万种以上。而针对某一专题的医学文献中，真正有用的却不足 15%。即便甄选发表在最著名的医学杂志上的文章也不一定完美无缺。如何在广阔的信息海洋中系统、全面、高效地获取所需要的临床医学信息，筛选出真实、有临床意义的研究证据，在临床决策中作为参考，成为循证医学应用于临床过程中亟待解决的问题。

要获取高质量的临床医学信息，需明确各个临床研究证据的分级分类。临床研究证据大致可分为观察性研究产生的临床证据，以及实验性研究产生的临床证据两大类。在证据质量级别上，一般情况下可以认为，在不考虑实验性研究局限性的前提下，实验性研究产生的临床证据的证据级别高于观察性研究产生的临床证据。

（一）区分观察性研究与实验性研究

顾名思义，观察性研究是在没有外界（通常是研究者）影响或控制下进行的研究，研究的过程是在自然的条件下进行的，没有受到"非自然条件"的影响。而实验性研究是在研究者完全或部分控制下开展的研究，其过程受到了"非自然条件"的影响，即受到了外界影响或控制下进行的研究。需要重点指出的是，上述提到的研究者对外界的影响和控制，主要包括两个方面，一方面是研究者对暴露状态的分配，另一方面是对其他研究条件的控制，二者缺一不可。

对于暴露状态的理解，我们可以将暴露状态归类为环境干扰条件下形成的暴露状态和非环境干扰条件下形成的暴露状态。对于环境条件干扰下形成的暴露状态，既可以包括生活的环境状况，也可以包括社会经济环境和文化状况，还可以包括工作环境、教育、农业和食品卫生、居住状况、卫生服务系统等。例如，某地区饮用水中氟含量超标、某地区用于烧火的柴火被松毛虫感染等，都属于上述环境条件干扰下形成的暴露状态。

非环境干扰条件下形成的暴露状态，通常包括患者和医生（或研究者）两方面介入的状态。一方面是人们比较容易想到患者的介入状态，即通常为患者自身的因素，更多的是不良生活方式的人为形成，包括吸烟、饮酒、缺乏锻炼等等不良的生活习惯。例如，某患者有吸烟的习惯，即可以将吸烟作为该患者暴露的危险因素之一。除此之外，对于患者本身，非环境干扰条件下形成的暴露状态，也可以包括患者自身对于各种药物的选择（例如患者自行服用维生素 C 以增强自身抗病能力为目的）。

　　需要强调的是,在非环境干扰条件下形成的暴露状态,除了刚刚提到的患者自身的因素,也包括了医生或者研究者因素影响下的暴露状态。通常情况下,是研究者介入的干预手段(例如是否要接受某种治疗)。这样的暴露状态不是自然环境条件下形成的,也不是患者自身生活习惯的选择,而是研究者或医生的主动行为。人们通常将这种由研究者主动介入施加干预的研究称作干预性研究。

　　上述提到的医生或研究者对外界的影响和控制包括两方面:研究者对暴露状态的分配,以及对其他研究条件的控制。其中,"对暴露状态的分配",通常指的就是这种研究者人为介入的干预手段。然而,上述内容只是实验性研究两方面中的一点。另一方面更加重要的是研究者对研究条件进行的控制,只有在这种控制存在的情况下,才可以称作实验性研究。

　　控制研究条件的目的,通常是确保干预组与非干预组之间的组间可比性。换句话说,对于这种"非自然条件"的来自研究者的影响和控制,不仅仅需要包括研究者人为对暴露状态的分配,更加重要的是,还包括对分配过程中其他研究条件的控制,二者缺一不可。因此并非所有的干预性研究都是实验性研究,因为干预性研究很有可能缺乏对分配过程中研究者对研究条件的控制,这样的干预性研究就不是实验性研究。不可以把干预性研究和实验性研究的概念等同。

　　综合上述内容,我们再次强调,如果仅仅从是否用药或实施某项临床干预措施来界定观察性研究与实验性研究,这样的判断是错误的,首先是因为不能判断这种用药行为是患者主动发出的还是受到了医生或研究者的影响。其次,更加需要澄清且不可缺少的是,如果仅仅从是否有研究者(或医生)主动施加干预来判断和区别观察性研究与实验性研究,是不正确的。因为即使有了医生或研究者主动介入的干预性研究,如果没有控制其研究条件,也无法实现实验性研究真正的目的。

　　区分观察性研究和实验性研究,最易理解的办法,是看这项研究对其他实验条件的控制。而这种控制的目的,在临床研究当中,主要是为了获得干预组与非干预组之间的组间可比性。只有严格控制了其他研究条件(特别是上面提到的组间可比性)的干预性研究,才是真正意义上的实验性研究,才可以与观察性研究区分开来。

　　临床研究中,常见的研究设计类型包括个案研究、基于多个个案研究的病例系列、病例对照研究、队列研究和随机对照试验等。其中,个案研究、基于多个个案研究的病例系列、病例对照研究、队列研究均属于观察性研究。由于观察性研究没有严格控制其他研究条件,使得观察性研究具备诸多缺陷,研究过程中产生许多偏倚。非常重要的缺陷之一是观察性研究不具备上述中提到的组间可比性,组间具有已知或未知的混杂因素,这些混杂因素带来的偏倚称作混杂偏倚。而经过合理设计的实验性研究通常可以控制这些已知或未知的混杂因素,其证据级别通常高于观察性研究。

(二)随机对照试验及其证据级别

　　随机对照试验(randomized controlled trial, RCT)是在人群中进行的、前瞻性的、用于评估医学干预措施效果的实验性对照研究。它把研究对象随机分配到不同的比较组,每组施加不同的干预措施,然后通过适当时间的随访观察,估计比较组间重要临床结局发生频率的差别,以定量估计不同措施的作用或效果的差别。除对照和随机分组外,随机对照试验通常还会采用分组隐匿、安慰剂、盲法、提高依从性和随访率、使用维持原随机分组分析等降低偏倚的措施。随机对照试验是目前评估医学干预措施效果最严谨、最可靠的科学方法。

　　真正意义的实验性研究是实现了组间可比性的研究。实现组间可比性的关键是看该研究是否采用了随机分组的方法。在现代流行病学的概念当中,已经将实验研究等同于随机对照试验。而临床试验与随机对照试验的概念常被人们混淆。事实上,临床试验既可以是观察性的(例如没有进行随机分组的干预性研究),也可以是实验性的(即控制了其他研究条件实现组间可比性)随机对照试验。

对于上述已知和未知因素在干预组与非干预组之间的可比性的准确估计,是比较临床中干预效果大小的前提。要获得组间的可比性,就要使得在干预组和非干预组里,这些已知和未知因素的分布达到一致,使得这些已知和未知的可能影响到患者转归的因素不再影响到对于干预效果的评估。达到这一目的的方法即随机分组。随访分组意味着使得每一个符合研究纳入排除标准的患者(或研究的受试者)拥有相同的概率被分配到干预组或非干预组。而这种分组方式不受任何其他人为因素的影响(例如研究者的好恶、临床医生的价值观等等)。随机分组的方式中,最科学的是采用生成随机数字的方法进行分组。

观察性研究的固有缺陷,是由于缺乏随机分组造成的组间不可比性。对于没有经过系统训练的医务工作者而言,通常造成这样的印象,即患者在接受治疗后,病情得到好转可以被认为是证明治疗有效的最有说服力的证据。然而事实上,患者病情的好转不一定等同于治疗的有效。这种有效很可能是由于其他除治疗特异性作用以外的因素引起的。比如,由于患者个体状况的差异造成的疾病转归的不同,由于一些波动指标(例如血压、血糖、体温等)造成的测量值的变化,由于非特异的安慰剂作用带来的影响等。

在现实世界中,上述因素还有很多。对于临床中的观察性研究,由于混杂因素的普遍存在,研究人员通常会运用各种统计方法(例如亚组分析、多因素回归模型或多水平模型校正、倾向性评分等)对已知的混杂因素进行校正。然而,其固有缺陷是,上述相对复杂的统计学方法,只可以针对人们已知的混杂因素进行统计学的校正。对于组间存在的未知的混杂因素,目前是没有办法采集相关信息并进行统计学校正的。

(三)常见研究证据评价方法

1. 观察性研究证据的评价方法　对于观察性研究的证据评价,最常见的是对于队列研究、病例对照研究的研究证据文献质量评价。在队列研究、病例对照这类非随机对照试验文献的质量评估中,通常被采用的,是纽卡斯尔 - 渥太华量表(Newcastle-Ottawa scale, NOS)。量表满分为 9 分,5~9 分为相对高质量的文章。例如,NOS 量表中对病例对照研究的评价,评分是从对象选择、可比性、结局和暴露 3 个方面对病例对照的文献进行评分,每个方面有下设的若干评价条目,当下设的条目符合要求时加分,其中可比性一项最高可获得 2 分。

上述研究证据的评价方法常用于进行非随机对照试验的系统综述中的文献评价,通过定量的方法对文献质量进行评价打分。除此之外,在日常的文献阅读中,也可通过下述方法对文献质量进行定性的判断。

首先,可以判断阅读的研究是否采用了论证强度高的研究设计方法,即通过其研究设计类型判断该项研究的证据强度。在病因和危险因素研究中,描述性研究的证据强度最弱,病例对照研究次之,队列研究证据强度较强。

此外,判断一项观察性研究的样本是否具有代表性也很重要。选取具有代表性的样本可降低选择偏倚的产生。例如在一项 2 型糖尿病患病率的横断面调查当中,如果研究目的是了解全人群的 2 型糖尿病患病率,但调查时仅仅选择了超重或肥胖的人群,得到的患病率的结果将存在选择偏倚。因为对于超重和肥胖人群,2 型糖尿病患病率很有可能高于全人群的患病率。

第三，也可通过危险因素和疾病之间有否剂量效应关系进行判断。例如：Doll 和 Hill 按每日吸烟支数将人群分组，进行队列研究，将肺癌死亡率与吸烟量的关系绘成图，发现随着吸烟量的增加，肺癌的死亡率在增高。通常情况下，当病因和危险因素研究呈现剂量效应关系时则其因果关系结论的真实性较高。

判断观察性研究证据因果效应的先后顺序是否合理也可用于观察性研究质量的判断。即在评价某一病因或危险因素与疾病的关系时，如果能明确危险因素的暴露在前、疾病发生在后，则研究结果的真实性高。例如，"吸烟是否增加患肺癌的患病风险"，吸烟暴露应早于肺癌的发生。因果效应时序的确定主要依赖于研究设计类型和正确的研究设计。前瞻性研究（例如前瞻性队列研究）能够明确因果的时序，论证强度高；而回顾性研究（例如回顾性队列研究或病例对照研究）调查在因果效应时序方面难以确定，论证强度低。

对某种危险因素与某种疾病关系的研究当中，如果在不同地区和时间、不同研究者以及不同设计方案的研究中都可获得一致的结论，则这种病因学的因果效应真实性高。例如吸烟与肺癌的病因学研究，有 7 项以上队列研究、30 项以上病例对照研究得出了相似的结论，说明吸烟与肺癌的因果关系较为真实。

观察性研究当中，也应判断病因致病效应的生物学依据是否充分。如果病因和危险因素研究揭示的因果关系可以用现代生物学和医学知识加以解释，则可增加因果联系的证据，结果的真实性高。但要注意，由于受医学发展水平的限制，有时生物学上的合理解释可能要等待若干年之后，因此，在否定因果关系时需要慎重。

2. 实验性研究的证据评价方法　如前所述，随机对照试验是目前评估医学干预措施效果最严谨、最可靠的科学方法。通常情况下，在不讨论随机对照试验局限性的前提下，一般可以认为随机对照试验产生临床证据的级别高于观察性研究产生的临床证据。但并非每一个随机对照试验都具备高质量。因此，在评价随机对照试验研究质量时，通常针对随机对照试验的特点，对包括生成随机数字、分配隐匿、盲法等进行逐项评估。

首先，应考虑该项随机对照试验是否用正确的方法对研究对象生成随机数字。对于随机分组，通常容易与随机化的概念相混淆。临床研究中的随机化，既包括了随机抽样，也包括了随机分组。在随机对照试验中经常提及的随机，指的就是随机分组，而非随机抽样。随机抽样的目的是为了保证研究样本能代表总体特征，常用于横断面研究等观察性研究；随机分组的目的是为了保证干预组与非干预组之间具有组间可比性，平衡研究以外的其他已知因素，如：年龄、性别、病情轻重、病程长短、是否有并发症，或一些未知因素对研究结局的影响。

判断一项随机对照试验是否正确地采用了"随机分组"的方法，应详细阅读文献方法学部分或者参考该项研究的研究计划书。研究方法学部分应对随机分组中生成随机数字的方法的具体内容进行详细阐述，例如可以描述采取了随机数字表或计算机统计软件（例如 SAS）产生的随机序列生成随机数字。如果描述中涉及例如研究者按入院顺序交替分组、按身份证号码或出生日期、病历的单双数分组等方法，都不是正确的生成随机数字的方法，无法达到干预组与非干预组可比的目的。

其次，应判断随机分组是否采用了分配隐匿的原则。上述随机分组的方法存在一个致命的缺陷，也就是当研究者或分组的工作人员得知分组方案后，可以根据自身的喜好，根据下一个患者的特征来进行选择。例如当得知下一个数字代表干预组后，医生主动选择在照顾过程中病情较重的患者让其进入该组进行研究。同时，患者也会因此而人为地觉得是否要继续参加研究或是退出。这样便破坏了随机分组最初的目的，无法使得干预组与非干预组患者之间具有组间可比性。因此,在生成随机数字之后,应隐匿分配方法,即研究人员在分配研究对象时不知道下一位入选的患者将进入哪一组,接受何种治疗,这样就避免了分配入组的医生有意或者无意间破坏随机分组的方法。常见的隐匿分配方法的方案包括研究中心控制的电话或传真、将序列编号置于密封且不透光的信封等。

此外,在随机对照试验中是否对研究对象、医生和研究人员采用了盲法,也是评价研究证据的要素。在临床试验过程中,为了避免来自研究对象和研究人员双方面主观因素的影响,应尽可能采用盲法以减少测量性偏倚。

在对随机对照试验研究证据进行判断和评价时,也应考虑如下因素。例如,该项研究是否随访了纳入研究的所有患者。纳入研究的对象理想状态下应全部完成试验并获得相关数据。但实际上在研究过程中会发生许多现实的情况,例如研究对象不能耐受干预措施而退出试验;研究对象发生了严重的不良反应被终止试验;研究对象迁徙、研究因素外的其他原因死亡等。这些研究对象的失访所占比例越大,研究结果的真实性受到的影响越大。通常认为失访率不能超过 20%。

1995 年,由临床流行病学家、临床专业人员、统计学家和医学杂志编辑组成的报告试验的标准小组和 Asilomar 工作组提出了报告临床试验的强化标准(consolidated standards of reporting trials,CONSORT),并发布了 CONSORT 声明,目前国内外很多主流医学期刊均采用这一声明以规范随机对照试验的报告。其中清晰阐述了对于生成随机数字、分配隐匿、盲法等项目的描述要求。

三、循证医学证据检索

系统综述与传统文献综述的区别之一,是系统综述制定了系统的检索策略,通过电子数据库等文献检索引擎和其他途径(通常是灰色文献的获取途径),进行了系统而又全面的检索。

电子数据库如 MEDLINE、Embase、PubMed 等,是重要的文献检索引擎。但各个检索引擎存在差异。例如,MEDLINE 收录的 98% 来源于发达国家,仅 2% 来源于发展中国家,且主要语种为英语。因此,如果搜索引擎的检索仅限于 MEDLINE,通常会出现发表偏倚和语言偏倚。为防止偏倚产生,通常建议采用多种来源的检索引擎进行系统的文献检索。

系统综述还强调对灰色文献的检索,例如通过与同行、专家和申办方(通常为药厂)联系,以获得未发表的数据或研究资料如学术报告、会议论文集或毕业论文等。对已发表的非灰色文献,由 Cochrane 协作网的工作人员采用计算机检索和手工检索联合的方法查寻所有的随机对照试验,建立了 Cochrane 对照试验中心注册库,即 Cochrane Central Register of Controlled Trials(CENTRAL),以及各专业评价小组对照试验注册库,可弥补检索工具如 MEDLINE 等标识随机对照试验不完全的问题,也有助于开展系统综述的科研人员快速、全面获得相关的原始文献资料。

上述为循证医学证据检索的第一步,即对搜索引擎的选取,以及对灰色文献的收集。第二步,需要根据自身的临床或研究目的,制定相应的检索策略。检索策略的内容应包括预计回答临床问题所包括的人群特征。例如针对 2 型糖尿病患者的临床问题,需在检索策略中包括 2 型糖尿病的关键词;针对高血压患者的临床问题,需在检索策略中包括高血压的相应关键词。

检索策略的内容还应包括预计回答临床问题所对应的干预或者暴露措施。例如,预计回答"2 型糖尿病患者预防性服用阿司匹林是否可降低未来心脑血管事件发生风险"的临床问题,在检索策略中除了包括2型糖尿病的关键词,还应包括阿司匹林的相应关键词。此时,如果相应的检索结果内容仍然过多,还可适当考虑是否在检索中同时增加包括相应临床结局的关键词,例如针对"心脑血管事件",可以在"2型糖尿病""阿司匹林"的基础上,尝试性增加与心脑血管事件相关的关键词,例如"脑卒中""心肌梗死"等。

检索文献后,需根据自身需要回答的临床问题,筛选出相应的文献。通常情况下,文献的挑选包括三个基本步骤。首先是初筛,即通过阅读检出文献的引文信息如题目、摘要以剔除明显不符合想要回答的临床或研究问题的文献,对有可能可以回答相应临床或研究问题的文献进一步对全文进行筛选。其次,即对全文的筛选,对初筛出的文献应仔细阅读和评估其全文的方法学部分,尽可能地选取研究类型为随机对照试验或基于随机对照试验的系统综述,作为循证临床决策的参考依据。最后,即阅读相应的获取文献,寻找文献中与想要回答的临床或研究问题的相关信息。

第三节 以人为中心的循证全科医疗实践

一、循证医疗实践的基本步骤和方法

(一)实践循证医学的方法和步骤

在全科临床实践中,经常会遇到各种与诊疗、预防等相关的临床问题。很多问题是患者普遍存在且亟待解决的重要问题,需要全科医生在实践中加以判断并做出决策。理想状况下,需要全科医生利用循证医学的理论方法做出决策的判断,利用循证医学的思维模式(即综合"最佳临床证据""现有资源"以及"资源分配的价值取向",结合临床经验的模式)在实践中加以应用。

1.获取最佳临床证据 提出明确而重要的临床问题,是循证医疗实践最初的一步,也是获取最佳临床证据中最关键和重要的一步。全科医生需要准确地采集病史、查体及收集有关实验室检查结果,尽可能获得可靠的一手资料,从而提出临床问题。然而,在更多时候临床实践中遇到的临床问题不足够清晰,以至于无法根据循证医学的思维模式回答这样的临床问题。因此,循证实践时,需要进一步整理这些不够清晰的临床问题,使其更加明确、清晰化。举例来讲,临床实践中全科医生可能会问及"阿司匹林能预防心血管病吗?"这是一个在临床实践中普遍会被问到的问题。作为全科医生,要用循证的思维模式解决这样的临床问题,首先应该将临床问题更加清晰化。

使得临床问题更加清晰化,可采用PICO的原则形成清晰的临床问题。PICO中各个字母所代表的含义如下:

P(population/patients/participants):研究对象的类型、特征、所患疾病类型等;

I(intervention):干预措施;

C(comparison):对照措施;

O(outcomes):结局指标。

例如,对于"阿司匹林能预防心血管病吗?"这个在全科医疗门诊经常会遇到临床问题,首先应思考,谁服用阿司匹林,阿司匹林的服用对象人群的特征是什么(例如,相应的人群患有哪些其他基础性疾病)。假如我们想要知道的是2型糖尿病患者服用阿司匹林的预防效果,那么,P就代表了2型糖尿病患者。而在PICO原则里面的I(干预措施),从临床问题可以得知是预防性服用阿司匹林的问题。而相应的 C（对照措施），即不采用预防性服用阿司匹林的措施。而全科医生想要知道和关心的结局是预防心血管疾病方面的事，所以 O（结局指标）就是相关的心血管疾病（例如心血管原因导致的死亡、心梗等）。

因此，针对上述"阿司匹林能预防心血管病吗？"的临床问题，更加清晰的提问方式可以是"对于 2 型糖尿病患者，预防性服用阿司匹林，是否可以降低患者未来发生心血管事件（例如心血管原因导致的死亡、心梗等）的风险？"

在明确了预计回答的临床问题后，应根据本章第二节中"三、循证医学证据检索"的步骤，进行证据的检索和筛选。根据得到的研究证据，获取其相应的结论。这就实现了在循证医学思维模式中要素非常重要的一步，即"获取最佳临床证据"。

2. 对现有资源的多寡进行判断　虽然循证医学强调做出的临床决策必须基于目前最佳的证据。但是，证据只是决策过程中必须要考虑的重要因素之一，并不是唯一的因素。对于目前现有资源的多寡进行判断也在决策过程中起到重要的作用。就像是我们每个人都想在市中心拥有一套大房子，你知道在市中心这样的地方有一套房子对你来说益处大于坏处。但是，你未必就会去购买这套市中心的房子，因为你的资源是有限的。你只会去购买那些最可能实现（即对你自己而言最有价值）的东西。这样的决策，就在一定程度上取决于你现有资源的多寡。

临床诊疗方面也存在类似的问题。在疾病诊断方面，对于目前很多疾病的诊断标准都处在变动之中，而这些标准的制定，将直接影响到需要治疗的人数。例如根据目前对于高血压、高脂血症等疾病的诊断标准，要想对每一个患有高血压或高脂血症患者均进行降压或降血脂的药物治疗，假设在我国每治疗一名高血压患者每天仅需要一元钱，治疗一名高脂血症患者每天仅需要两元钱（实际可能会更加昂贵）。那么单单这两项疾病的治疗费用，就可以达到全中国医疗卫生总费用的三分之一。由此看来，对于疾病的治疗，所依据的不能仅是目前最佳的临床证据得到的结论，同时也必须要考虑到当地的经济状况以及卫生资源的多寡。

3. 思考资源分配的价值取向　我们每个人对于资源分配的价值取向也是在运用循证医学理论中做出临床决策时必须要考虑的重要因素。每个人都会有对于不同事物的好恶，由于价值观的不同，做出不同的选择。这种价值取向的差异，很多时候将影响着我们对于决策的判断。就像是购买房子，有的人可能有着足够的资金购买市中心的房产。但这个人的价值观可能告诉他，租房是更加自由和舒适的，因此，即便对此人而言最佳证据显示购房带来的经济益处大于害处，即便此人有着足够的现有资源，但由于价值取向的不同，这个人最终的决策还是没有选择目前最佳证据偏向的建议。

（二）循证医学中系统综述的制作步骤

合并了高质量随机对照试验结果的系统综述，通常被认为是目前最高级别质量的研究证据。系统综述将多个有争议或结果矛盾的临床研究结果采用严格、全面而又系统的方法进行评价、分析和合成，形成合并后的综合结果，以解决单个研究之间的纷争，并提出临床建议，为临床实践和医疗决策起到了引导的作用。

不恰当的系统综述方法，极易产生不正确的信息，在临床诊疗当中引起误导。因此，系统综述的方法和步骤的正确与否，对其结果和结论的真实性、可靠性起着决定性的作用。

系统综述从方法学上可分为针对实验性研究（即随机对照试验）的系统综述、针对观察性研究（即病例对照、队列研究等）的系统评价等。不同类型的系统综述的制作过程都需要经历从提出研究问题的选题，到设计合理的研究方案，随后按照设计的研究方案实施，最终撰写系统综述文章的过程。下面将以评价干预措施疗效（这些对疗效的评价通常是基于随机对照试验展开的）的系统综述为例，简述其基本步骤和方法，即针对随机对照试验开展的系统综述的基本步骤和方法。

1. 确定研究问题 系统综述的题目通常来源于临床实践，为临床实践中的各种决策提供依据，特别适用于评价某些干预措施是益处大于害处、益害相当、益害比不明，还是益处小于害处。因为很多时候，某项干预措施的益害评价难以靠单个临床研究结果确定。

在确定预计研究的临床问题之前，应先进行全面、系统的检索，了解针对同一临床问题的系统综述是否已经存在或正在进行。如果有，判断该项研究的质量（例如判断检索是否完全，是否纳入了灰色文献，纳入的随机对照试验是否全面等）、判断该项研究是否已经过时（即发表时间距离现在过于久远，在该项系统综述之后，又有了大量的随机对照试验的研究）。如果现有的系统综述如上面所说质量不高或已过时，可以对同一个临床问题重新再做一个新的系统综述。

系统综述在确立题目时，应围绕预计回答的临床问题（或研究问题），根据 PICO 的原则加以明确。PICO 原则中的要素对于后期文献的纳入和排除标准，文献检索策略的制订，纳入文献的质量评价，文献中数据的提取等等都十分重要，因此必须准确、清楚定义。

2. 制定系统综述研究计划书 系统综述在题目确定后，可以选择制订相应的研究计划书，内容包括系统综述的题目、背景资料、目的和方法。其中方法学部分是研究计划书中的重点，包括检索文献的方法及策略、文献纳入和排除的标准、评价文献质量的方法、收集和分析数据的方法等。在国际期刊上，也有许多系统综述的研究计划书（而不是系统综述本身）得到了杂志认可并加以发表。

3. 检索和选择文献 具体内容参见第二节循证医学相关研究方法中"三、循证医学证据检索"。

4. 评价文献质量 在明确了需要纳入的文献之后，需要评价纳入文献的研究质量。系统综述是对原始研究的二次综合分析和评价，如果纳入的原始研究质量低下，而系统综述未对原始研究方法学质量进行正确的评价，则极有可能得到错误的结论。

文献质量评价目前尚无金标准方法，对于随机对照试验的评价，常用的是 Cochrane 的偏倚风险工具（risk of bias tool）。该工具包括生成随机数字、分配隐匿、盲法等 7 个方面，针对每一项研究结果，对这 7 个方面做出"低偏倚风险""高偏倚风险"和"不清楚"（即缺乏相关信息或偏倚情况不确定）的判断。对文献的质量评价通常应由至少 2 名评价人员独立进行。出现不一致的情况时，由第三者或双方讨论协商解决。

5. 资料提取 数据提取需保证其正确性，避免提取过程中由于人为的错误产生的信息偏倚。资料提取前一般需要制定相关的数据提取表。提取的数据资料可输入系统评价管理软件（review manager，RevMan），以进行文献结果的分析和报告。数据提取表的设计尚无统一标准，但通常情况下需要包括以下信息：

纳入研究的基本信息，例如纳入研究年份、第一作者名字等。

纳入研究的偏倚信息，例如生成随机数字、分配隐匿、盲法等。

纳入研究对象的特征，例如研究对象的年龄、性别等人口学特征、诊断标准、疾病严重程度等可能导致临床异质性的因素。

干预措施的特征：例如药物名称、给药途径、剂量、开始给药时间、疗程等。

结局指标的特征：提取纳入研究的结局指标，包括指标名称和测量方式等。

研究结果的特征：例如研究的样本量、分组情况、治疗或随访时间、数据类型、测量的效应量大小。

其他信息：例如研究的资助机构信息、潜在的利益冲突等。

6. 数据整理和结果描述　系统综述对数据的整理分为对定性资料的整理和对定量资料的整理。对于定性资料的整理，一般是采用描述性分析方法，将纳入的每个临床研究的特征按研究对象、干预措施、研究结果、研究质量和设计方法等进行总结并列成表格。对于定量资料的整理，一般是应用适当的统计学方法，将纳入的单项随机对照试验（或病例对照、队列研究等）资料根据其权重进行合并。系统综述对结果的描述应遵循 PRISMA 的规范进行报告。报告的内容需包括例如纳入研究及其基本特征、纳入研究的偏倚风险、原始研究结果和（或）meta 分析结果、亚组分析结果、敏感性分析结果等。

7. 对系统综述的结果的解释和讨论　为保证讨论和结论部分的全面性和逻辑性，对系统综述结果的解释和讨论应包括五部分内容。首先，是对主要研究结果的总结，归纳总结所有重要结局指标的结果，包括证明干预措施益处大于害处的结果、益害比相当的结果、害处大于益处的结果等，同时讨论重要结局指标的证据质量。第二，是证据的可应用性，即在确定系统综述结果的应用价值时，应探讨干预措施应用或适用的人群。第三，需要探讨纳入研究的文献质量。可从纳入研究的设计方案和每个研究的质量、是否存在重要的方法学缺陷、合成结果的效应值大小和方向、是否存在剂量、效应关系等方面进行讨论。第四，讨论可能存在的偏倚或局限性，可以从检索策略是否全面、是否进行质量评价、研究的选择和纳入的可重复性、分析方法是否恰当、是否存在发表偏倚等方面进行讨论。第五，是与其他研究或系统综述的异同点，即将本次系统综述的结果与他人的相关原始研究或系统综述相比较，从中找出相同点支持自己的结果，并解释产生此结果的可能机制。经过以上讨论之后，最后系统综述的研究人员应对系统综述的发现对临床实践的意义进行总结，并概括该评价结果对未来的科学研究的价值。

二、循证医学证据在全科医疗中的应用

（一）全科医疗中临床应用型研究的特征

临床应用型研究是循证医学相关证据的最重要构成。而循证医学的临床应用型研究产生的证据有一个重要特点，即属于科学研究发现的普遍规律，都具有普遍适用的价值，对于各个国家、地区或人群都可以借鉴。而多数系统综述都是基于临床应用型研究产生的。了解全科医疗中临床应用型研究的特征，有助于全科医生识别与其临床实践最密切相关的研究证据，指导临床实践。

全科医疗中临床应用型研究的特征主要包括五个方面。首先，该临床研究所探索的内容，需要是与全科医学中临床实践直接相关的问题，或者是与全科医疗卫生实践直接相关的问题。第二，该项临床研究的研究对象，需要是以人（例如患者或健康人）为基本的研究单位而开展的。第三，该临床研究中选取的研究变量，需要是患者关心的、与患者相关的、重要的临床结局作为研究变量。第四，该临床研究的结果可以直接用于全科医学实践和全科相应的卫生决策当中。第五，该临床研究所采用的方法学，需要是基于临床流行病学的科学方法学理论（例如随机对照试验的方法）而开展。

（二）证据不等于决策

循证医学证据本身并不等于全科临床决策。全科临床决策的制定必须兼顾现有资源的

多寡、现有的资源、资源分配的价值取向，并结合临床经验综合制定。

全科医疗强调以人为中心的照顾，这就意味着在做出医患共同决策的时候，不仅仅应考虑到现有最佳的证据，还应考虑到证据以外的影响决策的因素。全科医疗以人为中心的照顾是"情"与"理"的结合。如果把最佳的临床证据当作"理"，那么，在证据以外的影响全科医生临床决策的因素，就可以称作"情"。"理"是科学发现的客观事实，例如临床试验当中对某种药物安全性和有效性的评价结果，证明了药物治疗某种疾病的有效性，也证明了用药的安全性，这就是客观的事实，是获得的证据。但患者不是理性的逻辑机器，每个患者都有他们的想法、考虑和担忧的事情，有他们的主观情感以及偏见和好恶。因此，如何利用获得的客观事实证据，不同人有着不同的主观情感和好恶，这就是"情"。

全科医疗的临床决策，"情"与"理"缺一不可。当然不得不承认，理性的证据无疑应渗透到每一项医疗卫生决策当中。当证据存在时，无视或忽视其存在是不可取的无知且不负责任的行为。但强调证据的重要，并不代表证据就等同于最终的决策。我们建议全科医生要主动寻找相应临床问题的证据，其目的是让证据可以作为一项被告知的事实真相（例如某种药物是否有效）。当这个真相被清晰地呈现出来时，证据在整个决策中起到的全部作用就已经完成了。因为，获得的证据本身并不能告诉全科医生你要不要实施某项临床实践（通常是某项干预措施），或者怎么来实施这项临床实践。最终的选择和决策，取决于全科医生和患者自身。证据告诉我们这项干预措施有效，这是"理"。但要不要给患者实施这项干预措施，这取决于"情"。

（三）在全科医疗中应用循证医学证据时需要回答的问题

全科医学强调以人为中心的照顾，在全科医疗中应用循证医学证据而做出决策时，全科医生需要对自己提出三个问题。

1. 对患者实施的这项干预措施是否确定是患者真正想要的　全科医生应主动询问患者就诊的主要目的，与患者探讨他们关心的问题和需要的信息，努力全面理解并且进入患者的世界，了解患者情感的需要，了解患者如何看待这项治疗或临床干预措施的总体价值。要与患者就临床相关的处理方式达成一致意见。要了解目前患者现有的资源有多少，是否可以承担相关的临床干预措施。

2. 目前医生是否在实践这项干预措施　循证医学管理的目的，其中就包括最大限度地推广和加速已经被证明有效且成本 - 效益合算的医疗技术应用在临床实践当中；对于无效的正在进行的诊疗手段，应该在实践中予以淘汰；减缓或停止虽然有效但成本 - 效益并不合算的现行诊疗手段。全科医生在掌握了最佳临床证据后，应判断对患者实施的这项干预措施目前医生是否确实在进行实践。对于已经被证明有效且成本 - 效益合算的医疗技术的应用，应留意其相应的上市许可，在合理合规的条件下应用。相对的，目前仍然存在许多无效的正在进行的诊疗手段，在实践中，应淘汰这些无效甚至有害的诊疗手段。

3. 对患者实施的这项干预措施能带来的好处是什么　无论医学如何发展，都不能丢掉它的初衷，那就是患者利益第一。在全科医疗中应用循证医学证据做决策时，要确定这种医疗干预措施对患者是有利的，同时对医生和医疗卫生服务本身也是有利的。全科医生应该对治疗或干预的措施的益害比进行全面权衡，通过证据充分掌握各方面的信息，例如：不采用该项治疗措施，带给患者的危险有多大；采用该项治疗措施带给患者的益处和害处有多大；如果相关治疗措施或是资源用在别的方面是否更可取等。

（四）临床指南与循证全科医疗实践

临床指南不是证据，但临床指南是基于现有最好的所有相关的证据所制定的医学实践的原则性、指导性建议。众多研究显示，即使基于同样的证据，不同医生对于同一疾病患者的处理可能大不相同。这在一定程度上说明了一些医生的决策可能不十分恰当。为了帮助医生尽可能做出更加恰当的决策，相关的专家开始思考通过指南来提高医生实践的恰当性，以提高临床服务质量。临床实践相关的指南的推出，对于推行循证医学实践起到了非常积极的作用。一个高质量的临床实践指南，应该是基于现有最好的全部相关临床证据，并且需要根据当地的实际情况、现有资源，以及对资源分配的价值取向而研究制定的，是医学实践相关的原则性、指导性建议。

好的指南在制定以前，都会花大量时间收集并整理针对相关临床问题的干预或处理方式的有关证据。临床实践指南收集的证据，通常来源于原始研究（特别是高质量的随机对照试验）和系统综述（特别是基于高质量随机对照试验的系统综述）。从检索证据的意义上讲，好的指南必然是收集了全部相关研究证据的综合性资源。然而值得注意的是，指南中的建议与证据的参考意义却不同，因为指南不是证据。指南由于受证据、现有资源、资源分配的价值取向、实践经验和条件等许多因素影响，即使是基于同一证据，对不同的患者或人群，指南的建议也经常是不同的。因此，为某一个特定地区或人群制定的指南，对其他地区虽然也有一定的借鉴意义，但切忌生搬硬套。

美国医学指南文献库是一个十分重要的临床指南的文献资源。此外，国内外常见的全科医疗相关临床指南包括：美国高血压学会和国际高血压学会联合发布的《ASH/ISH 社区高血压管理临床实践指南》；由中华医学会糖尿病学分会发布的《中国 2 型糖尿病防治指南（基层版）》；原国家卫生计生委发布的《中国临床戒烟指南》；原国家卫生计生委合理用药专家委员会、中国药师协会发布的《冠心病合理用药指南》等。

本章小结

本章分为三节，分别介绍了循证医学的概念、循证医学的发展背景；系统综述及 meta 分析的定义、研究证据分级分类、循证医学证据检索；循证医疗实践的基本步骤和方法、循证医学证据在全科医疗中的应用。第一节中，给出了循证医学的概念，强调循证医学是关于遵循证据进行医学实践的学问，是基于现有最好的证据，兼顾现有资源的多寡以及人们的需要和价值取向进行医学实践的科学。第二节介绍了系统综述的基本概念、证据的分级分类。其中重点强调了随机对照试验的概念、实验性研究与观察性研究的区别和联系。并简单介绍了常见研究证据的评价方法和证据检索相关知识。第三节介绍了循证医疗实践的基本步骤和方法，包括实践循证医学的方法以及系统综述的制作步骤，以及循证医学证据在全科医疗中的应用。

（黄亚芳）

思考题

1. 请简述循证医学的概念。
2. 请描述随机对照试验概念并简述其证据级别。
3. 请简述如何将循证医学证据应用在全科医疗中。

第八章 社区医学心理学概述

社区医学心理学作为一门新兴的交叉学科,同时具有基础学科和应用学科的特点。社区医学心理学是全科医生在医疗实践中必须了解和掌握的知识与技能。本章将介绍本学科的概念、基本观点、基本任务以及研究方法等内容。

第一节 社区医学心理学概述

一、社区医学心理学的概念

社区医学心理学是社区医学与心理学、医学心理学相互交叉融合形成的一门新兴应用学科。它是将心理学、医学心理学的理论和技术应用于社区卫生服务领域,是研究心理、社会因素在社区卫生服务、社区人群疾病与心身健康的相互关系和心理活动规律的科学。

由于社区医学及社区卫生服务模式的发展,需要向社区卫生服务第一线的全科医生、社区卫生技术人员等进行有关社区医学心理学等相关心理知识的教育,以提高对社区人群健康与疾病心理社会问题的认识。充分认识社区环境、社区组织、社区经济文化以及社区卫生服务对维护社区居民心身健康与疾病防治的重要意义。社区卫生工作人员要站在"大卫生"观念的基础上,在生物 - 心理 - 社会医学模式观念的指导下,认识到现代社区发展变化对个体的影响,更好地掌握社区卫生服务技能,正确分析判断社区人口健康与疾病的心理社会因素间的关系,积极研究解决社区发展中人口的适应和评估问题。通过整合社区卫生资源,研究社区文化环境、社区资源、社区人际关系、社区各种因素对人口疾病和健康的影响。调动社区人口的积极性、主动性,以适应应对各种挑战,进而达到维护社区人口健康,预防、治疗和康复的社会卫生目标。

二、医学模式转变与社区医学心理学

(一)医学模式的转变

医学模式(medical model)是人们对健康和疾病总体的认识和本质的概括,体现了一定时期内医学发展的指导思想,是一种哲学观在医学上的反映。在整个医学发展史中,医学的研究对象,即人类的健康和疾病问题、生命的本质问题没有多大变化。但对这些问题的认识却随着不同历史时期的生产力发展水平、科学技术和哲学思想的衍变,表现为不同的形式。人类社会的医学模式至今大约经历过四种类型。

1. 神灵主义医学模式 指起源于原始社会的医学模式,约从公元前一万多年开始到公元

前 1100 年止。当时生产力水平极其低下，人类对自然界及自身疾病的起因知之甚少，"万物有灵"的观念禁锢着人们的思想，人类对于许多生命的本质问题尚不能解决。因此，人们常将疾病看成是神灵处罚或魔鬼作祟而致，在疾病的治疗手段上则主要采用祈祷神灵或驱鬼避邪的方法。在科学不发达的时代，这些疾病的治疗方法可通过暗示作用给人们以内心的安宁。虽然这种医学模式早已成为历史，但在当今社会仍有其残余的痕迹。

2. 自然哲学医学模式　以朴素的唯物论和辩证法来解释疾病和防治疾病的医学思想，它出现在公元前 3000 年左右。这一时期人们开始摆脱"神灵"的束缚，以一些传统医学理论为代表，强调心身统一，人与环境的统一。如中医典籍《黄帝内经》中提出的"天人相应""形神合一"的观点，以及"内伤七情""外感六淫"的理论等。西方古希腊学者希波克拉底提出的"体液学说"和"治病先治人"的观点均属于这种医学模式。由于当时受生产力水平和科学技术的限制，人们对生命本质的认识及关于健康和疾病的观点都具有很大的局限性。

3. 生物医学模式　中世纪的西方文艺复兴运动极大地推动了科学技术的进步，使医学摆脱了宗教的禁锢。生物医学模式的基本观点是任何疾病都必定有人体某一特定的器官系统、组织、细胞和分子水平上能够发现和测量的物理和化学变化，并能制定出特异性的治疗手段。在这几百年里，人们在防治某些生物源性疾病诸如消灭长期危害人类健康的传染病方面成绩尤为巨大，人类的健康水平不断提高。但正如恩格尔（G.L. Engel）指出，经典的西方医学将人体看成一架机器，疾病被看成是机器的故障，医生的工作则是对机器的维修。因此，人们把它称之为生物医学模式。生物医学模式存在缺陷：①关心"病"而不是关心"人"；②关心躯体而忽视心理；③关心生物学因素而忽视社会因素。

4. 生物 - 心理 - 社会医学模式　随着社会文明程度的提高，生物因素引起的疾病（如传染病）逐渐被控制，人类"疾病谱"和"死因谱"发生了显著的变化。心脏病、恶性肿瘤、脑血管病等已取代传染病相应地成为人类的主要致死原因。另外，随着人类物质文明的发展，人们对自身生命质量水平的要求也已不断提高，迫切需要医生在解决其身体疾病造成的直接痛苦的同时，也帮助他们减轻精神上的痛苦。这些也都给医学提出了新的研究课题和工作任务。

美国罗彻斯特大学医学院精神病学和内科教授恩格尔（G.L. Engel）1977 年在《科学》（*Science*）杂志上发表的"需要新的医学模式——对生物医学的挑战"一文，对这一新医学模式作了开创性的分析和说明。与生物医学模式不同，生物 - 心理 - 社会医学模式（bio-psycho-social medical model）是一种系统论和整体观的医学模式，它要求医学把人看成是一个多层次的、完整的连续体，也就是在健康和疾病问题上，要同时考虑生物的、心理和行为的，以及社会的各种因素的综合作用。也就是说，人的心理与生理、精神与躯体、机体的内外环境是一个完整的、不可分割的统一体，心理社会因素与疾病的发生、发展和转归有着十分密切的关系。研究人类的健康和疾病问题时，既要考虑生物学因素的作用，同时又要十分重视心理、社会因素的影响。

1990 年，WHO 提出生活方式导致疾病的概念，从而进一步将生物 - 心理 - 社会医学模式推进到整体医学模式。整体医学模式认为健康是整体素质健康，即身体素质、心理素质、社会素质、道德素质、审美素质等多种素质的完美结合。整体医学模式与整体护理相呼应，这有利于临床医疗和护理工作的规范协调统一。

（二）医学模式转变与社区医学心理学

医学模式的转变，强调生物、心理和社会因素在治疗和预防工作中的连续和共同作用，推动了人类健康和疾病的全面认识，促进了卫生观念的转变。除理论概念上的改变外，医学模式的改变还涉及医学领域中的许多实际问题,如医学研究的思维方式和内容的改变,医学教育的变革,医疗卫生人员知识的更新,以及社会卫生保健网的结构和职能、政府医疗卫生政策和措施的制定等等。它促进了医学问题的社会化和社会问题的医学化,促使人们对"健康"与"疾病""医生"与"病人"和"正常"与"异常"等一系列医学范畴和医学性质问题观念的改变,它要求医学从更为广阔的角度考虑人类的健康问题,加强心理社会因素对健康影响的研究。

医学模式的转变反过来也给医学科学及医疗卫生事业带来了巨大变化,加速了医学和心理学的结合,在医学心理学的形成和发展的过程中起到了积极作用。医学心理学正是在医学模式的转变过程中逐步发展起来的。同时,医学心理学的发展也促进了医学模式的转变。

随着经济的发展和社会的进步,人们对医学心理学的需要越来越迫切。生活方式的改变、生活节奏的加快、价值观的变化以及种种社会变革使人们面临越来越多的压力和心理问题。另一方面,物质生活的改善,使人们更加注重生活质量,追求精神上的安定,社会对心理学的需求因此而更为明显。在这种情况下,医学心理学的发展将呈现以下趋势:

第一,学科范围进一步扩大。纵观医学心理学的发展,它由早期服务于精神病人和心理障碍患者,逐步向躯体疾病患者,进而向健康人群扩展。医学心理学把心理健康、心身健康的维护、养生保健和健全人格的培育作为其主要的工作内容,并参与职业选拔、职业生涯指导和教育发展等。今日的医学心理学正在向各领域广泛渗透并为全社会所有人群提供服务。

第二,进一步向多学科融会。医学心理学属于交叉学科,本身也具有系统论的整体思维特征。通过与多学科的合作,共同研究和解决某一领域问题的模式已呈现良好的前景。今后,医学心理学将与医学、心理学、生物学、社会学和行为科学等进一步结合,协同研究大家共同感兴趣的课题。同时在临床服务过程中也会愈来愈多地与相关领域的工作人员合作,以扩大服务内容,提高服务质量。

第三,进一步运用当代科学成果。医学心理学的发展依赖于心理学和医学的理论并与科技进步密切相关,因此医学心理学迫切需要吸纳当代的科技成果,不断地完善自身的理论、技术和方法。在生物 - 心理 - 社会医学模式下,人们要用系统论、整体论观点来认识健康和疾病,需要在对疾病进行诊断、治疗、康复、预防中,把人看成是一个整体,分析心理社会因素在疾病与健康相互转化中的作用,综合考察心理、社区、社会、自然环境、人际关系、生活方式等多方面的交互作用。心理学、医学与社区医学和社区卫生服务等联系起来,有力地推动了社区医学心理学的发展和完善。

第二节 社区医学心理学的基本观点与任务

一、社区医学心理学的基本观点

(一)生物、心理、社会三因素的统一

医学心理学认为,在人体健康和疾病相互转化中,除了注意生物学因素的作用以外,要特别强调心理因素和生物因素间的相互影响,同时注意个体与社会环境之间的关系。因此,医学应关注的不仅是身体某一器官或系统的疾病,而且还应探讨心理社会因素在疾病的发生、发展、转归及诊断、治疗中的作用,使医学能够全面地阐明人类疾病的本质。

（二）治病和治人的统一

医学心理学认为，医务人员不应仅限于了解病人患了什么病，还应了解病人的心理状态、情绪变化、性格特点、病人和医务人员的关系、病人和具体医疗环境之间的关系，以及这些因素在病人疾病发展过程中所起的作用。有经验的医生和护理人员总是在关注病人生理变化的同时，又注意病人患病后的心理反应和心理需要，并在医疗护理实践中创造各种有利条件，使病人在诊治过程中处于最佳的生理和心理状态。

（三）认知评价影响健康

医学心理学认为，各种应激源作用于人体能否导致疾病，不完全取决于其产生刺激的质与量，更重要的是个体对应激源的认知评价和应对。社会因素必须通过脑与心理的中介作用后，才能引起相应的心身反应。同样是经历失学、失业、失恋、丧偶等生活事件，不同的人反应不同。一些人感到难以接受，他们的精神会受到重创，身体健康受损，痛不欲生甚至轻生；另一些人却不是这样，他们虽然也会经历痛苦，但能将其转化为投身建设性活动的动力，从而走向成功。心理因素既可以致病又可以治病，其发展方向取决于以何种价值观为指导对生活事件进行评价。

（四）适应和调节影响健康

医学心理学认为，个体在成长发育过程中，逐渐形成了一种特定的反应模式，构成了相对稳定的人格特点。这些模式和特点使个体在与周围的人和物的交往中，保持着动态平衡，其中心理的主动的适应和调节是个体行为与外界保持相对和谐一致的主要因素，是个体保持健康和抵御疾病的重要力量。

（五）树立"大卫生"观念

个体生活在家庭、社区、社会的大环境之中，个体的生理、心理健康水平必然受到家庭、社区、社会环境的影响。健康不仅是个人的问题，也是全球人类的共同问题。研究个体的健康必须将其放在全球人类健康的大背景下来考量。在全球信息化、一体化的新形势下，必须重视全球环境条件各方面因素对个体的影响，而个体的心理状态也必然会影响整个人类的健康发展，如艾滋病的流行、新型流感的防治等许多传染病的控制，没有"大卫生"观念是达不到卫生健康目标的。

上述五个基本观点贯彻到社区医学心理学各个领域，指导社区医学心理学各方面的理论研究和实践工作，也是学习社区医学心理学课程的指导思想。同时，医学模式转变也对医科学生和医务人员的素质提出了更高的要求，良好的心理素质是医务人员综合素质的核心。学习社区医学心理学对促进医学模式的转变和加强医务人员的自身修养都具有重要的意义。

二、社区医学心理学的基本任务

社区医学心理学研究社区范围内人群的健康与疾病的心理社会问题，研究社区环境、社区组织、社区服务、社区资源、社区文化教育、社区经济发展、社区医疗卫生服务等因素对社区人群心理健康与疾病的影响，从而提高社区各方面的建设，搞好社区卫生服务。社区医学心理学通过调节和改善社区人口的心理卫生健康水平和心理调适能力，通过社区环境条件的改善，提高社区医疗卫生服务能力，最终提高社区人群的心身健康水平。为实现社区人群的健康目标，社区医学心理学的主要任务有以下几项：

1. 积极开展社区人口心理卫生教育　依据社区人口健康的发展目标，制定社区心理卫生教育规划措施，对社区内所有人口进行分别的或全面的心理卫生健康教育，以维护社区人口的心理健康成长发育。如有关疾病预防知识、心理卫生教育、性知识教育等，以提高居民的心理适应和应对能力等。

2. 适时进行社区人口的心理干预　根据社区健康发展目标要求，针对社区不同人群需要，对社区人口进行有关心理卫生教育、妇幼心理卫生、残疾人心理卫生、老年心理卫生等教育，以缓解其心理压力，维护人群心理健康。如在肝炎流行、地震灾害等情况下，对居民进行适当的心理卫生教育，以减缓家庭或社区人口对突发灾害的恐惧。

3. 对社区中特殊人群的重点心理干预　社区中不同的群体有不同的心理矛盾冲突，不同的家庭环境条件会产生不同的心理困惑。社区环境中的种种应激，都容易造成某些人群的心理问题，需要进行有针对性的、及时的疏导教育，以提高其心理适应水平。

4. 开展心理咨询和心理治疗　随着社区经济发展变化，人际关系的复杂性日益增强，人们的心理压力也明显增加，往往会产生许多心理矛盾或困惑，如房屋拆迁、下岗失业造成的焦虑，空巢家庭的孤独等情况，都需要进行心理咨询的帮助或心理治疗来解决。社区医务人员要正确认识居民心理问题的重要性和积极解决的迫切性。要开展心理卫生宣传教育和心理咨询服务，以提高社区人口的心理卫生水平和心理承受能力。对已经有心理疾病的社区人群，要深入社区家庭开展个人及家庭治疗，或开展一定社区范围内的团体治疗形式。其治疗方式要适合社区特点和居民需要，治疗方法要灵活恰当。

5. 对社区内人群全方位的心理支持　社区医务人员需要对所有居民进行全方位的心理卫生支持，要调动社区可动用资源和可动员潜力，对居民实施全面的帮助和支持，其中对居民的心理支持帮助尤为重要和有意义。当今社会变革十分剧烈，在诸如老人、残疾人、下岗、失业、升学、就业、婚姻、子女以及司法、保险、医疗和情感等方面，都可能产生许多问题。在社区中全方位的支持，就是要求社区医务人员能在居民需要的时候，采用积极的心理卫生干预和支持措施，体现出人们之间的关怀和友爱。这对于人们正确面对人生、解决心理疑难问题、鼓起生活的风帆、投入火热的生活是有重要意义的，也是构建和谐社会的重要方面。

三、学习社区医学心理学的意义

众所周知，防治疾病、维护健康、提高人口的健康水平，既是医学的任务，又是心理学的目标，也是社区医学和社区卫生服务的目标。在漫长的医学科学发展道路上，我们可以看到医学与心理学的相互促进、共同发展产生了许多诸如医学心理学、护理心理学、肿瘤心理学、外科心理学、健康心理学、美容心理学等分支学科，社区医学心理学也正是在这种形势下产生的新兴学科。

生理学、医学和社会医学的发展，为心理学、医学心理学、社区医学心理学奠定了理论基础，心理学和医学的研究技术和方法，为社区医学心理学的研究提供了方法和条件，这就极大地拓展了心理学在医学新学科领域的发展空间和积极作用，对社区卫生服务的发展，对保护社区人口的健康水平，都将产生重要影响。

社区医学心理学是社区医学与心理学、医学心理学相互交叉融合产生的新兴学科。社区医学心理学与医学心理学有许多相似之处，但社区医学心理学有突出的社区特点，是把人的健康与疾病问题放在社区环境条件下来研究社区居民的健康与疾病的关系。社区医学心理学这一概念的提出和发展，必将会随着全科医学的发展，以及社区医学、社区卫生服务形式的完善，使得社区医学心理学这一学科有新的发展。

第三节 社区医学心理学的研究方法

一、观察法

观察法（observational method）是通过对研究对象的科学观察与分析,研究各种环境因素影响人的心理行为的规律。这种方法在心理评估、心理咨询和心理治疗中被广泛应用。这种方法是通过对被观察者的动作、表情、言语等外显行为的观察,来了解人的心理活动。而且,即使在主要采用其他研究方法时,观察法也是不可缺少的,通过各种方法搜集来的资料也常常需要用观察法加以核实。

1. 主观观察法与客观观察法　主观观察法是个人对自己的心理活动进行观察和分析,传统上称作内省法。这种方法存在较大的局限性,因为只有当事人自己的体验,往往影响对结果的验证、推广和交流。有时对研究对象不可能进行直接的主观观察,也可采用听口头报告(或录音报告),查看书信、日记、自传和回忆录的形式进行间接的主观观察与分析。客观观察法是研究者对个体或群体的行为进行观察和分析研究。科学心理学广泛地采用客观观察法开展研究工作。这种方法要求按严格的客观规律真实地记录,以正确地反映实际情况,并对观察获得的资料进行科学的分析,以解释心理活动变化的本质。

2. 自然观察法与控制观察法　自然观察法是在自然情境中对被观察者的行为进行直接观察、记录。其优点是不改变被观察者的自然生活条件,所获取的资料比较真实。控制观察法则是在预先设置的某种情境下进行的直接或间接地观察,这样能较快地、集中地取得观察资料。但由于人为设置的情境可能会对被试产生影响,因此不易反映真实情况。

3. 临床观察法　这种方法是通过医学临床的观察记录来获取资料进行分析研究。临床观察在医学心理学研究中十分重要,它可以借此探讨行为变异时人心理现象的病理生理机制和深入研究病人的超限内心冲突与心理创伤所造成的心理障碍、心身疾病及精神疾病等。

观察法虽非严密的科学研究方法,但经观察所见问题,常常是采用其他方法进行深层研究的先导,故观察法有其重要的应用价值。观察法使用方便,可随时获得被试者不愿或不能报告的行为结果,资料的可靠性较强,结果有较大现实意义,无需人为地对被试者施加任何外部影响,就可掌握许多生动活泼的实际资料;观察法的缺点是观察的质量很大程度上依赖于观察者的能力。而且,观察活动本身也可能影响被观察者的行为表现,使观察结果失真。因此,使用观察法时必须考虑如何避免观察者主观因素所导致的误差。

二、实验法

实验法（experimental method）是一种经过精心的设计,并在高度控制的条件下,通过操作某些因素,来研究变量之间相关或因果关系的方法。

实验法是定量研究的一种特定类型,必须满足以下基本条件:①必须建立变量之间的相关或因果关系的假设;②自变量必须能够很好地被"孤立";③自变量必须是可以改变的、容易操纵的;④实验程序和操作必须能够重复进行;⑤必须具有高度的控制条件和能力;⑥实验组和对照组必须很好地匹配。

控制是实验法研究的最本质的特征,没有控制就没有实验。如果研究者在实验中缺乏适当的、准确的控制,那将无法确定实验结果究竟是由设计(假设)自变量所致,还是由于其他一些未能加以控制的因素造成的。

（一）实验技术

由于医学心理学的学科特点，其实验技术也涉及社会学和生物学各方面。因此医学心理学的实验研究技术是随着相关学科研究技术的进步而发展的。

1. 心理物理实验技术　心理物理实验是费希纳（G.T. Fechner）在 1860 年创建的，它在心理科学研究中占有重要地位。这种实验是用于研究和解释物理刺激和心理感知觉之间关系及检测的方法。古典心理物理学实验的基本方法主要有三种：①极限法或最小变化法；②恒定刺激法；③调整法和平均误差法。前两种方法的基本特点是将刺激呈现给被试者，要求他们报告是否觉察到刺激的出现。

2. 信号检测技术　信号检测论（signal detection theory）是信息论的一个分支，研究的对象是信息传输系统中信号的接收部分。在方法上是将掺在噪声中的信号从噪声环境中鉴别并提取出来。这种理论和技术目前在生物物理学、医学、心理学、天文学、地质学等多学科领域得以广泛地应用和发展。由于人的感官、中枢神经系统的分析综合过程可以看作一个信息处理系统，就可能应用这种方法解决人对刺激的分辨力和反应偏向问题，即认知敏感性和心理倾向性，因此已被广泛应用于研究心理现象的各个领域。

3. 现代心理实验技术　由于计算机、神经科学、生物工程学、分子生物学等许多学科领域的飞速发展，为医学心理学的实验研究提供了很多前沿研究的先进手段，极大地促进了心理实验技术的发展。

计算机科学在心理学领域的应用主要有三大部分：①人 - 机系统的研究，即把人和机器看成一个系统，研究在人机共生的情况下人的心理学问题；②人的心理和行为的计算机模拟；③计算机应用于心理实验的控制和数据处理。

神经科学的发展为医学心理学提供了众多的研究技术和手段。近年来医学心理学开始引进脑研究中有关形态学和功能学的方法和技术，其中脑功能成像技术在脑的心理功能、脑代谢和心理异常机制等方面的研究得以广泛地应用，包括正电子发射断层成像技术（positron emission tomography，PET）、功能性磁共振成像技术（functional magnetic resonance imaging，fMRI）、计算机断层成像技术（computerized tomography，CT）等。PET 技术可以测量大脑包括葡萄糖代谢、耗氧量、血流量等多项指标，目前以血流像与脑相关激活区的研究较多见。fMRI 是近十年来随着磁共振技术（MRI）的发展出现的新技术，基于血氧水平的大脑活动成像，可以显示执行特定任务时的脑功能定位。

近年来神经电生理技术发展迅速，在医学心理学研究中也有较多的应用。其中脑电图（electroencephalogram，EEG）已发展到高分辨率阶段，脑电记录的导联数由过去的最多 32 导发展到 64 导、128 导或更大，使空间分辨率大大提高。由于脑电信号叠加技术的发展，信 / 噪比加大，使通过事件相关电位（event-related potential，ERP）研究心理变量得以实现。

（二）实验方式

可分为实验室实验、现场实验和临床实验。

1. 实验室实验（laboratory experiment）　是在实验室的条件下借助于各种仪器设备，严格控制无关变量的情况下进行的。这不仅便于观察某一操作变量引发的行为反应，而且可通过仪器精确记录所致的生理变化。实验室可以实现程序自动化控制的各种模拟环境，借此研究特殊环境中心理活动的变化及相应的生理变化规律。

2. 现场实验（field experiment）　这是在工作、学习或各种社会生活情境中，尽量使现场条件单一化,适当地对研究对象的某些变量进行操作,观察其有关的反应变量,以分析研究其中规律的实验方式。现场实地研究可避免由于过度的改变习常的环境条件对被试者造成的心理活动误差,但很难像实验室那样严格控制无关变量的影响,因变量的结果往往是多因素引发的。因此,现场实验应采用多因素的实验设计,实验期限易长,一般成本较大。

3. 临床实验(clinical experiment) 严格地说,临床实验属于现场实验的特殊形式,对医学心理学研究更为重要。例如,神经外科曾经为人的心理学研究提供大量的宝贵资料,Sperry RW 关于割裂脑病人的研究为大脑优势半球学说做了重大修正。心身医学的很多资料也是通过临床实验获得的,心身疾病的诊断与分型以及心身相互作用的研究也多来自临床实验。近年来,由于临床检查技术的迅速发展,为医学心理学的临床实验研究提供了较多的便利条件,临床实验研究必将进入一个新的发展阶段。

三、调查法

调查法(survey method)指采用事先设计的调查问卷,现场或通过函件交由被试者填写,然后对回收的问卷分门别类地分析研究。适用于短时间内书面收集大范围人群的相关资料,如了解某特殊人群(老人、学生)的身心健康水平、调查住院患者的需要等,均可采取此法。问卷法的研究质量取决于研究者的思路(研究的目的、内容、要求等)、问卷设计的技巧及被试者的合作程度等,如问卷所设计的提问能否反映研究者的研究重心、指导语能否让被试者一目了然、设问策略得当与否、结果是否便于统计分析等。又如开放式问卷的题量适中与否、能否引起被试者的回答兴趣等;封闭式问卷有无一致的答卷标准、分级适当与否等。

问卷法简便易行,信息容量大,但其结果的真实性、可靠性可受各种因素影响而程度不同。故必须以科学态度分析、报告问卷法所获研究结果,较好地体现问卷法对其他研究方法的辅佐及参考价值。

四、晤谈法

晤谈法(interview method)指通过晤谈、访问、座谈、问卷等方式获得资料并加以分析的研究。通过与被试者晤谈,了解其心理活动,同时观察其晤谈时的行为反应,以其非语言信息补充、验证所获得的语言信息,经记录、分析得到研究结果。晤谈法通常采用一对一的访谈方式,其效果取决于研究者的晤谈技巧。此法既可用于患者,也可用于健康人群,是开展心理评估、心理咨询、心理治疗及其相关研究中的最常用方法之一。

座谈则是以少数研究者同时面对多个被试者的访谈形式。相对于晤谈,座谈范围较大,便于一次获得较多同类资料或信息,满足分析、研究的需要。

五、测验法

测验法(test method)也称心理测验法,指以心理测验作为个体心理反应、行为特征等变量的定量评估手段,据其测验结果揭示研究对象的心理活动规律。此法需采用标准化、有良好信度和效度的通用量表,如人格量表、智力量表、行为量表、症状量表等。心理测验和量表种类繁多,必须严格按照心理测量规范实施,才能得到正确的结论。心理测量作为一种有效的定量手段在医学心理学工作中使用得很普遍。

六、个案法

个案法（case study method）是只对一个被试者的研究方法，可以使用观察、交谈、测量和实验等手段。一般是由训练有素的研究者实施，依据被试者的历史记录、晤谈资料、测验或实验所得到的观察结果，构成一个系统的个人传记。这种深入的、发展的描述性研究非常适用于医学心理学心理问题的干预、心身疾病或心理障碍的疗效分析，进行心理行为疗法的前后自身比较研究等。个案法也可用于某些研究的早期探索阶段，详细的个案研究资料可为确定进一步开展大规模研究提供依据。个案法对于一些特殊案例的深入、详尽、全面的研究，对揭示某些具有实质意义的心理发展和行为改变问题有十分重要的意义。例如，对狼孩、猪孩、无痛感儿童的个案研究等。

个案研究强调研究结果对于样本所属整体的普遍意义，个案研究除具有应用目的之外，也具有理论目的。经多次同类性质的个案研究所获得的典型"案例"，既可供研究者日后进行研究设计时形成假设作参考，又可作为预测同类事物未来变化的根据。

本章小结

社区医学心理学是社区医学与心理学、医学心理学相互交叉融合形成的一门新兴应用学科，将心理学、医学心理学的理论和技术应用于社区卫生服务领域，是研究心理、社会因素在社区卫生服务、社区人群疾病与心身健康的相互关系和心理活动规律的科学。医学模式经历了从神灵主义到自然哲学、到生物医学、再到生物 - 心理 - 社会医学模式的转变，强调生物、心理和社会因素在更高水平上的整合，强调人的整体健康，促进了对人类健康和疾病的全面认识和医学的全面发展、疾病治疗与预防的统一，以及卫生观念的转变。社区医学心理学的基本观点是生物心理社会三因素的统一、治病和治人的统一、认知评价影响健康、适应和调节影响健康以及"大卫生"观念。社区医学心理学的基本任务是积极开展社区人口心理卫生教育、适时进行社区人口的心理干预、对社区中特殊人群的重点心心理干预、开展心理咨询和心理治疗、对社区内人群全方位的心理支持。社区医学心理学的研究方法包括观察法、实验法、调查法、晤谈法和个案法。

（张　辉）

思考题

1. 社区医学心理学的基本观点是什么？
2. 医学模式经历了怎样的变化？
3. 社区医学心理学的研究方法有哪些？

第九章　社区医学心理学基本理论

在社区医学心理学的形成和发展过程中，形成了不同流派的理论体系，本章主要介绍精神分析、行为主义、人本主义和认知学派等心理学经典理论。

第一节　精神分析理论

精神分析（psychoanalysis）是 19 世纪末 20 世纪初产生，在奥地利发展起来的一个重要的心理学派别。它不是从传统的心理学理论发展而来，而是在医疗实践中创立的一种独特的理论，在目的、对象和方法上都有其独到之处。至今，精神分析的学术思想仍然是心理学理论体系中最重要的部分之一。

精神分析理论的创始人西格蒙德·弗洛伊德（Sigmund Freud，1856—1939 年），毕业于维也纳大学医学院，获得医学博士学位。在心理学的年鉴上，恐怕没有哪位人物会像弗洛伊德这样备受吹捧而又惨遭诋毁，他既被认为是伟大的科学家、学派领袖，又被斥责为搞假科学的骗子。但他的崇拜者和批评者都一致认为他对心理学的影响、对心理治疗的影响、对西方人看待自己方式的影响，比科学史上的任何人都要大得多。

1885 年弗洛伊德师从于法国著名的神经病学家夏柯（Jean Martin Charcot），1886 年回国后作为私人医生在维也纳开业。他在长期的医疗实践中创建了"宣泄""自由联想""释梦"等治疗方法，并不断完善了一套精神分析的理论体系。

一、潜意识理论

弗洛伊德提出的潜意识理论是精神分析理论的基石。他把人的心理分为潜意识、前意识和意识三个部分。

1. 潜意识（unconscious）　潜意识有两层含义：一是指人们对自己的一些行为的真正原因和动机不能意识到；二是指人们在清醒的意识下面还有一个潜在进行着的心理活动。潜意识的内容中包含了那些为人类社会、伦理道德、宗教所不容许的、原始的、目无法纪的动物性本能冲动，以及幼年期的经验、被压抑的欲望和动机等。正常人的大部分心理活动是在潜意识里进行的，大部分的日常行为是受潜意识驱动的，它是人类心理活动的原动力所在，遵循的是享乐原则，不顾及社会的道德规范、法律等的约束。因此，潜意识活动的内容、观念、欲望如果要进入意识，就要受到社会标准的检验而被拒绝；但是如果不进入意识，就得不到满足。为了使这些被压抑的观念和欲望能够出现在意识中，得到满足，就只能乔装打扮，变相出现而获得间接的满足。梦就是一种满足这种愿望的形式。

2. 前意识（preconscious） 前意识是介于意识与潜意识间的心理活动，它是曾经属于意识的观念思想，因与目前的实际关系不大或无关，被逐出意识的园地，但可以较快地、较容易地闯入到意识领域。潜意识的观念首先进入前意识才能到达意识界。前意识的作用就是保持对欲望的需求和控制，使其尽可能按照外界现实规范的要求和个人道德来调节，是意识和潜意识之间的缓冲。

3. 意识（conscious） 意识指人能知觉到的东西，是人当前注意到的心理活动、感知外界的各种刺激，是与语言（即符号系统）有关的部分心理活动。意识活动是遵循现实原则来行事的，也就是说只有合乎社会规范和道德标准的各种观念才能进入意识界。

被压抑在最深处、最底层的潜意识是最活跃、最不安分的分子，它们千方百计地想表现出来，但由于社会礼教、风俗习惯、伦理道德等社会标准的作用，意识作为最高统治者发挥着它的威力，控制着潜意识使其留在最底层，不允许其表现和满足。弗洛伊德认为，人的心理活动中有一种保持意识层面不受干扰、不受潜意识侵犯的压抑作用，强迫那些潜意识的冲动留在原处，并一次又一次地打回或顶回企图来犯的潜意识。

二、人格结构理论

弗洛伊德将人格结构分为本我、自我和超我。当三者关系协调，人格则表现出健康状况；当三者关系冲突，就会产生心理疾病。

1. 本我 本我是与生俱来的动物式的活动，相当于潜意识内容，它服务于快乐原则，它不看条件、不问时机、不计后果地寻求本能欲望的即时满足和紧张的立即释放。本我中的需求产生时，个体要求立即满足，从而支配人的行为。比如，婴儿感到饥饿时立即要求吮奶，绝不考虑母亲有无困难。弗洛伊德称本我中的基本需求为"生之本能"，它的成分是人类的基本需求，比如摄食、饮水、性等这些基本生理需要。生之本能是促进个体求生活动的内在力量，这种内在力量被称为"力比多"（libido）。本我内除了由基本需要形成的生之本能之外，也包括攻击与破坏两种原始性的冲动，这种冲动称"死之本能"。弗洛伊德分别以希腊神话中爱神的名字爱洛斯（Eros）代表生之本能；以死神的名字萨那托斯（Thanatos）代表死之本能。

2. 自我 自我是现实化的本能，它是个体出生后在现实环境中由本我中分化发展而产生的，代表着理性和审慎，由本我而来的各种需求，如不能在现实中立即获得满足，就必须迁就现实的限制，并学习如何在现实中获得需求满足。因此，自我服从于现实的原则，配合现实和超我的要求，延迟转移或缓慢释放本我的能量，对本我的欲望给予适当的满足。

3. 超我 超我是道德化了的自我，它是长期社会生活过程中，将社会规范、道德观念等内化的结果，类似于人们通常讲的良心、理性等，为人格的最高形式和最文明的部分，多属于意识。超我中有两个重要的组成部分：一个是自我理想，是要求自己的行为符合自己理想的标准，当个体的所作所为符合自己的理想标准时，就会感到骄傲；另一个是良心，是规定自己不犯错误的标准，如果自己的所作所为违反了自己的良心，就会感到愧疚。超我服从于至善原则，它一方面负责对违反道德标准的行为施行惩罚，另一方面确定道德行为标准。

本我在于体现自我的生存，追求本能欲望的满足，是必要的原动力。超我在于监督、控制和约束自己的行为，不至于违反社会道德标准，以维持正常的人际关系和社会秩序。而自我对上要符合超我的要求，对下要吸取本我的力量，并处理、调整本我的欲望，对外要适应现实环境，对内要保持心理平衡。如果一个人的本我、自我、超我三者彼此交互调节、和谐运作，就会形成一个发展正常、适应良好的人；如果三者调节失衡，或者彼此长期冲突，往往就会导致个体社会适应困难，甚至演变成心理异常。

三、焦虑及自我防御机制理论

在人格发展过程中，本我、自我、超我之间产生冲突时，个体就可能产生焦虑。弗洛伊德描述了三种类型的焦虑：现实性焦虑、神经性焦虑和道德性焦虑。例如一个歹徒追赶我们，引起的是现实性焦虑，因为恐惧来自外部世界。相反，神经性焦虑和道德性焦虑是由个体内部的威胁造成的，当个体担心不能控制自己的情感或本能而作出将会引来权威者惩罚的事情时，神经性焦虑就会出现；当个体担心会违反父母或社会的标准时，道德性焦虑就会出现。焦虑使自我感受到危险的逼近，这时自我就要采取行动。

为了使自我能够应对焦虑，这时就需要防御机制。无论是健康人、神经症或者精神病病人，都在无意识地运用心理防御机制。当自我心理防御机制启用适当时，它们帮助我们减少压力，增强适应能力。但是，如果被过多地使用，这种使用就成了病态的，而个体也就发展出一种回避现实的风格。自我心理防御机制最初是由弗洛伊德本人提出，之后安娜·弗洛伊德对它们进行了系统的归纳和整理，后来的心理学家们又对心理防御机制进行了补充和修改。下面介绍十种常见的自我心理防御机制：

1. 压抑（repression） 是一种最基本的防御机制，也是其他防御机制的基础。压抑将那些危险的或令人痛苦的想法和感受排除在知觉范围之外。它常常是焦虑的来源。在人生前五年中发生的心理创伤性事件一般会被压抑为无意识。而被压抑的冲动和欲望并未消失，它仍在无意识中积极活动，寻求满足。

2. 否认（denial） 否认现实也许是所有自我防御机制中最简单的一个，它让人们有意识或无意识地拒绝使人感到焦虑痛苦的事件。例如，拒绝承认亲人的死亡。

3. 反向形成（reaction formation） 人们通过采取与令人不安的欲望相反的有意识的态度和行为，从而避免自己去面对无法接受的冲动，使自己无需去应对本应出现的焦虑。这种表现可能是个体会用虚假的爱来隐藏自己的恨。例如，一个恨丈夫的妻子，可能在行动上过分地爱和献身于丈夫，以此来避免因不喜欢丈夫而导致的对婚姻的威胁。

4. 投射（projection） 即把自己产生的无法接受的情感或意念归因于他人。当个体感受到强烈的性驱力、破坏驱力或道德律令的威胁时，他可能不会容忍相应的焦虑，而是把自己的情感投射到他人身上。我们其实也经常这么做，因此我们常常困惑不已，为什么别人的行为和我们那么相似。

5. 置换（displacement） 当个体感到焦虑时，他可能不把自己的冲动、情感发泄到危险的物或人身上，而把它转移到更安全的物或人身上。例如，在公司受了老板责骂的人，回家可能把愤怒转嫁到自己孩子身上。

6. 升华（sublimation） 是一种较为积极的防御机制。它把内驱力改造成社会可接受的行为。例如，最常见的形式就是把攻击性的欲望转化为体育竞技。体育运动为身体攻击性的表达提供了一个更被接受的发泄渠道，力比多与攻击驱力经常在不被个体觉知或意识到的情况下得以表达出来，并且还可能得到额外的奖励——称赞。

7. 合理化（rationalization） 某己经发生而不被个体所接受的糟糕的、失败的行为或观念，人们就找出看似合理正当的理由来解释它，从而缓解自己的焦虑和失望感。例如，伊索寓言里吃不上葡萄的狐狸说葡萄是酸的。

8. 退行（regression）　是指倒退到一个早期的人格发展阶段。面对强大的压力、焦虑时，个体可能会采取过去适宜，但是现在已经不成熟的行为。例如，成年人在内心焦虑时可能不自觉地咬手指等。

9. 认同（identification）　通过呈现出他人的特征，人们可以减少自己的焦虑及其他消极情感。例如认同一位成功的企业家、运动员等。人们能通过认同成功的因素来提升自己在他人眼中的价值，从而提高个体的自尊感，并使个体摆脱失败感。认同是发展过程的一部分，儿童可以通过认同习得性别角色的行为，同时它也可能成为过度自卑者的防御反应。

10. 理智化（intellectualization）　不直接应对情感的问题，而采用抽象思维间接地处理。例如，某人在公司被降职了，但他却貌似超然地说事情本来可能会更糟。

四、性心理发展阶段理论

弗洛伊德把性作为潜意识的核心问题，他认为潜意识中被压抑的欲望可归结为人的性欲冲动，人的性本能是一切本能中最基本的东西，是人的行为的唯一重要动机。他把这种本能的能量称之为"力比多"，力比多是驱使人追求快感的一个潜力。人成长的不同时期，"力比多"附着的部位是不一样的。按照这个理论，人的心理发展被分为以下五个时期：

1. 口唇期（0～1岁）　这一时期婴儿原始欲望的满足，主要是靠口腔部位的吸吮、咀嚼、吞咽等活动来完成的。婴儿的快乐也多来自口腔的活动。如果这一时期口腔的活动受到限制，就会给将来的生活带来不良影响。成年人中有些人被称为"口腔性格者"，可能就是口唇期发展不顺利导致的，他们在行为上主要表现为贪吃、酗酒、吸烟、咬指甲等，甚至有些性格的表现，如自卑、依赖及洁癖等也被认为是口腔性格的特征。

2. 肛门期（1～3岁）　这一时期原始欲力的满足主要靠排泄和控制大小便时所产生的刺激快感而获得满足。这个时期是对婴幼儿进行卫生习惯训练的关键时期。如果管制得过严，也会给将来的生活带来不良影响。成年人中有些人表现出冷酷、顽固、刚愎自用、吝啬等，被弗洛伊德称为"肛门性格"，可能就是这一时期发展不顺利的结果。

3. 性器期（3～6岁）　这一时期原始欲力的满足主要集中于性器官的部位。此时，幼儿喜欢触摸自己的性器官，幼儿在这个时期已经可以辨别男女性别，并且以父母中的异性作为自己的"性爱"对象，于是男孩以自己父亲为竞争对手而恋爱自己的母亲，这种现象被称为恋母情结。同理，女孩以自己的母亲为竞争对手而恋爱自己的父亲的现象被称为恋父情结。按弗洛伊德的说法，当男童发现女童的性器官与自己不同时，他可能假想甚至怀疑是被他父亲割掉了，因而产生恐惧，弗洛伊德称这种现象为阉割恐惧或阉割情结。像这种既恋爱母亲又畏惧父亲的男童心理冲突，以后会自行逐渐消失，从原来的敌对转变为以父亲为楷模，向他学习、看齐，这种现象被称为认同。类似的心理历程也会在女童身上发生。由于她发现自己的性器官与男性不同，她怀疑自己原来的性器官被别人割掉了，于是既恋爱父亲却也对男性心怀嫉妒，这现象被弗洛伊德称为阳具嫉妒，并认为女性这种情结直到成年结婚生子才会真正得到化解。

4. 潜伏期（6到12～13岁）　6～7岁以后的儿童，兴趣扩大，注意力由对自己的身体和父母的感情转变到周围的事物，因此原始的欲力呈现出潜伏状态。这一时期的男女儿童之间，在情感上比以前疏远，团体活动多呈男女分离的趋势。

5. 两性期（青春期以后）　青春期的开始时间，男性一般在13岁左右，女性一般在12岁左右。此时，个体的性器官逐渐成熟，生理与心理上所显示的特征，使两性差异开始显著。在这个时期以后，性的需求转向相似年龄的异性，并且有了两性生活的理想，有了婚姻家庭的意识。至此，性心理的发展已趋于成熟。根据弗洛伊德的精神分析理论，每个人在早期发展阶段中都会出现问题，因为冲突和固着是不可避免的，不适宜行为是普遍和必然的。而异常症状不仅取决于冲突和固着首先发生的那个心理性欲阶段，还取决于在这一阶段中为了应付随冲突而起的焦虑所采用的防御机制。焦虑的程度由自我、本我和超我的斗争决定。长期的警觉和防御使自我的力量衰退，而允许力比多退行到早年的固着点，导致孩子气、自恋或者道德败坏等。在极端情况下还可能失去控制本我的能力，导致精神病的产生。精神分析治疗通常会采用自由联想、解释、释梦、移情分析、阻抗分析等技术，帮助人们把无意识中的内容变为意识，让他们深刻领悟痛苦的原因，并鼓励来访者把新的领悟用于日常生活体验中。精神分析理论用于心理咨询与治疗的目标是：①将无意识的内容带进意识；②增强自我的力量，使个体的行为更立足于现实，而不是受本能的驱使或非理性内疚的影响。

精神分析是产生于医疗实践并始终和医疗实践密切联系的心理学思想，它在精神病学和医学心理学领域作出了历史性贡献。有人认为弗洛伊德是生物 - 心理 - 社会医学模式的先驱，他为后来心身医学的发展作出了一定的贡献。精神分析的研究成果已在社会学、人类学、医学、法学等领域广泛应用。

五、释梦理论

弗洛伊德在 1900 年出版的《梦的解析》一书中详细论述了关于梦的学说，对梦境提出了划时代的独特解释。弗洛伊德认为，超我的监督检查机制在睡眠时变得松懈，潜意识中的本能冲动以伪装的形式趁机闯入意识而得到表现，构成了梦境。可见，梦是对清醒时被压抑到潜意识中的欲望的表达，是通往潜意识的一条捷径。释梦（dream analysis）则是去挖掘、寻求梦中隐匿的意义。借助对梦的分析和解释可以窥见潜意识中的欲望和冲突，并可以用来治疗心理疾病。

弗洛伊德认为人的精神活动是有规律的。无论是意识活动还是潜意识的心理活动，都遵循一定的因果发展变化。尽管梦表面上极其紊乱怪诞，也同样是有规律的活动，任何梦都有其意义和价值，因此，弗洛伊德的释梦严格遵守因果法则。

梦是愿望（主要是性的愿望）的达成或满足。弗洛伊德把梦的实质理解为是一种"愿望的达成"，它可以算是一种清醒状态精神活动的延续。弗洛伊德在分析梦的改装变形时，把梦分为隐梦和显梦。显梦指当事人醒来后还能回忆的梦境，它是梦境的表面，属于意识层面，所以当事人可以陈述出来；隐梦是梦境深处不为当事人所了解的部分，这一部分才是梦境的真实面貌。只有通过精神分析，人们才能了解这些欲望。梦的解析就是以当事人所陈述的显梦为起点，进一步探究隐梦中所隐含的真正意义。

就梦的功能而言，做梦既可以使欲望得到满足，又可以充当睡眠守护者，保证充足的睡眠。平常被压抑在潜意识中的冲动和性欲如果长时间得不到宣泄，难免会造成心理问题。在睡眠时，因意识层面的监控减少，潜意识中的部分欲望得以在梦中活动而获得满足，从而减少潜意识中的紧张与压力，有效疏解当事人的情绪。至于说梦是睡眠的守护者，是因为做梦通常是在浅睡眠阶段，浅睡眠随时可能被外界的刺激所惊醒。假如这时进入梦境，梦未做完，就可以继续睡眠。

尽管弗洛伊德关于梦的理论确实具有划时代的意义，但是也有不足之处，主要有两点：一是弗洛伊德的释梦理论都是以精神疾病患者的梦为原型建立的，用它来解释一般人的做梦现象时，难免有以偏概全的缺点；二是弗洛伊德在解释隐梦和梦的欲望满足功能时，总是将人的潜意识欲望解释为性欲的冲动，将梦的内容模式化，从而忽略了梦的多元性的形成背景。

第二节 行为学习理论

行为主义心理学于 20 世纪初期诞生在美国，它彻底放弃了传统心理学主张研究意识等主观性概念，认为所有行为都是外部环境因素引起的，主张研究可观察的行为。依据其历史发展脉络，本节主要从经典性条件反射理论、操作性条件反射理论、社会学习理论三个领域来介绍行为学习理论。

一、经典性条件反射理论

在 20 世纪初，俄国生理学家伊万·巴甫洛夫（Ivan Petrovich，1849—1936 年）在研究狗的消化作用时发现了条件反射。他的条件反射学说被公认为是发现人和动物学习各种行为的最基本的生理机制理论。

1. **基本实验** 巴甫洛夫及其助手把狗用一副套具固定住，并用一个连接在狗颚外侧的管道来收集狗的唾液，管道再连接到一个装置上，该装置既可以测量狗腺体分泌唾液的总量，也可以记录分泌唾液的滴数。巴甫洛夫和他的助手把各种可食用和不可食用的东西放入给狗喂食的容器里，在放入和不放入食物的同时，结合相应的铃声、脚步声观察不同情况下狗分泌唾液的情况。在实验中，他发现给狗呈现喂食的容器也能够引起狗分泌唾液；或是狗听到铃声和喂狗人的脚步声同样会分泌唾液等。

2. **理论观点**

（1）在上述实验条件下，狗的唾液分泌称为"反射"，即是一种对特定刺激自动发生的反应，不需要意识控制或学习。对人来说，唾液分泌也是一种纯粹的反射。假如你饿了，看到面前有诱人的食物，你就会有唾液分泌。

（2）在实验中，狗把一些不是食物的"信号刺激"和食物联系起来，并且作出唾液分泌的反应。由此，巴甫洛夫认为存在两种类型的反射即条件反射（conditioned reflex）和无条件反射（unconditioned reflex）。其中无条件反射指有机体生来固有的对保存生命有重要意义的反射，例如食物吃到嘴里引起唾液分泌的生理反应，此时的食物就是无条件刺激，引起的分泌唾液反应就是无条件反射；而条件反射是通过在有机体大脑皮质上建立起暂时神经联系来实现的，是有机体在无条件反射基础上后天习得的反射，例如研究助手的脚步声本来不会引起狗分泌唾液，但是当脚步声和食物多次配对、重复后，狗听到脚步声（或铃声）就会分泌唾液，脚步声（或铃声）就成为条件刺激，而引起的分泌唾液反应就成为条件反射。

（3）在实验中，中性刺激和无条件刺激的多次重复出现研究中，巴甫洛夫提出了强化和消退、泛化和分化概念，这些概念在行为心理治疗中是非常重要的。

强化和消退：条件刺激与无条件刺激在时间上的结合称为强化（reinforcement），强化的次数越多，条件反射就越巩固。然而，当条件刺激不被无条件刺激所强化时，就会出现条件反射的消退。例如，对以铃声为条件刺激而形成唾液分泌条件反射的狗，只给铃声而不用食物强化，多次以后，铃声引起的唾液分泌量将逐渐减少，甚至完全不能引起分泌，即出现了条件反射的消退情况。

泛化和分化：泛化（generalization）指的是在条件反射形成初期，除条件刺激本身外，那些与该刺激相似的刺激也或多或少具有条件刺激的效应,引起条件反射。例如,狗形成了对三声铃声的条件反射(分泌唾液)后,就会对一声或两声作出反应,新刺激与原来的条件刺激越类似,泛化的现象越容易发生。分化(discrimination)是与泛化互补的过程,指对事物的差别反应。例如,通过选择性强化或者消退会使得狗只对三声铃声作出反应。

(4)人类的许多复杂行为,仅有条件反射是形成不了的,也就是说,有机体可以在已有的条件反射的基础上建立更新的、更复杂的条件反射。巴甫洛夫条件反射学说可以解释和说明人类的许多行为,人们的日常生活极其复杂,但人可以随机应变,这主要在于人由于条件反射的存在而处于一种半自动化的状态,节省了很多资源来应付其他的事情。但是,条件反射也会带来一些负面作用,例如恐惧症是从何而来,为何焦虑和不安,你为何不喜欢某种食物,什么是你情绪的来源,这些问题在咨询和治疗中可以使用条件刺激给以清除和击退。

二、华生的行为学习理论

行为理论的代表人物华生(John Broadus Watson,1878—1958年)指出,情绪反应是我们对环境中某种特定刺激的条件反射,也就是说,人的情绪反应是习得的。他相信所有人类行为都是学习和条件反射的产物,正如他在1913年的著名研究报告中宣称的:"给我12名健全的婴儿和我可用以培育他们的特殊世界,我就可以保证,对随机选出的任何一名婴儿,我都可以把他训练成为我所选定的任何类型的特殊人物,如医生、律师、艺术家、商界领袖、乞丐或小偷等。"

1. 基本实验 实验的被试是一名9个月大的心理和生理健康的孤儿阿尔伯特,为了解阿尔伯特是否害怕某种特定刺激,实验者做了周密的实验。首先选用了一些不引起恐惧的东西作为中性刺激,然后用锤子敲击铁棒,发现巨大的声音会引起他的害怕和哭泣,作为无条件刺激。

实验开始时,研究者向阿尔伯特同时呈现白鼠和令人恐惧的声音,一开始,阿尔伯特对白鼠很感兴趣并试图触摸它。在他正要伸手时,突然敲响铁棒,突如其来的响声使阿尔伯特十分惊恐,这一过程重复了3次。一周后,重复同样的过程。在白鼠和声音的配对呈现7次以后,不出现声音,单独向阿尔伯特呈现白鼠时,阿尔伯特对白鼠产生了极度恐惧,大哭并转身背对白鼠,飞快地爬离开白鼠。整个过程,对于一种物体从没有恐惧到产生恐惧只有短短的一周时间。

2. 理论观点

(1)华生在这个实验研究中得出人类的所有行为都是源于学习和条件反射的,同时证实人们的行为来自无意识这一论断是错误的,并把其研究推论到其他情绪中,如愤怒、愉快、伤心、惊讶或厌恶等。同时,华生的研究被很多关注恐惧症产生原因和治疗方法的最新研究所采用。

(2)在这个实验中,华生还提到,一个弗洛伊德主义者会把吸吮拇指当作追求快乐的本能表现。然而,华生却认为,假如阿尔伯特在他感到恐惧时吸吮拇指,并且拇指一放到嘴里就感到不害怕了,这种吸吮拇指的行为是一种阻碍恐惧产生的条件反射。

(3)华生及其助手后来又想到阿尔伯特会不会对其他类似的白色物体发生恐惧反应,于是又做了相关的实验,研究证实了这一猜想,由此就再次验证了对恐惧的泛化问题。华生等人做的恐惧实验,原计划在后期要给小阿尔伯特矫正以消除他的恐惧行为,但由于阿尔伯特转院而没有做成。该实验留给我们一笔巨大的财富——情绪行为可以通过简单的刺激 - 反应手段成为条件反应，但是它也严重违反了伦理道德。

华生式行为主义心理学的影响在 20 世纪 20 年代达到最高峰。它的一些基本观点和研究方法渗透到很多人文科学中去，从而出现了"行为科学"的名称。直至今天，其涉及的领域仍十分广泛。华生的环境决定论观点影响美国心理学达 30 年，他的预测和控制行为的观点促进了应用心理学的发展。

华生过分简化的刺激 - 反应公式不能解释行为的最显著特点，即选择性和适应性。20 世纪 30 年代以后，行为主义的后继者在操作主义的指引下试图克服这一致命缺点，从而形成多种形式的新行为主义。

三、操作性条件反射理论

操作性条件反射理论体系形成于 20 世纪 30 年代以后，在心理治疗中，贡献较为突出、体系较为完整的是斯金纳（Burrhus Frederick Skinner，1904—1990 年）的操作性条件反射（工具性条件反射）。

1. 基本实验 30 年代后期，斯金纳为研究操作性条件反射精心设计制作了一种特殊的仪器，即斯金纳箱（Skinner box）。

斯金纳箱是动物学习实验的自动记录装置。它是一个长宽高大约为 0.3m 的箱子，内有杠杆和与食物储存器相连接的食物盘。斯金纳早期都是用白鼠做实验，在箱内的白鼠按压杠杆，就有一粒食物滚入食物盘，便获得食物。一只饥饿的白鼠进入箱内，开始时有点胆怯，经过反复探索，会做出按压杠杆的动作，就会有食物进入。随着实验过程的进展，白鼠为了获得食物还会有意的不断按压杠杆，就会形成饿鼠按压杠杆取得食物的条件反射。如果需要的话，实验者能通过控制食物的发放而强化某种特定的行为。

2. 理论观点

（1）斯金纳的理论用一句简单的话来说就是：在任何特定的情境下，你的行为都很可能伴随着某种结果，比如得到赞扬、报酬或解决问题后的满足感，那么今后在类似的情况下，你很可能重复这一行为，这些结果被称为"强化"。如果你的行为伴随着另一种结果，比如疼痛或尴尬，那么今后在相似的情况下，你将很少会再重复这一行为，这些结果被称为"惩罚"。强化和惩罚是斯金纳的操作性条件反射的两个基本过程。

（2）强化（reinforcement）是指在强化物的作用下行为的加强。强化有正性强化和负性强化，它们都会增加这种行为在将来出现的可能性。正性强化（positive reinforcement）指一个行为的发生，随着这个行为出现了刺激的增加或刺激强度的增加，导致了行为的增强；负性强化（negative reinforcement）指一个行为的发生，随着这个行为出现了刺激的消除或者刺激强度的降低，导致了行为的增强。

惩罚（punishment）是指在一个行为发生之后立刻跟随一个令人厌恶的刺激或撤除一个正强化物，从而抑制这个行为的再次发生。惩罚同强化一样有正性惩罚和负性惩罚，它们都会减少某种行为将来出现的可能性。正性惩罚指一个行为发生后跟随一个令人厌恶的刺激物，并出现了一个令人不愉快的结果，导致将来这个行为不太可能再次发生；负性惩罚指一个行为发生后撤走一个正强化物，减少将来这个行为再次发生的可能性。

（3）关于操作性条件反射的消退，斯金纳认为："如果在一个已经通过条件化而增强的操作性活动发生之后没有强化刺激物出现，它的力量就削弱。"可见，与条件作用的形成一样，消退的关键也在于强化。例如，白鼠的压杆行为如果不予以强化，压杆反应便停止；学生某一良好反应未能受到教师充分的关注和表扬，学生最终放弃作出良好反应的努力。而且，斯金纳强调反应的消退表现为一个过程，即一个已经习得的行为并不即刻随强化的停止而终止，而是继续反应一段时间，最终趋于消失。在实际治疗中，只要治疗者对期望的某种行为予以奖励，这种行为就会获得强化，反之就会消退。若施加惩罚，就会加快消退的速度。

（4）斯金纳认为行为矫正，正是通过积极的强化来改变行为的一种手段。斯金纳不承认有心理疾病一说，他认为任何不好的行为都是强化所致，于是也不存在传统心理学所认为的内因论。例如，有人把神经症和行为失调归结为机体生理上的原因，而他认为这是惩罚过分的结果或者是控制不当引起的。任何个体和个体、团体和团体之间都有一种控制关系，控制是应当的，但是也往往会出现控制不当的行为。此外，斯金纳特别指出负强化物在行为矫正中扮演的作用以及惩罚在行为矫正中的使用。总之，行为矫正的本质是通过积极的强化来改变人类的行为。

四、社会学习理论

巴甫洛夫的条件反射学说和斯金纳的操作性条件反射学说等都忽视了行为的内部过程和学习过程中的认知因素。班杜拉的社会学习理论是在米勒和多拉德的社会学习论的基础上发展而来的。他在1969年明确指出"所有来源于直接经验的学习现象都可通过观察他人的行为及其所体验到的结果，在替代的基础上发生"，进而提出了观察学习的概念。班杜拉及其助手设计出了著名而又有影响力的"波比娃娃"儿童模仿攻击行为实验，阐述了社会学习理论的相关观点。

1. 基本实验 "波比娃娃"实验的研究者让儿童分别观察两名成人，一名表现出攻击性行为，另一名不表现出攻击行为。无论是在攻击情境还是在非攻击情境中，成人榜样一开始都先装配拼图玩具。1分钟后，攻击情境中的成人便开始用暴力击打波比娃娃，例如坐在它的身上、反复击打它的鼻子、击打它的头部，并伴随有攻击性语言等，每个被试儿童看到的成人的攻击行为是一样的，攻击行为持续10分钟。另一组是在无攻击行为情境中，成人榜样只是认真地玩10分钟拼图玩具，完全不理会波比娃娃。在这两种情境下观察儿童的行为习得情况，得出一些相关的结果。

班杜拉使用类似"波比娃娃"实验的方法，考察了电视等媒介对被试的影响力，并且研究了在特定的条件下榜样的暴力影响可以被改变。给儿童看成人攻击性行为的电影，让儿童看到不同的奖励或惩罚，接下来，就让儿童进入一间游戏室，里面放有一个同样的充气人以及这个成人榜样使用过的其他物体，观察儿童的行为反应。结果发现，真人榜样影响力最大；其次就是看到榜样受奖励的那一组儿童，比看到榜样受惩罚的另一组儿童表现出更多的攻击性行为。

2. 理论观点 班杜拉的研究从很大程度上说明了儿童的新行为是怎样通过简单地模仿成人而习得的，甚至成人可以不真正出现。社会学习理论家认为，构成一个人的许多行为，都是通过模仿形成的。另外，班杜拉关于榜样暴力行为的研究为学校减少暴力作出了一定的贡献。

从实验研究中，班杜拉总结出了观察学习以及观察学习过程：观察学习是指通过观察示范者的行为而习得行为的过程，班杜拉将它称之为"通过示范所进行的学习"，即间接经验的学习。班杜拉所关心并研究的正是这种行为的习得过程。班杜拉认为，人们一旦有了这样的学习能力，就可以很快学习到很多内容，并可以掌握那些带有一定危险性、不可能或不易通过多次尝试错误的直接经验去获得的行为模式。观察学习也称为榜样学习，学习中的他人即榜样。

班杜拉认为观察学习不要求必须有强化，也不一定产生外显行为，班杜拉把观察学习分为以下四个过程。

（1）注意过程（attention processes）：在此阶段，观察者注意和觉知榜样情景的各个方面。榜样和观察者的几个特征决定了观察学习的程度：观察者比较容易观察那些与他们自身相似的或者被认为是优秀的榜样；有依赖性的、自身概念低的或焦虑的观察者更容易产生模仿行为。

（2）保持过程（retention processes）：班杜拉以信息加工的方式描述观察学习的心理过程，即借助于选择性注意记住他们从榜样情景了解的行为，所观察的行为在记忆中以符号的形式表征，并使用表象和言语来保持信息，即个体贮存他们所看到的感觉表象，并且使用言语编码记住这些信息。

（3）行为再造过程（reproduction processes）：前两个阶段是信息由外向内，而行为再造过程也称为复制过程、动作复现过程，是信息由内向外，是将符号化表征转化为适当的行为。此时要求个体：①选择和组织反应要素；②在信息反馈的基础上精炼自己的反应，即进行自我观察和矫正反馈。

（4）动机过程（motivational processes）：经过了注意选择、保持和再造三个过程后，完成了观察学习的习得过程，而动机过程就由学习者来掌握了，人们并不一定要表现他们所学习的一切东西。行为的个人标准、习得的行为本身对于操作行为也具有很重要的意义。

示范的影响和观察学习的范围非常广泛，从儿童的行为模仿到社会实践活动的传播，从家庭内的观察到社会乃至全世界的流行趋势，均是观察学习的内容和范围。

在行为疗法的技术体系中，有一些治疗技术是依据社会学习理论发展出来的，例如示范疗法、行为排演等。榜样学习原理还更普遍地应用于心理咨询过程中，或者被其他专门技术所结合和吸收使用。

第三节　人本主义心理学理论

人本主义心理学于20世纪60年代初在美国兴起，人本主义理论被称为心理学的"第三势力"，它既反对作为"第一势力"的精神分析的生物还原论，又反对作为"第二势力"的行为主义的机械决定论，主张研究人的本性、潜能、经验、价值、生命意义、创造力和自我实现。其代表人物主要有马斯洛、罗杰斯等。

人本主义心理学对人性持乐观的看法，认为人类本性是善良的，而且，人类的本性中蕴藏着无限的潜力。因此，人本主义心理学的研究，不仅是了解人性，而且更进一步，主张改善环境以利于人性的充分发展，从而达到自我实现（self-actualization）的境界。

人本主义心理学在美国得到了迅速发展。1962年，马斯洛和罗杰斯等几位人本主义心理学家组建了人本主义心理学会，该学会规定的几项工作原则是：①首要研究对象是具有经验的人；②研究关心的是个人的创造性和自我实现；③研究对个人和社会有意义的问题；④人的尊严和价值的提高应成为心理学的主要工作范围。人本主义心理学的研究成果在实际生活中得到广泛应用，此理论鼓励和指导人们成为精神健全和富有创造性的人，在治疗心理疾患和培养健全人格方面起了积极的作用，并促成了开发健康人潜能的热潮。其主要代表性理论如下。

一、马斯洛的自我实现心理学

亚伯拉罕·马斯洛（Abraham Maslow，1908—1970 年）是人本主义心理学最有影响力的人物之一。他从人类动机入手对人的需要、本性等进行了探讨，提出了其理论观点。

1. 需要层次理论　马斯洛认为，动机是人类生存和发展的内在动力，而需要是动机产生的基础和源泉。人的需要是按层次排列的。层次越低的需要就越同动物的需要相似，就越基本，力量越强大；层次越高的需要，就越是人类特有的需要，但力量越微弱。

马斯洛将需要分为五个层次。个体只有满足了低一级的需要，才会有动力促使高一级需要的产生和发展。生理需要是最低级、最基本，也是最强有力的需要。当某一个体生理需要（如饥饿、渴、性）得到满足后，他就要开始寻求安全需要（如避免自然和意外的危险、职业的稳定）的满足。当安全需要被满足后，个体开始寻求归属与爱的需要（如爱人及被爱，被团体认同和接受）的满足。当归属与爱的需要被满足后，他又开始寻求尊重需要（如自尊、自重和为他人所敬重）的满足。当尊重需要被满足后，他就要涉及自我实现的需要。自我实现是人类最高层次的需要。因为每个人都充分发挥他的全部潜能是不可能的，马斯洛也把那些高层次性需要已得到充分满足的人看作自我实现的人。

在上述五个层次的需要中，生理需要和安全需要有一段漫长的进化史，因而具有强大的力量；而爱、尊重和自我实现是人类特有的高级的需要，这些需要与生存没有直接关系，但它们的满足能引发更深刻的幸福体验，达到精神安宁和内心的充实，因而更值得追求。

2. 自我实现理论　自我实现理论是人本主义心理学的核心。库尔特·戈尔茨坦首先将自我实现（self-actualization）这一概念引入心理学，最初指个体寻求并且能够获得健康的发展，这将导致对自己的完整表达。马斯洛进一步发展了这一观点，认为自我实现的需要是人对于自我潜能发挥和完成的欲望，是一种使个人潜力得以实现的倾向。这种倾向使一个人越来越成为独特的那个人，成为他所能够成为的一切。对此他曾这样说："作曲家必须作曲，画家必须画画，诗人必须写诗，如果他想最终与自我处于和平状态的话。"

马斯洛理论中的"自我实现"这个概念，是指个体在成长中，其身心各方面的潜能获得充分发展的过程和结果，也就是说，个体本身生而具有但是潜藏未露的良好品质得以在现实生活环境中充分展现出来。它包括两层含义：完满人性的实现和个人潜能的实现。其标准，一是人的实质和潜能现实化，二是没有或极少出现不健康、精神疾患和基本能力欠缺。自我实现有两种类型：其一，健康型自我实现，即更务实、更能干的自我实现者；其二，超越型自我实现，即更经常意识到内在价值、生活在存在水平或目的水平而具有丰富超越体验的人。

马斯洛还对希望能成为自我实现的人提出了 7 条建议：①把自己的感情出口放宽，要有宽广的心胸；②在任何情境中都尝试从积极乐观的角度看问题，从长远的利益作决定；③对生活环境中的一切要多欣赏、少抱怨，有不如意的地方，设法改善；④设定积极、可行的生活目标，然后全力以赴去实现自己的目标，但是也绝对不能期望未来的结果一定不会失败；⑤对是非的争辩，只要自己认清真理正义之所在，就算违反多数人的意愿，也应该挺身而出，站在正义的一方，坚持到底；⑥不要使自己的生活僵化，要为自己在思想上和行动上留一些弹性空间，偶尔放松一下身心，将有助于自己潜力的发挥；⑦与人坦率相处，让别人看见你的长处与缺点，也让别人分享你的快乐与痛苦。

二、罗杰斯的人格自我心理学

卡尔·罗杰斯(Carl Rogers,1902—1987 年)生于芝加哥,成长于家教严格、刻板保守的家庭,获得了临床和教育心理学硕士学位。1972 年成为美国历史上第一个被心理学会授予杰出专业贡献奖和杰出科学贡献奖的心理学家。其基本理论如下:

1. 人性论　罗杰斯同弗洛伊德一样,也是从对问题人群的临床实践开始了对人性的探索。但与行为主义和精神分析的人性观相比,罗杰斯眼中的人性更为积极和具有建设性。

罗杰斯人性观点的集中体现是实现倾向这一概念。罗杰斯强调人们有朝着健康方向成长和前进,并将其能力发展到极致的固有倾向。这种实现倾向是指:人类发展他们的所有潜能,变成他们遗传属性将允许其成为的最好的样子的先天倾向。在他看来,从出生开始,个体就要向着自我实现茁壮成长。我们基本都是向上、积极的,具有建设性和创造性的,当环境支持人成长时,人们就具有一种成功的倾向。如果给予适当的条件,每个人身上正常的成长和发展能力就会得到释放。因此,治疗师的主要任务是提供一种安全和信任的氛围,提供适当的条件,从而促使来访者重新整合其自我实现和自我评价过程。

罗杰斯也相信人格中具有消极面,但他认为这不是天生的而是后天获得的,是对被知觉为具有危险和威胁的环境的一种防御反应。对环境的积极反应可以消除防御,而对环境的消极反应,就会导致不适宜的行为。

2. 自我论　自我或自我概念理论是罗杰斯心理学中很重要的一部分。自我概念(self-concept)是指一种习得的关于一个人的能力和个性的知觉的集合。自我概念最初由大量自我经验、体验堆砌而成,通过在各种与重要他人的交互作用情境中,开始区分主格的"我(I)"、宾格的"我(me)"及"我自己(self)",这些经验形成自我概念。通俗来讲,刚出生的婴儿,除了一般意义上的认识,不知道自己是唯一的独立的实体。当他们生长发育及父母和其他重要人物影响他们时,每个孩子才渐渐意识到有一种"他"的东西,孩子开始说"我想要……""我想……""把那个东西给我"等。当自我和自我概念发展时,实现倾向的作用是使生物体的这个新生部分实现,罗杰斯称这个为自我实现倾向,可以视为实现倾向的一个子系统。如果个体能和自己的个体评估过程(自己真实的喜好和感受)保持联系,那么自我实现过程将会继续顺利发展。如果能从重要他人(如父母、喜欢的老师)那里获得无条件积极关注,那么这种情况就很可能发生。但是,这种理想的无条件积极关注的环境或家庭是非常少的,大多数人都是成长于有条件地被爱而不是无条件地被爱的环境中。当个体面对与自我结构不一致的经验时,就会觉得受到威胁,体验到焦虑,个体有选择地知觉经验或歪曲经验。为了维持重要他人的爱和保护,儿童学会歪曲他们知觉到的自我。例如性行为是不对的、男人哭泣或相互拥抱是不合适的、女人不应该独立等被重要他人赞成的思想、情感、行为,可能与个体自己认可的经验不一致,导致形成几乎彻底的分裂。这种不健康的发展最初导致焦虑,最后使人们陷入不适宜行为。

3. 以人为中心的心理治疗论　罗杰斯的理论经历了三个发展阶段:非指导性治疗、当事人中心治疗到以人为中心治疗。形成了一种以积极角度看待个体,相信个体会向功能充分实现的方向发展的心理治疗理论。

以人为中心治疗,尊重来访者的人格尊严。心理治疗的目标不仅是帮助来访者解决问题,更在于帮助来访者的个人成长,从而使他们成为充分发挥作用的人,能更好地解决他们目前以及将来面临的问题。吸引他人、欺骗自己及扭曲知觉等习惯性做法都导致我们与真实的自我背道而驰。以人为中心治疗注重创造一个足够安全的环境,以便消除人们对这些表面事物的需要;帮助来访者脱离虚假的自我,走向真实的自我。治疗师的角色根植于存在(being),而不是行动(doing)。在治疗过程中将主导权赋予来访者,让他们来决定治疗的方向,找出治疗的方法。

以人为中心的治疗有三要素(也是三个重要的治疗条件和技术)包括准确共情、真诚一致、无条件积极关注(这些技术将在后面章节详细介绍)。要建立起良好有效的治疗关系,除了无条件积极关注、真诚、共情等技巧,更重要的是治疗者对待当事人的态度,即在会谈过程中,治疗者把注意力全部集中在真诚地倾听、感受,并且如实地传达自己此时此刻的感受上。

第四节　认知心理学理论

一、认知心理学的定义及产生背景

认知心理学(cognitive psychology)是 20 世纪 50 年代中后期在西方兴起的一种新的心理学思潮和研究取向,发展至今,已经成为国际心理学研究的主流。广义上的认知心理学包含了一切关于认知或认识过程的研究,美国心理学史家黎黑(T.H. Leahey)将其分为三种模式:①新构造主义,主张用心理逻辑结构的演变解释行为的发展,以皮亚杰(J. Piaget)"发生认识论"为代表,提出不同年龄发展阶段的儿童具有其独特的心理构造;②新心理主义,坚持研究意识现象,强调要以非联想的原则解释记忆和思维,以勒温(K. Lewin)等开创的社会认知一致性理论为代表;③信息加工主义,狭义上的认知心理学特指用信息加工观点和方法对认知过程进行研究的心理学,也称作信息加工心理学或现代认知心理学,主张把人看成是信息加工系统,认为认知就是信息加工,包括信息的获取、编码、存储、操作、提取和利用的过程,具体包括了感知觉、注意、记忆、表象、思维和语言等。

认知心理学的诞生以 1967 年美国心理学家奈瑟尔(U. Neisser)出版的《认知心理学》一书为标志,它的兴起和发展首先是心理学科自身发展的需求。行为主义长期以来只关注有机体的外在行为和反应,对意识和主观经验的全盘否定,极大限制了心理学研究的发展。它的失败被认为是认知心理学产生的直接导火索。与格式塔学派一样都强调心理体系的整体性,主张整体大于局部之和,这和认知心理学的观点一致。格式塔学派在知觉、问题解决和学习等领域取得的研究成果也进一步丰富了认知心理学的理论。实验心理学为认知心理学的产生奠定了基础,特别是 1950 年以信号检测论为代表的现代心理物理法的提出,更对信息加工认知心理学的发展产生了直接影响。

其次,认知心理学的产生也可以说是心理学与其他学科交叉渗透的产物。第二次世界大战后,英国心理学家布鲁德本特(D.E. Broadbent)首先将信息论的观点结合到人类工效研究中,提出人机交互中人具有主观能动性,可用信息加工的观点对人的知觉、注意等内在认知加工进行探讨。纽厄尔(A. Newell)和西蒙(H. Simon)将计算机和人脑进行类比,推动了人工智能的研究,将大量计算机语言引入心理学,提出将计算机和人脑都看成是符号操纵系统,并把计算机的操作原理作为人类信息加工的模式。乔姆斯基(N. Chomsky)1957 年创立了转换 - 生成语法理论,主张人具有先天的语言习得机制。该理论的提出严厉地抨击了行为主义"语言是通过学习获得的习惯"的观点,充分暴露了其局限性,对认知心理学的发展有巨大的推动作用。

认知心理学打破了行为主义的"统治"地位，重视对内在心理加工过程的研究，将意识和行为统一起来作为完整的心理学研究对象，强调人的主动性和意识能动性，为当代心理学研究提出了新的取向和方法。认知心理学的思想已扩展到发展心理学、教育心理学、社会心理学、工程心理学等心理学研究的各个领域。对于医学心理学而言，认知心理学中对于知觉、注意、记忆、思维和言语等认知过程的探讨有助于更好地对各种认知和情绪障碍进行诊断、分析和治疗；认知心理学对各种认知过程之间相互影响和制约关系的研究有助于更好地探讨应激和心身疾病等问题。

二、现代认知心理学的基本理论

从 20 世纪 60 年代至今，现代认知心理学的发展可以分为三个阶段：① 20 世纪 60—80 年代，以信息加工取向认知心理学为主导；② 20 世纪 80—90 年代，以联结主义取向认知心理学为主导；③ 20 世纪 90 年代开始，开启了认知神经科学新领域的研究。本节将主要阐述信息加工心理学。

信息加工心理学创立之初就存在两种研究取向，一种是符号主义认知心理学，另一种是联结主义认知心理学。但到了 20 世纪 60 年代后期，符号主义认知心理学占据了主导地位，因此，也被直接称为"信息加工心理学"。

信息加工心理学的主要代表人物有美国的纽厄尔（A. Newell）和西蒙（H. Simon）等。他们提出了"物理符号系统假设"，认为物理系统内有一组符号以及相应的生成和使用符号的程序；人脑和计算机都是加工符号的物理系统；人脑的活动和计算机的信息加工功能都是符号操作过程。基于该假设，信息加工心理学以符号为基本表征单位，用计算机类比人的大脑；将人类大脑内部的认知过程看作是类似于计算机的信息加工过程，对信息进行输入、编码、存储、转换、输出。

鉴于采用计算机对人脑的类比，信息主义心理学还特别重视建立心理理论的计算机模型。在研究方法上，除了实验法、观察法等心理学领域常用的方法外，还采用计算机模拟法，把某种认知理论模型以计算机程序表现出来，然后对该程序进行训练，再将计算机模拟信息输出结果和人类行为结果相比较，以此来检验或改进某种理论。

三、认知治疗理论观点

现代认知心理学的理论已逐步广泛地被应用于教育、医疗、生产、管理等各个实践领域之中。在认知心理学的影响下，产生了认知治疗法（cognitive therapy）。认知治疗的理论强调认知过程在决定行为中的重要作用，认为认知是行为和情绪的中介，行为和情绪大半来自个体对情境的评价，发生心理障碍的原因是产生了不良的认知模式，即歪曲的、不合理的、消极的信念或思想，它们往往会导致情绪障碍和非适应性行为。治疗的目的是通过认知和行为干预技术，从改变不良认知，逐步达到缓解症状、改变认知结构的目的。目前，已建立并发展了多种临床心理治疗方法，比较有代表性的如艾利斯（A. Ellis）的理性 - 情绪疗法、贝克（A.T. Beck）的认知治疗法、梅肯鲍姆（D. Mei Chenbaum）的认知行为疗法、戈德弗雷特（Goldfried）的系统性理性矫正等。

（一）贝克的认知理论

贝克提出的情绪障碍认知理论认为，人的情绪障碍"不一定都是由神秘的、不可抗拒的力量所产生的，相反，它可以从平凡的事件中产生"。因此每个人的情感和行为在很大程度上是根据自身认知外部世界、处世的方式或方法决定的，也就是说一个人的思想决定了他的内心体验和反应。贝克把认知过程中常见的认知歪曲总结为5种形式：①任意的推断，即在证据缺乏或不充分时便草率地得出结论；②选择性概括，即仅根据个别细节而不考虑其他情况便对整个事件得出结论；③过度引申，指在一件事的基础上得出关于能力、操作或价值的普遍性结论；④夸大或缩小，对客观事件的意义作出歪曲的评价；⑤"全或无"的思维，即要么全对，要么全错，把生活往往看成非黑即白的单色世界，没有中间色。贝克认为人的情绪障碍及不良行为正是这些不良认知存在的结果。

认知疗法的理论强调人的认知、情绪和行为三者的和谐统一，且认知起着主导作用。要想治疗各种情绪障碍和不良行为就必须重视改变来访者的认知方式。

（二）艾利斯的观点

艾利斯认为神经症的表现不是由于情绪困扰，而是由于不正确的信念造成的，一些人只是根据想象而不是根据事实来行事。他们的这些不正确的信念及一些非理性的东西，可以从别人那里学到，还可以通过自我暗示及自我重复不断地强化，最后就形成了各种功能性障碍。艾利斯对经常造成人们痛苦的非逻辑思维进行了概括，大致有十点：①一个人要有价值就必须很有能力，并且在可能的条件下很有成就；②某人绝对是坏的，所以他必须受到严厉的责备和惩罚；③逃避生活中的困难和推掉自己的责任可能要比正视它们更容易；④任何事情的发生都应当和自己期待的一样，任何问题都应得到合理解决；⑤人的不幸绝对是外界造成的，人无法控制自己的悲伤、忧愁和不安；⑥一个人的过去对现在的行为起决定作用，一件事过去曾影响过自己，所以现在也必然影响自己的行为；⑦自己是无能的，必须找一个比自己强的靠山才能生活，自己是不能掌握情感的，必须有别人安慰自己；⑧其他人的不安和动荡也必然引起自己的不安；⑨和自己接触的人必然都喜欢自己和称赞自己；⑩生活中有大量的事对自己不利，必须终日花大量时间考虑对策。艾利斯认为人的情感障碍和不良行为正是这些非逻辑性思维存在的结果。

本章小结

社区医学心理学基本理论一本章介绍了精神分析理论、行为学习理论、人本主义心理学理论和认知心理学理论。精神分析理论的创始人弗洛伊德提出了潜意识理论、人格结构理论、焦虑及自我防御机制理论、性心理发展阶段理论和释梦理论。行为学习理论主要是经典性条件反射理论、操作性条件反射理论、社会学习理论。人本主义心理学理论有马斯洛的自我实现心理学、罗杰斯的人格自我心理学。认知心理学理论包括贝克的认知理论和艾利斯的观点。

（张　辉）

思考题

1. 精神分析的理论观点有哪些？
2. 认知治疗的理论观点是什么？
3. 怎样理解经典条件反射与操作性条件反射之间的关系？

第十章　社区常见异常心理和行为问题

社区全科医生面对的患者各式各样，其中既有躯体疾病患者，也有心理障碍患者。全科医生应该掌握心理障碍的判别方法，并能对社区常见心理障碍的症状作出准确地识别，以便更好地从事社区卫生服务工作。

第一节　异常心理概述

一、异常心理的界定

时至今日，由于研究的角度不同，对异常心理做出一个明确的定义仍然非常困难。广义上，异常心理并不等同于心理障碍；狭义上，两个词常混用，异常心理就意味着心理障碍。《心理障碍诊断与统计手册》(第5版)(DSM-5)将心理障碍的解释如下："心理障碍是一种综合征，其特征表现为个体的认知、情绪调节或行为方面有临床意义的功能紊乱，它反映了心理功能潜在的心理、生物或发展过程中的异常；心理障碍通常与在社交、职业或其他重要活动中显著的痛苦或功能损害有关。"这个界定，既表明心理障碍对心理学、生物学、社会文化学常模的偏离而导致的异常，同时表明偏离或异常的程度要导致临床意义上的痛苦或社会功能损害。综上，所谓异常心理或心理障碍是指个体在遗传和环境（社会环境和自然环境）的相互作用下导致大脑或神经生化的损伤或功能异常，并表现出与个体发育和所处社会文化环境不相符的、不恰当的行为及情感和认知方面的功能失调，主要体现为无法摆脱的内心痛苦或明显的社会功能损害。

二、异常心理的判别标准

从异常心理的基本界定中可以看出，要在正常与异常心理之间划一条明确的界限是很困难的，心理学、生物学和社会学等常模都不是绝对的指标。在此介绍几种我国较为常用的对异常心理进行区分的方法和判别标准。

（一）心理学的区分

1. 主观世界与客观世界的统一性原则　心理是客观现实的反映，任何正常的心理活动或行为，其形式和内容必须与客观环境保持一致，如果做不到则认定为异常。

2. 心理活动的内在协调性原则　人的心理活动是一个完整的统一体，其组成部分，即认知、情绪情感、意志行为等各种心理过程之间具有协调一致的关系，用以保证人在反映客观世界过程中的高度准确性和有效性。

3. 人格的相对稳定性原则　每个人在从小到大的生活中逐渐形成了各自独特的人格特点,具有相对的稳定性,在没有重大外界变化的情况下,一般不易改变。

(二)心理异常的判别标准

1. 经验标准　一是指患者的主观体验,即患者自己觉得有焦虑、抑郁、痛苦感或不舒适感,或自己不能适当地控制自己的行为,因而寻求他人支持和帮助。但是,在某些情况下没有这种不舒适感反而可能表示有心理异常。二是研究者根据自己的经验和体验来鉴别常态和变态,或者根据一般人对正常心理与行为的经验作为出发点来判断正常与否。但是,此标准不能排除所有的异常,即没有痛苦体验的人不一定没有异常。自知力是进行临床判断的重要依据。例如,大多数具有反社会型人格障碍和严重分裂症的患者可能自我感觉良好,缺乏对症状的自知力,而实际上他们早已经达到了严重障碍的程度。这种标准因人而异,主观性较大,不同研究者之间的差异也较大。

2. 医学标准　主要依据生物学常模,也称为病因学和症状学标准。这种标准是将异常心理当作躯体疾病一样看待,如果一个人身上表现的某种心理现象或行为可以找到病理解剖或病理生理变化的依据,或者有些心理异常现象或致病因素在正常人身上是绝对没有的,如果出现,就可以判断为心理异常。医学标准使心理障碍纳入了医学范畴,对变态心理学研究做出了重大贡献。这种标准相对客观,但适应范围比较狭窄,对那些由于心理社会因素起主导作用的心理异常,这个标准无能为力,而这种情况又占异常心理的绝大部分。

3. 社会适应标准　这是以社会常模为标准来衡量。所谓社会常模是指正常人符合社会准则的心理与行为。如果个体的心理与行为表现与社会不相适应,就被认为有心理或者行为异常的存在。必须说明,用社会适应性标准判断心理是否异常,要注意考虑国家、地区、民族、时间、风俗与文化等方面的影响,不能一概而论。因为同一种心理与行为,所处环境不同,其评价结论也不同。

4. 统计学标准　确定一个人的心理正常或异常,以其心理特征是否偏离平均值为依据。在普通人群中,对人们的心理特征进行测量的结果常常显示常态分布,居中的大多数人属于心理正常,而远离中间的两端被视为异常。偏离平均值的程度越大,则越不正常。这与许多心理测验方法的判定是相同的。统计学标准提供了心理特征的数量资料,比较客观,也便于比较,操作也简便易行,因此,受到很多人欢迎。但这种标准也存在明显的缺陷,有些心理特征和行为也不一定呈现常态分布,心理测量的内容受社会文化制约,而且这种方法难以把握复杂的心理现象。

综上可见,每一种标准都有其依据,对于判别心理异常与否都有一定的使用价值,但又均不能单独用来解决所有问题。因此,应互为补充,综合运用,并结合大量的临床实践,对各种心理现象进行科学分析,才能对心理异常做出比较准确的判别。

三、异常心理的分类诊断体系

目前,对心理障碍进行临床诊断所依据的诊断体系有三种:①世界卫生组织发布的《国际疾病分类》(International Classification of Diseases, ICD),2018 年进行了第 11 版修订,即 ICD-11;②美国精神医学学会编写的《精神障碍诊断与统计手册》(Diagnostic and Statistical Manual of Mental Disorders, DSM),2013 年推出了第 5 版,即 DSM-5;③中华医学会精神病学分会制定的《中国心理精神障碍分类与诊断标准》(Chinese Classification and Diagnostic Criteria of Mental Disorders, CCMD),2001 年正式出版了第 3 版,即 CCMD-3。表 10-1 列出了三个分类系统的病类。

表 10-1 ICD-10、DSM-5、CCMD-3 心理障碍分类系统

ICD-10（共 11 大类）	DSM-5（共 22 大类）	CCMD-3（共 10 大类）
F00～F09 器质性（包括症状性）心理障碍	1 神经发育障碍	0 器质性心理障碍
F10～F19 使用精神活性物质所致的精神及行为障碍	2 精神分裂症谱系及其他精神病性障碍	1 精神活性物质与非成瘾物质所致精神障碍
F20～F29 精神分裂症、分裂性及妄想性障碍	3 双相及相关障碍	2 精神分裂症和其他精神病性障碍
F30～F39 心境（情感性）障碍	4 抑郁障碍	3 心境障碍
F40-F49 神经症性、应激性及躯体形式障碍	5 焦虑障碍	4 癔症、应激相关障碍、神经症
F50～F59 伴有生理障碍及躯体因素的行为综合征	6 强迫及相关障碍	5 心理因素相关的生理障碍
F60～F69 成人的人格和行为障碍	7 创伤及应激相关障碍	6 人格障碍、习惯与冲动控制障碍和性心理障碍
F70～F79 精神发育迟滞	8 分离障碍	7 精神发育迟滞与童年和少年期心理发育障碍
F80～F89 心理发育障碍	9 躯体化症状及相关障碍	8 童年和少年期的多动障碍、品行障碍和情绪障碍
F90～F98 通常发生于儿童及少年期的行为及精神障碍	10 喂食及进食障碍	9 其他心理障碍和心理卫生情况
F99 待分类的心理障碍	11 排泄障碍	
	12 睡眠 - 觉醒障碍	
	13 性功能失调	
	14 性别烦躁	
	15 破坏性、冲动控制及品行障碍	
	16 物质相关及成瘾障碍	
	17 神经认知障碍	
	18 人格障碍	
	19 性欲倒错障碍	
	20 其他精神障碍	
	21 药物所致的运动障碍及其他的药物不良反应	
	22 可能成为临床关注焦点的其他情况	

第二节 社区常见心理障碍的主要症状

一、焦虑障碍

焦虑（anxiety）是预感到似乎将要发生某种不利情况而又难于应付的不愉快情绪感受，主要表现为内心的忧虑、不安或害怕以及躯体的紧张反应。

焦虑障碍（anxiety disorders）是指以明显的、过度的焦虑和害怕以及防止焦虑的行为方式

为特点的一组心理障碍。焦虑障碍涉及情感的、认知的、动机的、生理的以及行为的多层次反应，其主要包含三个基本成分：一是心理反应（情绪和认知），紧张不安、担忧和害怕等内心痛苦的情感体验；对危险的过高评价和个人"不能应对"的认知预测。二是行为反应，缓解焦虑的行为，如回避、退缩、寻求刺激和物质依赖等；无目的行为、动作增多，运动性不安等。三是躯体反应（生理唤醒），增高的中枢神经系统警觉水平，可伴睡眠障碍；交感神经系统功能亢进如肌肉紧张、震颤、心率加快、呼吸加速、脸红、出汗等；可有内脏功能失调及多系统的躯体不适症状。表10-2列出了常见的焦虑障碍及其主要特征。

表 10-2　DSM-5 常见焦虑障碍的分类

障碍类别	特征描述
离别焦虑障碍	对与主要依恋对象离别的过度害怕和担心，担心依恋对象和自己会发生伤害、意外事故等，达到与其发育水平不一致的程度。通常儿童期起病，但可能贯穿整个成人期
选择性缄默症	儿童在一些特定的社交场合（如学校或社会群体）中无法说话，即使个体在其他情境中能说话。无法说话导致社交、学业和职业上的受损，常伴有高度社交焦虑
特定对象恐怖症	对特定对象、情境的恐惧、紧张和回避。存在对各种对象的恐惧：动物、自然环境、情境、流血 - 注射 - 外伤等
社交焦虑障碍	面对可能被他人审视的一种或多种社交时而产生显著的害怕或焦虑，如社交互动（对话、会见陌生人）或表演性场合（演讲时）；个体认为自己会受到他人的负面评价
惊恐障碍	反复出现的难以预知的惊恐发作（突然发生的极度恐惧或强烈不适感伴强烈的躯体症状），并为此感到焦虑和担心或导致行为改变
场所恐怖症	个体恐惧和紧张于 2 个或以上的情境：乘坐交通工具、待在密闭空间、待在开放空间、站着排队或在人群中、独自离家外出的情境
广泛性焦虑障碍	对多种事件和活动（如工作或学校学习表现等）表现出过分、持久和难以控制的焦虑和担心，个体体验到紧张不安、肌肉紧张、容易疲劳、睡眠紊乱等躯体症状

1. 惊恐发作与惊恐障碍　惊恐发作（panic attack）是一种突然体验到的极度恐惧感、濒死感或剧烈的不适感，其持续时间短、通常在几分钟内症状达到高潮，伴有心悸、胸痛、气短，甚至晕厥等躯体症状。惊恐发作有两个基本类型：有线索型和无线索型。在特定的情境或事件中会有惊恐发作，如在空旷的地方、与陌生人见面、登高的时候等，而在其他场合则不会发生，这就是有线索型；有的惊恐发作自发产生、没有明显诱因，如在放松状态或睡眠中也可发生，这是不可预料的无线索型。惊恐发作并不是一个最终的诊断，它作为继发症状存在于多种心理障碍中。有线索型常见于恐怖症当中，而无线索型则是惊恐障碍的核心特征。DSM-5里，惊恐发作的诊断标准列举了 13 条症状（表 10-3），在发作期间至少满足 4 项才可诊断为一次惊恐发作。

惊恐障碍（panic disorder，PD）指以反复出现的、不可预知的惊恐发作为原发和主要的临床特征，并伴有持续的担心再次发作或发生严重后果的一种焦虑障碍。主要临床表现是重复出现、难以预知（无线索）的惊恐发作，其核心症状为患者的灾难性想法，如"我快要疯了""我失去控制了""我患心脏病了""我快要死了"等，并有强烈的预期性焦虑——担心再次发作。灾难性想法可以帮助我们把惊恐障碍和其他焦虑障碍区分开来，而且惊恐障碍中更多的是无线索的惊恐发作，有线索的惊恐发作则更多的是恐怖症的特征。DSM-5 中惊恐障碍的诊断标准见表 10-4。

表 10-3　惊恐发作的标准（DSM-5）

突然发生的极度恐惧或强烈不适感，在几分钟内达到高峰，在此期间至少出现下列 4 项及以上症状：

注：这种突然发生的惊恐可以出现在平静状态或焦虑状态

1. 心悸、心跳加重或心率增加

2. 出汗

3. 震颤或发抖

4. 气短或窒息感

5. 哽噎感

6. 胸部疼痛或不适感

7. 恶心或腹痛

8. 感到眩晕、站立不稳、头昏眼花或晕厥

9. 发冷或发热感

10. 皮肤感觉异常（麻木或针刺感）

11. 现实解体（感到不真实）或人格解体（感到脱离了自己）

12. 害怕失去控制或将要"发疯"

13. 濒死感

表 10-4　惊恐障碍的诊断标准（DSM-5）

A. 反复出现的不可预知的惊恐发作

B. 至少在 1 次惊恐发作后，出现下列症状中的 1～2 种，且持续 1 个月（或更长）时间：

　　1. 持续的担忧或担心再次的惊恐发作或其后果（如失去控制、心肌梗死、"发疯"）

　　2. 在与惊恐发作相关的行为方面出现显著的不良变化（例如，设计某些行为以回避惊恐发作，如回避锻炼或回避不熟悉的情况）

C. 这种障碍不能归因于某种物质（例如滥用毒品、药物）所致的生理效应，或其他躯体疾病（如甲亢、心肺疾病）

D. 这种障碍不能用其他心理障碍来更好的解释

　　2. 社交焦虑障碍　　社交焦虑障碍（social anxiety disorder）又称作社交恐怖症（social phobia），是指对一个或多个社交或表演场合存在显著持续的恐惧和焦虑，担心自己会受到他人的负面评价而面临窘境，且一旦暴露于这些场合会不可避免的引起焦虑反应甚至惊恐发作，从而回避令人恐惧的社交和表演情境或在强烈的焦虑和痛苦中忍受它。

　　社交焦虑障碍其核心症状是对社交和表演场合感到紧张和害怕，导致回避社交情境；其典型的认知症状是对"被评价"的焦虑，个体害怕自己的言行或呈现的焦虑症状会导致负性的评价。如个体担心自己会在他人面前出丑丢脸、冒犯他人或导致被拒绝（如被羞辱或尴尬），被评价为焦虑、脆弱、不理智、愚蠢、乏味、肮脏或不讨人喜欢等负面评价；或者害怕自己出现焦虑躯体症状（如脸红、发抖、流汗、结巴或呆滞等）而导致负性评价。躯体上可有心慌、脸红、出汗、手抖等自主神经功能亢进症状。行为表现上，轻微的如过度准备演讲内容、转移注意力或减少目光接触、不敢与别人对视（对视恐怖症）、害怕见人脸红（赤面恐怖症），严重的则回避社交情境（如不参加聚会、拒绝上学等），症状可发展到惊恐发作；回避等安全行为往往十分明显，在极端的情况下，可引起完全的社会隔离。

　　社交焦虑的情境可以是社会交往的场合，也可以是表演性场合（被他人注视）；既可表现

为相对单一的(即限于在公共场合进食、公开讲话或遇到异性等),也可以是泛化的,涉及家庭以外的几乎所有情境和所有人(表 10-5)。

表 10-5 引起社交焦虑的社会交往性场合和表演性场合

社会交往性场合	表演性场合
结识陌生人并和其谈话	面对众人(正式)讲演
参加舞会	面对几个人讲话
与异性约会	在别人面前写字
请教老师问题	在别人面前吃东西
和上司谈话	参加文体表演
请求售货员的帮助	使用各种公用设施
问路	走进众人已入座的房间

社交焦虑障碍发作时的症状(尤其是继发惊恐发作时),与惊恐障碍有许多重叠,但后者的发作不限于社交情境。其与场所恐怖症也有不同,社交焦虑障碍的个体的目的是避开与他人的接触与交谈的社交情境,而不是害怕无法离开某处。DSM-5 中社交焦虑障碍的诊断标准见表 10-6。

表 10-6 社交焦虑障碍的诊断标准(DSM-5)

A. 个体由于面对可能被他人审视的一种或多种社交情况时而产生显著的害怕或焦虑。例如,社交互动(对话、会见陌生人),被观看(吃、喝的时候),以及在他人面前表演(演讲时)

注:儿童的这种焦虑必须出现在与同伴交往时,而不仅仅是与成人互动时

B. 个体害怕自己的言行或呈现的焦虑症状会导致负性的评价(即:被羞辱或尴尬;导致被拒绝或冒犯他人)

注:如为儿童,这个焦虑可能表现为哭闹、发脾气、冷淡或逃避有陌生人的社交场合

C. 社交情况几乎总是能够促发害怕或焦虑

注:儿童的害怕或焦虑也可能表现为哭闹、发脾气、惊呆、依恋他人、畏缩或不敢在社交情况中讲话

D. 主动回避社交情况,或者带着强烈的害怕或焦虑去忍受

E. 这种害怕或焦虑与社交情况和社会文化环境所造成的实际威胁不相称

F. 这种害怕、焦虑或回避通常持续至少 6 个月

G. 这种害怕、焦虑或回避引起有临床意义的痛苦,或导致社交、职业或其他重要功能方面的损害

H. 这种害怕、焦虑或回避不能归因于某种物质(例如,滥用的毒品、药物)的生理效应,或其他躯体疾病

I. 这种害怕、焦虑或回避不能用其他精神障碍的症状来更好的解释,例如惊恐障碍、躯体变形障碍或孤独症(自闭症)谱系障碍

J. 如果其他躯体疾病(例如,帕金森病、肥胖症、烧伤或外伤造成的畸形)存在,则这种害怕、焦虑或回避是明确与其不相关或是过度的

注:社交焦虑的症状有可能描述为仅限于表演状态,意味着是对在公共场所的演讲或表演感到害怕或回避,而不是其他非公开的场合

3. 广泛性焦虑障碍 广泛性焦虑障碍(generalized anxiety disorder,GAD)是以对日常生活中琐屑问题显著而持久的、过分而不恰当且难以控制和结束的担忧或者烦恼为特征的心理障碍,常伴有肌肉紧张、烦躁不安、易怒、难以入睡等躯体症状。

广泛性焦虑障碍的基本特征:①焦虑的泛化和慢性化。焦虑的集中点泛化到日常生活的各种事情、活动或想法(如担心人际关系、自己或所爱之人的健康、财政情况、生活琐事、未来

的事情、以前的过错等），且呈现出"自由浮动"的特征；表现为对日常生活事情长期持续的过度担忧和焦虑，其发生的天数比不发生的天数多，至少持续半年的时间，从而成为一种慢性化过程。②过度担忧这种焦虑是难以控制的和无法结束的，泛化性焦虑的紧张度、持续时间或焦虑担心出现的频率与现实状况不相符，且这种焦虑进程难以停止或得到控制，焦虑始终萦绕在生活中，找不到解决问题的方法，即使问题解决也不会停止。③患者的生理指标（诸如心跳、血压、呼吸频率和皮肤导电性等）比其他类型的焦虑障碍都要弱，被称为"自主神经限制者"，其躯体症状主要表现为肌肉紧张，坐立不安或激动紧张，某种程度的易怒和难以入睡、易疲劳、注意力难以集中或头脑中一片空白。DSM-5广泛性焦虑障碍的诊断标准见表10-7。

表10-7　广泛性焦虑障碍的诊断标准（DSM-5）

A. 在至少6个月的多数日子里，对多种事件和活动（如工作或学校学习表现），表现出过分的焦虑和担心（预期忧虑）

B. 个体难以控制这种担心

C. 焦虑和担心同时伴发下列6种症状中的至少3种（在过去6个月中，至少有些症状在多数日子里存在）

注：儿童只需要一种症状

（1）坐立不安或感到激动或紧张

（2）容易疲劳

（3）注意力难以集中或头脑一片空白

（4）易怒（易激惹）

（5）肌肉紧张

（6）睡眠失调（难以入睡或难以安睡，或辗转不安地令人不满意的睡眠）

D. 这种焦虑、担心或躯体症状引起有临床意义的痛苦，或导致社交、职业或其他重要功能方面的损害

E. 这种障碍不能归因于某种物质（例如，滥用的毒品、药物）的生理效应，或其他躯体疾病（例如，甲状腺功能亢进）

F. 这种障碍不能用其他精神障碍的症状来更好地解释（例如，像惊恐障碍中的焦虑和担心发生惊恐发作，像社交焦虑障碍中的负性评价，像强迫症中的被污染或其他强迫思维，像离别性焦虑障碍中与依恋对象的离别，像创伤后应激障碍中的创伤性事件的提示物，像神经性厌食症中的体重增加，像躯体症状障碍中的躯体不适，像躯体变形障碍中的感到外貌存在瑕疵，像疾病焦虑障碍中的感到有严重的疾病，像精神分裂症或妄想障碍中妄想信念的内容）

二、强迫及相关障碍

强迫及相关障碍的典型特征是由强迫观念、先占观念、积攒需求等认知症状所激发的重复性行为或心理活动，或是聚焦于躯体的重复性行为，这些重复性行为使人感到痛苦、难以控制、无法停止、并且耗费大量时间，严重影响了个体的社会功能。表10-8列出了常见强迫及相关障碍的基本特征。

强迫性障碍（obsessive-compulsive disorder，OCD），即强迫症，以反复持续出现的侵入性强迫观念和（或）强迫行为为主要特征，并由此而带来痛苦和功能损害的一种心理障碍。强迫观念是反复持续出现的想法、表象和冲动，它被感受为侵入性和非自愿性的；而强迫行为是应对强迫观念或遵守僵化规则以减轻痛苦焦虑或是避免灾难的重复性行为或心理活动。强迫症状的特点是强迫和反强迫同时存在，二者的冲突使患者焦虑和痛苦。强迫性障碍主要表现为反复出现的强迫观念和强迫行为两种症状。

表 10-8　常见强迫及相关障碍的分类（DSM-5）

障碍类别	特征描述
强迫症	1. 强迫观念：反复和持续的、侵入性的、不必要的想法、表象或冲动等 2. 强迫行为：重复的行为或心理活动，个体感到受驱使而对强迫观念作出反应，或必须机械地遵守规则
躯体变形障碍	1. 先占观念：执着于想象出来的外表缺陷（认知症状） 2. 对先占观念反应的重复行为：过度地关注外表的反复行为或心理活动（如检查外表、寻求确认、比较与他人外貌）
囤积障碍	1. 感受到强烈的积攒物品的需求（认知症状） 2. 持续的难以丢弃物品而无论其实际价值，以及丢弃有关的痛苦
拔毛癖（拔毛障碍）	1. 反复发生的聚焦于躯体的重复性行为和反复试图减少这些行为是拔毛癖和抓痕障碍的共同特征 （1）拔毛癖是反复拔掉自己的毛发，导致毛发缺失，以及反复企图减少或停止拔毛 （2）抓痕障碍是反复的搔抓皮肤，导致皮肤的损害，以及反复企图减少或停止搔抓皮肤 2. 聚焦于躯体的重复性行为并非被强迫观念或先占观念所激发，但重复性行为之前或同时可以有不同的情绪状态，如焦虑、紧张、放松、快乐和厌烦等

三、抑郁障碍

DSM-5 中，抑郁障碍是指存在悲哀、空虚或易激惹的心境，伴随躯体和认知改变，并显著影响到个体功能的一组障碍。表 10-9 列出了常见抑郁障碍的主要特征。

表 10-9　常见抑郁障碍的分类（DSM-5）

障碍类别	特征描述
破坏性心境失调障碍	表现出持续的易激惹和频繁发作的极端行为失控的 6～18 岁儿童，这类儿童成长到青春期和成人期时，通常会发展成抑郁障碍或焦虑障碍，而非双相障碍
重性抑郁障碍	以重性抑郁发作为核心特征的抑郁障碍，涉及抑郁心境、失去兴趣和快感、无价值感和内疚感、身体活力和能量降低以及自主神经功能变化等症状
持续性抑郁障碍	一种持续性的抑郁心境（可有重性抑郁发作），病程至少持续 2 年，儿童和青少年至少持续 1 年，症状发作间期（即无症状时期）一次不超过两个月
经前期烦躁障碍	在过去一年中的绝大多数的月经周期中出现的心境不稳定、易激惹、烦躁不安和焦虑症状的抑郁障碍，通常始于排卵、在月经来潮后头几天缓解，并对工作或社交功能产生负面影响

四、人格障碍

（一）人格障碍及其分类

人格障碍（personality disorder）是指一种根深蒂固和持久的认知、情感和行为模式——这种人格模式顽固而难于改变、不适应环境甚至反社会，给自己或他人带来了情绪上的痛苦，并导致个体社会或职业功能明显的损害。人格障碍是慢性和长期的，通常在青少年时期发病并在成年期一直持续存在，影响患者生活中的每一个方面。人格障碍分为 A、B、C 三大类，同类群的具有相似的症状表现。其中 A 类以行为古怪、奇异为特点，包括偏执型人格障碍、分裂样人格障碍、分裂型人格障碍;B类以戏剧化、情感化、不稳定为特点,包括反社会型人格障碍、边缘型人格障碍、表演型人格障碍、自恋型人格障碍;C类以害怕、焦虑行为为特点,包括回避型人格障碍、依赖型人格障碍和强迫型人格障碍。详见表10-10。

表10-10 人格障碍的分类及特点(DSM-5)

A类人格障碍	
偏执型人格障碍	对他人的普遍不信任和怀疑,以至于把他们的动机解释为恶意
分裂样人格障碍	普遍存在的从社交关系中的脱离以及在人际交流中情绪表达的受限
分裂型人格障碍	普遍存在的社交和人际关系的缺陷,以对亲密关系的严重不适和此能力的减退且有认知或知觉方面的扭曲及怪异行为等特征
B类人格障碍	
反社会型人格障碍	普遍存在的对他人权利的忽视及侵害
边缘型人格障碍	普遍存在的人际关系、自我评价和感情的不稳定性以及显著的冲动性
表演型人格障碍	普遍存在的过分情绪表达和寻求他人注意
自恋型人格障碍	普遍存在的夸大倾向(在幻想中或行为上)、需要赞美、缺乏共情心
C类人格障碍	
回避型人格障碍	普遍存在的社交抑制、无能感、对负面评价的过度敏感
依赖型人格障碍	普遍存在的对被照顾的极度需要导致顺从和黏附行为,且害怕离别
强迫型人格障碍	普遍存在的对秩序的过度关注、完美主义以及对精神和人际关系的控制,不惜以损害灵活性、变通性和效率为代价

(二)常见人格障碍及其主要表现

1. 偏执型人格障碍 以普遍存在的对他人不信任和猜疑为显著特点,始于成年早期。这类障碍患者的不信任感往往是针对与其关系密切的人。因此,他们很难发展出密切的人际关系,既极度的孤单又对他人充满明显敌意。患者因为怀疑和敌意,始终处在紧张状态中。对别人的批判非常敏感,极度强调自己的自主权利;任何时候感受到被轻视时,都迅速做出愤怒反应或反击。

2. 分裂型人格障碍 DSM-5也将其作为精神分裂症谱系障碍的一部分。这类障碍的核心特征是怪异、反常的行为,倾向于多疑并有奇怪的信念、想法、言语等,常有牵连观念,即对偶发事件和外在事件错误地解释为对自己具有不同寻常的意义。存在不寻常的知觉体验,也表现出典型的社会性孤立和过度的社交焦虑,这种社交焦虑不是基于自我的负性评价,而是与偏执性恐惧有关,所以并不随熟悉程度增加而减弱。

3. 反社会型人格障碍 DSM-5也将其作为"外向性"品行障碍谱系的一部分,和"破坏性、冲动控制及品行障碍"相邻的"物质相关及成瘾障碍"亦密切相关。反社会型人格障碍的核心特征是具有一种长期存在的对他人权利的忽视以及富于侵犯性,而不顾及他人的感受也不感到愧疚和悔意,冲动性、易激惹和攻击性,对行为的后果(甚至是严重后果)也毫不在意,一贯不负责任。撒谎和欺骗仿佛是这类患者的天性,他们甚至并不认为这就是欺骗而本身就是事实。大约83%的反社会型人格障碍患者同时存在物质滥用。品行障碍是成年期(18岁开始)反社会型人格障碍的前驱病变。

4. 边缘型人格障碍 突出表现为普遍存在的人际关系、自我评价和情感的不稳定性以及显著冲动的心理行为模式。这类障碍患者人际关系非常不稳定，他们缺乏安全感、害怕被遗弃。虽然希望与他人建立亲密关系，但又缺乏保持这种亲密关系的能力，因此经常看见他们与人争吵、婚姻关系破裂、职业不稳定、不断移居等情形。他们对自我的认同感模糊，感到空虚并缺乏自信；缺乏对自我情绪的控制，易激惹，经常极度焦虑紧张，在很短时间会由愤怒变成深度抑郁。易于冲动，经常出现自杀或自伤行为。在日常生活中还可以表现出许多不良的行为，如酗酒、药物滥用、行窃、不正常的性活动等。

5. 自恋型人格障碍　以普遍存在的对自我重要性的过度感觉和幻想的夸大倾向为特点，主要表现为过度的自我关注、对赞美的渴望以及缺乏对他人的理解和共情。这类障碍的患者有夸大的自我优越感，存在幻想无限成功、权力、才华、美丽或理想爱情的先占观念，认为自己是特殊的和独特的，有不切实际的权利感。患者需要他人的赞扬、肯定或特殊的优厚待遇，不能容忍批评。在人际关系中爱占便宜，往往嫉妒他人或认为他人嫉妒自己；缺乏共情，很难设身处地地考虑和认同他人的感受或需求，常不自觉地显示出骄傲或傲慢的行为和态度。

6. 回避型人格障碍　是一种社交抑制、自感能力不足和对负性评价极其敏感的普遍心理行为模式，起始不晚于成年早期，存在于各种背景下。它和社交焦虑障碍有很多症状是重合的，它们的基因易感性也有很多相似之处，社交焦虑障碍的个体中至少有三分之一共病回避型人格障碍。一些学者认为，回避型人格障碍实际上可能是社交焦虑障碍的一种慢性变体。

7. 依赖型人格障碍　以普遍存在的对被照顾的极度需要，从而导致顺从和依赖行为以及对被抛弃或分离的极度恐惧为主要特征，表现为顺从、胆怯和被动性。这类障碍的患者存在害怕只剩下自己照顾自己的不现实先占观念，因此依赖行为是盲目的、非理性的，与真实的情感无关。患者主要表现为极端的缺乏自信，害怕自己做出决定，要求他人为自己生活的重要方面担负责任，以此应付环境的要求；将自己的需要附属于所依赖的人，过分地服从他人的意志，即便是自己合理的需求，如果与被依赖人的意志相悖的话也不敢提出来；常感到自己无助或无能，独处时十分难受，害怕被人遗忘或置之不理，不断要求别人做出不离开自己的保证，当与他人的关系结束时有被遗忘甚至被毁灭的体验，或迫切寻求另一段关系来获得支持和照顾的来源。

8. 强迫型人格障碍　以普遍存在的对秩序的过度关注、完美主义以及对思想和人际关系的控制为主要特征。他们对细节、规则、秩序、组织性以及日程表过度重视，强调按照"正确的方法"做每一件事，以至丧失做事的主动性；对任何事都要求完美无瑕、按部就班，以至影响工作效率；他们也要求别人严格按照这种方式做事，但又常常对别人做事不放心。他们常无业余爱好，谨慎吝啬，缺少友谊往来。应该指出，强迫型人格障碍和强迫症之间的联系尚不十分明确，但二者之间的一个重要区别在于：强迫症的症状是患者所不希望的，并因此而感到痛苦，而强迫型障碍患者对其症状则是认可和接受的，并很少希望去改变。

五、性心理障碍

性心理障碍（psychosexual disorder），又称性变态，是指性行为明显偏离正常的一组心理障碍，表现为以异常的性行为作为满足性需要的主要方式，从而不同程度地干扰了正常的性活动。主要分为性身份障碍、性偏好障碍、性指向障碍三大类。

（一）性偏好障碍

1. 露阴症　露阴症是较多见的性心理障碍，一般至少持续半年。其特点是反复在异性面前暴露自身的性器官，以获取性满足，可伴有手淫，但无进一步性活动的要求。此症几乎仅见于男性,通常发生在青春期。露阴的频率因人而异,少的可数月或一年仅数次发生,多则数日或数周一次。

2．窥阴症 窥阴症是反复的、强烈性渴求和性唤起想象,窥视异性下身、裸体和性交行为,以达到性兴奋的强烈欲望,可伴有手淫。他们反复去厕所、浴室和卧室偷看,甚至不顾污臭,携带反光镜钻进粪池,大多数没有异性恋,只有少数是已婚男性,但是夫妻性生活是不满意的。窥阴症者多有焦虑和内疚感,有时有抑郁,几乎均为男性。

3．异装症 异装症的特征是正常异性恋者具有反复穿戴异性装饰的强烈欲望并付诸实施,通过穿戴异性装饰,引起性兴奋,抑制此种行为可引起明显不安。主要见于男性,多始于童年或青春期,至少持续半年。着异装时往往有手淫活动,但不要求改变自身性别解剖生理特征。

4．性摩擦症 性摩擦症的特征是在拥挤场所或乘对方不备,以生殖器或身体某些部位摩擦异性躯体或触摸异性身体的某一部分,以引起性兴奋。他们多在公共汽车内、地下铁道、车站和影剧院等场所与异性进行躯体接触和摩擦,可有射精行为,但没有与所摩擦对象性交的要求,无暴露自己生殖器的愿望。仅见于男性。病程至少持续半年。

5．性施虐症和性受虐症 性施虐症的特征是向性爱对象施加虐待以取得性兴奋,性受虐症是指接受性爱对象虐待以获得性兴奋。病程以持续半年为准,两者可以单独存在,也可并存。

性施虐症者通过对配偶或其他性对象的鞭打、针刺、绞勒、撕割躯体等,导致性对象明显痛苦,以增加性快感或作为性满足的唯一方式。病人绝大多数为男性。性受虐症者唯一关心的是作为痛苦结果的唤起,多见于女性异性恋者,也见于男性同性恋者。男性病人通常不能与女性建立异性恋关系,因此主动要求性对象在性活动时对其施加痛苦,受虐的方式通常是针刺、切割乳房、捆绑躯体和勒颈等。

6．恋童症 恋童症患者以12～13岁青春前期儿童作为性对象。有学者将恋童症分为两个亚型:一是假性神经症型,通常以异性恋者出现,与异性恋对象的相互关系是不愉快的,具有羞耻感和罪恶感;二是稳定的亚型,此类型对儿童的性施虐行为是发于仇恨情感。中年患者多数家庭关系存在矛盾,老年患者多是孤独者,较少见。

7．恋物症 恋物症是指反复出现的以异性使用过的物品或异性躯体某个部分作为性满足的刺激物现象,几乎仅见于男性,他们通过吻、尝、抚弄该物品获得性满足,这些物品包括乳罩、内裤、月经带、内衣、头巾、鞋、丝袜、发夹等,异性的头发、足趾和腿等也可成为眷恋物。患者多数是异性恋,但大多性功能低下,对性生活胆怯,而千方百计寻觅眷恋物,采取偷窃手段十分常见。如伴有强烈性兴奋的偷窃,称为偷窃色情狂。

（二）性身份障碍

易性症是性身份障碍的主要类型,病人在心理上对自身性别的认定与解剖生理性别特征相反,持续存在改变本身性别的解剖生理特征以达到转换性别的强烈愿望,其性爱倾向为同性恋。绝大多数是男性患者,起始于青年期,儿童期多与女孩为伍,穿着异性衣着,往往具有女性化的言语腔调,厌恶自己的性器官,要求进行阉割手术转换性别。

（三）性指向障碍

同性恋是性指向障碍。特点是性爱指向对象是同性而非异性,即在正常条件下对同性持续表现性爱倾向,包括思想、情感和性爱行为。1973年,美国精神病学会（APA）将"同性恋"从《精神障碍诊断与统计手册》中删除,同性恋以后逐步为人们所接受。目前认为,同性恋作为性体验与性行为的变种,只有在陷入个人或社会冲突时,才将其作为心理障碍对待。

六、应激相关障碍

应激相关障碍(stress related disorders)是指一组主要由于强烈或持久的心理和环境因素引起的异常心理反应而导致的精神障碍。应激相关障碍的特点为发病时间与应激因素有密切关系,症状反映刺激因素的内容,病程和预后也取决于刺激因素能否及早解除等。应激相关障碍主要有创伤后应激障碍、急性应激障碍和适应障碍等类型,诊断标准见表10-11~表10-13。

表 10-11　创伤后应激障碍的诊断标准(DSM-5)

A. 以下1种(或多种)方式接触于实际的或被威胁的死亡、严重的创伤或性暴力:

(1) 直接经历创伤事件

(2) 亲眼看见发生在他人身上的创伤事件

(3) 获悉亲密的家庭成员或亲密的朋友身上发生了创伤事件,在实际的或被威胁死亡的案例中,创伤事件必须是暴力的或事故

(4) 反复经历或极端接触于创伤事件的令人作呕的细节中

注:诊断标准(4)不适用于通过电子媒体、电视、电影或图片的接触,除非此接触与工作有关

B. 在创伤事件发生后,存在以下1个(或多个)与创伤事件有关的侵入性症状:

(1) 创伤事件反复的、非自愿的、侵入性的痛苦记忆

(2) 反复做内容和(或)情感与创伤事件相关的痛苦的梦

注:儿童可能做可怕但不认识内容的梦

(3) 分离性反应(例如闪回),个体的感觉或举动好像创伤事件重复出现(这种反应可能连续出现,最极端的表现是对目前的环境完全丧失意识)

注:儿童可能在游戏中重演特定的创伤

(4) 接触于象征或类似创伤事件某方面的内在或外在线索时,产生强烈或持久的心理痛苦

(5) 对象征或类似创伤事件某方面的内在或外在线索,产生显著的生理反应

C. 创伤事件后开始持续地回避与创伤事件有关的刺激,具有以下1项或2项情况:

(1) 回避或尽量回避关于创伤事件或与其高度密切相关的痛苦记忆、思想或感觉

(2) 回避能够唤起关于创伤事件或与其关的痛苦记忆、思想或感觉的外部提示(人、地点、对话活动、物体、情景)

D. 与创伤事件有关的认知和心境方面的负性改变,在创伤事件发生后开始或加重,具有以下2项(或更多)情况:

(1) 无法记住创伤事件的某个重要方面(通常是由于分离性遗忘症,而不是诸如脑损伤、酒精、毒品等其他因素所致)

(2) 对自己、他人或世界持续性放大的负性信念和预期

(3) 由于对创伤事件的原因或结果持续性的认知歪曲,导致个体责备自己或他人

(4) 持续性的负性情绪状态(例如,害怕、恐惧、愤怒、内疚、羞愧)

(5) 显著地减少对重要活动的兴趣或参与

(6) 与他人脱离或疏远的感觉

(7) 持续地不能体验到正性情绪

E. 与创伤事件有关的警觉或反应性有显著的改变,在创伤事件发生后开始或加重,具有以下2项(或更多)情况:

(1) 激惹的行为和愤怒的爆发(在很少或没有挑衅的情况下),典型表现为对人或物体的言语或身体攻击

(2) 不计后果或自我毁灭的行为

(3) 过度警觉

(4) 过分的惊跳反应

(5) 注意力有问题

(6) 睡眠障碍（例如，难以入睡或难以保持睡眠，或休息不充分的睡眠）

F. 这种障碍的持续时间超过 1 个月

G. 这种障碍引起临床上明显的痛苦，或导致社交、职业或其他重要功能方面的损害

H. 这种障碍不能归因于某种物质（例如药物或酒精）的生理效益或其他躯体疾病

表 10-12　急性应激障碍的诊断标准（DSM-5）

A. 以下述一种（或多种）方式接触于实际的或被威胁的死亡、严重的创伤或性暴力：

(1) 直接经历创伤事件

(2) 亲眼看见发生在他人身上的创伤事件

(3) 获悉亲密的家庭成员或亲密的朋友身上发生了创伤事件

注：在实际的或被威胁死亡的案例中，创伤事件必须是暴力的或事故

(4) 反复经历或极端接触于创伤事件的令人作呕的细节中

注：此标准不适用于通过电子媒体、电视、电影或图片的接触，除非这种接触与工作相关

B. 在属于侵入性、负性心境、分离、回避和唤起这 5 个类别的任一类别中，有下列 9 个（或更多）症状，在创伤事件发生后开始加重

侵入性症状：

(1) 创伤事件的反复的、非自愿的和侵入性的痛苦记忆

注：儿童可能通过反复玩与创伤事件有关的主题或某方面来内容表达

(2) 反复做内容和（或）情感与创伤事件相关的痛苦的梦

注：儿童可能做可怕但不认识内容的梦

(3) 分离性反应（例如闪回），个体的感觉或举动好像创伤事件重复出现（这种反应可能连续地出现，最极端的表现是对目前的环境完全丧失意识）

注：儿童可能在游戏中重演特定的创伤

(4) 对象征或类似创伤事件某方面的内在或外在线索，产生强烈或长期的心理痛苦或显著的生理反应

负性心境：

(5) 持续地不能体验到正性的情绪

分离症状：

(6) 个体的环境或自身的真实感的改变

(7) 不能想起创伤事件的某个重要方面（通常由于分离性遗忘症，而不是由于诸如脑损伤、酒精、毒品等其他因素）

回避症状：

(8) 尽量回避关于创伤事件或与其高度有关的痛苦记忆、思想或感觉

(9) 尽量回避能够唤起关于创伤事件或与其高度有关的痛苦记忆、思想或感觉的外部提示（人、地点、对话、活动、物体、情景）

唤起症状：

（10）睡眠障碍（例如，难以入睡或难以保持睡眠或休息不充分的睡眠）

（11）激惹的行为和愤怒的爆发（在很少或没有挑衅的情况下），典型表现为对人或物体的言语或身体攻击

（12）过度警觉

（13）注意力有问题

（14）过分的惊跳反应

C. 这种障碍的持续时间为创伤后的 3 天至 1 个月

注：症状通常于创伤后立即出现，但符合障碍的诊断标准需持续至少 3 天至 1 个月

D. 这种障碍引起临床上明显的痛苦，或导致社交、职业或其他重要功能方面的损害

E. 这种障碍不能归因于某种物质（例如药物或酒精）的生理效应或其他躯体疾病（例如轻度的创伤性脑损伤），且不能用"短暂精神病性障碍"来更好地解释

表 10-13　适应障碍的诊断标准（DSM-5）

A. 在可确定的应激源出现的 3 个月内，对应激源出现情绪的反应或行为的变化

B. 这些症状或行为具有显著的临床意义，具有以下 1 项或 2 项情况：

（1）即使考虑到可能影响症状严重度和表现的外在环境和文化因素，个体显著的痛苦与应激源的严重程度或强度也是不成比例的

（2）社交、职业或其他重要功能方面的明显损害

C. 这种与应激相关的症状不符合其他精神障碍的诊断标准，且不仅是先前存在的某种精神障碍的加重

D. 此症状并不代表正常的丧痛

E. 一旦应激源或其结果终止，这些症状不会持续超过随后的 6 个月

七、睡眠障碍

睡眠障碍（sleep disorder）是指睡眠量不正常以及睡眠中出现异常行为，或睡眠和觉醒的正常节律性交替出现紊乱。

DSM-5 中将睡眠障碍分为失眠障碍、嗜睡障碍、发作性睡病等，诊断标准见表 10-14～表 10-16。

表 10-14　失眠障碍的诊断标准（DSM-5）

A. 主诉对睡眠数量或质量不满意，伴有下列 1 项（或更多）相关症状：

（1）入睡困难

（2）维持睡眠困难，其特征表现为频繁地觉醒或醒后再入睡困难

（3）早醒，且不能再入睡

B. 该睡眠障碍引起有临床意义的痛苦，或导致社交、职业、教育、学业、行为或其他重要功能方面的损害

C. 每周至少出现 3 晚睡眠困难

D. 至少 3 个月存在睡眠困难

E. 尽管有充足的睡眠机会，仍出现睡眠困难

F. 失眠不能用其他睡眠障碍来更好地解释，也不仅仅出现在其他睡眠障碍的病程中

G. 失眠不能归因于某种物质（例如，滥用毒品、药物）的生理效应

H. 共存的精神障碍和躯体疾病不能充分解释失眠的主诉

表 10-15 嗜睡障碍的诊断标准（DSM-5）

A. 尽管主要睡眠周期持续至少 7 小时，自我报告的过度睡眠（嗜睡）至少有下列 1 项症状：

（1）在同一天内反复睡眠或陷入睡眠之中

（2）过长的主要的睡眠周期每天超过 9 小时，仍然感到休息不好（即感到精力不足）

（3）突然觉醒后难以完全清醒

B. 过度嗜睡每周至少出现 3 次，持续至少 3 个月

C. 过度嗜睡伴有显著的痛苦，或导致认知、社交、职业或其他重要功能方面的损害

D. 过度嗜睡不能用其他睡眠障碍来更好地解释，也不仅仅出现在其他睡眠障碍的病程中

E. 该过度嗜睡不能归因于某种物质（例如，滥用毒品、药物）的生理效应

F. 共存的精神和躯体障碍不能充分解释过度嗜睡的主诉

表 10-16 发作性睡病的诊断标准（DSM-5）

A. 在同一天内反复地不可抗拒地需要睡眠、陷入睡眠或打盹。在过去 3 个月内必须每周出现至少 3 次

B. 存在下列至少 1 项症状：

（1）猝倒发作，定义为下面的 a 或 b，每月至少出现几次：

　　a. 长期患病的个体中，短暂（数秒到数分钟）发作性双侧肌张力丧失，但维持清醒状态，可以通过大笑或开玩笑诱发

　　b. 儿童或个体在发生的 6 个月内，自发地扮鬼脸或下颌脱落发作，伴吐舌或全面肌张力减退，且无任何明显的情绪诱因

（2）下丘脑分泌素缺乏，脑脊液的下丘脑分泌素 -1 测试水平低，不是在急性脑损伤、炎性反应或感染的情况下观察到

（3）夜间多导睡眠图呈现出快速眼动（REM）睡眠潜伏期小于或等于 15 分钟，或多次睡眠潜伏期测试显示平均睡眠潜伏期小于或等于 8 分钟，以及 2 次或更多次的睡眠发作 REM 期

八、进食障碍

进食障碍（eating disorder）是指由社会心理因素引起的故意拒食、节食或呕吐，导致体重减轻和营养不良，或出现发作性不可克制地贪食、暴食等异常的进食行为。DSM-5 中的进食障碍包括神经性厌食症、神经性贪食症和暴食障碍三种类型。

（一）神经性厌食症

神经性厌食症的诊断标准可以归纳为以下三点：①限制促进健康体重的行为，体重明显低于正常水平；②极度害怕增重；③身体意象歪曲。具体诊断标准见表 10-17。

表 10-17 神经性厌食症的诊断标准（DSM-5）

A. 相对于需求而言，在年龄、性别、发育轨迹和身体健康的背景下，因限制能量的摄取而导致显著的低体重。显著的低体重被定义为低于正常体重的最低值或低于儿童和青少年的最低预期值

B. 即使处于显著的低体重，仍然强烈害怕体重增加或变胖或有持续的体重增加的行为

C. 对自己的体重或体型的体验障碍，体重或体型对自我评价的不当影响，或持续低缺乏对目前低体重的严重性的认识

对于成人而言，神经性厌食症的严重程度取决于患者的体重指数（BMI）。轻度：BMI≥17kg/m²，中度：BMI = 16～16.99kg/m²；重度：BMI = 15～15.99kg/m²；极重度：BMI < 15kg/m²。

DSM-5 将神经性厌食症分为两个亚型。一种是限制型，在过去的 3 个月内，个体没有反

复的暴食或清除行为，即自我引吐或滥用泻药、利尿剂或灌肠。此亚型所描述的体重减轻主要是通过节食、禁食和（或）过度锻炼来实现的。另一种是暴食 / 清除型，在过去的 3 个月内，个体有反复的暴食或清除行为，即自我引吐或滥用泻药、利尿剂或灌肠。

（二）神经性贪食症

DSM 定义了暴饮暴食的两个特征。一方面是过度吃东西，即在较短的时间（如 2 小时）内使用比大多数人更多的食物。另一方面是对过度饮食的失控感，即仿佛停不下来地吃。如果暴食和导泻只是发生在神经性厌食的背景下，并且最严重的后果就是体重减轻，这种情况不能诊断为神经性贪食症，而应属于神经性厌食症中的暴食 / 清除型。神经性厌食症和神经性贪食症的关键区别在于是体重减轻：患有厌食症的人体重会大大减轻，但是患有贪食症的人则不会。在贪食症中，暴饮暴食通常是秘密进行的，压力、消极的情感唤醒可能会引发暴饮暴食，直到整个人感觉非常不舒服才会停止。DSM-5 的诊断标准见表 10-18。

表 10-18　神经性贪食症的诊断标准（DSM-5）

A. 反复发作的暴食。暴食发作具有以下 2 项特征：

（1）在一段固定的时间内进食（例如，在任何 2 小时内），食物量大于大多数人在相似时间段内和相似场合下的进食量

（2）发作时感到无法控制进食（例如，感觉不能停止进食或控制进食品种或进食数量）

B. 反复出现不适当的代偿行为以预防体重增加，如自我引吐、滥用泻药、利尿剂或其他药物，禁食或过度锻炼

C. 暴食和不适当的代偿行为同时出现，在 3 个月内平均每周至少 1 次

D. 自我评价过度地受身体的体型和体重影响

E. 该障碍并非仅仅出现在神经性厌食的发作期

神经性贪食症的严重程度取决于不适当的代偿行为的频率。轻度：每周平均有 1～3 次不适当的代偿行为的发作。中度：每周平均有 4～7 次不适当的代偿行为的发作。重度：每周平均有 8～13 次不适当的代偿行为的发作。极重度：每周平均有 14 次或更多不适当的代偿行为的发作。

（三）暴食障碍

患有暴食障碍的人通常反复暴食，在暴食发作期间失去控制，体验到暴食带来的痛苦；同时还具备一些其他特征，如饮食速度较快和独自吃饭等。暴食障碍与神经性厌食症的区别是，暴食障碍患者没有体重的减轻；其与贪食症的区别是，暴食障碍患者没有补偿行为，如导泻、禁食或过量运动。暴食障碍患者通常都是肥胖的。暴食障碍的诊断标准见表 10-19。

表 10-19　暴食障碍的诊断标准（DSM-5）

A. 反复发作的暴食。暴食发作具有以下 2 项特征：

（1）在一段固定的时间内进食（例如，在任何 2 小时内），食物量大于大多数人在相似时间段内和相似场合下的进食量

（2）发作时感到无法控制进食（例如，感觉不能停止进食或控制进食品种或进食数量）

B. 暴食发作与下列 3 项（或更多）有关：

（1）进食比正常情况快得多

（2）进食直到感到不舒服的饱腹感

（3）在没有感到身体饥饿时进食大量食物

（4）因进食过多感到尴尬而单独进食

（5）进食之后感到厌恶自己、抑郁或非常内疚

C. 对暴食感到显著的痛苦

D. 在3个月内平均每周至少出现1次暴食

E. 暴食与神经性厌食中反复出现的不适当的代偿行为无关，也并非仅仅出现在神经性贪食或神经性厌食的病程中

暴食障碍的严重程度取决于发作频率的高低。轻度：每周有1～3次暴食发作。中度：每周有4～7次暴食发作。重度：每周有8～13次暴食发作。极重度：每周有14次或更多暴食发作。

本章小结

异常心理或心理障碍是指个体在遗传和环境的相互作用下导致大脑或神经生化的损伤或功能异常，并表现出与个体发育和所处社会文化环境不相符的，不恰当的行为、情感和认知方面的功能失调，主要体现为无法摆脱的内心痛苦或明显的社会功能损害。可以从经验标准、医学标准、社会适应标准和统计学标准等方面来考察是否存在异常心理和行为。目前通用的分类诊断系统有 ICD-10、DSM-5 和 CCMD-3。本章主要介绍了 DSM-5 分类中的焦虑障碍、强迫障碍、抑郁障碍、人格障碍、性心理障碍、应激相关障碍、睡眠障碍及进食障碍。

（张　辉）

思考题

1. 如何判别心理的正常与异常？

2. 常见的焦虑障碍及其主要特征是什么？

3. 性心理障碍有哪些表现？

4. 人格障碍的分类及表现有哪些？

5. 什么是创伤后应激障碍？

6. 神经性厌食症、神经性贪食症与暴食障碍之间有何异同之处？

第十一章　常用心理干预技术

社区心理干预是运用心理学的原理与技术，有目的地引导社区居民的行为、思维或情感发生改变，促进形成健康的心理状态。社会心理服务体系建设对社区心理干预工作能力提出了更高的要求。因此社区心理工作人员不仅需要掌握基本的心理干预的理论知识，还要掌握必备的心理干预的操作技能。

第一节　心　理　治　疗

一、心理治疗概述

1. 心理治疗的定义　从词源上分析，心理治疗（psychotherapy）来源于希腊语，psyche 意为"灵魂、心灵或生命"，therapy 源于"therapeutikos"，有为人服务及医治他的意思。因此，心理治疗含有医治他人心灵或灵魂的意思。心理治疗或称精神治疗，是一种以助人为目的、专业性的人际互动过程；在此过程中，受过专业训练的治疗者运用心理学的有关理论和技术，帮助求助者的心理、行为以及躯体功能的积极变化，从而达到缓解和消除症状、促进其人格健康发展的目的。

由于心理治疗的理论和方法众多，其内涵也相当丰富。心理治疗研究学者沃尔勃格（L.R. Wolberger）认为，心理治疗是一种针对情绪问题的治疗方法，由一位经过专门训练的人员以慎重的态度与患者建立起一种业务性的联系，用以消除、矫正或缓解患者现有的症状，通过调整异常行为方式，促进人格的整合与发展。我国学者陈仲庚认为，心理治疗是治疗者与患者之间的一种合作行为，是一种伙伴关系，治疗就是人格和行为的改变过程。综上所述，心理治疗的定义是：心理治疗师应用心理学的理论和方法，通过建立良好的治疗关系，帮助患者克服心理困难和心理障碍，以达到调整认识、改善情绪、转变行为、健全人格和适应社会的过程。心理治疗的概念有以下五个要点：首先，治疗者是接受过心理学和医学训练的专业人员；其二，治疗对象是有心理困扰、心理障碍、心理疾病和某些躯体疾病的患者；其三，治疗需要运用科学的心理学理论和技术；其四，治疗过程是按一定的程序进行，并建立在良好治疗关系上的职业行为；其五，治疗目的是改善或消除患者的身心症状，恢复其心理、生理和社会功能。

2. 心理治疗的标准　英国的艾森克（Esenk）提出了心理治疗的 6 个标准：①这是一种在两人或多人之间的持续的人际关系；②其中参与者之一具有特殊的经验并受过专门训练；③其中的另一个或多个参与者是由于对自己的情绪或人际适应感到不满意才加入这种关系；

④所应用的方法实际上是心理学的原则,包括解释、暗示以及说明等;⑤治疗的程序是根据心理障碍和一般理论以及某一患者的障碍的特殊起因而建立起来的;⑥治疗过程的目的就是改善患者的问题,他们也正是因为有问题才前来寻求帮助的。

二、心理治疗的基本结构

(一)心理治疗的设置

心理治疗的设置主要是指对治疗的时间、场所、收费及预约事宜的设定和安排。设置对于心理治疗的稳定性很重要,职业的心理治疗师都非常注重遵守设置,因为是否突破设置在心理治疗中具有十分重要的心理动力学意义。

1. 时间设置

(1)时间设置的内容:时间设置主要包括心理治疗的时长、周期、频率三方面内容,治疗师在治疗开始的时候就应明确向患者说明时间设置的问题,这可以保证治疗的稳定性。同时,在时间设置明确的情况下,无论治疗师还是患者突破了设置都是值得深入讨论的。

1)时长:时长指的是每次治疗时间的长短。一般来说,个体治疗的时间每次 50～60 分钟,团体治疗或家庭治疗的时间则为 90～120 分钟。治疗中,治疗师不能随意地延长或缩短每次治疗的时间,对于患者的迟到或要求提前结束治疗,治疗师也应十分警惕,并对此现象进行讨论。精神分析取向的治疗非常重视时长的设置,无论患者因何原因迟到,他们都将按照原定的时间结束治疗,然后在恰当的时候对由此引起的相关问题进行深入探讨。

2)周期:周期与医学中所说的疗程很相似,是指整个心理治疗过程持续的时间长度,通常用治疗次数表示。治疗周期的长短因患者心理困难程度、所用治疗方法及治疗目标不同而有所差异。很显然,患者的问题越重,所需的治疗时间越长。当然,虽然有些患者问题很重,但若目前的治疗目标只是指向某一具体问题,那么治疗的周期也不会太长。此外,精神分析取向的治疗周期较长,可达几百次;而认知、行为等治疗一般疗程较短,二十次左右即可。在治疗开始的时候,治疗师就应该和患者讨论疗程的问题,精神分析取向的治疗一般不提前设定结束的时间,而是随着治疗的进展由治疗师和患者共同决定。其他取向的治疗则可以在治疗开始的阶段就设定治疗的周期。

3)频率:治疗频率通常根据患者的心理障碍的严重程度而定,并没有标准化的规定。有经验的治疗师可根据患者的精神状态、心理发展水平、年龄、采用的治疗方法而定。一般情况下,心理问题处于神经症范畴的患者一周 1～2 次的治疗即可;心理问题处于边缘水平或精神病水平的患者的治疗频率则通常多于一周 1 次。不同的治疗流派对治疗频率的设定也有不同。精神分析治疗的频率一般较高,最多可达到一周 4～5 次,即使较健康的人群也可接受一周 2～3 次的心理分析。

(2)时间设置的心理学意义

1)寻求心理治疗的人常常缺乏安全感,在一个可以预知的规定的时间里进行治疗工作,有助于患者建立外部世界是可以预测的和可以理解的认知概念。

2)设定治疗时间和频率将使患者体验到分离的感觉,因而每一次结束治疗时患者都可能产生诸如愤怒、失落之类的负性情绪,这对理解患者的问题是很有意义的。

3)治疗的间隔给患者留出了整合新领悟、新认识的时间。患者可以利用这些时间在现实生活中用实践检验这些新的认知。

4)时间的设定有助于发现患者及治疗师的内在问题。因为治疗师和患者都可能试图突破设置,这往往是他们内心冲突的外在表现。当治疗师意识到突破设置的问题时,就能更好地理解自己或患者的内心变化。

2．场所设置　心理治疗的场所设置包括治疗地点的选择和治疗环境的布置两方面。心理治疗必须在专门的治疗室内进行,不能随意地更改治疗地点。治疗师和患者是一种专业的治疗关系,这种关系只有在治疗室内发生联结才是符合治疗逻辑的。所以当治疗师或患者有更改治疗地点的想法时,其背后必然隐藏着很深的心理意义,需要治疗师思考。

治疗室中的物品配置通常包括两个沙发、一个茶几、几把备用的椅子及一个钟表,有的治疗室会在墙上悬挂一幅大小合适的壁画,经典的精神分析治疗室则还有一张长沙发。通常,两个沙发成90°角摆放,距离约1m,沙发中间隔着一个茶几,茶几上可以摆放一些花草。这样的布置可以避免由于对视给患者造成紧张、焦虑的情绪,又有利于治疗师清楚地观察患者的神态、姿势、动作等非言语信息。另外,两张沙发都应摆放在看得见门的位置,避免治疗师和患者中任何一个人坐在背对门的位置,钟表则悬挂在双方都能看得见的对面的墙上即可。总的来说,治疗室要选择在光线柔和、安静舒适的地方,整体环境要整洁温馨、色调优雅,并具有适度的唤醒水平,使患者感到安全、舒适、放松。

3．收费设置　从心理学意义上来讲,治疗师和患者的关系是一种付费的职业关系。收费设置增强了治疗师和患者的界限感,说明他们不是一般的人际关系,只是单纯的工作关系。另外,收费意味着治疗师有责任帮助前来寻求治疗的患者,但这种责任既不是友谊又不同于日常生活中的人际关系。而对患者而言,缴费的意思就是解决问题并不全是治疗师的责任,他们也有改变和成长的责任。此外,收费设置还是治疗师和患者的自我价值的体现,涉及自我评价、依赖、自主、控制、内疚、亲密关系等问题。通常,国外治疗费用的设定由治疗师的价值决定,治疗师一般应事先定出固定的费用。但是,目前我国医疗卫生服务机构的心理治疗收费是按国家统一制定的标准。

(二) 心理治疗的基本阶段

在心理治疗中,治疗师的许多工作都是相互联系并有可能贯穿始终的。在不同的阶段,治疗师工作的侧重点不同。据此,我们把心理治疗的过程大致分为初始、中期、结束三个阶段。

1．心理治疗的初始阶段　在心理治疗的最初阶段,治疗师工作的重点是与患者建立彼此信任的关系,了解患者的心理状态,帮助患者明确他们的求助目的,帮助他们树立信心。同时,全面了解患者目前的生活状态、成长经历以及当前问题发生、发展、变化的过程,评估患者的人格、智力、行为、情感状况。在此基础上,治疗师在脑海中形成关于患者问题的假设,并开始核实这些假设,判断心理障碍的程度。

2．心理治疗的中期阶段　在此治疗阶段,治疗师一方面继续确认自己的假设,一方面根据自己对患者问题做出的诊断确定治疗策略。在患者进一步诉说自己的苦恼或人生故事时,治疗师应抓住时机,开始有针对性的治疗。治疗过程中,治疗师还将不断地发现新问题,提出新的假设并进行验证,还要随时修改治疗策略。治疗师在制订治疗对策时,以一种为主或几种治疗理论方法结合为指导,患者则通过领悟、模仿、学习,逐渐改变认知,学会新的健康行为方式。此阶段可以采用支持性心理治疗、领悟性心理治疗、重建性心理治疗等方法。

3．心理治疗的结束阶段　当患者有勇气、有能力去面对和解决他的问题的时候,就到了治疗的结束阶段。治疗师在结束阶段的主要工作是疗效评估、终止治疗。在结束阶段,疗效评估的主要目的是确认患者目前的心理状态,以确定合适的结束时间。可以从患者症状缓解的程度、对自身重要问题认识的变化等方面来评估疗效。

　　此外，在长时间的治疗过程中，患者与治疗师建立起了一种专业的亲密关系，因而结束对患者而言是一次重大的分离体验。治疗师应该对结束分离的问题进行一定的处理。治疗师一方面要处理分离给患者造成的不良反应；另一方面，治疗师要认可患者在治疗中的成长，并和他讨论未来的生活目标，以使他有信心独自面对今后的生活。同时，治疗师还应该注意到，自己在面对结束时内心所发生的细微变化，随时保持自我觉察。通常，治疗师会提前告诉患者治疗结束的时间，然后逐渐降低治疗频率，比如一周两次的治疗先减为一周一次，再逐步减为两周一次、一月一次，直到完全结束。

三、心理治疗的基本技术

（一）倾听技术

　　作为理解求助者的一种方式，在治疗中注意倾听的重要意义在于：首先，它表达了对来访者的积极关注与尊重，来访者可因此而获得自尊和对治疗师的良好的第一印象，从而有助于建立相互信任的治疗关系；其次，耐心和注意倾听可以使来访者能倾诉其内心的苦恼，这种倾诉本身便有情绪宣泄或治疗作用；再次，只有通过耐心倾听，治疗师才能了解来访者的心理问题及其根源，才能同来访者一起找到解决问题的办法，因此倾听是解决问题的第一步。常用的倾听技术有：

　　1. 澄清　是在来访者发出模棱两可或意义隐藏的信息后，向来访者提出问题的反应。通常以疑问句的形式表达，开始于"你是说……"或"你的意思是……"这样的问句。其目的一是让来访者表达的信息更加清楚，并确认治疗师对来访者信息知觉的准确性；二是检查你所听到来访者所描述的信息的准确性，特别是在治疗开始阶段，在做出任何结论之前，一定要求证来访者的信息内容。除了准确地澄清来访者信息外，治疗师还要倾听信息中对来访者生活有重大意义的情境，以及生活事件的深层含义，即他们对这些事件的感受。也就是说，在倾听来访者诉说的过程中，一是要听来访者故事的主要事实，二是要听来访者对自己故事的感受。

　　2. 释义　是治疗师把来访者的主要言谈、思想进行再编排，加以综合整理，再反馈给来访者。它包括有选择地注意来访者信息中的认知部分，并将来访者的主要想法用治疗师的语言表达出来。通过释义告知来访者你已经理解了他们的信息；鼓励来访者对一些关键想法或思想作进一步的阐释，进一步探讨某一个重要的话题；帮助来访者更集中注意于具有重要性的特殊环境、事件、思想和行为，而不至于分心。

　　3. 情感反应　情感反应主要用于对来访者信息的情感部分进行再编排。情感反应最有效的方式是针对来访者目前的而不是过去的情感。通过情感反应，可以鼓励来访者对特殊情境、人物或者事件表达出更多的积极的和消极的情感，以了解问题或情况的范围，也可以帮助来访者控制情绪。使用情感反应会使来访者知道，治疗师了解他们的感受，并使他们的愤怒强度逐步减弱。如果情感反应使用恰当，会让来访者感到被治疗师理解，他们就会更自由地与尝试理解自己的人进行交流。

　　4. 总结　通常经过一段时间的会谈，求助者表达出多种信息会暗示出某种主题或模式。这个主题在来访者话题中经常提及。治疗师对来访者主题进行的反应，就是总结。总结可以将来访者信息中的多个元素联系在一起，从来访者含混模糊的信息中提取意义，识别出逐渐明晰的主题或模式，可以调整治疗的节奏，为节奏太快的治疗提供一个心理喘息的空间。

（二）提问技术

　　提问技术，主要有开放式提问和封闭式提问。掌握提问技术也是非常必要的。提问的有效性依赖于问题的类型和提问频率。使用提问技术应注意以下几点：

1. 多用开放式提问 开放式提问常以"什么""怎样""为什么""能不能""愿不愿告诉我……"等形式发问。通过开放式提问，治疗师可以了解与问题有关的具体事实、来访者的情绪反应、看法及推理过程等。

2. 适当回应 在互动过程中，治疗师可经常借助一些短语"嗯""噢""是这样""还有吗"或复述来访者谈话中的某些关键词或语气词，或点头、注视等表情动作回应，以支持对方往下说。

3. 不可过度提问 过度提问题，易使来访者感到对方主导着会谈，而把解决问题的责任转移给治疗师；来访者往往变得沉默，不问就不说话，停止其自主探索，甚至降低对治疗师的信任度。

4. 慎用"为什么"问题 因为有时来访者对问题的原因并不很清楚，或感到难以表达；有时对问题原因的解释可能会触及其秘密和隐私，当治疗关系还不够成熟时，就不能保证其回答的真实性，反而会为以后的治疗带来困难。

5. 避免判断性提问 带有判断性的提问往往包含着治疗师对来访者的某种评价，来访者就会认为治疗师不理解他，必然会对后面的治疗带来不利。

（三）表达技术

表达技术是心理治疗技术的重要组成部分，是指心理治疗师把治疗过程中的思维所得通过言语或非言语等方式反馈给来访者的一种技术。

1. 鼓励 是指心理治疗师通过言语或非言语等方式对来访者进行鼓励，促使其进行自我探索和改变的技术。

2. 解释 是指心理治疗师运用一种或几种心理学理论对来访者思想、情感、行为和事件之间的联系或其中的因果关系的阐述。解释是最重要的，它的重要性体现在能帮助来访者超越个人已有的认识，以一种新的视角重新看待他们自身的问题，从而对问题有更好的理解，甚至还可能使他们的世界观产生认知性的改变。

3. 面质 又称对质、对峙，是治疗师运用言语描述在来访者的感受、想法和行为中存在的明显差异、矛盾冲突和含糊的信息。

4. 一般化 是指心理治疗师根据来访者所述提供相关的专业信息，让来访者看到他的问题具有普遍性，其他一般人也会遭遇，以减少心理压力。在很多情况下，人之所以失去心理平衡，是因为认为自己受到了不公平的待遇或遭遇，觉得自己的问题是独特的，自己的痛苦是别人没有的，自己是最倒霉的。"为什么偏偏是我？"让人不易摆脱烦恼，为了消除这样的想法，一般采用一般化技术。

5. 自我开放 是指心理治疗师向来访者公开自己与其类似的经历、体验，并与来访者分享感受，又称为自我暴露。自我开放技术在治疗中十分重要。原来只强调来访者的自我开放，以后逐渐认识到治疗师的自我开放和来访者的自我开放具有相等的价值。

6. 即时化 是指心理治疗师在治疗中描述此时此刻发生事情的一种言语反应特点。治疗师即时化：在治疗过程中，当治疗师的情感或想法出现的时刻，治疗师要把他们表达出来。来访者即时化：治疗师将来访者正在表现出的行为和情感告诉他们，给来访者反馈。关系即时化：治疗师表达出当前对咨访关系的看法和情感，涉及"此时此地"的相互作用和咨访关系的发展情况。

四、常用的心理治疗方法

（一）精神分析疗法

1. 自由联想（free association）　通过自由联想技术，弗洛伊德发现患者的记忆都回到儿童时代，而那些回忆起来的被压抑经验涉及的都是性的问题。治疗师的工作是辨识那些压抑在潜意识里的素材。治疗师要求病人毫无保留地说出他所要说的一切，包括本人近况、童年记忆、思想和感情等，要求病人打消一切顾虑，不要由意识去指导思维，要不加选择的把心中想的毫无顾忌地倾诉出来，甚至自认为是一些荒谬怪诞的想法。

2. 梦的解析（dream analysis）　弗洛伊德认为，梦是通往潜意识的一个十分重要的途径。梦是被压抑的欲望伪装的、象征性的满足。通过梦的解析，可以发现精神病患者被压抑的欲望，可以成为治疗的一种有效方法。梦的工作十分复杂，有"移置""凝缩""象征"和"润饰"。这四个方面说明了意愿和愿望如何不知不觉地结构化和组织化。梦对做梦者而言，总是具有特殊意义的，但其涵义并不能从表面的内容直接得出，而是隐藏在表面内容的底下。只有通过对梦的解析，揭露出潜意识的动机，才能被病人真正地自我了解，达到治疗的目的。

3. 阻抗（resistance）　阻抗是自由联想过程中病人在谈到某些关键性问题时表现出来的自由联想困难的情况。具体表现有说话缓慢、中断或表现为局促不安；自称没什么可说的，回避一些问题，甚至与治疗师争论，不相信治疗师的解释；或迟到、记错治疗时间等。他把这类现象称为病人对治疗的阻抗，并发现有些阻抗是有意识的，但根源却是潜意识中本能地有阻止被压抑的心理冲突重新进入意识的倾向；有些阻抗是无意识的。治疗师在消除阻抗时采用的做法主要是：①治疗师提醒病人，哪些现象意味着出现了阻抗；②治疗师可以对没有说出的内容做出推断，使联想继续进行。

4. 移情（transference）　弗洛伊德认为移情是全部人际关系，移情反应在本质上是过去客体关系的再现，其最初的客体来源是儿童早年中的重要人物。而这个过程一般是在潜意识中完成的。病人的潜意识通过移情在治疗中展现出来，从而通过移情的分析就可以理解病人的潜意识冲突。这样，移情的分析就成了通往病人潜意识的另一条途径。移情实际上是病人把自己早年生活中对某个人（通常是父母）的情感和态度转移到治疗师身上。而在幼年的时候，由于顾虑或不允许，这种感情被潜抑下来。由于精神分析治疗涉及了病人潜意识的某一环节，使病人在治疗师身上重温自己的感情历程。通过成功的移情分析，治疗师可以为病人提供早年感情经验的线索，有助于病人对自身问题形成正确、深入的理解，从而达到对自身问题的领悟。

（二）行为疗法

1. 系统脱敏疗法（systematic desensitization）　系统脱敏法由南非心理学家沃尔普创立，是建立在经典条件学习理论基础之上的一种行为疗法，它实际上是使适应不良的条件反应消退的过程。该疗法是诱导患者逐步地暴露于导致焦虑（恐惧）的情境中，并通过心理放松状态来对抗这种焦虑（恐惧）的情绪，从而达到矫正心理或行为障碍的目的。系统脱敏法包括放松训练、建立焦虑等级和脱敏训练三个阶段。

（1）放松训练：病人通过放松训练学会放松，使之在出现不良反应时进行对抗，是作为焦虑状态的拮抗过程用于治疗。主要目的是使病人学会很快进入放松状态。

（2）建立焦虑等级：把引起病人焦虑或恐怖的刺激情境按照程度由弱到强顺序排列，焦虑等级一般在10级左右，不宜太多。

（3）脱敏训练：向病人描述层次最低的引起焦虑的情境，让病人想象，同时让其放松，如果能够放松下来，说明已有脱敏发生，这时可以进入害怕层次较高的等级，同时让病人放松。就这样循序渐进，最后完全适应。系统脱敏疗法主要用于治疗恐怖症、强迫症。

2. 满灌疗法（flooding therapy） 满灌疗法又称冲击疗法，由斯坦普夫尔于1975年首创。具体的方法是将引起病人焦虑的情境刺激反复重现，或反复想象，让病人重新充分体验全部不愉快、恐惧的情绪，没有任何强化措施，只是反复重现条件刺激物，使引起症状或行为的内部动因减弱，以达到治疗的目的。一般每次1.5～2小时，治疗初期可安排每日1～2次，而后逐渐延长治疗间隔时间，总疗程1周左右。满灌疗法成功的关键在于找出病人最恐惧的事物或情境。在具体实施之前，一定要注意仔细检查病人的身体情况，有癫痫、高血压、心脏病和体质衰弱的患者禁用。

3. 厌恶疗法（aversion therapy） 是一种通过惩罚手段引起厌恶反应，从而阻止和消除原有不良行为的治疗方法。其原理是操作条件反射中的惩罚作用，即将某种不良的行为与痛苦的刺激建立条件反射，个体为了避免痛苦的惩罚，将停止不良行为。具体方法是首先确定靶症状和选择适当的厌恶刺激，治疗师与患者共同确定靶症状，共同商讨厌恶刺激的设计。然后，在不良行为发生的同时，实施厌恶刺激。临床上常用的厌恶刺激有药物刺激、电击刺激、橡皮圈弹腕刺激、想象刺激等。厌恶疗法主要适用于各种癖症，如酒瘾、烟瘾、吸毒、药物依赖和异食癖等。同时，还适用于肥胖症、强迫症和性变态等。

4. 标记奖励法（token economy method） 标记奖励法又称代币法，主要是通过奖励的方法，使用一个正性的强化物（即奖品）增加患者自发的正常反应，让已有的异常反应得不到增强而消退，最后使新建立的正常反应代替原有的变态反应。具体应用时常把强化物抽象化，亦即使用代币或筹码。此法主要应用于精神病患者和儿童的行为矫正，同时也应用于教育管理方面。

5. 放松训练（relaxation therapy） 又称松弛训练，是按一定的练习程序，学习有意识控制或调节自身的心理生理活动，以达到降低机体唤醒水平，调整那些因紧张刺激而紊乱了的功能。古今中外属于此类的方法很多，其共同特点是松、静、自然。目前采用比较多的是渐进性放松训练。这是美国心理学家雅格布森根据在有意识松弛肌肉的同时，情绪亦感轻松的心身整体反应现象所创立的一种放松方法。它是通过对肌肉反复的紧 - 松循环练习，促进肌肉放松和大脑皮层唤醒水平下降。

6. 生物反馈疗法（biofeedback therapy） 生物反馈疗法是生物反馈技术在医学中的应用，是人借助仪器认识自身在一般情况下不能被感知到的生理的微弱信息变化，并学会有意识的调节（控制）它的一种技术。简言之，就是通过学习来改变自己的内脏反应。运用生物反馈疗法，就是把求治者体内生理功能用现代电子仪器予以描记，并转换为声、光等反馈信号，因而使其根据反馈信号，学习调节自己体内内脏功能及其他躯体功能，达到防治身心疾病的目的。

（三）人本主义疗法

1. 以人为中心疗法 以人为中心疗法又称为"非指导性治疗"，是美国心理学家罗杰斯20世纪40年代创立的一种心理治疗方法。来访者中心治疗的基本目标是提供一个适宜的气氛或环境，使病人在这个气氛和环境中能成为一个有作用的人。在治疗过程中，治疗者应有的态度是：①无条件的积极尊重和接纳；②共情或设身处地的理解；③真诚和谐：来访者中心治疗的方案和过程不是由治疗师决定，而是由求助者自己决定。具体实施步骤是：①建立一种平等的医患关系，创造一种良好的、适宜的会谈气氛；②倾听求助者无所顾忌、不加防卫的叙述；③帮助求助者宣泄其内心的情感，加深自我认识；④帮助求助者自己寻找解决问题的最佳方法和途径。

2. 存在主义心理治疗　存在主义心理治疗认为人是自由的，并要为自己的选择及行动负责。治疗师的任务是帮助患者意识到他们思考问题的方式，帮助他们体验自我和世界，并且帮助他们深刻地探究自己的体验，表达自己的情绪，逐渐敞开自己的心扉，改变自我和世界结构体系中不能实现的目标，最终提高患者的自我和客观意识。存在主义治疗与人本主义治疗一样强调对患者的尊重及真诚、坦率的态度。存在主义治疗侧重患者表达情绪和体验的过程，治疗师会密切观察患者的表情、手势、呼吸等非语言信息，并以适当的途径反馈给患者。

3. 格式塔心理治疗　皮尔斯（F.S. Perls, 1893—1970 年）被视为格式塔治疗的首创者和主要实践者。格式塔治疗师的中心任务是帮助患者觉察到他们如何干扰了自己当前的感受和体验，帮助患者充分体验他们此时此刻的存在。

格式塔治疗途径基本上是体验性的。患者受到治疗师的鼓励，在此时此地直接体验他们与过去的未完成事件的抗争。通过体验他们的冲突而不是仅仅谈论冲突，逐渐扩展了自我觉察的水平。格式塔治疗的具体干预策略是一些实验性行为，以扩展患者自我觉察水平。常用的治疗技术和游戏有：对话的游戏空椅技术、轮替、负责与秘密、投射的游戏、反转技术、预演游戏、扩大游戏、保持情感技巧、接受接触和退缩、情感定位、对抗和扮演、家庭作业和梦的工作等。需要注意的是，格式塔治疗包含的不仅仅是一系列的技巧和游戏，治疗师和患者的治疗关系是治疗过程的核心。在格式塔治疗中，由于这种助人关系的积极属性，治疗师的人格尤其重要。

（四）认知疗法

1. 贝克认知治疗基本技术　贝克认为，心理障碍治疗的重点应该是减轻消除功能失调性活动，同时帮助建立和支持适应功能，鼓励病人监察其内在因素，即导致障碍的认知行为和情感因素，改变其不良认知模式。1985 年贝克归纳了认知治疗的五种基本技术：①识别自动思维：尤其是识别那些在愤怒、悲观和焦虑等情绪之前出现的特殊思维。②识别认知性错误：焦虑和抑郁来访者往往采用消极的方式来看待和处理一切事物，他们的观点往往与现实大相径庭，并带有悲观色彩。要求来访者识别认知性错误、归纳出一般规律、找出共性。③真实性检验：检验并与错误信念辩论，这是治疗的核心。④去注意：大多数抑郁和焦虑的来访者感到自己是人们注意的中心，一言一行都受到人们的注目和评论。治疗中要求患者记录在公共场合内不良反应发生的次数。可以发现，事实上很少有人在注意他们的言行。⑤监察苦闷或焦虑水平：许多慢性甚至急性焦虑来访者往往认为他们的焦虑会一成不变地存在着，但实际上，焦虑的发生是波动的。如果人们意识到焦虑有一个开始、高峰和消退过程的话，就能够比较容易地控制焦虑情绪。

2. 合理情绪疗法（RET）　艾利斯将治疗中有关因素归纳为 A-B-C-D-E，A 即诱发事件（activating event）；B 指个体在遇到诱发事件后，对该事件的看法、解释和评价，即信念（belief）；C 指由诱发事件引起的情绪和行为反应或结果（consequence）；D 即辩论（dispute）；E 即效应（effect）。

人对诱发事件（A）的反应（C）可以是正常的也可以是异常的，但 C 并不是 A 的直接结果，A 不是直接地决定 C，在反应过程中受中介因素 B 的影响，B 的不同影响了 C 的不同，要想改变 B 就必须找到 D，也就是用正确的世界观或人生观以科学的知识和科学的认知方法去阻止非逻辑的思维及非理性的东西。治疗者对不合理信念（B）的辩论（D）一般采用有针对性的、直接的以及由系统的提问方式，逐渐使来访者认识信念（B）是引起情绪或行为反应的直接原因，从而使来访者向非理性观念挑战，不断发展理性的人生观，对不合理的信念产生动摇，进而取得疗效(E)。

合理情绪疗法在临床上一般分为四个阶段进行：①心理诊断阶段：确认问题的性质以及病人的情绪反应，制定治疗所要达到的情绪及行为目标；②领悟阶段：让病人认识自己不适当的或症状性的情绪和行为表现，认识这些症状是由自己造成的，寻找并认识这些症状的根源，找出造成这些症状的不合理信念；③疏通阶段：这是合理情绪疗法的主要阶段，主要是通过与病人争辩，使其放弃导致症状的不合理信念，调整认知结构；④再教育阶段：探查是否存在其他的不合理信念，强化合理的思维方式，使其成为习惯而加以巩固。

第二节 心理咨询

一、心理咨询的定义

"咨询"一词最早载于《书·舜典》中，"咨十有二牧""询于四岳"。其中，"咨"即为商量之意，"询"即为询问之意。

心理咨询的英文为 counseling，原词字面上并无"心理"二字，在我国台湾地区一般译作"咨商"，在香港地区译作"辅导"或"咨询"。counseling 是一个内涵很广的概念，涉及职业指导、教育辅导、心理健康咨询、婚姻家庭咨询等诸多方面。

1984 年美国出版的《心理学百科全书》肯定了心理咨询的两种定义模式——教育模式和发展模式。该书认为，咨询心理学始终遵循着教育的模式，而不是临床的、治疗的或医学的模式。咨询对象不是病人，而是在应付日常生活中的压力和任务方面需要帮助的正常人。咨询心理学家的任务就是教会他们模仿某些策略和新的行为，从而能够最大限度地发挥其已经存在的能力，或者形成更为适当的应变能力。该书还指出，咨询心理学强调发展的模式，它试图帮助咨询对象得到充分的发展，扫除其成长过程中的障碍。

《心理学大词典》(朱智贤主编)将心理咨询定义为：对心理失常的人，通过心理商谈的程序和方法，使其对自己与环境有一个正确的认识，以改变其态度与行为，并对社会生活有良好的适应。心理失常有轻度的，有重度的；有属于功能性的，有属于机体性的。心理咨询以轻度的、属于功能性的心理失常为其范围。心理咨询的目的就是要纠正心理上的不平衡，使个人对自己与环境重新有一个清楚的认识，改变态度和行为，以达到对社会生活有良好的适应。

综合比较不同心理学者对心理咨询的解释，发现他们强调的心理咨询的特点存在如下共同之处：

1. 心理咨询体现着心理咨询师对来访者进行帮助的过程 这一过程建立在良好的咨访关系基础之上，咨询师运用专业技能及其所创造的良好咨询气氛，帮助来访者学会以更为有效的方式对待自己和周围环境，促进个人的成长与发展。

2. 心理咨询是一系列心理活动的过程 心理咨询师在咨询过程中帮助来访者更好地理解自我，更有效地生活，这其中包含有心理咨询师一系列的心理活动。同时，来访者在咨询过程中需要接受新的信息、学习新的行为、学会调整情绪和解决问题的技能等，使自己在心理、行为方面积极改变，这也都涉及一系列的心理活动。

3. 心理咨询是由专业人员从事的一项特殊服务 心理咨询师必须受过严格的专业训练，拥有这项服务所必需的知识和技能，其中包含对来访者的关注、倾听，对来访者问题的分析与评估以及在心理学有关原理的指导下，能够运用各种心理咨询技术如行为矫正、心理分析等技能帮助来访者。

4. 心理咨询的服务对象 心理咨询的来访者不是有精神病人、严重人格障碍、智力低下或脑器质性病变的患者，而是有一些心理问题或在发展过程中需要得到帮助的正常人。

5. 心理咨询有独特的目标 咨询师在咨询过程中要助人自助，帮助来访者认识自己、确定目标、作出决定、解决难题，最终达到充分发挥自身的潜能，更好地适应社会发展的目标。

通过对上述共同点的总结和概括，将心理咨询定义为：心理咨询是指经过严格培训的心理咨询师运用咨询心理学的理论与技术，通过良好的咨访关系，帮助来访者依靠自我探索来解决其心理问题，提高适应能力，促进个人成长以及潜能的发挥。

二、心理咨询的对象

1. 从社会因素和人口统计学变量看心理咨询的对象 目前许多研究着力于探索来访者的某些社会因素和人口统计学变量对心理咨询的影响，这包括社会地位、经济情况、种族、性别、年龄、婚姻状况等。研究结果表明，这些因素对于判断来访者的求助动机大小有较明显的预测力。例如，社会地位较高、经济情况较好的人在遇到心理困境的时候，更能主动地寻求心理咨询师的帮助；西方人比东方人尤其是中国人，对于寻求心理帮助更为积极；女性较男性更容易寻求心理帮助。

2. 从心理健康的灰色理论看心理咨询的对象 目前，仍然有很多人对心理咨询的对象认识很模糊。这主要关系到对心理正常与否的理解。长期以来，人们过于简单地判断一个人的心理状态正常与否，即非黑即白，而忽视了正常人与精神异常者之间的连续性。

国内学者张小乔提出一种灰色区的概念，即人的心理正常与否无明显的界限，它是一个连续变化的过程。具体来说，如果将人的心理正常比作白色，精神病患者比作黑色，那么，在白黑之间存在一个很大的中间区域——灰色区，大多数人都散落在这一灰色区域内。这其中包括由于各种原因而产生的心理冲突与障碍者以及更严重一些的人格异常者。灰色区可进一步划分为浅灰色与深灰色两个区域。处于浅灰色区域的人有心理问题，但是其人格结构相对完整，主要表现为其主观感觉自己的心理、行为不适而无人格障碍，例如各种一般性心理问题和神经症性格。而处于深灰色区的人其心理问题相对比较严重，人格结构有某些缺陷，主要表现在其人格特征与正常人存在较大差异，且对自己心理问题的自我觉察能力较差，如各种人格障碍。从图11-1中，可以看出心理咨询的对象是处于"浅灰色"和部分"深灰色"的人群。因为浅灰色区与深灰色区之间也无明确界限。

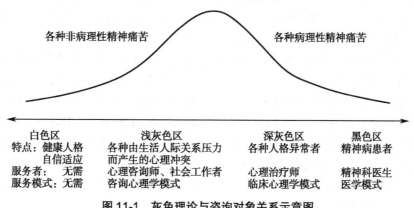

图 11-1 灰色理论与咨询对象关系示意图

3. 从心理咨询的类型看心理咨询的对象

（1）心理障碍咨询：是指对存在程度不同的非精神病性心理障碍、心理生理障碍者的咨询，以及某些早期精神病人的评估、干预或康复期精神病人的心理指导，帮助来访者挖掘病源、寻找对策、去除或控制症状、预防复发。从事这类咨询的人员需要接受过充分的精神医学和临床心理学训练，咨询的地点一般为专门的心理卫生机构、综合性医院下设的心理咨询机构、社区心理卫生机构以及由专业人员开设的私人诊所等。

（2）心理适应和发展咨询：这类心理咨询的对象基本健康，但生活中有各种烦恼、心理有矛盾。咨询的目的是帮助来访者更好地认识自己和社会、减轻心理压力、提高适应能力，充分开发潜能、提高生活质量、促进人的全面发展。咨询的地点一般为非医疗机构，如学校、社区、企业。

需要指出的是：第一，心理障碍咨询与心理发展咨询是相互联系的，去除心理障碍为心理适应和发展奠定了基础，而良好的心理适应和发展将减少心理障碍的发生。第二，在具体实施时，有时很难将两者完全割裂开来，有些咨询既属于障碍咨询，也属于适应和发展咨询。

三、心理咨询的原则

（一）保密原则

保密原则是心理咨询工作中最为重要的原则，它要求心理咨询师要尊重和尽可能地保护来访者的隐私。需要明确地甚至反复地说明和解释，使之确信你是会替他保守秘密的。这既是建立和维持心理咨询信任关系的前提，也是咨询活动顺利开展的基础。因为只有为来访者保密，才能使他们感到心理上的安全，愿意敞开心扉，打消心中顾虑。

保密性原则涉及的内容很多。比如，除特许的本部门的专业人员以及有关司法部门人员外，不得将在咨询场合下对方的隐私随意泄露给任何人或机关；在发表有关文章时，如果必须使用特定来访者的有关个人资料，一定要对来访者的一般情况做必要的技术性处理，充分保护来访者的隐私，使其不被他人对号入座等。但是，保密原则并不是无限度、无条件的。这需要咨询师有敏锐的觉察力和智慧的判断力。有两种情况可以突破不公开当事人身份的原则：一是有明显自杀意图者，应与有关人士联系，尽可能加以挽救；二是存在伤害性人格障碍或精神病患者，为避免别人受到伤害，也应做好一些预防工作。

（二）助人自助原则

心理咨询帮助来访者的根本目标是促进来访者成长、自强自立，使之能够自己面对和处理个人生活中的各种问题。咨询师应该相信来访者不仅仅有获得心理健康的愿望，而且本身都具有获得健康的能力。因此，咨询师应该在咨询过程中更多地启发、调动来访者自身的积极性、创造性，激发来访者主动投入心理自助的过程，而不是将来访者看作一个被动的服务对象。

首先，咨询师应该及时发现来访者自身积极的心理因素，使他们看到自身的潜能，从而调动和激发他们自己解决问题的信心和动力，最大限度地发挥他们的自助能力。其次，当来访者面临问题的抉择时，咨询师不应以权威姿态告诉来访者应做什么、不应做什么；而应该帮助来访者分析其自身对此事的感受，从来访者角度出发，在和谐的氛围中逐步引导来访者找到适合自己的解决办法。再次，在随后的咨询进程中，咨询师应对来访者的积极行动给予及时、适当的肯定和鼓励，不断强化自助信念和行动。咨询师应该随时觉察自己的态度和语言表达，保持一种态度镇静，表达自信的形象，同时不随意地给来访者空洞的或者夸大的承诺，例如"你的问题我一定能解决"。

　　在实际的咨询工作中,许多来访者是迫于他人的要求前来咨询。对此,咨询师不能以来访者缺乏求助意愿而简单拒绝。应该看到,来访者的主观意愿虽然不是特别充分,但毕竟是自己来到咨询室的。简单地拒绝他的求助,也违背了来访者的意愿。当然,面对这类来访者,咨询师要用更多的精力来打破他的自我封闭和被动、抵制的心态,启发他的求助动机。

(三)价值观中立原则

　　价值观中立原则要求心理咨询师尽量不干预来访者的价值观。具体说来,是指在心理咨询过程中,心理咨询师要尊重来访者的价值观,不要轻易地以自己的价值准则,对来访者的行为进行武断、任意的价值判断,并且迫使来访者接受自己的观点和态度。诚然,绝对的价值中立是理想化的追求。但是,当来访者的价值观与咨询师自己或社会的价值观相冲突的时候,咨询师应以一种非评判性的态度去理解、接纳来访者。在此基础上,进行分析、比较,引导来访者自己去判断是与非,最终作出自己的理性选择。为了在心理咨询实践中更好地处理来访者的价值观问题,我们有必要参考西方心理咨询实务中处理价值干预问题的若干公认和通行的原则:

　　1.咨询师应对自己的价值观有高度的警觉,对咨询中的价值问题有高度的敏感。因为只有知道自己的价值取向才有可能在面对价值问题的时候保持警觉;只有敏感于来访者的价值选择,才会意识到自己的价值观可能对来访者产生什么样的影响。

　　2.承认多元化价值取向存在的权利,但这种承认不是漫无边际的。对于某些在来访者所属文化的主流中属于反社会或者边缘性的价值取向,咨询师应该保持警觉。

　　3.当涉及价值问题的时候,鼓励咨询师公开、清晰地和来访者讨论,同时注意不要有意无意地将自己的价值观强加于来访者。咨询师有责任与来访者讨论,向来访者提供其他的替代性选择的可能性,然后把最后决策的权利留给来访者,让来访者享有选择和决定的自由。

　　4.咨询师在作价值判断时,必须遵循具有相对普遍意义的价值。尊重人的生命,尊重真理,尊重自由和自主,信守诺言和义务,关心弱者、无助者,关心人的成长和发展,关心不让他人遭到损害,关心人的尊严和平等,关心感恩和回报,关心人的自由。

(四)综合性原则

　　人类心理困扰的形成是多因素作用的结果,帮助人摆脱痛苦需要多元的思考和多方面措施的干预。心理咨询的综合性原则有以下两重含义。

　　1.三因的综合　每个人都是生理、心理和社会的综合体,引起来访者心理问题的原因也应该是这三因素交互作用的结果。人的心理和生理是相互作用、互为因果的。心理问题往往会伴有许多躯体化表现,而生理状况又经常是导致心理问题出现的原因。同时,一个人的心身状态又受到社会环境的影响和制约。因此,心理咨询师要在咨询过程中对来访者身心之间、来访者与社会环境之间的关系状况和相互影响保持高度的敏感性。心理咨询师对来访者的分析、评估、干预也都应该从这三个角度出发。而且,影响原因就像一个立方体结构,既有横向诸因素的作用,即共时态原因;又有纵向诸因素的作用,即历时态原因,并且这两者是互相交叠在一起的。这就要求咨询员能透过现象看本质,透过表面原因看到深层原因。例如,来访者目前的心身状态往往导致不良情绪,情绪障碍常常涉及人际交往方面的困难,而目前人际交往方面的问题往往又是来访者原生家庭不良互动模式的重现。

　　2.方法的综合　在咨询过程中,心理咨询师综合地运用各种方法通常比单一的方法更有效。当然,咨询师要针对特定的来访者,将这些方法有机地结合起来,以发挥它们的最大效能。综合的方法往往针对人心理的各个方面和不同层面的心理需求。比如,面对一个急性应激障碍的来访者,心理咨询师可以在采取支持疗法的基础上,运用叙事疗法和焦点解决的咨询技术;对于某些处于较严重抑郁状态的来访者而言,请医生配合使用抗抑郁药可以有效地控制症状,使咨询更容易进行。值得注意的是,心理咨询方法的综合运用是建立在做出正确评估和掌握干预技术的基础上的,切忌盲目地轮番使用各种方法。

(五)灵活性原则

灵活性原则在心理咨询中具有重要意义。它要求咨询师在不违反其他咨询原则的前提下,根据具体情况灵活地运用各种咨询理论、方法,以便取得最佳的咨询效果。

1. 不同的问题应选择不同的方法 根据来访者所求助问题的性质和程度,考虑使用不同的主要咨询方法。例如,系统脱敏疗法比来访者中心疗法也许更适用于恐怖症;对于神经症,可能最有效的疗法是心理动力学治疗;如果心理问题源于一次未完成事件,则格式塔方法的实施可能会更加快速有效。

2. 不同的阶段可实施不同的方法 来访者在咨询过程中的不同阶段,其心理问题的主要矛盾不同,故应考虑采用不同的方法。例如,在咨询初期,针对来访者情绪不稳、心理混乱的心理状态,咨询师工作主要采用心理支持法;情绪稳定后,可开始用心理分析法,探讨心理症状,予以指点;接着,便可以采取行为疗法,帮助来访者改善行为方式。

3. 不同的对象采用不同的方法 根据来访者的年龄、性别、个性、文化背景等选择最适宜的方法。例如,对抑郁个性者,语气要温和、充满同情和关切;对具有强迫症状的来访者,咨询师应适时地将咨询的焦点从讨论症状逐渐转移到分析症状背后的原因上;对依赖性过强者,应让对方多发表看法,激发他的自主性。总之,要充分考虑到对象的特殊性。

四、心理咨询与心理治疗的关系

心理咨询和心理治疗是常见并列使用的概念,两者既相似又有区别,明确心理咨询与心理治疗之间的关系,对心理学工作者具有重要意义。《中华人民共和国精神卫生法》于2013年5月1日起正式颁布实施。该法规的颁布为我国精神卫生服务范围提出了严格界定,其中对心理健康指导、心理咨询、心理治疗及精神障碍诊疗三级预防体系的服务人员、服务场所及服务种类都提出了明确要求。结合相关文献及专家的观点,将心理咨询与心理治疗的异同点分述如下:

(一)心理咨询与心理治疗的相似之处

心理咨询与心理治疗都注重建立和维持帮助者与求助者之间良好的人际关系;都有相似的工作目的,都希望通过帮助者和求助者之间的互动,达到求助者的改变和成长。在解决实际问题时,常常会遇到同样问题的求助者,所遵循的理论和方法常常是一致的。

(二)心理咨询与心理治疗的不同之处

1. 工作的对象不同 心理咨询的工作对象主要是正常人、心理问题较轻或已康复的患者;心理治疗则主要是针对症状较重或有心理障碍的患者进行工作。

2. 处理的问题不同 心理咨询所着重处理的是正常人所遇到的各种问题。主要问题有日常生活中人际关系的问题、职业选择方面的问题、教育求学过程中的问题、恋爱婚姻方面的问题、子女教育方面的问题等;心理治疗的适应范围则往往是某些神经症、某些性心理障碍、心理障碍、行为障碍、心理生理障碍、心身疾病及康复中的精神病患者等。

3. 所需的时间不同 心理咨询所需的时间较短,一般为咨询一次至数次,少数可达十几次;而心理治疗则往往费时较长,常需数次、数十次不等,有的需要数年方可完成。

4. 涉及意识的深度不同　心理咨询涉及的意识深度较浅,大多在意识层面进行,更重视其教育性、支持性、指导性工作,焦点在于找出存在于来访者自身的内在因素,并使之得到发展,或在对现状进行分析的基础上促进其成长;而心理治疗会触及无意识层面的心理病灶,重点在于矫正(消除)患者的症状,重塑患者的人格。

5. 工作目标不同　心理咨询是更为直接地针对某些有限的、具体的目标而进行的工作,其目标往往比较直接、明确;而心理治疗的目标往往是着眼于症状的减轻或消除、行为矫正并聚焦于人格结构方面的工作。

6. 工作场所不同　心理咨询的工作场所相当广泛,包括门诊、学校、社区、职业培训部门等;而心理治疗工作主要在医疗环境或私人诊所进行。

7. 称谓和受训背景不同　在心理咨询过程中,求助者被称为来访者或咨客(client),帮助者被称为咨询师(counselor),他们需要接受咨询心理学、社区心理学或职业心理学的专业培训;在心理治疗过程中,求助者多被称为病人或患者(patient),帮助者则被称为治疗师(therapist),他们需接受精神医学和临床心理学的专科训练。

本章小结

心理治疗是心理治疗师应用心理学的理论和方法,通过建立良好的治疗关系,帮助患者克服心理困难和心理障碍,以达到调整认识、改善情绪、转变行为、健全人格和适应社会的过程。心理治疗的设置主要是指对治疗的时间、场所、收费及预约事宜的设定和安排,保持设置对于心理治疗的稳定性非常重要。心理治疗的基本技术包括倾听技术、提问技术和表达技术。倾听技术有澄清、释义、情感反应和总结。表达技术有鼓励、解释、面质、一般化、自我开放、即时化等。常用的心理治疗方法有精神分析疗法、行为疗法、人本主义疗法、认知疗法。

心理咨询是指经过严格培训的心理咨询师运用咨询心理学的理论与技术,通过良好的咨访关系,帮助来访者依靠自我探索来解决其心理问题,提高适应能力,促进个人成长以及潜能的发挥。心理咨询要遵循保密原则、助人自助原则、价值观中立原则、综合性原则、灵活性原则。

(张　辉)

思考题

1. 心理治疗中的倾听和表达技术有哪些?
2. 心理治疗的基本设置是什么?
3. 心理咨询的基本原则是什么?

第十二章　全科医疗中的医患关系与医学伦理学问题

全科医疗服务具有强烈的医学人文特征，因此，全科医生在开展全科医疗服务中更应该强调职业道德，严格遵守医学伦理学的基本原则，弘扬救死扶伤的人道主义精神，努力构建和谐的医患关系。

第一节　全科医疗中的医患关系

医疗活动是在医患之间进行的活动，诊断、治疗及预后转归与医患关系有密切的关系，因此，良好的医患关系在医疗实践中具有重要的现实意义。

一、医患关系的内涵及基本特征

（一）医患关系的定义

医患关系（doctor-patient relationship）是一种常见的人际关系，是医务人员与患者之间在医疗卫生服务过程中形成和建立起来的人际关系，它是医疗服务活动中最重要、最基本的人际关系。医患关系有狭义和广义两种定义：狭义的医患关系就是指医生与患者之间为维护和促进健康而建立起来的人际关系，这也是医患关系的核心；广义的医患关系包括医疗服务机构服务人员群体与患者及其家庭或有关人员的关系，医疗机构服务人员群体包括医生、护士、医技人员、卫生管理人员等，而患者群体包括来就诊的患者及其相关的人，如家属、亲戚、朋友、监护人、同事或领导等，也包括为了预防疾病、促进健康而要求咨询、体检或采取各种预防措施的健康人。

著名医史学家西格斯认为："医学的目的是社会性的，它的目的不仅仅是治疗疾病，使某个机体康复；它的目的是使人调整后适应他所处的环境，成为一个有用的社会成员。每一种医学行动始终涉及两类当事人：医生和患者，或者更广泛地说，是医学团体和社会，医患关系无非是这两群人之间多方面的关系。"因此，医患关系也是指整个医疗保健系统与社会之间的互动关系。

（二）医患关系的特征

随着社会的发展，不同时期医患关系有不同的特征。

1. 早期的医患关系特征

（1）医患双方在政治、经济上的平等性：医患双方在政治上是平等的，不分高低、贵贱，医患关系表现为一种平等的经济关系,医生作为个体劳动者靠行医获得报酬谋生,医患之间没有主仆之分,也不存在剥削与被剥削的关系。

(2)医患关系的直接性:医疗过程是医患之间的直接交往,其间没有仪器设备介入。

(3)医患关系的主动性:患者主动求医,主动提供病史,主动参与治疗过程。医生主动接触、了解和关心患者,对患者全面负责,并主动考虑心理、社会因素对患者的影响。

(4)医患关系的稳定性:患者将自己的健康完全托付给某一医生,医生承担维护患者健康的全部责任,医患关系连续、稳定、密切。

2.近代医患关系特征 19世纪末以后,随着医学科学技术的迅速发展,城市大医院、专科医院的出现打破了个体诊所为主的格局,一系列现代化仪器设备的应用和生物医学的发展使医患关系的特征发生了明显的变化,主要表现在以下几个方面:

(1)医患关系失人性化:医生的诊疗活动越来越依赖于仪器设备,医患之间的直接接触明显减少,患者的需要和医患之间的感情交流逐渐被忽视。

(2)医患关系多重化:由于分科越来越细,医技科室也越来越多,一个医生往往只负责医疗的某些方面,不再对患者全面负责,患者往往要与多个医生、多个科室的人员接触,医患关系的连续性和稳定性被破坏,也破坏了医疗服务的整体性。

(3)医患关系变成了"医病关系":专科医生更关注特定器官、系统的疾病和问题,只见疾病不见病人,只治疗疾病不治疗病人,忽视疾病与病人之间的有机联系,忽视病人作为一个整体的、社会的人的存在,医患关系变成医务人员与疾病之间的关系。

3.现代医患关系特征 20世纪60年代之后,疾病谱和死因谱发生变化,几种与行为、生活方式密切相关的主要慢性病取代了传染病,成为影响人类健康的主要因素,个人主动去改变不健康的行为、生活习惯已成为维护和促进健康的重要基础,而医生往往只扮演帮助者、指导者或教育者的角色,维护健康的责任主要由患者自己来承担,患者在医患关系中的地位也必须从消极、被动转向积极、主动。因此,随着医学模式的转变,医患关系的本质也在转变:一是从以医生为中心转向以病人为中心;二是从以疾病诊疗为中心转向以满足病人的需要为中心;三是从主动与被动的需求关系转向需要互补的积极互动关系;四是从缺乏感情色彩的"商业关系"转向朋友式的互助关系。医患关系的这种转变在全科医疗中得到最充分的体现,美国的一家家庭医疗中心专门对其职员或医学生制定了医患关系十大训令:

(1)在我们的家庭医疗诊所中,病人是最重要的人。

(2)病人不依赖于我们,我们依赖于病人。

(3)病人不是我们工作的障碍,而是我们工作的目标。

(4)病人求助于我们时也有利于我们,不能认为我们通过为病人服务而使病人受益。

(5)病人是我们事业的一部分,而不是局外人。

(6)病人不是一组冷冰冰的统计数字,而是像我们一样有血、有肉、有思想、有感情的人。

(7)病人不是与我们比智力或争论的人。

(8)病人是把他们的需要告诉我们的人,而我们的工作就是满足这些需要。

(9)我们应该最礼貌、最关心地对待病人。

(10)病人是我们家庭医疗诊所的生命源泉。

二、医患关系的模式

1956年萨斯和荷伦德在"医患关系的基本模式"一文中根据医患双方主动性与参与性的

不同,提出主动-被动型、引导-合作型、共同参与型三种医患关系基本模式。

(一)主动-被动型医患关系(active-passive mode)

这种模式中,医生是完全主动的,病人完全被动服从,医生的权威性不容置疑。这种关系模型是长期以来占据主要地位的传统的医患关系的模式,其特点是医生处于主动地位,只考虑"为病人做什么",而病人则只有服从医生的医嘱,两者之间没有互动作用,病人没有主动参与。这种关系模型在生活中,类似于"父母与婴幼儿之间的照顾关系"。在医疗活动中,此种关系模型适用于全依赖型的病人,如昏迷病人、休克、缺乏理智或判断力和不能主动表述意见的病人。

主动-被动型医患关系,在临床实践中,往往会忽视患者的基本权利。随着人们权利意识的提高,该模式只能在一定条件下成立。

(二)引导-合作型医患关系(guidance-cooperation mode)

这种模式医生仍处于主导地位,仍具有权威性;患者也具有一定的主动性,被看作有思想、有权利的人,可以对医生的决定提出疑问并寻求解释,医患间存在相互作用。这种模式适用于清醒、有感觉和有自我意志的病人,病人主动寻求医生帮助而且愿将医生置于权威地位,而自己乐于合作。这种模式的特点是"医生告诉病人做什么,如何做",类似于日常生活中的"父母与青少年之间的关系"。在医疗活动中,此种关系模型常见于急性病或垂危病但头脑清醒的病人的就医过程。其优点是能够充分发挥医患双方的主动性、积极性,提高诊治效果和减少差错,有利于建立信任合作的医患关系。

(三)共同参与型医患关系(mutual participation mode)

医患双方具有同等的主动性和权力,互相协商,最后寻找到一种双方都满意的疾病防治措施,并在医生指导下由患者及其家庭主动去执行,维护健康的责任主要由患者自己来承担,而医生只扮演帮助者、教育者或指导者的角色。就如成年人之间的相互关系,有助于医患之间的相互沟通,改善关系,提高疗效。这种模式适用于慢性病病人,而且更适用于有一定医学知识的病人。

以上三种模式分别适用于不同的病人、不同的疾病、不同的病情发展阶段,临床医务人员应灵活地加以应用,切忌生搬硬套。

全科医生应该与患者及其家庭建立一种朋友式的医患关系。朋友式的医患关系是指全科医生与病人及其家庭之间建立的一种相互信任、相互尊重、平等相处、互相帮助的人际关系,也包括全科医生与社区居民在日常生活中建立起来的亲密的伙伴关系,这种关系不受时间和空间的限制,与患病与否完全无关。这是一种特殊的医患关系模式,是全科医生立足于社区的工作基础。

三、医患关系的影响因素

医患关系是在一定的社会、经济、文化、伦理道德、宗教信仰和个人价值观等的基础之上建立起来人际关系,明显要受到以下因素的影响。

(一)医务人员方面的因素

医务人员方面的因素主要涉及医务人员的道德水平、人格特征、个人品质、服务模式、服务态度和服务能力、心理状态、自制能力、服务补救能力等。

在多数情况下,患者并不是根据医学专业技术评价服务质量。有研究表明,患者选择医生的前四位因素分别是医生解释病情和选择处理方案所花的时间、接诊能力、服务态度和履行预约服务的能力。也就是说,患者是否满意主要取决于医生是否耐心、认真细致、同理心和态度以及诊疗是否尽心尽力。由此可见,医患关系主要取决于医护人员的态度,医护人员应该对患者表现出亲切、关怀、真诚与负责的态度,以此获取患者的信任。

(二)患者方面的因素

患者方面的因素主要涉及患者的文化修养、价值观念、社会地位、人格特征、就医目的、对医疗服务的要求与期望、参与能力、心理状态、患病体验与就医经验以及就医过程满意度等。

患者在就诊过程中,愿意诉说他们自己的对疾病的主观感受,也希望医生认同他们的患病体验、疾病给他们带来的生活上的不便和压力,以及不良健康状况给他们带来的恐惧等。如果医生做到了这些,患者就认为医生水平高,值得信赖。有时一些患者对医疗结果寄予了过高的期望值,或者认为花钱治病,就应该获得满意的治疗效果,一旦由于客观原因或病情变化出现并发症或意外情况,患者或亲属可能会不理解,无理纠缠或做出无理行为,损坏医患关系。

(三)医疗卫生制度方面的因素

医疗卫生制度方面的因素主要涉及医疗资源设置的合理性、医疗资源的可用性和可得性、医疗机构管理制度是否健全、医疗服务质量监督机制是否完善、服务收费的合理性与监督机制等。

相对医疗机构内部管理制度而言,医疗保险制度在经济层面上的限制,对医患关系的影响更为直接。国家新医改在建立覆盖城乡居民的基本医疗卫生制度过程中,全面加强公共卫生服务体系建设,进一步完善医疗服务体系,加快建设医疗保障体系,建立健全药品供应保障体系,为群众提供安全、有效、方便、价廉的医疗卫生服务,对促进医患关系的健康发展将起到非常重要的作用。

四、医患关系对全科医疗服务的重要性

全科医疗的基本特征决定了全科医生与病人及其家庭、社区居民之间必须建立良好的关系。

(一)良好的医患关系是体现全科医疗服务特点的重要基础

全科医疗区别于专科医疗的基本特征是以人为中心、家庭为单位、社区为基础提供的连续性、综合性、协调性、可及性的服务,如果没有良好的医患关系,这些基本特征将难以实现,基层医疗机构也就难以为居民提供高质量的基层医疗服务。全科医疗基本特征也决定了全科医生有机会、有条件建立良好的医患关系。

(二)良好的医患关系是开展全科医疗服务的基本保障

全科医生立足社区,解决居民的基本健康问题,既是社区居民健康的"守门人",又是医疗保险的"守门人"。由于全科医生以系统整体论的方法从生物、心理、社会各层面去理解患者的问题,这就需要医生从患者宏观和微观角度多方面掌握患者的资料,包括病史、体检、实验室检查的资料,以及心理社会背景方面的资料。所有这些资料的获取都有赖于患者及家属对医生的信任,有赖于良好的医患关系。在诊疗过程中,医生需结合患者的实际情况,与患者共同制订健康管理计划,良好的医患关系无论对调动患者和家庭积极参与临床决策,还是选择适宜的方案均有重要作用。

(三)良好的医患关系是改善病人就医、遵医行为的重要因素

医患关系是影响病人就医遵医行为的重要因素。很多全科医生深受居民欢迎,其原因就

是全科医生通过提供体现全科医疗特征的服务,与病人建立了良好的关系,建立了良好的信誉,得到病人的信赖。病人也因为对全科医生的信赖,愿意接受医生的建议。因此,无论是实施疾病诊疗方案还是实施以预防为导向的服务,良好的医患关系都有益于改善病人的就医和遵医行为。从这种意义上,可以说良好的医患关系是最好的治疗手段。

第二节 医患关系中的道德权利及义务

一、医生的义务与权利

医生作为社会公民,享有宪法和法律赋予公民的所有权利与义务,同时,由于医生这一职业行为承担着救死扶伤、实施人道主义的职责,法律也赋予其特定的权利与义务。

(一)医生的义务

传统的医学伦理学一致认为,医生的责任是超越其他因素考虑患者的利益,而很少受制度的影响。如日内瓦宣言(1948年)、美国医学伦理学原理(1981年)、苏联医师宣言(1971年)、印度医师法典(1956年),其共同的信念使不同国籍、不同种族、不同信仰的医生,自由地分享医学知识,在世界范围内相互协作消灭疾病,故一般不会引起伦理的冲突。但当卫生政策使医生不仅仅要关心病人,而且还要有其他目的,如医生还起着执行财务或社会政策的作用,成为社会资源的守护者的时候,医生的道德责任就意味着医生除了对病人个体进行维护以外,还必须对社会利益加以关心。

医生的义务主要包括以下几个方面:

1. 积极对患者治疗的义务 《中华人民共和国执业医师法》第三条规定,"医师应当具备良好的职业道德和医疗执业水平,发扬人道主义精神,履行防病治病、救死扶伤、保护人民健康的神圣职责。"《医疗事故处理条例》第五条和《医疗纠纷预防与处理条例(送审稿)》第八条规定:"医疗机构及其医务人员在医疗活动中,必须严格遵守医疗卫生管理法律、行政法规、部门规章和诊疗护理规范、常规,恪守医疗服务职业道德。"

医生必须以其所掌握的全部医学知识和治疗手段尽最大的努力为患者服务,这是由医疗工作的职业特点决定的。任何政治的、社会的等非医学的理由都不能限制或中断医生对患者的治疗。医生不能因患者持有与自己不同的信仰、观点、意见或患者与自己存在个人恩怨而拒绝为患者治疗。

2. 解除患者痛苦的义务 医生不但有责任解除患者的躯体痛苦,而且有责任为患者解除心理上、精神上的痛苦。

3. 解释说明的义务 医生有责任向患者说明病情、诊断、治疗和预后等有关情况。这种说明不仅是为了争取患者的合作,使之接受治疗,更重要的是尊重患者的自主权利。

4. 为患者保密的义务 医生在诊断、治疗疾病时对了解到的病史、家族史、病变的隐秘部位、畸形以及患者不愿别人知晓的病情等不能随意泄露。

5. 开展预防保健及健康教育的义务 《中华人民共和国执业医师法》第二十二条规定,"宣传卫生保健知识,对病人进行健康教育"是医生应当履行的义务之一。提供以预防导向的照顾是全科医疗服务的基本特征之一,全科医生开展个体群体相结合的卫生服务,有助于弥合临床医学与公共卫生的裂痕。

医生在承担病人健康的道德责任方面,还要具有果断、勇敢、不怕担风险的精神。在遇到疫情和险情,医生应毫不犹豫地进入疫区、灾区,采取果断措施,控制和消灭疫情,保护人民的健康。在抢救生命垂危病人时,要勇于承担风险,积极救治。医生有权排除一切不利于病人诊治、抢救的干扰,任何人都无权限制和中断医务人员对病人的救治工作。医生还应为病人、病人家庭、社会减少治疗疾病的费用,减轻大病造成的经济负担。

(二)医生的权利

医生的权利概括主要包括以下方面。

1. 诊疗权利 医生在注册的执业地点、执业范围内,具有进行医学诊查、疾病调查、医学处置、选择合理医疗、预防、保健方案的权利。在法律、法规规定的范围内,医生具有开具与自己诊疗活动相关的各种业务证明的权利。

2. 医疗费用支付请求权利 医患关系属于契约(合同)关系,因此医生有权要求患者缴纳费用。

3. 特殊干预权利 在特殊情况下,为保证患者自身、他人和社会的权益,医生可以采取限制患者自主权利的措施。医护人员的干涉权常用于以下几种情况:

(1)当患者拒绝治疗时:患者有拒绝治疗的权利,但必须是清醒、理智的决定,同时必须得到有经验医生的认可,如果患者的拒绝治疗会给其带来严重不良后果或不可挽回的损失时,医护人员可在家属、单位领导同意后进行抢救处理。

(2)讲真话会对患者健康造成不良后果时:患者有权了解自己病情、治疗及预后的权利,但如果将真情告知患者可能会影响治疗过程和效果,对患者健康造成不良后果,医生在征得关系人同意的情况下,有权向患者本人隐瞒病情。

(3)当患者要求保密时:患者有权利要求医护人员保守个人隐私和秘密,但是这一要求可能对社会、他人产生危害时,医护人员可使用特殊的权利进行干涉,如:患者的自杀意向或患有某些传染病,要求医护人员为其保密时,医护人员应婉言拒绝,采取积极有效的措施挽救自杀者或将传染源立即报告有关部门。

(4)对特殊患者的隔离权:医务人员有权对某些处于传染期的传染病患者和发作期的精神病患者实行隔离,以免对他人、社会造成危害。

(5)当进行实验性治疗的患者出现危险情况时,医生必须及时终止治疗。

4. 医生自身权利

(1)按照国务院卫生行政部门规定的标准,医生有获得与其执业活动相当的基本工作条件的权利。

(2)医生有从事医学研究、学术交流,参加专业学术团体的权利。

(3)医生有参加专业培训,接受继续医学教育的权利;医生有获取工资报酬和津贴,享受国家规定的福利待遇的权利。

(4)医生有对所在机构医疗、预防、保健工作和卫生行政部门工作提出意见和建议,依法参与所在机构民主管理的权利。

(5)在执业活动中,医生享有人格尊严、人身安全不受侵犯的权利等。

二、患者的权利与义务

(一)患者权利

以病人为中心的照顾是全科医疗服务的基本特征,以病人为中心就是以病人的健康利益、病人的需要为中心,在这一过程中,病人有配合治疗、尊重医务人员、遵守规章、支持医学

研究和发展的义务,同样也享有围绕健康需要的一系列权利。患者权利的基本内容可以概括为以下几个方面:

1. **生命权和健康权** 生命权指公民的生命安全不受侵犯,任何人都无权剥夺、危害他人生命。健康权是指公民保护自己身体各器官功能安全的权利。生命权和健康权是公民最基本人权。体现在医疗活动中,要求医务人员谨慎地开展医疗活动,最大限度避免医疗缺陷及不良医疗事件或医疗事故的发生。

2. **平等的基本医疗权** 患者享受医疗服务的权利是平等的,平等基本医疗权是指患者医疗权不因男女、老幼、种族、贫富、阶级、地位而有所差别,具有一律平等地享有基本医疗的权利,相同个案的医疗处理应该采用相同医疗方案和医疗准则,不同个案则采用不同方式为之,任何医务人员都不得拒绝患者的医疗要求。

3. **疾病的认知权** 疾病认知权指获得自己所患疾病真实情况、共同参与医疗措施的制定和实施的权利。患者有权参与医疗过程,了解疾病性质、程度、治疗情况及预后。医务人员必须用患者能够听懂的语言告诉患者与疾病相关的检查、诊断、治疗和预后的全部信息,如这些信息由于医疗原因暂时不能告诉患者,则应告诉患者的代理人。

4. **知情同意权** 是在医生充分告知患方病情及诊疗方案的基础上,患者或其代理人所做出的同意或拒绝的选择。《中华人民共和国执业医师法》《中华人民共和国侵权责任法》《医疗机构管理条例》等法律法规对患者的选择权利及医生的告知义务都做出具体规定。医生告知内容一般包括:现有的症状和体征、发生原因、疾病诊断、可能的治疗方案及优劣分析、预计的手术和可能的效果及改善程度,实施有创操作所伴发的危险及采取的应对措施等。对于妨碍患者医疗权利实现的行为,患者有权直接或通过社会舆论提出批评、谴责,要求医疗单位或有关人员改正错误。

5. **隐私权** 是指患者在诊疗过程中向医生公开的,不愿让他人知道的个人信息、空间和活动。《中华人民共和国侵权责任法》已经把隐私权规定为一项具体的人格权。患者的隐私包括:①姓名、身份证号、住址、电话、单位、经济状况等基本信息;②既往病史、家族史、婚姻史、生育史等;③身体存在的生理缺陷、生殖系统等隐私部位信息;④通过诊疗查明的精神和心理疾病;⑤血型、血液等检查检验信息;⑥特殊经历或遭遇等其他信息等。医疗机构及医务人员具有维护并采取必要措施保障患者隐私权的义务。

6. **拒绝治疗和实验的权利** 这是患者自主权的一部分,在法律允许的范围内,患者在权衡利弊基础上,有权拒绝治疗和在其身上进行医学实验。

7. **免责权** 是患者因疾病处于身体、心理及精神方面的不适状态,不能像正常人一样完全履行职责和义务,可以凭医疗机构开具的证明,免除或部分免除一定的社会责任。同时,我国宪法第四十三条规定"中华人民共和国劳动者有休息的权利"。

(二)患者的义务

1. **积极配合诊疗的义务** 患者应当积极配合医生,真实提供病史、症状、发病过程、诊疗经过等信息,按照选定的方案积极治疗,以达到早日康复的目的。

2. **尊重医生的义务** 《中华人民共和国执业医师法》等法律法规规定:"全社会应当尊重医师""医师依法履行职责,受法律保护",医师享有"在执业活动中,人格尊严、人身安全不受侵犯"的权利。如果患者或家属对医务人员诊疗过程有异议,可以通过卫生行政部门或法院依法维护自身权益,不得阻碍医师依法执业,不得侮辱、诽谤、威胁、殴打医师或者侵犯医师人身自由、干扰医师正常工作和生活。

3．遵守医院相关制度、按规定支付诊疗费用的义务 医院的规章制度是医疗机构正常运行的基础，是医务人员行为的指南，也是切实保障患者权利、落实"以患者为本"理念的具体体现。所以，患方应当自觉遵守医院的诊疗秩序和管理规定，以便更好地保障自身权利的实现和正常诊疗工作的顺利进行。同时，患者也有义务支付诊疗费用。

4．配合医学教学和研究的义务 卫生与健康事业与每一名社会成员都息息相关，因此，公民有义务增强健康意识，自觉参加促进健康的事业，积极参与医学教学和研究工作，支持医学科学研究。

5．特殊情况下接受强制医疗的义务 严重精神病或法定传染病患者可能会对他人和社会构成严重危害，因而我国法律法规规定这样的患者必须按相关规定接受强制检查、强制隔离或治疗。

第三节 全科医疗中的医学伦理学问题

一、医学伦理学概述

（一）医学伦理学的含义

医学伦理学是研究医学道德的科学，研究在医疗实践中医务人员的道德意识、道德关系和道德行为问题，以及医务人员的道德品质养成问题。它是一种特殊的意识形态和特殊的职业道德。它是在医疗卫生工作中形成，并依靠社会舆论和内心信念指导，用以调整卫生行业从业人员与服务对象以及卫生行业从业人员相互关系的行为规范的总和。

（二）医学伦理学的特点

医学伦理学作为伦理学的一个分支学科，属于应用伦理学范畴。医学伦理学是医学与伦理学相交叉的学科，是伦理学的理论、观点与医学实践相结合的产物。

医学伦理学具有显著的实践性。医学伦理学是医学实践活动的产物，是适应医学实践的需要产生的。医学伦理学是对医学实践中的道德意识、道德关系、道德行为的理论概括和说明，而来自医学实践的道德原则、道德规范又对医学实践有着巨大的指导作用。

医学伦理学具有鲜明的时代性。医学伦理学伴随着医学实践的发展而发展。在不同历史时期的医学活动中，医患之间、医务人员之间、医学与社会之间的道德关系具有不同的特点。医学道德关系既是经济关系的反映，又在一定程度上影响、改变着经济关系。特定历史时期的医学道德是人类医学活动优良道德传统的积淀和进化，也是特定时代医学实践的产物。在当代，医学伦理学面临的各种难题，有来自医学技术进步的（如辅助生殖），有来自社会生活变化的（如我国社会主义市场经济建设中的医德问题）。解决这些难题，弘扬医学道德的优良传统是非常必要的，但仅靠优良的医德传统又是不够的，现实问题的解决，最终要靠对现实问题的伦理学研究。这正是医学伦理学迅猛发展、社会主义市场经济条件下的医德建设引起人们普遍关注的原因之所在。

（三）医学伦理学的研究对象与内容

医学伦理学研究是围绕医学活动中人与人的道德关系展开的。由于医生对患者所患疾病的诊治是通过一个诊治系统完成的，因此这个系统的各个子系统、各个专业部门的医务人员都要与患者发生直接、间接的联系，同时各个子系统、各个专业部门的医务人员之间也会产生一定的关系。首先，医务人员与患者的关系是医学活动中最为基本的人际关系，医学伦理学的复杂内容和各种规定都是围绕这一关系展开的。其次，医务人员的职业道德是医学伦理学研究的重要对象，注重道德修养是医学工作者的优良传统，良好的职业道德修养是医学工作者基本素质的重要组成部分。医学伦理学既研究医务工作者共同具有的道德素质，也研究这一共同的道德素质在不同工作岗位上的具体表现。医务人员职业道德的部门化、具体化、专业化是医学道德进步的重要标志。最后，医务人员、医疗卫生部门与社会的关系也是医学伦理学研究的内容。当代医学进步、社会发展引发的医学道德问题是医学伦理学研究的重要内容，这些问题迫切需要伦理学的分析、评估，需要伦理学为医学进步规定方向。

二、医学伦理学的基本原则

医学伦理学的基本原则是在医疗卫生工作中调整医务人员的医疗行为、医疗人际关系、维护医疗卫生社会秩序和促进人群身体健康而形成的准则，是衡量医务人员品行的基本道德标准。它为医务人员确立医德观念、指导医德行为、进行医德评价和加强医德修养指明了方向。

（一）有利与不伤害原则

有利原则是指医生要把有利于患者健康放在第一位，切实为患者谋利益。不伤害原则是指在临床诊治过程中不使患者受到不应有伤害的伦理原则，是一系列具体原则中的底线原则。医疗技术本身存在两重性，因为医疗实践具有高度的不可预知风险，而且生命瞬息万变。所以，生命因其复杂性不能用简单的标准去评估，也不能靠抽象的制度去保护。在目前的医疗实践活动中，任何医疗措施都是与患者的健康利益及医疗伤害相伴而来的。为达到治疗疾病、保全生命目的，要求医生在选择治疗方案、作出医疗决定时进行代价-效益分析，应该树立不伤害的医疗理念，全面衡量利害得失，恪守不伤害的道德原则，一切考虑是否对患者有利，把医疗的伤害性降低到最小限度，做到以最小的损伤代价获取患者最大的利益，确实体现医学"行仁性"的伦理特性，如药物配伍中首选药物的最优化，辅助检查手段的最优化，告知患者病情方式的最优化等。

（二）尊重患者自主性原则

自主性原则是指患者个人的自我控制权和自我决定权。患者有权决定自己的手术及各种特殊诊治手段。在全科医疗中，患者的想法和行动在没有伤害他们自己的前提条件下，医师应尊重患者的选择权利；医生的治疗方案和检查要求应取得患者"知情同意"，即应尊重患者的自我决定权。在全科医疗的诊断与治疗的过程中，应该充分尊重患者的意见，尊重患者的感受，尊重患者的选择，让患者的自主性得以体现。另外，患者的自主权不是绝对的，当患者由于行使其自主权而与患者的其他权利或利益发生冲突的时候，经过权衡，可以不优先考虑患者的自主权，甚至可以放弃患者的自主权。

（三）知情同意原则

知情同意是自主权的具体表现形式，是临床诊疗工作中处理医患关系的基本伦理准则之一。知情同意也称知情承诺或许诺，临床上指在患者和医生之间，当对患者做出诊断或推荐一种治疗方案时，要求医务人员必须向患者提供包括诊断结论、诊疗方案、病情预后以及治疗费用等方面的真实、充分的信息，尤其是诊断方案的性质、作用、依据、损害、风险以及不可预见的意外等情况，使患者或其家属经过深思熟虑自主做出选择，并以相应的方式表达其接受或者拒绝此种治疗方案的意愿和承诺，并在患方明确承诺后才可最终确定和实施拟定的治疗方案。也就是说，医生的诊断权与处置权的具体实施，需要患者知道并了解，进而同意，医生方能实施。

知情的伦理条件：①提供信息的动机和目的完全是为了患者利益；②提供让患者做出决定的足够信息；③向患者作充分必要的说明和解释。

同意的伦理条件：①患者有自由选择的权利；②患者有同意的合法权利；③患者有充分的理解能力。

知情同意有四个要素，缺一不可：①信息的告知，即一定要将事实完全地告诉患者，不要有所遗漏和隐瞒；②信息的理解，即将信息告知患者后要保证患者对信息的完全理解；③同意的能力，即如果患者不具有同意的能力，要取得其家属或监护人的同意；④自由表示的同意，即患者在表示同意时不受外界的压力和干扰。签"知情同意书"是体现医患关系的"契约性"的一种方式，必须是四个要素都落实之后才有法律效应。征得患者同意的最好方式是根据医患之间的约定进行有效的私人交谈，不能仅仅采取草率地签署"合法的"知情同意书的办法。体贴患者的医生是以热情、关怀、坦率的方式与患者交谈，从中体现出自己的信心、诚恳和对患者的尊重，这是一种能够取得患者信任的态度和方式。

（四）公正原则

医学伦理学中的"公正"是指公平、合适地对待一个人。医疗实践中的公正原则有两个层面：即"形式上的公正原则"和"内容上的公正原则"。形式上的公正原则是指：任何情况下相同的情况应当同等地对待。内容上的公正原则是不同个体的地位、能力、贡献、需要等决定其承担的社会义务、权利。内容上的公正受不同年代、不同社会、不同阶层的影响，从而产生不同的公正观念。一般而言，医疗资源总是稀缺的，因此人们提出根据以下有关方面进行公正分配：①根据个人的需要；②根据个人的能力；③根据对社会的贡献；④根据家庭的角色地位；⑤根据疾病的科研价值等。

（五）保密原则

保守秘密是指医务人员在医疗中不向他人泄露能造成医疗不良后果的有关患者疾病的隐私，为患者保守秘密是医务工作中的最根本的原则，体现了对患者隐私权，对患者人格和尊严的尊重，同时也是良好医患关系维系的重要保证。医生对其所了解到的患者的一切信息必须保密，未经患者允许不能够泄露任何情况。在医患关系中，患者的病情以及与此相关的个人信息应属于保密范围。但是医疗保密不是绝对的，而是相对的、是有条件的。保密原则例外情况包括：①保密原则可能导致伤害患者自身的健康与生命利益；②保密原则可能伤害无辜者的利益；③保密原则可能损害社会利益。

三、全科医疗中常见的伦理学问题

由于全科医疗常常在一个国家的卫生系统中承担"守门人"的角色，并且全科医生对患者负有连续性、综合性、协调性等照顾责任，因此在全科医疗实践中特别强调亲密医患关系的建立。全科医疗中常见的伦理学问题有以下几方面。

（一）隐私权和保密性问题

隐私权是指自然人享有的私人生活安宁与私人信息秘密依法受到保护，不被他人非法侵扰、知悉、收集、利用和公开的一种人格权。隐私通常直接关系着患者的社会地位和尊严，一旦将患者的隐私泄露，可能为患者带来巨大的精神压力和生活压力，甚至更为严重的后果。

保密是控制一个人有关自己的信息的权利。而侵权是指医务人员有意无意地泄露患者的秘密，或因外部的压力迫使医生泄露患者的秘密。患者有要求保密的权利。患者在就医过程中，对由于医疗需要而提供的个人的各种秘密和隐私，有要求保密的权利。在临床上保密主要包括以下几个方面：

1. 患者身体存在的生理特点、生殖系统、生理缺陷或影响其社会形象、地位、从业的特殊疾病。

2. 患者既往的疾病史、生活史、婚姻史、家族史。

3. 患者的人际关系状况、财产及其他经济能力状况等。

对于患者隐私权的保护，在临床上还应注意以下几个方面：

1. 患者有权对接受检查的环境要求具有合理隐蔽性。

2. 由异性医务人员进行某些部位的体检、治疗时，有权要求有第三者在场。

3. 在进行涉及其病案的讨论或会诊时，可以要求未涉及其医疗的人员不得参加。

4. 有权要求其病案资料只能由直接涉及其治疗或监督病案质量的人阅读。

5. 临床医学报告及研究，未经患者本人同意，不得用其真实姓名和真实病历方式对外公开报道，也不得作为文学作品的方式报道。

6. 不得随意拍摄可暴露患者身份或特征的资料，更不能将能暴露患者身份或特征的医学摄影资料作为艺术摄影作品对外公开。患者坚持要求取回摄影底片的要求，应当予以尊重。

在全科医疗中，全科医生保护患者的隐私和为患者保守秘密，对建立相互尊重、相互信任、和谐和长期的医患关系十分重要。但保密也是相对的，也存在例外情况，如涉及社会和公众的安全、会导致第三方的人身损害、病人涉嫌违法行为等，应该放弃保密原则。

（二）知情同意权问题

知情同意原则下，患者有权了解有关各种诊断手段与诊疗的情况，如治疗的可能结果，有何副作用，对健康的影响，可能发生的意外及并发症、预后等。并有权要求对此作出通俗易懂的解释。从医疗角度不宜相告的或当时尚未明确诊断的，应向其家属解释。有关患者的治疗未经患者及家属的理解和同意，医务人员不得私自进行。

由于医患之间信息的不对称，以及目前社会上医患关系的不和谐，医生行使知情同意往往被患者认为是医生免责的手段。在全科医疗实践中，尽管建立了长期的医患关系，充分的告知也是必需的。知情同意对医生来讲具有"医学防御"的功能，可以用来应对患者的诉讼。"医学防御"中的知情同意涉及：①手术操作；②诊断检查；③药物治疗；④书面记录；⑤各种治疗操作记录。医生在实施上述医疗措施时，要保留完整的资料，使它们真正发挥"医学防御"的功能。例如上门输液，虽然北京市分别于2017年7月和10月发布了《关于实施护士区域注册的通知》和《北京市医师执业注册管理办法（试行）》，执业医师和护士的执业地点由原来的医疗机构变更为北京市，扩大到一个行政区，长期困扰基层医务人员的在患者家中开展诊疗护理服务，执业地点与执业注册地点不符的问题在北京市已经从政策层面得以解决了。但社区医务人员对确有困难需要在家中输液的患者，首先要出示患者及家属输液的知情同意书，上面要详细写明可能发生的危险，征得他们的同意并签字。输液过程中还要书写家庭治疗操作记录单，复写一式两份，操作者和患者都要签字，一份留在患者家中，一份由操作者带回放在患者的病历中。

（三）转诊中的伦理问题

转诊是全科医疗中全科医生为了患者的需要和利益，协调各种医疗资源和医疗服务的一项重要工作内容。全科医疗转诊的目的包括：①对疑难病进一步地诊断与治疗；②对危重病进行急诊急救；③对需要其他临床专科治疗的患者进行专科治疗；④满足患者需要作某些特殊检查的机会等。

全科医生作为社区人群健康的代言人和健康利益的维护者，必须把患者的利益放在首位，在诊断与治疗中，作出符合患者利益的决策。因此全科医生应该提高对生命的伦理学的认识高度，时时督促和要求自己认真了解病情，正确进行诊断与鉴别诊断。准确判断转诊的时机，迅速作出转诊决定和熟练掌握转诊的程序。在决定转诊时，要为患者选择正确的专科与合适的专科医生，为接诊的专科医生提供患者的有关资料，为患者参谋和协调治疗过程。全科医生主要任务是常见病、多发病和已经确诊的慢性病的诊治，对于限于设备或者技术条件不能诊治的患者，应当及时转诊。在危急重症的转诊过程中，要注意患者生命体征监测，必要时护送患者去上级医疗机构。

（四）与遵医行为相关的伦理问题

遵医行为亦称依从性，是指病人对医护人员的要求与建议遵守的程度。包括服药、注射、预约复诊以及饮食治疗、运动治疗和其他不利于健康的行为的改变等。因全科医疗对病人进行长期、综合与以人为中心的健康管理与健康照顾，需要充分调动服务对象的自身潜力和积极参与的主动性，因此遵医行为在全科医疗服务中至关重要。作为一个全科医生应该高度重视与病人交流，通过对有关医疗照顾信息进行分析，发现病人不遵医行为的原因和影响因素，以期纠正病人不遵医的行为。

全科医生的首诊角色和促进与维护健康的任务决定了他们的工作态度与价值观，即：平等接纳所有的服务对象，对其进行首次健康评价与处理。社区就诊者大部分是常见病、多发病、慢性非传染性疾病和亚健康状态等，全科医生只有对患者的症状、体征与不同需求高度敏感和充分了解，尊重患者的基本医疗护理权、自主权与知情同意权，才有可能正确判断并适当回应。当服务对象处于无疾病状态时，医生应理解服务对象的体验与苦恼，并作出适当处置，如：咨询、关系协调、心理疏导等。当服务对象处于疾病未分化状态时，医生应能识别问题，提供早期干预或者实施转诊。当服务对象患病时，医生应充分了解患者的病患状况、患病体验以及患者的生活态度与价值观，通过教育使患者了解疾病的过程、治疗的过程和可能的预后，经过医患互动，双方商定其治疗的最佳方案和带病健康生存的最佳状态，并制订长期疾病管理计划，在实施计划过程中不断提高其遵医性和改善其疾病危险因素，预防并发症的发生。

本章小结

本章首先介绍了医患关系的基本特点、三种医患关系模式和医患关系的影响因素，然后介绍了医生及患者的道德权利与义务以及医学伦理学的基本概念、研究对象及特点，详述了医学伦理学的五个基本原则：有利与不伤害原则、尊重患者自主性原则、知情同意原则、公正原则、保密原则。在此基础上，介绍了全科医疗中常见的伦理学问题：隐私权和保密性问题、知情同意权问题、转诊中的伦理问题以及与遵医行为相关的伦理问题。

（刘小平 杜 娟）

思考题

1. 医患关系有哪几种模式，医患关系主要受哪些因素的影响？

2. 医生和患者有哪些基本权利与义务？
3. 医学伦理学的基本原则有哪些？
4. 如何理解有利和尊重的原则？

第十三章 人际交往概述

全科医生要扮演医疗保健系统和服务对象需要的所有医疗保健服务的协调者的角色，要走进家庭和社区，利用社区各种各样的资源，要开展团队合作，协调多种人际关系，并与社区居民建立朋友式的医患关系，都必须掌握娴熟的人际交往技能，这是全科医生在社区中立足并得到尊重和支持的重要基础。在全科医疗或社区卫生服务中，人际交往（包括医患沟通）贯穿所有服务过程。本章主要介绍人际交往基本概念、原则和基本技巧。

第一节 人际交往的社会心理基础

一、人际交往与沟通的基本概念

（一）人际交往与人际沟通

人际交往指人与人之间通过语言、行为等表达方式进行交流思想、沟通情感、传递信息以及物质交换等活动过程。人际沟通是人与人之间通过语言和非语言的信息交流，以达到人际间建立共识、分享利益并发展关系的过程。人际沟通是人际交往的起点，是建立人际关系的基础。人际交往与人际沟通的区别在于沟通侧重于信息，而交往是全方位的，包括信息、情感、态度、行为、物质交换等。

（二）人际沟通的基本要素

人与人之间的沟通过程如图 13-1 所示，沟通过程是人们有目的双向互动过程，人的想法和意图（即信息）相互传递。信息首先被转化为某种信号形式（编码），然后通过渠道（媒介）传送给接收者，接收者将接收到的信号再转译过来（解码），这样要传递的信息就由一个人传送给了另一个人。整个沟通过程还受到"噪声"和"背景"的影响。因此，人际沟通的基本要素主要包括信息发送者和接收者、信息、信息渠道、信息反馈、沟通干扰和环境等因素。

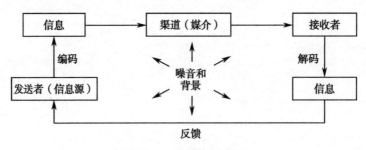

图 13-1 人际沟通过程

1. 信息发送者（信息源） 指在沟通过程中发出信息的人，也称为信息源。发送者想要传递的思想，通过语言、文字、符号、表情和动作等形式表达出来。

2. 信息 指在沟通过程中，沟通双方通过语言或非语言符号传达的观念、思想和情感的具体内容。

3. 信息接收者 指在沟通过程中接收信息的人，即信息传递的对象。信息接收者的信息接收是一个复杂的过程，包括知觉、转译、储存等一系列心理活动过程。在人际沟通过程中，沟通双方会交替扮演发送者和接收者的角色。沟通者可以是一对一的关系，也可以是一个人对一群人的关系。

4. 信息渠道 指信息由一个人传递到另一个人所经过的途径，也称媒介或传播途径，是信息传递的手段。不同的信息内容可能会要求采用不同的渠道进行传递。人的五官都可以接收信息，但在日常生活中最主要和运用最为广泛的沟通是视觉沟通和听觉沟通。在大众传媒中，可以利用电视、网络、报纸杂志等渠道传递。一般来讲，沟通者使用的渠道越多，对方可以更多、更好、更快地理解信息，从而增强信息传递效果。

5. 信息反馈 指信息由接收者返回到信息发送者的过程，即信息接收者对信息发送者做出的反应。有效、及时的反馈极为重要。全科医生在与服务对象沟通时，要对服务对象的情况及时作出反应，同时把服务对象的反馈及时归纳、分析，然后再将信息反馈给对方。

6. 沟通干扰 指来自于参与者自身或外部所有妨碍信息沟通的影响因素，也称为"噪声"。这些干扰因素有些是故意的，有些不是故意的，如用肢体语言分散对方注意力等，就属于故意干扰；而有时沟通者语言表达能力差、方言多，或不自觉的出现干扰对方的眼神姿势等，则属于非故意干扰。外界环境干扰也不可忽视，如现场噪声、过冷过热、光线等。

7. 环境 指沟通发生的场所和环境，包括物理场所、环境，如办公室、诊室等，如果全科医生在多人的诊室询问患者隐私问题，显然难以得到良好的反馈；环境还包括沟通的时间和沟通参与者的个人特征，如情绪、知识水平、社会文化背景等。

（三）人际沟通的类型

依据不同的划分标准，人际沟通有多种类型：

1. 按照沟通使用的符号系统分类 分为语言沟通（verbal communication）和非语言沟通（nonverbal communication）。语言沟通指以口语或书面语进行的信息交流。非语言沟通指通过身体语言、面目表情、音调等非语言符号作为载体传播信息、交流思想和情感的过程。语言沟通和非语言沟通是医患沟通的重要方式，详细内容见第十四章。

2. 按照沟通有无信息反馈分类 按照沟通有无及时信息反馈，分为单向沟通和双向沟通。

（1）单向沟通：指信息单向流动的人际沟通。单向沟通中，一方只发送信息，另一方只接收信息，没有反馈，如大会做报告、大型演讲、下命令等。现实生活中，纯粹的单向沟通是比较少见的。

（2）双向沟通：指双向信息流动的人际沟通，如交谈、商业谈判、病例讨论等。双向沟通有利于联络感情，增强沟通效果。人际沟通中多数属于双向沟通。

3. 按照沟通的方向分类 分为上行沟通、下行沟通和平行沟通。

（1）上行沟通：指自下而上的沟通，多用于下级向上反映情况的沟通，例如医院院长听取职工或患者意见，学校组织教学信息反馈座谈会等。

（2）下行沟通：是自上而下的沟通，多用于上级把政策、制度、规范等向下级传达的沟通。

（3）平行沟通：指组织或群体中同级别机构或成员之间的沟通，如朋友之间、医生之间的沟通等。

4. 按照沟通的渠道分类　分为正式沟通与非正式沟通。

（1）正式沟通：指组织内部遵照组织规定，通过组织管理渠道进行的沟通。例如，上级下发的文件、工作情况汇报、定期或不定期的工作会议等。

（2）非正式沟通：指正式渠道以外方式的沟通。例如，私下交换意见、议论某人某事、传播小道消息等。作为医务工作者，在私下沟通中应注意尊重患者、保护患者的隐私。

二、人际交往的作用

卡耐基说："一个人的成功，只有百分之十五是由于他的专业技术，而百分之八十五则要靠人际关系和他的做人处世能力。"心理学家认为，人除了睡眠时间以外，其余时间的 70% 将花在人际间的各种直接、间接的沟通上。人是社会性动物，不能离开群体而单独生存。

生活的美好在于与人相处。1996 年 7 月 29 日，40 岁的意大利探险家毛里奇·蒙塔尔只身下到一个 200m 深的洞穴，开始长达 1 年的名为"先锋地下实验室"的活动。"先锋地下实验室"设在溶洞内的一个 68m^2 的帐篷内，里面除配备有科学试验用的仪器设备外，还设有起居室、卫生间、工作间和一个小小的植物园。一年后，当他出来时，体重减轻了 21kg，脸色苍白，反应迟钝，弱不禁风，大脑混沌，情绪低落，不善与人交谈，与原先的他判若两人。蒙塔尔说："过了这一年我才知道，人只有与人在一起时，才能享受到作为一个人的全部快乐。过去，我喜欢安静，常倾向于独处；现在，我宁可选择热闹，而不要孤寂。这场实验使我明白了一个人生的奥秘：生活的美好在于与人相处。"

人际交往主要作用包括：人际交往是个人参与社会活动的基本方式，具有持续完成个人社会化的作用；获取、学习各种信息的作用；满足个人的需要、强化自我认知、保持身心平衡和发展；实现个人抱负，展现自我价值；改善人际环境；寻求他人的帮助，克服面临的困难；宣泄消极情绪，促进身心健康等作用。

三、人际交往的社会心理基础

（一）人际交往的动机分析

1. 亲和动机　指个体与他人结群、交往并希望有人陪伴的内在需要。亲和动机是一种重要的社会性动机，当它引发的亲和行为得以顺利进行时，个人就感到安全、温暖、有信心；当亲和行为受到挫折时，个人就感到孤独、无助、焦虑和恐惧。

心理学家麦独孤认为：人类天生带有许多先天固有的特性，其中有一种就是要寻求伙伴，与他人结合在一起的倾向。就好像蚂蚁喜欢结群生活一样。人们这样做，并不是由于这样做是好的或正确的，也不是因为是有用的，而是一种人们不用想就有的行为。

亲和动机出于人的本能。人类的祖先古猿自我保护能力差，要想保护自己及保证物种繁衍，就必须结群行动，依靠集体力量抵御外敌。经过长期的进化过程，人类祖先形成了集群的习性，并通过种族繁衍传给后代，因此，人类天生就有与他人共处的需要，也只有与他人保持正常的、充分的人际交往，才能真正有安全感。

2. 成就动机　指个人专注自己认为重要的工作，并且愿意全力做好这一工作的心理倾向。每个人都有显示自我、创造性完成工作任务的愿望。

成就动机是人格中非常稳定的特质，个体记忆中存在着与成就相联系的愉快经验，当情境能引起这些愉快经验时，就能激发人的成就动机欲望。

成就动机强的人对工作学习非常积极，善于控制自己尽量不受外界的环境影响，能够充分利用时间，工作学习成绩优异。

成就动机的基本特点包括：①人的活动总是目标明确，力图在某些方面取得成就。②在克服障碍和困难的过程中，成就动机使人正视所遇到的挫折和失败，表现出极大的韧性和毅力，不达目的决不罢休。③成就动机具有多级性，从幼儿到儿童、青少年、成人及至老年，出现的情况不同。幼小儿童主要活动是言语学习、生活自理能力学习和游戏，他们的成就动机就表现在努力做好这些事情上；进入小学的儿童主导活动形式由学习取代了游戏，他们成就动机的主要目标是取得优良学习成绩；到了青少年时期，成就动机逐渐复杂化，除了仍然追求好的学习成绩外，还追求文体活动和团体活动上的成功；成年人主要追求的是在劳动、工作、学术等方面有所成就；而老年人不仅希望事业有所满足，而且在身体健康方面追求努力维护个人健康、延年益寿。④作为人整个动机体系中的一种动机，成就动机与寻求知识、提高自我、创造、获取赞誉、实现自我价值等动机交织在一起，相互渗透，相互作用。

3. 赞许动机　指交往的目的是能得到对方的鼓励和称赞，从而获得心理上的满足。在人际交往中，获得别人的重视和赞许，可以满足人们希望他人理解和信任的心理需要，使交往双方产生好感、喜爱和吸引，有利于人与人之间的合作，并取得一致行动，激发人们热烈、积极向上的情绪和情感。

赞许动机的强弱对个人的工作热情和取得事业的成功影响很大。

美国心理学家赫洛克做过这样一个实验：他把 106 名四五年级学生分成 4 组，分别在 4 种不同激励条件下做难度相同的练习题，每天练习 15 分钟，共练习 5 天。一组为受表扬组，每次练习后给予表扬和鼓励；二组为受批评组，每次练习后给予批评训斥；三组为被忽视组，只让他们静听其他两组受表扬、挨批评，既不受到表扬也不挨批评；四组为控制组，与其他组隔离练习，也是既不表扬也不批评。结果发现，成绩最好的是受表扬组，其次是受批评组，最差的是控制组。实验证明了赞许动机的作用，适当表扬的效果明显好于批评。

研究赞许动机对于全科医疗实践是有实际意义的，在诊疗及健康管理中，对于患者遵医嘱及良好自我管理行为给予及时赞许，可以增进诊疗和管理效果。

（二）人际交往的心理效应

1. 首因效应　又称第一印象效应，指交际双方第一次交往时，各自对交际对象进行直觉观察的归因判断，即初次见面时的最初印象。

首因效应实际上是一种优先效应，人们接触信息的时候，总是倾向于重视前面的信息。即使人们同样重视了后面的信息，也可能会认为后面的信息是非本质的、偶然的，人们习惯于按照前面的信息解释后面的信息，以形成整体一致的印象。

第一印象作用最强，持续的时间也长，比以后得到的信息对于事物整个印象产生的作用更强。

第一印象是客观存在的优先效应，它会影响人们以后对这个人行为的解释，以及对这个人内在特质的归因判断。若第一印象形成肯定的心理定势，会使人在之后的了解中多偏向发掘对方美好的品质。若第一印象形成的是否定的心理定势，则会使人在之后的了解中多偏向于揭露对象负面、令人厌恶的素质。所以，人际交往中留给人们的第一个印象十分重要。

有心理学家做了以下实验：让两位学生都做 30 道题，而且都是做对其中的一半，但让学生 A 做对的题尽量出现在前 15 题，而让学生 B 做对的题尽量出现在后 15 题。让一些被试者对两位学生进行评价：两相比较，谁更聪明一些？结果是多数被试者认为学生A更聪明。

美国总统林肯也曾因为相貌偏见拒绝了朋友推荐的一位才识过人的阁员。当朋友愤怒的责怪林肯以貌取人，说任何人都无法为自己的天生脸孔负责时，林肯说："一个人过了四十岁，就应该为自己的面孔负责。"虽然林肯以貌取人有失偏颇，我们却不能忽视第一印象的巨大影响，因而必须通过提高自身修养来整饰自己的形象，为将来的成功奠定基础。

因此，在医疗活动以及交友、招聘、求职等社交活动中，我们可以利用这种效应，展示给人一种极好的形象，为以后的交流打下良好的基础。当然，这在社交活动中只是一种暂时的行为，更深层次的交往还需要我们的硬件完备。这就需要我们加强在谈吐、举止、学识等各方面的修养，提高综合素质，以免在日后的交往中，因内涵不足或技能素养不高而给人以不好的印象。

首因效应的产生与个人阅历、修养、社交经验等因素有关。如果个人的社会经历丰富、社会阅历深厚、社会知识充实，则会降低相貌不佳等首因效应的负面作用。

首因效应也提醒人们要重视新的信息，以免形成不成熟、不完全、不正确的印象。

2. 近因效应　在总体印象形成上，新近获得的信息比原来获得的信息影响更大的现象，又称最近效应。近因效应是在对事物的认知过程中，新近获得的信息往往对当事人的意识判断和决定会起到重要的影响。

近因效应不如首因效应普遍。近因效应的产生往往是由于在形成印象的过程中，不断有足以引起人注意的新的信息，或者原来的信息所造成的印象已经随着时间推移而淡忘。前后信息间隔时间越长，近因效应越明显。

利用近因效应及时进行正确宣传，可以弥补之前的宣传误区。例如，被媒体包装成"神医""营养学家"的张某，其不科学的言论误导了很多人，其炒作的"绿豆治百病"受到无知民众追捧，甚至曾一度造成某些地方绿豆脱销，受骗者甚多。为此，通过揭露其所谓"头衔"都是假的，其本人也不是他所说的"北医毕业"，只是一个普通工人等，揭露其本来面目，利用近因效应，改变民众的看法。

人际交往中的近因效应现象有如下特点：对于陌生人，首因效应的作用比较大；对于熟悉的人，近因效应的作用比较大；交往的初期，首因效应的影响大；交往的后期，也就是在彼此熟悉之后，近因效应的影响也同样重要。首因效应和近因效应也受人的性格特点影响，一般来说，性格开放的人容易受近因效应的影响，而性格保守的人，容易受首因效应的影响。

近因效应的启示：①要认真对待每一次交往，要有好的开始，也要重视好的结尾，再好的第一印象也不能替代之后多次交往让人感受到缺陷的影响。具体在医疗活动中既要通过首因效应给患者以良好的印象及心理安全感，更要注重医疗服务质量，提高医疗技术水平，在连续性服务中，时时刻刻让患者感受到良好的高质量的服务。②知错马上改，亡羊要补牢。③要历史地、全面地看，而不能只看一时一事，这样才可避免因近因效应导致的认知偏差。

3. 晕轮效应　印象形成中产生偏见的一种心理现象，即判断者常从或好或坏的局部印象出发，扩散性地得出或全部好或全部坏的整体印象，就像月晕一样，是从一个中心点而逐渐向外扩散成越来越大的圆圈，所以称为"晕轮效应"，也称"光环效应"。它是人们对一个人的特征、个性形成印象之后，根据此印象推论此人在其他方面的特性而产生的认知印象。这种知觉误区容易产生一好百好、一俊遮百丑、以偏概全的认知偏差。

社会心理学家在分析晕轮效应时还发现一个普遍现象：人们常常主观的从一个人的一种品质的存在，推断出他还具有其他一些品质，而不是依据科学根据进行推断。比如，知道了某人是聪慧的，则许多人还把这个人想象成富有魅力、灵活、有活力、认真、有心计、可依赖的人；知道了某人行为轻率，则多数人还相信这个人也好夸口、虚伪、不受人欢迎等。

晕轮效应对人际关系也有积极的作用，比如你对人诚恳，那么即便你能力较差，别人对你也会非常信任，因为对方只看见你的诚恳。但晕轮效应的最大弊端就在于以偏概全。

晕轮效应有时是首因效应的"前效应"，例如患者看到简陋的社区卫生服务站房舍和简单的医疗器械，就推断其诊疗水平不行（以偏概全的晕轮效应），因而一接触社区卫生服务站，一看到简陋的诊室和设备设施，就产生"这个社区卫生服务站不行"的首因效应。从这个意义上说，晕轮效应是比首因效应更深层次的东西，也更难以纠正和克服。

4. 社会刻板效应　指社会上的一部分成员形成对某类事物或人物的共同的、固有的、笼统的看法和印象。

一般来说，生活在同一社会群体或同一文化背景中的人，总会表现出许多心理和行为方面的相似性，因此，职业、年龄、性别、党派等均类似的人，在思想、观念、态度和行为等方面也较为接近。如商人大都比较精明，护理人员大多比较温柔体贴等。这些相似的特点被概括地反映到人们的社会认知中，并被固定化，便产生了所谓的社会刻板效应。

5. 移情效应　是指把对特定对象的情感迁移到与该对象相关的人或事物上来的现象。通俗地讲，就是当我们喜欢或厌恶某个人或者物时，觉得其周围的人或物同样让人喜欢或厌恶。"爱屋及乌""厌恶和尚，恨及袈裟"就是移情效应的表现。

移情效应首先表现为"人情效应"。比如，喜欢交际的人经常会说："朋友的朋友也是我的朋友"，这是把对朋友的情感迁移到相关的人身上；仗义行侠的侠士表示："为朋友两肋插刀"，是把对朋友的情感迁移到相关的事上去。

移情效应还表现为"物情效应"和"事情效应"。皇帝喜爱蹴鞠，高俅球踢得好因此得到皇帝的喜爱，最后高俅成了皇帝的宠臣。喜欢喝茶的人可能也偏爱茶具，自己也许会去收集各种茶具，成为茶具收藏家甚至茶具制作家。设法把公众对名人的情感迁移到自己的产品上来，或者迁移到自己组织的知名度上来，也是公共关系活动常用的手段，比如通过名人做保健品广告等。

6. 经验效应　指交往者凭借以往的经验进行认识、判断、决策、行动的心理活动形式。经验丰富的人，处事往往得心应手。经验是宝贵的财富，但经验的应用如果不顾时间和地点的照搬套用，有时也会犯错。特别是在现代社会中，科技发展日新月异，人们的思想观念在不断更新，不能总靠老经验行事。经验效应提示我们在健康教育宣传和指导中，要注意更新服务对象原有的不科学的或过时的"老经验"。

7. 投射效应　人们在日常生活中常常不自觉地把自己的心理特征（如个性、好恶、欲望、观念、情绪等）归属到别人身上，认为别人也具有同样的特征。所谓投射效应，是人们的认知活动在对他人形成印象时，有一种强烈的倾向，就是假定对方与自己有相同之处，通俗地说，就是"以己之心，度人之腹"。

心理学家罗斯做过这样的实验：在80名参加实验的大学生中征求意见，问他们是否愿意背着一块大牌子在校园里走动。结果，48名大学生同意背牌子在校园内走动，并且他们认为大部分学生都会乐意背，而拒绝背牌的学生则普遍认为，只有少数学生愿意背。可见，这些学生将自己的态度投射到了其他学生身上。

投射效应常发生在两种情况下：一是当别人的一些条件与自己相似时，比如年龄、性别、学历等，就会产生与之一比高低的欲望。二是当自己遇有不称心的事，就会把一些问题转移到别人身上，以求心理平衡。比如有人批评年轻人不该吸烟，有的年轻人就说："你看电影上的大人物叼个烟卷多潇洒!"，就是说大人物还吸烟呢，我这无名小辈有什么不可以的？以此来解脱。

投射效应提示我们：人的心境各有不相，在交往中要顾及他人的感受，遇到问题要理性分析，要学会辩证地、一分为二地对待他人，"己所不欲"时"勿施于人"，"己所欲之"也要学会"慎施于人"。

8. 仁慈效应　仁慈效应即宽大效应。是指人们在对他人的特性进行评价时，好的评价常多于不好的评价。心理学家让学生对任课教师本人及所授课程内容评价，发现学生评定为好的教师比例明显高于课程内容。有些心理学家解释说，每个人都希望得到他人的承认和接受，因而经常会设身处地的考虑他人的意愿，放宽对他人的尺度。

9. 预言自动实现效应（皮格马利翁效应）　指人们基于对某种情境的知觉而形成的期望或预言，会使该情境产生适应这一期望或预言的效应。

传说皮格马利翁是希腊神话中的古塞浦路斯国王，非常喜欢雕刻。有一天国王雕刻了一个美丽的少女，栩栩如生，以至于他自己爱上了这尊雕像，他热切真挚的爱感动了天神，天神赐予雕像生命，让他们有情人终成眷属。

美国心理学家罗森塔尔 1968 年做过一个著名实验，揭示出预言自动实现效应的存在。罗森塔尔在某所小学 6 个年级中随机选取 18 个班，对学生做智力测验。之后，他列了一份名单交给校长和相关老师，告诉他们智力测验的结果，这些学生是高智商人才，会在学业上突飞猛进，是未来的花朵，他同时叮嘱他们务必要保密。事实上罗森塔尔名单上的学生智商并不比其他学生高。8 个月后，罗森塔尔又来到该校，发现凡是上了名单的学生，个个成绩有了较大的进步，且性格活泼开朗，自信心强，求知欲旺盛，更乐于和别人打交道。这一效应就是期望心理中的共鸣现象。

预言自动实现效应留给我们这样一个启示：赞美、信任和期待具有一种能量，它能改变人的行为，当一个人获得另一个人的信任、赞美时，他便感觉获得了社会支持，从而增强了自我价值，变得自信、自尊，获得一种积极向上的动力，并尽力达到对方的期待，以避免对方失望，从而维持这种社会支持的连续性。同样，无论是医生还是患者，都应对康复予以期待和信心，医生应该适时对患者给予赞美和鼓励，提升患者信心和希望。全科医生也应该通过塑造自己的形象、提高服务质量和技术水平，让患者对全科医生报以信心。

10. 安慰剂效应　又称假药效应，指患者虽然获得无效的治疗，但却"预料"或"相信"治疗有效，而让病患症状得到舒缓的现象。

安慰剂进入现代医学视野最初始于美国的亨利·比彻（Henry Beecher）医生，二次世界大战期间，他在战场中观察到，护士由于止痛剂短缺，无奈之下给伤兵注射生理盐水，但告诉正在哀号的士兵给他注射的是强力镇痛剂，却意外发现伤兵感觉疼痛真的缓解了。战后 Beecher 医生回到美国开展了一系列实验，并在 1955 年发表了一篇重要论文《The Powerful Placebo》（有效的安慰剂）。文章指出，如果对患者采取药物治疗，很多患者的病情会明显好转；但如果仅采用纯盐水或非药用成分进行治疗，约有 1/3 的患者仍会被治愈，这种疗效不仅仅表现在心理上，在生理上同样如此。在文中他第一次明确提出临床实验须证实使用的药物或治疗方法的疗效要优于安慰剂才能称为有效，这对于后世影响深远。

在医学、心理或是社会科学实验中，研究者的主观意愿常常有意无意地影响到受试者的行为。例如对于接受新疗法的患者，医生会观察得特别仔细，护士也可能会表现出格外的热情。医学中尽管安慰剂效应现象并不少见，但科学家至今仍未能完全解释其机制。

与安慰剂性质相反的效应是"反安慰剂效应"：患者不相信治疗有效，也可能会令病情恶化。反安慰剂效应可以使用检测安慰剂效应相同的方法检测出来。例如一组服用无效药物的对照群组，会出现病情恶化的现象。这个现象是由于接受药物的人士对于药物的效力抱有负面的态度，因而抵消了安慰剂效应，出现了反安慰剂效应。这个效应的出现是由于患者心理上对康复的期望，而不是由所服用的药物引起的。有研究显示，大约有 60% 的癌症患者在接受化疗之前就会感到恶心，这也是"反安慰剂效应"在作怪。考虑到反安慰剂效应，医生在告诉患者某种药的副作用时，需要注意与患者沟通的技巧，因为如果直言相告，可能会增加副作用的概率和强度。

第二节 人际交往的原则与基本技巧

一、人际交往的原则

（一）平等尊重原则

平等指在社会关系中，人与人之间在政治、人格等方面处于同等的地位，享有同等的权利。每个人的相貌、才智、出身、教育水平、职业、社会经济状况等内部和外部条件虽然存在差异，但在人格上是平等的，交往双方必须以平等、尊重的原则与人相处和交往。人际交往是人与人之间相互的、有来有往的交往和心灵上的联系，在交往中态度要平等，避免居高临下、盛气凌人、发号施令、颐指气使。坚持平等原则，就是既不要只看到自己优点而盛气凌人，也不要只看到自己的弱点而盲目自卑。

尊重指敬重或重视。社会交往中的尊重包括自尊和尊重他人两个方面。自尊就是在社交场合要尊重自己，维护自己的尊严；尊重他人就是要尊重他人的信仰、生活习惯、兴趣爱好、人格和价值观念。尊重他人是文明的社交方式。在与他人交往中，特别是在公共场合，不要做有损对方颜面的事。在无损自己尊严的前提下，要尽可能迎合对方的兴趣和想法。要肯定别人的成绩，真诚地为他的成绩高兴，这样别人就会感到你重视他、欣赏他，并且会真正喜欢你。

（二）宽容原则

宽容指与人相处时的容纳、包涵、宽容及忍让。虽然人们都喜欢与那些在人生态度、价值观、个性特征、文化背景等方面和自己相似的人交往，但是也无法避免与那些相异者相处共事。所以应该以一种宽容的态度对待他人，包容他人与自己的不同。宽容是一种高尚的美德，它能让你的内心时时充满安详，并轻松地赢得他人的尊重，获得良好的人际关系。在人际交往中，要学会宽容和忍耐，要能够站在对方的角度看问题，即所谓的"换位思考"，设身处地为别人着想。"海纳百川，有容乃大""严于律己，宽以待人"，这两句话可以说是宽容原则的箴言。

（三）互利原则

人际交往是双向互动的过程，"互"就是相互，互利就是相互帮助共同获益。互惠互利包括物质和精神两个方面。互利原则要求我们，在人际交往过程中，要考虑双方的利益，使双方在交往中都能得到好处，获得心理上的满足和平衡。物质互利，即"来而不往非礼也"；精神互利，就是精神上得到别人支持和理解。互利性越高，双方的关系越稳定和密切；互利性越低，双方的关系越容易疏远。

医患交往的也是互惠互利的,患者通过医生的服务获得医疗照顾或得以康复,医生通过诊治疾病、照顾患者实现自己的价值。

(四)诚信原则

诚信原则就是真诚待人,遵守诺言,兑现诺言。朋友之交,要言而有信。真诚是最受人欢迎的品质,而不真诚则是人们最为厌恶的个性特征。真诚即真实诚恳。以诚相待可以从心底感动他人而最终获得他人的信任。一个人要与他人建立良好的关系,真诚是必须具备的品质。现代社会讲求诚实为本的原则,不要轻易许诺,一旦许诺要设法实现,以免失信于人。

二、人际交往的基本技巧

人际交往技巧有两种类型:一种是体现个人风格的特殊交往技巧;另一种是体现人际交往共同规律性的一般交往技巧。人际交往共同规律性技巧主要涉及以下几方面内容。

(一)明确目的,排除干扰,求同存异

任何交往都是有目的的,可能是直接的、眼前的目的,也可能是潜在的、长远的目的;有的可能被意识到了,也可能没有被意识到。交往目的越明确,干扰、杂念越少,成功的希望就越大。

人们会同各种类型的人交往,交往对象不同,采用的策略不同。与你不喜欢或观点不同的人交往,为了达到目的,你应该表示喜欢,避免观点争执。如果你去找领导请求批准做某件事,结果在如何做这件事上与领导意见有分歧,这时候应该求同存异,避免与领导争执,因为你的目的不是与领导讨论如何做这件事,而是让他批准做这件事。如果据理力争,伤了领导的自尊心,引起领导的反感,申请的事情可能得不到批准,或因此影响今后的交往,这样就达不到交往的目的。

人际交往受动机支配,在同一时间内人们常常存在着两种或多种非常相似或相互矛盾的动机,在心理学上称为动机冲突,人们需要在矛盾中权衡与选择,通常情况是有所失有所得。这种冲突可有以下三种类型:①趋避冲突:对同一事物同时产生两种动机,既向往得到它,同时又想拒绝和避开它,比如吸烟成瘾产生心理依赖,有些吸烟者知道吸烟有害,但又想吸,处于戒与不戒的矛盾之中。②双趋冲突:在一个人的面前同时有两个具有同样吸引力的目标,两者都很想要,但"鱼与熊掌"不可兼得,只能从中选择一个。③双避冲突:同时受到两种事物的威胁,产生同等强度的逃避动机,但迫于情势,必择其一,左右为难,处于进退维谷的紧张状态。例如:一个得了早期骨癌的年轻人,要么截肢,要么冒死亡的危险,两者选其一。以上矛盾冲突,常常是影响人际交往的重要因素。

(二)知己知彼,才能百战百胜

1. 了解对方,投其所好,掌握主动权　了解对方才能投其所好,在交往中才能掌握主动权。了解对方的个性、爱好、习惯、地位、生活嗜好、兴趣、品质、欲望、交往方式、家庭背景、成长历程、文化修养、奋斗目标等;从对方的同事、朋友、邻居、领导或对手那里了解对方;在交往中进行观察、分析,不断了解对方;也可以通过"投射"来了解对方,即说一句特殊的话、做一件特别的事、见一个特殊的人等,然后观察对方的反应。

2. 认识自我,扬长避短　与人交往,首先要了解自己的长处,修饰自己的短处,然后才能扬长避短,在交往中占据优势。了解别人比较容易,而要认识自己、正视自己、战胜自己却很难。

了解自己可以通过观察交往结果、分析失败的原因、听取别人对自己的评价、分析自己的

家庭背景和成长经历等方法。

发挥自己的优势可以采用以下交往技巧：①展示个性魅力：注意自己的仪表和言谈风度，表现开放、热情、主动、谦虚、沉稳、幽默、真诚的品质，让对方感到轻松、愉快和满意；②展示让对方喜欢的才华：人们都喜欢有才华的人，与这样的人交往，对自己有利，但在展示对对方有利的才华的同时，要隐藏让对方嫉妒或对对方不利的才华；③选择自己擅长的沟通方式：每个人都有自己擅长的交往方式，口才好就当面陈述，文笔好就利用书信沟通；人格的魅力强，那就增加见面的机会；从小事做起，默默感化对方。

（三）选择合适的交往时机

交往应该选择双方精神状态都比较好的时候进行。自己的精神状态不好，不仅无法发挥特长，还容易造成误会。对方的精神状态不佳，则难以激发双方兴趣，无法得到积极响应。

如果去领导的办公室请示或汇报工作，最好提前预约，找一个相对空闲、轻松的时机，同时所请示的工作内容应简洁明确，尽量缩短请示或汇报时间。

（四）选择理想的交往场所

与什么样的人交往就应该选择与其相适应的场所，这种场所能唤起有利于双方沟通的情绪。例如，商务会谈场所应避开嘈杂的环境，喧嚣的环境可能会使双方急躁不安，不容易达成一致协议；如果将谈判安排在远离喧嚣人群的写字楼大厦会议室里，空气中充满了玫瑰花的馨香，环境高雅、整洁、舒适，这时，双方都可能会心平气和，有利于愉快地沟通，比较容易达成一致的协议。

（五）选择让对方感到意外和惊喜的交往方式

东西见的次数多了，难免会变得平淡无味，始终采用一种单一而刻板的交往方式，可能会引起对方的厌烦或反感。因此，应该不时地变换一下交往方式，让对方觉得新鲜、惊讶、意外、刺激，以便引起对方的注意和兴趣。例如：解决了对方长期头痛的问题；说一句对方不容易听到的知心话；在关键时刻，给对方一次意外的支持等。

（六）克服交往障碍

年龄、文化层次、政治地位的差距，会造成许多不利于沟通的障碍。面对这种情况，应该坦然处之，不必刻意突出这种差距，可以坦言相告，由于这种差距，可能会令一方有压力，请求理解和支持。

语言、生活习惯、传统习俗及宗教信仰的不同，也可以造成交往障碍，面对这些问题，可以通过"翻译"来克服障碍，应该入乡随俗、求同存异、博采众长。另有一些障碍是由某些以偏概全的人际认知造成的，例如迷信心理、光环效应、刻板印象、第一印象等，应该正确对待其局限性和片面性，尽量避免受其影响。

第三节 人际吸引

在社会交往过程中，人们不仅相互感觉、相互认识，而且也会形成一定的情感联系，这种情感联系集中表现在人际吸引上。人际吸引是人们在交往过程中，不断进行相互认知和相互评价，并在此基础上产生了各种各样的感情倾向，这些感情倾向可能是同情、喜欢，也可能是拒绝、厌恶、反感。也就是说，人际吸引是指交往双方在感情上或心理方面的亲近程度，主要研究人们为什么相互喜欢。人与人之间只有相互喜欢，才会进行长久的交往，才能建立稳固而友好的人际关系。

人际吸引是人际交往或人际关系的中心问题,人际吸引的强弱直接影响人际关系的亲密程度,增强人际吸引是人们博取别人喜欢、改善人际关系的重要手段。对于全科医生来说,增强人际吸引是改善医患关系和开展团队合作的有效手段。

一、仪表吸引与第一印象

仪表是指一个人的外表特征,如容貌、身材、衣着、发型、眼神、言谈举止等方面的特征,有人称之为"身体的魅力"。仪表在一定程度上反映了一个人的精神面貌,如果其他条件都相同,那么,身体有魅力的人比没有魅力的人更招人喜欢。尤其是和陌生人初次打交道时,仪表对第一印象的形成往往起着先入为主的作用,而第一印象的好坏往往决定着人们以后的交往水平和认知倾向。

医务人员若在服务过程中注意自己的仪表也可产生许多积极的作用。衣衫不整、不修边幅、举止粗鲁的医生,会给患者留下马虎、草率、敷衍了事、不学无术的印象。患者总是喜欢那些面目和善、服装整洁、举止谨慎的医生,他们给人一种沉着、冷静、认真、技术精湛的印象,患者有一种安全感,这样的医生在工作中往往容易得到患者的信赖和配合。而若医务人员浓妆艳抹、奇装异服、穿金戴银、扭捏作态,就会使患者产生一种粗心、轻率、浮夸的感觉,会引起患者的反感,也容易引发医患纠纷。

二、品质与能力吸引

与人交往,人们更喜欢各方面能力强的人,而不喜欢愚蠢无能的人。聪明能干的人的言行往往使人感到恰到好处,赏心悦目;与之在一起或许在某些问题上能得到帮助;与能力强的人在一起也可以学习、提高自己的能力,完善自我。

个性品质是影响人际关系的重要因素。良好的个性品质可以增进人际吸引,而不良的个性品质会妨碍人际吸引。外表的吸引只是一时的,而优良的个性品质有长久的吸引力。诺尔曼·安德森研究影响人际关系的人格品质时,曾列出555个描写个人品质的形容词,让大学生们指出他们喜欢哪些品质和喜欢的程度,结果显示,学生喜爱程度最高的6种人格品质排序是真诚、诚实、理解、忠诚、真实、可信;而排在最后的是说谎、假装、不老实、虚伪等。可见,真诚的人受到普遍欢迎,而不真诚的人令人厌恶。

热情是一种决定喜欢程度的重要品质。热情主要表现在喜欢一些事物,对别人表示积极、肯定的态度,乐于赞美和称颂别人。热情的人也是开放的,愿意让别人来接近自己、了解自己,从而增进相互理解。大量研究表明:喜欢别人的人最受别人喜欢。

医生最吸引患者的品质是富有同情心、责任心强、热情、谨慎、乐于助人、尊重患者。如果这样的医生很有能力,又能满足患者的需要,则更具吸引力。

三、邻近吸引

邻近首先是指地理位置上的接近。俗话说"远亲不如近邻",如果其他条件都相似的话,大多数人倾向于去接触生活在自己周围的人。社会心理学家费斯汀格做过一项关于空间距离和人际关系的实验,调查了不同房间夫妇间的友谊形成情况,调查的问题是:在小区的社交活动中,你最亲近的三个人是谁?结果发现,选择在同一层隔壁住户的占41%,选择隔一个房间的占22%,选择与自己家相隔三个房间的占10%。这说明,时空上的接近能增加彼此交往的频率,相互熟悉的人容易成为朋友。

邻近产生吸引也由于邻近使开始交往所花的时间、精力等成本降到最低,实际上,邻近的人有更多的相似之处,如相同的居住环境、相似的生活问题、相似的精神需要等,因而有相互交往、互相帮助的强烈愿望,也最容易产生心灵之间的碰撞,具有强烈的吸引力。

全科医疗的基本特征之一是可及性,全科医生与所在社区的居民生活在一起,具有明显的地理位置优势,如果全科医生能满足居民的需要,这种邻近可以产生极大的吸引力,有利于建立亲密的医患关系,吸引患者或居民接受全科医生的服务。邻近增加了全科医生与居民接触的机会和次数,当居民需要医生的帮助时,频繁接触会受欢迎。

四、相似性吸引

特征相似有助于彼此之间在目标追求、处事态度、行为动机、个人爱好等方面一致,缩短心理距离。中国有句话"不是这家人,不进这家门"。"同病相怜""惺惺相惜""物以类聚,人以群分""老乡见老乡,两眼泪汪汪"等成语或俗语的描述说明,当人见到具有相同特征的对象,会激发强烈的人际吸引。人的相似性主要包括:年龄、经验、社会背景、地位、兴趣、爱好、信念、价值观及人格特征的相似等。相似使交往双方容易理解,减少了分歧和误会,容易在交往中找到平衡,感觉轻松、愉快、被认同,因而容易产生相互吸引。所以,人们总是喜欢那些和自己相似的人。

全科医生可以通过对患者的年龄、籍贯、职业、爱好、家庭情况的了解,寻找与患者之间的相似之处从而增加对患者的吸引力,缩短医生与患者之间的心理距离,消除患者就诊时的紧张情绪。

五、互补性吸引

互补产生吸引的主要原因是因为相互满足了双方的需要,有利于合作,有利于建立和谐、融洽的人际关系。当双方在某些方面看起来互补时,彼此的喜欢也会增加。互补可视为相似性的特殊形式。以下三种互补关系会增加吸引和喜欢:需要的互补;社会角色的互补;人格某些特征的互补,如内向与外向。当双方的需要、社会角色及人格特征都呈互补关系时,会产生的较大的吸引力。

美国心理学家克克霍夫等人研究了那些已经建立了恋爱关系的大学生,结果表明:对于短期的恋爱关系来说,熟悉、外貌以及价值观念的相似,是形成人际吸引的主要因素;而对于长期恋爱关系来说,互补是发展牢固关系的一个非常重要的因素。

医患之间的吸引是一种典型的需要互补性吸引。医生有通过解决患者问题实现自己抱负的需要,这种需要同时满足了患者为解除病患痛苦寻求医者帮助的需要。因此,医患关系的本质是一种建立在需要互补基础之上的平等合作的关系。

因为满足双方的需求有利于合作,互补吸引也是全科医疗团队合作的基础。

六、报答与奖励性吸引

报答指一个人用行动向他人表示谢意。有恩必报是一种传统,人们喜欢相互报答。如果一个人经常以友好、诚实、好心、热情、信得过等来报答他人,那么他人就会喜欢这个人。

在心理上,报答可以满足他人受尊重的需要。

在经济活动以及公共关系活动中,互惠互利是报答的相互性表现,它可以增加交易双方的吸引力、促进彼此的交往。

总之,当人们需要报答别人又能给予时,报答能产生最大程度的吸引。当一个工人兢兢业业地工作,取得良好的效益时,他希望领导能给予公正的评价和奖励,领导确实作出了公正的评价,并付给相应的奖金,这时,工人可能会以加倍的努力来报答领导的奖励,这种报答也正是领导所需要的。

全科医疗活动中奖励性吸引包括:给予患者肯定,表扬患者,赞美患者,给予特殊的奖励或优待等。

第四节 全科医疗中的人际关系与团队沟通

一、人际关系含义、类型和特征

(一)人际关系的概念

"人际"表示两个人以上的数量概念。"关系"是事物的相互联系,这个联系包括事物与事物之间、内部各要素之间的相互影响与作用。人与人的相互作用包括两个方面:一是自然属性,二是社会属性。

人际关系(interpersonal relationship)是指人与人通过交往而产生的心理上的关系,包括社会上所有的人与人之间通过相互交往形成的关系。人际关系反映了个人或群体在寻求满足社会心理需要、事业需要和生活需要的心理状态。人际关系的产生、变化与发展决定了人与人之间的心理需要满足的程度。人际关系是与人类同时产生的,历史久远,是人类社会中最常见、最普通的一种关系。

任何人际关系都离不开认知、情感和行为三个因素。认知是人际关系的前提条件,情感是人际关系的主要调节因素,行为是人际关系的沟通手段。人际关系的三种因素相互联系,不能孤立存在。认知水平高低与正确与否决定了情感的健康与否,并决定了行为的导向。但在不同的人际关系形态中所占的比重不同。如在家庭关系中,情感因素特别突出,在工作群体中认知是主要的,而在各种服务性行业的人际关系中行为因素起着主要作用。

(二)人际关系的类型

人际关系有多种分类方法,依据形成的基础可以分为血缘关系、地缘关系、业缘关系、趣缘关系及网缘关系等。

1. 血缘关系 是由血缘和亲缘联系所构成的人际关系,如家庭关系、亲属关系、姻缘关系。

2. 地缘关系 指因居住共同区域而形成的人际关系,如邻里、老乡等。地缘关系对社会的作用和影响十分广泛。

3. 业缘关系 指人们由于从事共同的或有关联的社会工作而结成的人际关系。如同事关系、同学关系、经营关系、上下级关系、伙伴关系、行业外部的彼此合作关系等。良好的业缘人际关系不仅能使人们尽快消除对人际环境、工作环境的陌生感,而且能使人工作顺心、生活愉快、保持心情舒畅和心理健康,同时能增进团结,加强友谊,促进集体事业的发展。

4. 趣缘关系 因人们的兴趣、志趣相同而结成的一种人际关系,如棋友、球友、舞友、登山友等。

5. 网缘关系 是一种通过虚拟网络建立起来的新型人际关系。

(三)人际关系的特征

人际关系是在社会交往过程中建立起来的相互关系,其基本特点是:

1. 互动性　人际关系是人们在精神及物质交往过程中发生、发展及建立起来的人与人之间的关系，它存在于人与人之间的现实沟通中，表现为人们之间思想及行为的互动过程。

2. 情感性　人际关系总是带有鲜明的情绪和感情色彩。人们喜欢给自己带来奖赏的人，讨厌给自己带来处罚的人，即人们倾向于亲近奖励性的关系，而排斥处罚性的关系。因此，在人际沟通中，沟通者只要分析了解人们的不同心理需要，掌握人们的心理需要特点，并根据这些需要特点去满足对方的心理需要，就可以建立起良好的人际关系。从另一角度说，人际关系是人与人之间的心理距离状态，而这种心理距离状态是由社会需要的满足程度所决定的，人际关系的好坏一般用心理距离来衡量。

3. 渐进性　人际关系的发展需要经过一系列有规律的阶段或顺序。如果人们之间的关系没有按照预期的顺序发展，就会引起其中一个或多个当事人的恐慌不安，从而阻碍人际关系。在人际交往中必须遵循循序渐进的原则，不能急于求成。比如男女交友，从初次见面，到交朋友，最后结婚，需要一个渐进的过程。

4. 多重性　每个人的文化背景、生活经历、知识结构、性格、需求等多方面的因素不同，必然会表现个性心理及行为上的多样性。一个人可以在患者面前扮演医生角色，在同事面前扮演朋友角色，在妻子面前扮演丈夫角色，在孩子面前扮演父亲角色等。在扮演各种角色的同时，要与各种人物接触，又会受到生理、心理或社会因素的影响，而导致角色的强化或减弱，这种多角色多因素的状态，使人际关系具有多重性。

5. 变动性　人际关系随年龄、环境及某些原因而变化。儿童年代有童年小伙伴，中学有中学的同学朋友，走上社会又会发展新的人际关系。人和环境都在不断变化，人际关系不可能永久停留在某种状态。

6. 复杂性　人既有自然属性又有社会属性。复杂的生理、心理及社会因素导致了个人的复杂性，两个以上的人所组成的人际关系则更复杂。人际关系的复杂性表现为交往动机、交往心理、交往方式等多个方面。

二、人际关系的作用

人的成长、发展及生活幸福度与人际关系密切相关，正常的人际交往和良好的人际关系，是保证身心健康发展的重要前提，也是通向成功的阶梯。人际关系作为人类社会基本的关系具有积极的意义。

（一）促进个性发展

人们可以通过与他人交往、建立关系的过程，学习社会知识、技能及文化，适应社会。同时通过建立人际关系的过程交流信息，得到鼓励，并增进对自身的了解。全科医生可以通过患者或其他医务人员的看法来进行自我评价，通过倾听别人的意见来了解自己，完善自我。

（二）建立良好的人际环境

良好的人际关系有利于建立良好的人际环境。医疗工作环境是人与人交往活动为主的工作环境，人际关系对医务人员的工作情绪、日常心境有着较大的影响。和谐、融洽、友爱、团结的人际关系，能够使人们在工作中相互尊重、相互关心、相互爱护、相互帮助，充满温馨和友谊。这种人际关系也使人们感到心情舒畅，促进身心健康。反之，则会感到心理不安、情绪紧张。

（三）提高工作效率

良好的人际关系有利于提高医务人员的工作效率。全科医生与周围的人保持良好的关系，可以获得他人的支持和帮助,也有利于群体内部气氛的融洽,这些都有利于提高工作效率。

(四)增进身心健康

人际关系与身心健康有密切关系。一个人的人际关系好,心情愉快,就能促进身心健康;反之,一个人如果在工作中或家庭中人际关系持续紧张,那么在一定的条件下可能导致身心疾病。美国的一项对 6900 个成年人进行的为期 9 年的连续性观察发现:社会交往的多少与人的死亡比例呈相关关系,人际关系和谐与否与人的寿命长短呈正相关关系。可见,人际关系的和谐与否对保持身心健康、支持事业成功至关重要。同时,良好的人际关系也是社会和谐的前提条件。

(五)促进行为的改变

良好的人际关系有利于人们在更广阔的空间表现自己,通过营销展现自己。同时,人际关系对促进人的行为改变有很大作用。人们在交往中,彼此相互影响,相互模仿,所谓"近朱者赤,近墨者黑"。一个有着多年吸烟习惯的人,若将其调到一个人际关系良好的"无烟区"环境工作,他会逐步克服烟瘾的心理障碍,控制吸烟量直至戒烟。

三、全科医疗中的人际关系

全科医疗中的人际关系包括公共关系、与上级的关系、同行关系、医生与患者的关系及卫生服务人员之间的关系等。

(一)公共关系

与全科医疗有关系的公共关系,包括:社区政府组织,如街道办事处、居委会、乡镇政府、村委会、民政部门、公安部门等;社区企事业单位,如机关、工厂、学校;经营性机构,如商贸市场;地方社团组织,如教堂庙宇、民间协会;大众传播媒体等。

社区卫生服务机构及全科医生有必要与这些组织搞好关系,建立密切的联系,并善加利用,以便更好地维护居民个人健康,促进社区居民群体健康及创建和谐社区。有的社区卫生机构成立理事会,将街道办事处等地方组织机构负责人纳入理事会,定期开会,共同促进社区卫生服务机构的建设及维护居民健康。在开展社区诊断工作中,有地方政府参与,可以使社区诊断工作顺利开展。

善用大众传媒,如报纸、广播电视等,可以宣传保健知识,增加社区居民对全科医疗服务的了解。

全科医生可以动用这些资源来照顾患者,而上述的机构、团体可提供社会服务和心理支持等协助。这些资源的获得,有赖于社区卫生机构和全科医生平时的活动,如加强与社区基层组织联络,介绍社区卫生机构的服务,将团队信息及服务信息在居委会或村委会公示,开展家庭医生签约服务等。

(二)与上级的关系

社区卫生服务是政府主导的基层医疗卫生工作,社区卫生服务机构和全科医生承担政府规定的社区卫生服务任务,因此,社区卫生服务机构与上级部门有密切的关系。社区卫生服务机构及全科医生不仅要接受卫生行政部门的工作安排,而且要接受疾病预防控制中心(CDC)等上级专业机构的任务、培训和业务指导。社区卫生服务中心应定期主动向卫生行政机构中的主管部门汇报,沟通社区卫生服务和全科医疗开展的情况,并接受行业主管部门的督导和评估。社区卫生服务中心和卫生院的全科医生,应该充分理解基层卫生机构的性质、特点和工作任务,树立主动服务于社区全体居民的意识;如果有抵触上级安排的工作任务的心态,应该努力改变,这样才能真正做好全科医疗工作。

(三) 同行关系

同行关系指与本机构外的医疗卫生机构医疗卫生专业人员的关系。这些机构包括:区域医疗中心或上级综合医院、专科医院、妇幼保健院、CDC等医疗卫生机构。区域医疗中心与社区卫生服务中心之间存在业务指导、双向转诊和医务人员进修培训的关系,这就需要社区卫生服务中心的全科医生与医疗中心的专科医生之间保持密切的联系。社区卫生机构和全科医生与CDC、精神卫生防治技术管理机构等保持着密切的业务支持与合作关系,这些机构可以为社区卫生服务机构中的医务人员提供业务指导与培训,并且通过有效沟通,促进相关疾病患者在社区得到更加科学、有效的管理,他们与社区卫生服务机构是协调与互补的关系。

(四) 医生与患者

医患关系(doctor-patient relationship)是一种常见的人际关系,是医务人员与患者之间在医疗卫生服务过程中形成和建立起来的人际关系,它是医疗服务活动中最重要、最基本的人际关系。医患关系有狭义和广义两种内涵:狭义的医患关系是指医生与患者之间为维护和促进健康而建立起来的一种人际关系,这也是医患关系的核心;广义的医患关系包括医疗服务机构服务人员群体与患者及其家庭或有关人员的关系,医疗机构服务人员群体包括医生、护士、医技人员、卫生管理人员等,而患者群体包括来就诊的患者及其相关的人,如家属、亲戚、朋友、监护人、同事或领导等,也包括虽然健康但为了预防疾病、促进健康而要求咨询、体检或采取各种预防措施的人。全科医疗是定位于基层的、以个人为中心、家庭为单位、社区为基础提供的基层医疗服务,社区卫生服务机构是社区的组成部分,全科医生是社区大家庭的成员,全科医疗的连续性、综合性、协调性、可及性及预防为导向的照顾等基本特征,要求全科医生应该与社区居民建立朋友式的医患关系。

(五) 卫生服务人员之间的关系

社区卫生机构员工之间的关系包括医医之间、医护之间、医生与医技及辅助人员之间的关系、医生与社工、工友之间的关系。

社区基层卫生机构的医生维持良好关系,对为社区居民提供高质量的服务和机构的发展至关重要。医生与医生相处应该遵循以下原则:①互相尊重原则:不同医生由于学历、技能、经历等背景不同,可能会在患者处置上产生不同意见,此时应该尊重负责医生的意见,其他医生可以以讨论的形式提出参考意见,讨论也是医生之间彼此学习的机会。在有医生休假或进修时,医生之间应该互相帮助,互相支援。②建立共识:同是基层卫生机构的医生,每一个人都应该有共荣共辱的共识,有了基本共识,彼此合作才能顺利,也能发挥群体功效。否则,工作会受到影响和限制,甚至无法开展。③合理分配报酬,避免纠纷。

社区卫生机构人员间的良好关系,是完成社区服务任务、提供高质量的全科医疗服务的重要基础。作为机构或全科团队管理者,需要注意影响成员间关系的因素。第一,应该注意满足成员基本需求,包括薪水、工作环境、人际关系、管理政策等;第二,要注意人的高层次需求,即赞赏、成就感、上进心等动机。因此,应该把握上述两方面的要素,来激励成员,凝聚出合作的精神,以便为患者提供温馨及便捷的基层医疗保健服务。

四、全科医疗团队沟通策略与技巧

社区卫生服务机构常以团队为单位提供基层医疗服务。全科医疗团队主要有三种形式,即：①核心型团队：是日常工作中的基本团队形式，主要成员有全科医生、社区护士，有条件的机构还结合了预防保健等人员，如社区卫生服务站就是这样的工作团队；②扩展型团队：在核心型团队的基础上补充扩大而成，增加的人员包括中医师、临床心理医生、康复治疗师、营养师、药师、医学社会工作者以及志愿者等；③特别团队：根据病情与需要，在一个时间段内只为某个患者组成的单一的特殊服务小组，必要时请医院的专科医生参加。

目前我国社区卫生服务团队多是由医生、护士作为最基本的团队成员，根据机构条件结合预防保健人员，条件好的机构团队中还有中医师、康复医生等，组成工作团队开展服务工作，全科医生是团队的核心，是团队的领导者。

在团队管理和建设中，团队内部沟通是否良好，关系到团队的气氛和成员的士气，是处理好团队人际关系的基础和形成高效率团队的必要条件，是开展好全科医疗服务的基础。为此，团队内部应建立起畅通的沟通和交流渠道，倾听和对话是内部沟通的法宝。常用的团队沟通策略和技巧包括：

1. 倾听内部意见　倾听是尊重团队成员的表现。作为团队领导者，倾听可以保持上下级意见畅通，团队成员的意见受到重视，会提高工作的积极性和主动性。征询意见可以采用个人交谈、工作会议、座谈等方法。

2. 沟通方法因对象而异　要取得良好的沟通效果，必须深入了解沟通对象。沟通对象由于心理需求、性格、气质、管理风格等不同，需要考虑采用不同的沟通策略。比如，人由于心理需求不同，可以分为成就需要型、交往需要型和权利需要型三种类型，对于成就需要型的沟通对象，要充分认同他们对工作的责任感，沟通时应该给予他们大量的反馈信息，要对他们表示肯定的态度；对交往需要型，要以交朋友的姿态和口气与他们交流；对权利需要型，应该采取咨询和建议的方式，尽量不要以命令和指导的方式，要认同和肯定他们的工作职责。

3. 采用适当的沟通渠道　在团队沟通中，不同沟通渠道的沟通，起到的效果不同。团队沟通可以采用多种渠道，如口头传达介绍、网络平台文字沟通、多媒体形式的介绍等。

4. 鼓励双向交流　全科医疗服务团队工作性质和作业方式不同，团队成员的工作计划完成情况和作业质量有时难以通过一般观察或书面报告方式准确表达，这时最简便的方法就是鼓励大家双向交流，相互之间既可以了解各项计划的完成进度，又可以避免误解，有利于整体目标的实现。

5. 信息及时反馈　对于团队成员之间交流的信息，要及时反馈，当团队成员未能及时得到反馈时，他们往往会向最坏处设想，从而影响他们的情绪和工作积极性。不及时反馈信息有时还会产生谣言，造成人际关系的紧张。

6. 明确角色职责　团队中必须明确每个人的工作岗位和职责，分工合作，否则，团队就成一盘散沙，工作混乱，效率低下。一个成功的团队需要成员彼此合作、支援、扮演不同角色以完成团队的任务。

总之，在团队合作中，只有发挥团队成员的特长，相互配合、优势互补，有效地利用卫生资源，全方位提高服务质量，才能实现全科医疗服务团队的共同目标。

本章小结

全科医生要扮演医疗保健系统和服务对象需要的所有医疗保健服务的协调者的角色，并与社区居民建立朋友式的医患关系，必须掌握人际交往的技能，这是全科医生在社区中立足并得到尊重和支持的重要基础。本章介绍了人际交往的基本概念和人际交往的社会心理基础,人际交往的基本原则和技巧,人际吸引的影响因素,以及全科医疗中的人际关系及全科医疗团队沟通策略和技巧。

(刘小平)

思考题

1. 人际交往有哪些心理效应?

2. 人际交往有哪些基本原则与技巧?

3. 影响人际吸引的因素主要包括哪些方面? 全科医生应该如何利用人际吸引开展全科医疗服务?

4. 全科医疗活动需要注意哪些人际关系问题?

第十四章 全科医疗中的医患沟通

全科医疗中医生与患者之间的关系，是全科医疗中基本的人际关系，医患沟通是医生与患者建立良好关系最重要的因素，医生与患者的良好沟通会令患者感到亲切、受尊重、有信任感。本章主要介绍全科医疗医患沟通的基本原则及基本技巧。

第一节 医患沟通的意义与基本原则

一、医患沟通的意义

一个人对社会的贡献取决于多种因素，这些因素中，既包括他本身知识的积累，也包括他的交流能力。世界医学教育联合会《福冈宣言》指出："所有医生必须学会交流和人际交往的技能。缺少共鸣（同情）应该看作与技术不够一样，是无能力的表现。医生要懂些交流学，交流是一种生产力。"医生与患者的关系是医疗和保健工作中必须处理好的关系，加强与患者的沟通，充分尊重患者的知情权和选择权，能使患者积极支持、配合医疗工作，减少不必要的纠纷。因此，医生与患者的沟通是提高自身素质的需要，是患者及其家属的需要，是尊重患者自主权的需要，是保证医疗质量的需要。

医患沟通在全科医疗活动中具有重要的意义，医患沟通有利于医生了解和诊断疾病，有利于维护患者的权利，有利于培养关爱患者的意识，有利于密切医患关系，有利于提高医务人员的素质，有利于避免和降低医疗差错纠纷的出现，有利于创造良好的工作环境，有利于社区卫生服务的可持续发展。

二、医生与患者之间沟通不畅的原因

医生与患者沟通不畅对相互关系及诊疗效果的影响是不言而喻的。医生与患者之间沟通不畅既有医务人员的原因，也有患者的原因。

1. 医务人员的原因 医务人员方面的原因可能是：①使用专业术语，比如患者看到心电图结果写"窦性心律"，以为是很严重的心脏病；②缺乏沟通能力，或者不重视沟通；③生理、心理上的疲劳；④医生与患者双方性格差异；⑤专业水平或职业操守欠缺；⑥其他，如使用方言交谈等。

2. 患者的原因 患者方面的原因可能是：①患者不善于表达；②患者受病情困扰：当患者过度关注身体变化时，会提高对症状的敏感性，甚至诱发出本来不存在的症状；③负面情绪，如焦虑、对自己否定、不好意思询问，甚至害怕医生或者拒绝接收健康方面的负面信息。

3. 医生与患者沟通不畅的影响 医生与患者沟通不畅可能会造成比较消极的影响，比如：漏诊、误诊；漏治、误治；患者不配合检查和治疗；治疗依从性不好；医生与患者关系紧张等。

三、全科医疗医患沟通的基本原则

除遵守人际交往中的基本原则外，全科医疗服务中医生与患者的沟通还应该根据医患关系的特殊性，遵循以下原则：

1. 以人为本原则 现代医学模式要求全科医生从生物、心理和社会方面，以全方位的思维看待人的健康与疾患，提供以病人为中心的"全人照顾"。以病人为中心就是以人为本，全科医疗服务中医生与患者的沟通应该是以人为本的沟通。首先要站在患者的角度考虑并提出问题，不但关心患者的生物学疾病，更要关心他们的社会心理问题。

2. 平等原则 患者首先是一个与医生平等的社会人，然后才是一个需要帮助的人。所以在医生与患者沟通中，双方是平等的。全科医生在与患者沟通中，应该让患者感到这种平等性。平等是全科医生与患者进行良好沟通的前提。

3. 诚信原则 诚信是沟通的基础和前提。真诚守信的医生让患者感到安全，容易获得患者的信任，愿意配合医务人员的工作。所以，全科医生首先应该努力赢得患者的信任，医生在与患者沟通中无论是语言沟通还是非语言沟通，都要表现出真诚，承诺一直为患者负责，并且通过实际行动让患者感到医生的真诚及负责态度。

4. 共情原则 医生要有同情心，尊重和关心患者，以饱满的热情对待每一位患者。全科医生在与患者及其家属沟通时，应该设身处地、站在患者的角度和位置上，客观地理解患者的内心感受及内心世界，且把这种理解传达给患者，努力为患者着想，尽可能满足患者需求。避免只从自己的角度单方传递信息，忽略服务对象认为重要的信息。

5. 保密原则 保密原则是医学伦理学的基本原则，医生对患者的一切信息必须保密，未经患者允许不得泄露任何患者信息。在全科医疗中，医生与患者交流中会涉及患者的很多隐私信息，因此，一是要提供有利于保密的就诊环境，即实现一对一交流，二是医生要坚守保密原则，保护患者隐私，承诺不泄露沟通内容。

6. 反馈原则 医生与患者沟通是双向的，双方给出的信息需要对方完全理解和明确，这就要求沟通中要对信息给予及时的证实、澄清、表达。把患者带入交谈中来，可以根据患者的反应来确定谈话如何继续进行，根据真实情况有的放矢地解决临床问题。

7. 共同参与原则 医患沟通的最终目标是维护和促进患者健康。而患者的健康问题往往与社会、心理行为因素有关，诊疗、管理疾病的过程如果没有患者参与，难以达到理想的效果。所以，在整个服务过程中，全科医生都应该让患者共同参与，发挥患者的主观能动性。为了实现患者参与医疗决策、实现患者在家庭中自我管理疾病、遵守医嘱等目的，全科医生必须通过与患者充分的沟通，使患者了解疾病及其自然过程、并发症的早期症状、遵医的重要性等信息。医生与患者共同参与医疗决策制定，通过患者对于治疗方案的充分理解，增强患者的依从性和自信心。

第二节 医患沟通的基本技巧

一、语言沟通的技巧

(一)语言的作用

语言是人类所特有的用来表达意思、交流思想的工具,是由语音、词汇和语法构成的系统。语言沟通是沟通者出于某种需要,运用口头语言或书面语言传递信息、交流思想和表达感情的社会活动。

语言作为社会交往的工具,随着社会的产生而产生,随着社会的发展而发展。人们利用语言进行交流,达到相互了解、相互影响的目的。人们利用语言进行思维活动,记录或保存信息、历史和经验,创造人类社会光辉灿烂的文明与文化,推动人类社会的发展。

(二)语言沟通的技巧

进行语言沟通首先要创造良好的语言交流环境,包括内环境和外环境。内环境主要指要以良好的心境进行沟通,不要流露出匆忙、勉强、甚至厌烦的情绪,以免令对方失望,使交流失败;外环境主要指交流场所,良好的沟通需要安静的环境,无刺激、室温适宜、体位舒适等,这样有利于沟通的持续。

明确谈话目的和对方的心理、社会特点,了解自己在谈话中的角色地位,避免"当着瘸子说短话"的尴尬局面。

医生与患者之间的语言沟通除采用一般人际交往的技巧外,应该针对医疗活动的职业特殊性与患者进行语言沟通。

1. 用患者能懂的语言交流 用专业术语与患者交流,是医生与患者沟通时容易犯的错误。患者本来生了病或不舒服,感到心里发慌,再听到医生的专业语言,就会感到茫然;万一听到突如其来的"噩耗",就会有崩溃的感觉。因此,要与患者进行充分交流,在使用专业术语后,尽可能通俗地讲解相关内容。例如,一位腕关节骨折的患者前往医院复诊,医生最后反复告诫患者"要将骨折的手臂置于功能位,否则将影响日后手功能的康复。"但是患者却无法按照医生的医嘱去做,因为患者不明白什么是"功能位"。

2. 合理运用提问类型 提问指在交谈过程中,为了解信息而向对方提出的问题,主要有开放式提问和封闭式提问两种类型。

开放式提问提出的问题比较概括、广泛、范围较大,对回答的内容限制不严格,给对方以充分自由发挥的余地,如"您看起来不太愉快,您有什么想法吗?请告诉我,我可以尽力帮助您。"这种类型的问题可使气氛缓和,有利于患者诉说和描述,获得更多的信息。

封闭式提问的问题答案局限,只能在限定的答案范围回答,例如"您家庭中有患高血压病的人吗?"患者只能回答"有"或"没有"。由此可见,为全面了解患者信息、给予患者更多的诉说机会,全科医生的应诊应多采用开放式提问。

3. 避免观点冲突 在与患者交流时,医务人员应尽可能地避免与患者观点冲突。医生与患者之间意见出现不同是常见的,沟通应对患者的观点予以理解或肯定,然后,再陈述自己的观点,尽量避免冲突,因为冲突一旦出现,交流就很难继续进行。全科医生应该寻找与患者的共同之处,利用"相似吸引",创造良好的沟通氛围和相互关系。例如,一位中年妇女遇到了意外妊娠的问题,医务人员如果说:"我也遇到过和你一样的问题,做完人工流产后,放置了宫内节育器,现在一切都很好,也不担心怀孕的问题了。"使用了这样的语言,可以拉近与患者的距离,消除患者紧张情绪,使交流有一个好的开始。

4. 表扬和鼓励性语言 在沟通中,及时地运用表扬和鼓励的语言,可以增强患者表达的愿望,对患者树立战胜疾病的信心和调动与疾病作斗争的积极性也是非常重要的。

医生反对患者的观点时,不应采用简单粗暴的言辞,因为这样可能会引起患者抵触情绪,打击他们今后继续求助的积极性。无论是在人与人之间沟通,还是在医生与患者之间,鼓励、表扬、理解都比批评、责难的效果好。

积极的暗示性语言也可以对患者心理产生良好的作用,如医生说:"看你的气色越来越好,这说明治疗很有效。"可以增强患者对疾病治疗的信心。

5. 杜绝伤害性语言 在诊疗过程中,应该注意使用保护性语言,避免因语言不当引起不良的心理刺激。以下几类伤害性语言应尽量杜绝:

(1)直接伤害性语言:这类语言常常是医生自己认为是对患者有好处的谈话。比如医生对一位没有按医嘱用药的高血压患者说:"告诉你吃药不好好吃,脑出血了就是自己找的。"

(2)消极性暗示语言:患者总是喜欢从医生的话中去揣摩有关病情、治疗等信息,如果患者得到积极暗示性语言,可以增强对疾病治疗的信心,反之,则会让患者丧失信心。例如:"你怎么这么迟才来看病?"

面对同样一位晚期癌症患者,告知同样的坏消息,两种方式,带给患者截然不同的两种感受。一种方式是:"你得的是晚期癌症,像你这种情况死亡率为80%!"另一种方式是:"很遗憾,你目前的情况确实不容乐观,检查结果显示是晚期癌症。不过,在我们以往接触的患者中,起码有20%能战胜病魔,希望你不要轻易放弃。"

(3)窃窃私语:医务人员在患者面前应该避免窃窃私语,这会让患者乱猜疑而给患者带来痛苦或严重后果。

6. 必要的重复 医生在与患者交谈过程中,使用必要的重复,可以引起患者的注意,也可以确认患者是否了解了医生给出的信息。重复的内容,可包括医生给出的重要信息和患者给出的重要信息。

以下医生与患者的对话,说明语言沟通中重复的重要性:

医生:"A药早上吃,B药晚上吃,明白了吗?"

患者:"明白了。"

医生:"你重复一遍。"

患者:"B药早上吃,A药晚上吃。"

7. 综合考虑生物心理社会因素 全科医生在应诊中不仅要有考虑患者生物心理社会因素的意识,而且要用恰当的话语获得这方面的信息。需要注意的是不同问诊模式可能会得到不同的结果,例如:

问诊模式1:

患者:"我最近老感到心脏不舒服,心慌、没力气。"

医生:"心跳多少次?和活动有关系吗?脉搏齐不齐?有没有胸闷?"

问诊模式2:

患者:"我最近老感到心脏不舒服,心慌、没力气。"

医生:"你感觉不舒服多长时间了?都什么时候发作?有没有诱因,比如活动的时候,或者生气之后?除了心脏之外,还有别的不舒服吗?睡眠怎么样?情绪好吗?"

模式1中,医生只关注了患者心脏不舒服的生物学病因,而忽略了"心脏不舒服、心慌、乏力"可能由多种原因引起,最后只能得到与心脏相关的信息。而模式2除考虑生物因素外,还考虑了社会心理因素,其询问模式还可以获得患者心理社会方面的信息。

8. 不评价他人的诊断与治疗　不同医生技术水平不同,对同一疾病的认识和治疗可能不同,因而对同一疾病的处理方法可能有所不同,更何况疾病的发展及诊断治疗是个动态复杂的过程,作为临床医生应该避免评价他人的诊断与治疗。当着患者的面评价其他医生的诊断与治疗,常会导致患者的不信任,甚至引发医患纠纷。

9. 临床沟通常用语与常见禁忌语

常用语:

(1)称谓用语:"先生""大爷""大妈""女士""小姐""小朋友"。

(2)一般惯用文明用语:"您好""请进""请坐""请稍候""对不起""请原谅""谢谢""不客气""走好"。

(3)接诊及问答用语:"欢迎您来就诊!""您哪儿不舒服吗?""您伤着哪儿了?""请让我为您检查一下""请您躺好""请问您有什么事?""好!我给您讲一下。""这是您的药,请拿好。""请您遵照医嘱按时用药。"

(4)道歉用语:"对不起,我没有讲清楚,请让我再给您解释一下。""欢迎对我们的工作提出宝贵意见。"

(5)道别用语:"请慢走,祝您早日康复。""请注意加强锻炼,需要帮助的话请与我们联系。""不用谢,这是我们应该做的。"

常见禁忌语:

"怎么连自己的病都讲不清楚?!"

"躺那儿,别磨磨蹭蹭的!"

"有什么不好意思的,都这份上了!"

"这么大人,怎么什么都不懂!"

"你的病也就这样了,回家想吃点什么就吃点什么吧!"

"好坏谁也不敢说,没准儿。"

"也许不要紧(没关系)。"

"要不要来你自己定,我们不好说。"

二、非语言沟通的技巧

在人际沟通过程中,除了口头语言和书面语言之外,还存在着大量的非语言沟通信息。美国传播学家艾伯特·梅拉比安(Albert Mehrabian)曾提出一个公式:人的沟通信息表达=7%词语+38%音调+55%肢体语言。也就是说,一个人在听另一个人说话时注意到的7%是这个人在说什么,38%是这个人怎么说的(音调,即副语言),而55%是这个人的身体语言。所以,在实际沟通中,词语内容的影响仅占很小的分量。

非语言沟通的形式很多,概括起来主要分为以下几类:

（一）表情

罗曼·罗兰说："面部的表情是多少世纪培养成的语言，比嘴里讲的复杂千百倍的语言。"不同情绪状态面部表情不同。感兴趣时专注倾听、眼睛追踪着看；愉快时眉开眼笑；惊奇时眼眉朝上；恐惧时脸色苍白、眼神呆张；愤怒时紧锁、咬紧牙关、面目发红。面部表情是医生获得病情的重要信息来源，也是患者了解医生内心活动的镜子，比如医生皱一皱眉头，患者就会预料自己的病情可能很糟糕。所以医护人员应善于控制自己的面部表情，善于应用与患者沟通时的面部表情来传达对患者的关爱。

（二）目光

眼睛是"心灵的窗户"，人们常常通过眼睛来传达感情。目光既可表达与传递用语言难以表达的情感，也可显示个性特征并能影响他人的行为，是行为举止中最重要的一种信息渠道。人们高兴时眉开眼笑，气愤时怒目相视，悲伤时两眼无光，没把握或没兴趣时眼睛看别处，长时间的目光接触表示爱恋、喜欢、感兴趣，也可能表示警告、恐吓。

患者对医护人员的凝视多是期待、求助。

对医生来说，一方面要善于发现目光接触中所提示的信息，感觉到患者的反馈信息，并能予以正确理解；另一方面要善于运用目光接触反作用于患者，使其受到鼓励和支持，促进良好关系的建立。

如果医生斜视对方，显得轻视患者，彼此都会感到别扭和紧张；目光离开患者左顾右盼表示心不在焉，会使患者惶恐不安，以为医生对谈话缺乏诚意；注视女性患者时，应注意视线的范围，切忌目光游移不定，引起误解。

医务人员的目光所体现的内涵应该是庄重、友善和亲和的，与患者保持目光交流，维持目光接触是必要的，但不应长时间地盯着患者。

（三）身体姿势

身体姿势主要指人体在空间的活动及变化样式，主要有静态的姿势和动态的姿势两种。静态姿势主要有坐、立、蹲、卧等姿态，其中，坐姿和立姿在医患沟通中的作用较为重要；动态姿势主要是头、手、腿、脚的动作姿态。

在人际交往中，举手投足、站立坐停姿态都会传递人的情绪状态信息。比如点头表示同意、认同，摇头表示不同意、遗憾，友好时握手，无可奈何时摊手，激动时手舞足蹈，心情沉重时步履迟缓，交谈时身体前倾朝向对方表示关注。步态可以反映健康状态，如双手捧腹来回翻滚是疼痛的表现。

医生与患者接触时，患者首先感受的是医生外在的表现，医务人员在工作岗位上，一般要选择得体、文雅的社交坐姿，给患者以良好的第一印象，站立时应有符合职业要求的"站相"，走路应做到步姿稳健、步速适中、步态沉静，这些身体语言可以使患者产生尊敬、信任的情感，增强战胜疾病的信心。

患者在与医生交谈时也会察言观色，医生所表现出的不合适的动作信息，可能会对患者心态造成不好的影响，比如咂嘴、摇头、皱眉等动作可能会引起患者的不安。有观察性研究显示：在医生跟患者站立谈话会谈的场景中，当医生将两只手臂交叉，架起放在胸前时，随后患者也会改变原来的站姿，将他自己原来双垂的手臂变换成医生架起手臂的样子。可见，身体语言的交流在医生与患者交流中是值得重视起来、值得研究的。

（四）触摸

人体接触抚摸是非语言沟通的特殊形式，包括抚摸、握手、偎依、搀扶、拥抱等。科学研究表明，触摸在人类成长中起到了非常重要的作用。最早的肌肤接触有利于母子亲情的建立，也有利于婴儿建立安全感和对外界的信任感。

肌肤接触的方式具有明显的文化、种族差异，中国人喜欢用握手来表达感情，西方人喜欢用拥抱的方式，还有一些民族喜欢用贴脸、鼻尖相碰或亲吻手背的方式。当人们依依不舍、难舍难分时，往往不是不停地诉说，而是无言地、用力地拥抱或握手。

国外的许多专家认为，当妻子分娩时，丈夫应该陪在妻子旁边，紧握妻子的手，这能给妻子勇气和力量，消除产妇的紧张和不安全感。

医生如果拒绝触摸患者的身体，不为患者做检查，会使患者产生严重的焦虑、不安全、不被重视和不被接受的感觉，会疏远与医生的关系。甚至医生触摸患者时手的温度、轻重、柔和或粗暴、频率都会影响患者的情绪。年轻的女性患者在接受男医生的检查时，频繁的肌肤接触或触摸敏感部位会使患者产生反感心理或不信任感，尽管肌肤接触对改善与患者关系十分重要，但是，医生必须注意这方面的技巧和分寸，以免适得其反。

随着大量现代化医疗仪器的使用，医生与患者之间的肌肤接触已越来越少，患者更多地面对冷冰冰的仪器设备，许多感情需要无法得到满足，这也是"医疗技术越来越先进而患者的满意度却越来越低"的重要原因，因为患者是有感情需要的人，而不是需要维修的机器。

一位国外的医生讲述了这样一个故事：他的一位朋友了患乳腺癌，在发现一个小的乳腺肿瘤后，在她住的城市做了手术切除，然后她花了很多时间寻找世界上最好的癌症中心，接受后续治疗。她找到了，然后去了。几个月后，这位医生惊讶地看见，这位朋友回来了，在她的私人医生那里接受术后康复。医生问她："你为什么回来接受康复？"她说："那个癌症中心非常棒，设施一流，大堂超级大，有服务生停车，有自动弹奏的钢琴，有人带你到处溜达……""但是，"她说，"他们根本没有碰我的胸部。"

这个故事引人深思。有些医生可能会说，现在有先进的设备，可以扫描，可以从分子层面了解这位病人的乳腺癌，没必要碰她。但对病人来说，这很重要，这足够让她决定从私人医生那里接受康复。她去私人医生那里，医生会给她检查双侧乳房乳腺包括腋窝，很仔细地检查腋窝，检查她的子宫颈和腹股沟等，进行全面的检查。对她来说，这表达了她所需要的关注。

（五）人际距离

美国人类学家爱德华·霍尔（Edward T. Hall）博士在《无声的语言》一书中，将日常生活中人与人之间的空间距离分为四类，即亲密距离、个人距离、社交距离和公众距离。

1. 亲密距离　0～0.45m，适用于父母、夫妻、恋人或知心朋友等。

2. 个人距离　0.45～1.2m，适用于亲朋好友之间的交谈。

3. 社交距离　1.2～3.5m，是正式社交活动中常用距离，适用于熟人、商业活动等。

4. 公众距离　3.5m 以上，是人们在较大的公众场所保持的距离，常出现在作报告、演讲等场合。

医生与患者交谈时，相互之间的距离和医生的位置也能反映医生对患者的态度。医生与患者会谈的距离应根据双方的关系和具体情况来掌握。医护人员对患者表示安慰、安抚时，距离可近些。正常医生与患者之间的会谈，医生与患者双方的座位应摆成一定的角度（直角），双方要有适当的距离（约一个手臂的长度），以避免面对面的直视，这种位置使患者和医生的目光可以自由的接触和分离，而不致尴尬和有压迫感。男医生与女患者交谈时，要注意距离不能达到亲密距离。当患者谈及隐私时，应保持在个人距离内，你可以把椅子挪到患者身边，侧身倾听，以表示尊重和保密。与传染病、性病患者交谈时，不能把距离拉得太远，应保持在个人距离内，以免加重患者的心理压力或冷落感，也有利于医生与患者交流和合作。

(六) 副语言

副语言又称辅助语言，指有声而无固定意义的声音符号系统，包括语调、音调、音量、语速、节奏等。采用不同音调、音量、频率、音质可以表达不同的感情、情绪和思想。

辅助语言是有一些共同规律的，例如：表示气愤的声音特征是声大、音高、粗哑的音质，音调变化快，上下不规则，发音清晰而短促；表示爱慕的声音特征是柔软、低音、共鸣音色、慢速、均衡的、微向上升的声调，有规则的节奏和含糊的发音。

在交往过程中，我们不仅注意对方所说的话，而且，更注意对方说话时的语气、语调和表情，因为辅助语言有时更能反映一个人的内心世界。母亲根据婴儿的哭声就可以判断婴儿是饿了、尿了，还是害怕了。如果你想得到信任，就应该用深沉的语气说话，因为深沉的语调听起来诚实。一个演员要背台词很简单，但要把台词说好却不容易，因为台词的辅助语言才真正反映人物的个性和感情。

语调可以清楚地反映出对话者的情绪状态，即便不看说话者的表情，也可以从语调里体会出说话者高兴、忧伤、厌恶、灰心、不耐烦、不赞成等情感色彩。因此，全科医生与患者沟通过程中，可以根据患者的声音语调等辅助语言来判断患者的情绪和内心感受。

三、倾听的技巧

倾听是接受口头及非语言信息、确定其含义和对此做出反应的过程。研究表明，人们用在听、说、读、写等沟通时间上的百分比，倾听占 53%，也就是说，在人际沟通过程中，大部分时间在倾听。有效倾听过程包括四个阶段：接受信息、予以注意、赋予含义、记住它们。因此，倾听不仅是耳朵听到声音的过程，而且是一种感情活动，需要通过语言和非语言沟通回应。倾听是一种态度，是一种修养，是一种艺术。

倾听是医患沟通中最重要的环节之一，良好的倾听是高效沟通的开始，更是建立良好医患关系的重要条件。善于倾听的医生，能让患者感到一种被尊重、被信任、被接受和被理解的感受，进而主动地将自己的真实感受与想法告诉医务人员，使沟通得以顺利进行。当患者感到被倾听和理解时，即使问题没得到解决，也能减轻他们的焦虑。医务人员掌握了适当的倾听技巧就能够准确地理解服务对象的感受，把握其存在的问题。因此，学会倾听是沟通中关键性的第一步。

一个有效倾听者应该做到：

1. 做好准备　清爽安静的环境可令患者感到舒适，能较放松的交谈和描述病情，应选择一对一的安静、不受干扰的诊室与服务对象交谈。会谈中应尽量避免闲杂人等进出，医生与患者间的座位互成直角，并有一个手臂的空间距离，既避免过于接近也避免正面相对而产生压迫感。

2. 全心全意的倾听　真正有效的倾听需要具有排除各种干扰的能力，要全身心地投入。倾听首先要专注，要集中注意力，全身心倾听。医生坐姿轻松，且上身微微前倾，或微微点头，可令患者放松，并感到医生在十分专注地倾听。眼睛注视对方是尊重的表示，全科医生在会谈时应尽量保持目光接触，这些动作也有鼓励患者继续倾诉的作用。

3. 积极倾听　积极倾听主要包括三个原则：①站在对方立场，仔细地倾听；②要确认自己所理解的是否就是对方所讲的意思；③要表现出诚恳、专注的态度倾听对方的谈话，避免分心的举动或手势。

积极倾听是显示对患者关心的一种方式。可以用语言和非语言信息显示你在积极的倾听。语言信息如"嗯""我在听，请继续"；非语言信息如点头、身体向前倾向患者，都可以显示你在仔细倾听。

要克服掉在听完病史前就得出结论的毛病。

4. 不要随便纠正对方的错误或打断患者谈话　无论患者说什么，最好不要随便纠正他的错误，不要打断患者谈话。

如果患者停顿或说话缓慢，不要显得不耐烦，如果显得匆匆忙忙，就算诊治再正确，患者也不太可能对你满意。

5. 引导对方说下去　可以用语言和非语言信息来鼓励患者诉说，尽量用开放性提问方式。

要鼓励患者告知他 / 她所有的故事，以便识别主要问题。引导对方说下去可以采用提问、赞同、简短的评论、表示同意等方法，比如："你的看法呢？""我很理解""还有什么问题吗？""这些问题中哪一个最令你烦恼？""你今天想达到什么样的目的？"等，让患者将感受说出来。

在倾听中要积极作出反馈，适时地点头、微笑或简单重复一下对方的要点，会令双方愉快。适当的赞美也是必要的。

6. 学会沉默　沉默是一种有用的沟通技巧。沉默可以表达接受、关注和同情，也可以表达委婉的否认和拒绝。

第三节　临床会谈程序与接诊技巧

一、会谈开始阶段

临床接诊会谈开始阶段首先要营造一个轻松和谐的气氛，包括打招呼、寒暄等，让患者有被尊重的感觉，然后进入主题，了解和判断患者的就诊目的和需求。全科医生仪表整齐、安详、亲切、稳重，可以增加患者的好感和信心，这在初诊时尤其重要。

二、会谈中间阶段

会谈中间阶段主要是资料收集，全科医生应诊是以病人为中心的应诊过程，收集患者信息的方法主要采用开放式问诊办法，让患者有机会充分陈述并暴露问题。要专心倾听患者的病史陈述，了解心理、行为和社会因素等方面的情况，以便找到真正的问题。与患者沟通中，要诚恳、热心，对患者表现出尊重和同情，设身处地体验患者的处境，肯定患者的真实感受，并鼓励、安慰患者。在语言交流中要使用通俗易懂的语言。

为了迅速全面了解患者的问题，全科医生在应诊时可以采用 BATHE 问诊。BATHE 的含义是：

B（background）背景，了解患者可能的心理或社会因素，如"你最近过得怎样？"

A（affect）情感，了解患者的情绪状态，如"你心情怎样？"

T（trouble）烦恼，了解问题对患者的影响程度，如"你最担心的是什么？""你认为这对你意味着什么？"

H（handling）处理，了解患者的自我管理能力，如"你是如何处理这件事的？"

E（empathy）移情，对患者的不幸表示理解和同情，从而使他感受到医生对他的支持，如"这对你来说一定是很困难的了""你可是不容易啊！""我理解你的那种感觉"。

案例：

某全科医生接诊一位女性糖尿病患者，发现她近来的疾病控制情况有些退步。为了解其中原因，医生采用了BATHE方法进行询问。

医生："你的血压有点高，我发现你的体重也有所增加，你控制饮食了吗？"

患者："实话告诉你，我刚吃了很多点心，我知道我最近没注意控制饮食。"

医生："那么你生活中发生了什么事，才导致你这样？这不像你一向所为。"（background——背景，了解患者社会心理问题。）

患者："有许多烦心事。我的儿子正考虑搬到首都去，那边已经同意给他一个好职务。这对他的事业很重要呢！"

医生："你对这事怎么看？"（affect——情感，了解患者的情绪状态）

患者："我想，我会非常想他。你知道我另外两个孩子很久以前已经搬到外地去了，这是唯一留在我身边的孩子，我觉得他是我的靠山。"

医生："这件事会给你带来什么最烦恼的问题？"（trouble——烦恼，了解问题对患者的影响程度）

患者："孤独！过去虽也孤独，但我能打电话给他，他会在半小时内就来看我，以后就不行了。"

医生："你打算怎么应付这件事呢？"（handling——处理，了解患者的自我管理能力）

患者："我将会尽量放他走。我是一个热心的人，我要让他知道我为他骄傲，他对自己的事业也该这样选择。我只能这样处理。"

医生："处理这种问题很不容易呀！分离总是让人难以承受的事情，你真是有点进退两难。一方面你知道儿子的事业取得了很大的进展，可又明白你自己要为此而付出代价，我能看出你的焦虑，咱们一起来对付它吧！"（empathy——移情，对患者的不幸表示理解和同情，从而使他感受到医生对他的支持）

"现在我要听听你的心脏，再验一下尿，然后我们再谈谈。也许能想出什么办法，让你在处理这个问题时容易一些。"

患者："好吧，谢谢你！"

三、会谈结束阶段

包括与患者讨论病情或问题，提出治疗方法或处理意见，听取患者的意见，进行健康指导等。会谈结束前，应简述或总结本次会谈成果，特别是对患者表示理解。向患者详细介绍日常生活中的注意事项，可能出现的应急情况和紧急处理方法，给患者留下联系方式，以方便随时联系。要确认患者清楚医嘱，必要时让患者复述医嘱内容，特别要注意一定要请患者复述一遍关键性医嘱。根据病情或问题需要，确定预约，嘱咐患者复诊并坚持随访。整理会谈过程，并记入健康档案。

第四节　与不同类型患者的沟通

一、与儿童的沟通

儿童的特点是好奇、好动、无知、幼稚、胆小、认生、不能自理、害怕打针。与儿童患者沟通应该针对儿童的特点，诊室的有形展示可以张贴儿童喜欢的卡通画，为儿童准备一些玩具、画册，让儿童喜欢诊室，减少儿童的不安。与儿童交谈应该用儿童能够理解的语言和儿童喜欢的语调，采用诱导式询问，结合父母提供的观察信息，能获得较正确的资料。与儿童相处时，注意其感受，并给予适度的关爱与鼓励是最有用的方法，如有什么特殊的处置，应先简单地向小朋友说明，留意其感受，予以安慰，并用一些小礼物或称赞的话，鼓励儿童的表现，有助于良好的沟通。

二、与青少年的沟通

青少年的特点是自主性强，不喜欢别人将他们当作孩子，比较注重个人形象，不喜欢说教式的长篇大论，青少年常有心理问题、青春期问题。与青少年沟通的方式应采用对成人的模式。诊室应保持一对一沟通环境，交流的态度应该诚恳，交流的动作应该庄重。与青少年会谈时，应让他们尽量发挥，并征询是否愿意父母陪伴。应避免说教式的长篇大论，要适度认同青少年的想法，并为其剖析现实状况及最有利于他们的做法，让他们能参与诊断及治疗计划。处于青春期的青少年，常有成长过程中的身心问题，如逆反的心理、家庭的管制与过高的期望、对身体形象高度关注以及与异性的交往等，医生应遵循沟通的保密原则，除非患者同意，不宜随便告诉其父母。对青少年普遍因害羞而不愿启齿的事项，医生应有充足的认知及敏锐的观察力，利用会谈的技巧来发掘及探讨问题。

三、与老年人的沟通

老年人的特点是年老体弱、反应迟钝、语言表达能力差、病因复杂、常有多重疾病、预后难测、害怕孤独、渴望温情、经济困难等。由于老年人感官能力降低，思维不够敏捷，言语表达能力差，因此在交谈过程中全科医生要怀着高度的同情心和耐心，对老年人要细心周到、耐心倾听、避免争执，肯定其以往的成就，鼓励其生活的信心，必要时动用家庭及社区资源，给予经济、医疗及心理上的支持。医生在会谈中应主动地将要点重复及条理化，必要时可将重要事项写个摘要，以便老人随时参考。老年人常有听力减退，交谈时可提高音调。发问及处置也应力求简明，以患者能明确了解及确实有效可行为原则。

四、与预后不良患者的沟通

与预后不良的患者（如严重残疾、癌症、多种慢性病等）沟通时，应充分表达同情心及正向的态度，以中性的立场为患者谋求最佳的处置方案。医生所要做的是，减轻患者身体的痛苦以及给予心理上的支持，后者对于诱发患者积极振奋的精神状态十分有效。医生不应给予患者不实的保证，以免患者以后因失望而更绝望，但可保证医生将持续帮助他们。此外，不宜抑制患者悲哀的心情，而是要给予他们必要的心理支持，让他们能面对现实，有时倾听就具有很好的疏解效果，可以逐渐接受现实、正视现实，从而建立新的平衡心态和带病"健康生活"的方式。

五、与问题患者的沟通

所谓问题患者,指以医生的眼光看,特别难以相处的患者。这些患者常使医患关系恶劣,也会影响治疗效果。

(一)有疑病症倾向的患者

这种患者有疑病的心理倾向,也就是过分关心自己的身体状况,总担心身体某部分有病,尤其是癌症。当医生为他们解决了一项疑点后,他们立即会将注意力转移到其他组织器官。他们常对检查结果不太放心,这往往令医生感到疲惫不堪,也无成就感。有疑病倾向的人,心理上往往既缺乏安全感又特别希望别人关心,全科医生在面对这类患者时,应该认真地倾听他们的陈述,为他们排除器质性疾病,并给予适度的关心和支持。但最重要的是了解患者日常生活和社会生活情况,帮助患者正视自己在现实中所遭遇的困难,并指导如何去调适。另外,医生可通过排定就诊检查时间表,限制患者过度求诊的行为。

(二)多重抱怨的患者

这类患者通常主诉有多系统、多器官的症状,可以说"从头到脚都不舒适",但这些症状都很含糊,如头晕、倦怠、酸痛等,有时也抱怨生活、工作、社交等事件。这类患者抱怨医生的治疗无效且症状不断,这常使医生感到无从下手。这些人常有焦虑及不满的心理,又多缺乏家庭及社会的资源,因此医生须了解其真正问题并不在于所抱怨的事项,而是生活压力事件、资源不足所导致的问题,故应从这些方面着手,调整其生活方式和习惯。

(三)充满愤怒的患者

这类患者说话愤世嫉俗,容易和别人(包括医护人员)发生冲突,不遵医嘱,有抗拒心理。患者多因疾病使个人目标受到挫折、生活压力无处疏解,导致人格异常,并常自觉不自觉地迁怒于医护人员。医生应以坦诚的态度,表达积极协助的意愿,并设法找出患者挫折及压力的来源加以疏解。

(四)自大的患者

这类患者常常表现出自大的态度及言谈,认为自己很内行、地位高、懂得多,以威胁利诱的方式向医生提出过多要求。其心理背景除了自大外,还可能有怕被忽视的成分。这类患者容易令双方产生不愉快。在沟通时,医生应避免争吵,利用他们这种自大的态度,向适当的方面引导,如"像您这么经验丰富,应该知道这疾病需要……"等。

(五)依赖性很强的患者

这类患者被动、依赖,将所有的问题都依托于医生来解决,认为医生可给予无穷的帮助,因此常缠着医生,要求过多的检查、开药、转诊,使医生疲于应付,最后常使医患关系恶化。面对这类患者,全科医生应告知医生能力的限度,鼓励他们主动地解决自己的健康问题。同时协调社区或家庭等各种有效资源提供协助,以减少对医生的依赖。

第五节 医患沟通评价

一、医患之间沟通良好的依据

医患沟通是否良好,可以依据以下几个方面进行评估:

1. 治疗的依从性 一个患者能谨记医生的建议,并且认真地去执行医嘱时,往往表示医生与患者沟通良好，获得患者的信任并与患者建立了良好的关系。如果患者依从性不好，则是沟通不良的讯号。

2. 连续性关系 持续性照顾是全科医疗最重要的特征之一，医生与患者之间建立了持续性关系，表示医生与患者沟通良好。有研究结果显示：在预约下一次连续就诊或随访而没有按期复诊的患者中，医生与患者沟通不良是影响患者不来继续就诊的原因之一。

3. 医生与患者间的关系 良好的沟通，会使医生与患者双方感到满意，进而建立起和谐的医患关系。所以医生与患者的关系，也可以作为评价沟通的指标。

二、医患沟通能力评价工具

在临床诊疗中，良好沟通确实能够提高患者的满意度和依从性。医生与患者之间的高效会谈是临床医生的核心临床技能之一，尤其对基层医疗中的临床医生更为重要。国外的一些医学教育工作者和机构根据沟通的特点，研究开发了一些沟通评价工具，供医学教育培训工作及评估医生与患者沟通效果参考。

（一）SEGUE 量表

2001 年，美国西北医科大学 Makoul 等人研究制订了 SEGUE 量表，该量表由 5 个维度、共 25 个条目组成。SEGUE 量表的五个维度如下：

做好准备（set the stage）：包括与患者打招呼、确定就诊原因、做好接诊的程序、在诊疗过程中与患者建立联系、保护患者的隐私获取信息等。

获取信息（elicit information）：包括获取患者对健康问题的看法、探究生理心理和社会因素、讨论以前的治疗情况、讨论健康问题对患者的影响、讨论生活方式问题和预防策略、避免命令式问题、给患者说话的机会、专注于患者的倾听、核实及澄清信息等。

提供信息（give information）：包括解释诊断性操作的原理、为患者讲解其身体和健康情况、鼓励患者提问、适应患者的理解程度（如避免专业性术语）等。

了解患者的观点（understand the patient's perspective）：包括认可患者的成绩、承认等候时间、移情、保持尊重的语气等。

结束诊疗（end the encounter）：包括询问患者是否有其他想讨论的事情、总结并计划下一步工作内容等。

（二）Kalamazoo 共识沟通要素评价表

1999 年，来自北美多家医学院、住院医师项目组织、医学继续教育组织及著名医学教育机构的专家在密西根的 Kalamazoo 召开会议，讨论描述医患沟通的基本要素，研究制订了 Kalamazoo 共识沟通要素评价表（Kalamazoo Consensus Statement Essential Elements Communication Checklist）。Kalamazoo 共识沟通要素包括建立关系、开始讨论、收集信息、理解患者的观点、分享信息、达成共识及结束会谈 7 个基本组成要素，23 项条目，每个基本要素采用 Likert 5 分法评价。国内外研究显示，应用 Kalamazoo 共识沟通要素评价表有较好的信度和效度。

本章小结

全科医疗的医患沟通应该遵循以人为本、平等、诚信、共情、保密、反馈以及共同参与等原则。全科医生应该熟练掌握语言沟通、非语言沟通的技巧和倾听等沟通的技巧，并在临床会谈的开始阶段、中间阶段和结束阶段，恰当应用这些技能。对不同类型的患者，除熟练应用上述沟通技巧外，还应该根据不同类型患者的特点，有针对性地进行沟通。医生与患者沟通是否良好,可以依据治疗的依从性、与服务对象连续性的关系以及医生与患者间的关系等几个方面评估。

(刘小平)

思考题

1. 全科医生与患者沟通中应该遵循哪些原则?
2. 全科医生应该掌握哪些医患沟通的技巧?
3. 全科医生应该如何与不同类型的患者沟通?

第十五章 全科医疗中的法律法规

党在"十八大"上明确提出,要为群众提供安全、有效、方便、价廉的基本医疗卫生服务。"十九大"进一步明确指出要全面建立中国特色基本医疗卫生制度,加强基层医疗卫生服务体系和全科医生队伍建设。全科医疗是基本医疗卫生服务体系的基石,肩负着社区首诊、向上转诊的重任,在提供服务的过程中必然会发生医疗纠纷,也有可能承担损害赔偿责任。为了依法执业、避免因全科医疗导致的损害赔偿风险,全科医生应该全面了解相关法律法规,熟悉医方的义务,并了解医疗机构承担责任的法律依据,以及纠纷的处理程序等。

第一节 全科医疗管理法律制度

全科医疗的主要任务,一是围绕常见病、多发病开展诊疗服务,二是提供基本公共卫生服务。在全科医疗服务过程中,涉及《中华人民共和国执业医师法》《中华人民共和国药品管理法》《中华人民共和国母婴保健法》《中华人民共和国传染病防治法》《中华人民共和国精神卫生法》《医疗机构管理条例》《医疗废物管理条例》《疫苗流通和预防接种管理条例》《突发公共卫生事件应急处理条例》等相关制度。

一、全科医疗机构管理法律制度

医疗机构,是指依据《医疗机构管理条例》和《医疗机构管理条例实施细则》的规定,经登记取得"医疗机构执业许可证"的机构,包括医院、卫生院、疗养院、门诊部、诊所、卫生所(室)、急救站以及护理院等,其中,提供全科医疗服务的主要机构是社区卫生服务中心(站)、中心卫生院、乡(镇)卫生院、街道卫生院、村卫生室(所)。

根据《医疗机构管理条例》,未取得"医疗机构执业许可证",任何单位或者个人不得开展诊疗活动,不得提供全科医疗服务。经登记注册(register)后,医疗机构开展诊疗活动须按照核准登记的诊疗科目进行,即只有登记了"全科医疗科"的机构,才能提供全科医疗服务。对于危重病人,医疗机构应当立即抢救,不得以超出诊疗科目等理由拒绝救治,如因设备或者技术条件不能诊治,应当及时转诊。

二、全科医生管理法律制度

医生是掌握医药知识、以治病为业人员的统称,包括医师、医士、乡村医生。医师是指依法取得执业医师、执业助理医师资格,经注册在医疗机构从事医疗、预防、保健等工作的人员。医士是指受过中等医学教育或具有同等能力、经国家卫生部门审查合格的负医疗责任的医务工作者。乡村医生是指经注册在村医疗卫生机构从事预防、保健和一般医疗服务的医生。各类医生都要按照法律法规的要求提供诊疗服务，并履行公示义务、报告义务等。

1. **公示义务** 根据《医疗机构管理条例》，医疗机构工作人员上岗工作，必须佩带载有本人姓名、职务或者职称的标牌。

2. **诊疗服务规范** ①遵守法律、法规，遵守技术操作规范；②按照注册的执业地点、执业类别、执业范围执业，从事相应的医疗、预防、保健业务；③对急危患者，医师应当采取紧急措施及时进行诊治，不得拒绝急救处置；④医务人员在诊疗活动中应当向患者说明病情和医疗措施，需要实施手术、特殊检查、特殊治疗的，医务人员应当及时向患者说明医疗风险、替代医疗方案等情况，并取得其书面同意，不宜向患者说明的，应当向患者的近亲属说明，并取得其书面同意，因抢救生命垂危的患者等紧急情况，不能取得患者或者其近亲属意见的，经医疗机构负责人或者授权的负责人批准，可以立即实施相应的医疗措施；⑤使用经国家有关部门批准使用的药品、消毒药剂和医疗器械，除正当治疗外，不得使用麻醉药品、医疗用毒性药品、精神药品和放射性药品；⑥医师实施医疗、预防、保健措施，签署有关医学证明文件，必须亲自诊察、调查，并按照规定及时填写医学文书，不得隐匿、伪造或者销毁医学文书及有关资料；⑦医师不得利用职务之便，索取、非法收受患者财物或者牟取其他不正当利益；⑧有自然灾害、传染病流行、突发重大伤亡事故及其他严重威胁人民生命健康的紧急情况时，医师应当服从县级以上人民政府卫生行政部门的调遣。

3. **报告义务** 《中华人民共和国传染病防治法》《中华人民共和国药品管理法》《中华人民共和国职业病防治法》《医疗纠纷预防和处理条例》《突发公共卫生事件应急处理条例》等均规定了医务人员的报告义务，即发现法定传染病、药品不良反应或者医疗器械不良事件、职业病、突发公共卫生事件以及发生重大医疗纠纷等，医务人员应按照法定时限、程序进行报告（report）。

4. **乡村医生行为规范** ①乡村医生应当协助有关部门做好初级卫生保健服务工作，按照规定及时报告传染病疫情和中毒事件，如实填写并上报有关卫生统计报表，妥善保管有关资料；②乡村医生在执业活动中，不得重复使用一次性医疗器械和卫生材料，对使用过的一次性医疗器械和卫生材料，应当按照规定处置；③乡村医生应当如实向患者或者其家属介绍病情，对超出一般医疗服务范围或者限于医疗条件和技术水平不能诊治的病人，应当及时转诊，情况紧急不能转诊的，应当先行抢救并及时向有抢救条件的医疗卫生机构求助；④乡村医生不得出具与执业范围无关或者与执业范围不相符的医学证明，不得进行实验性临床医疗活动；⑤乡村医生应当在乡村医生基本用药目录规定的范围内用药。

第二节 患者法定权利与义务

患者享有自然人的各项民事权利，如生命权、健康权、姓名权、名誉权、隐私权等。围绕着诊疗服务，患者还享有获得适宜医疗服务的权利、合理限度的医疗自主权、查阅复制病历资料等权利，并应履行配合诊疗服务、支付医疗费用、遵守医方的规章制度等义务。本章仅详细介绍患者独享的或者权利保护方面具有鲜明特点的权利，其他权利与义务详见第十二章第二节。

一、患者法定权利

（一）获得适宜医疗服务的权利

世界卫生组织明确提出："健康是人的基本权利"。任何人都有权享有必要的、合理的、最基本的诊治护理,以保障其自身健康。应当说获得适宜的医疗服务(medical service)的权利是患者最基本,也是最重要的权利,因为不能获得适宜的医疗服务很可能会直接使得患者的生命权、健康权受到损害。而生命权和健康权是患者作为自然人最为重要和最为基本的权利,尤其是生命权,一旦被侵犯则无法进行事后救济。因此,实际上为了保障、满足患者获得适宜的医疗服务这一权利,负有义务的不仅是医疗机构以及医护人员,国家也同样负有义务。

获得适宜的医疗服务的权利具体包括:①享有得到导医服务及获知有关医疗信息的权利,医疗信息即医院病房科室设置、医疗设备的种类及具体状况、有关专家及其特长等,这些信息有助于患者做出是否到该医疗机构就医及选择医生的决定,目前,很多医疗机构采取了在门诊大厅公示相关信息以及在其官方网站上公示相关信息的方法;②享有获得为治疗疾病所必需的基本医疗服务的权利;③享有获得费用节省的医疗服务的权利,在目前过度医疗泛滥的今天,该权利显得尤为重要;④享有得到及时的医疗服务的权利,尤其是急诊患者,医疗服务的及时性对于保障患者的生命权和健康权十分重要。

(二)合理限度的医疗自由权

合理限度的医疗自由权是患者自主权的必然结果。合理限度的医疗自由权包括:①选择医疗机构及医生的权利;②除非法律、法规另有规定,否则患者享有决定接受或不接受任何一项医疗服务的权利;③除非法律、法规另有规定,否则患者有权决定出院及转院;④决定其遗体及器官的使用方式,拒绝任何指定的检查、药物、治疗等的权利,并有权知道相应后果,但患者的医疗自由权并不是无限度的,而要受到法律的约束,只能在合理限度内行使,例如,患者的安乐死要求就得不到法律的支持。

(三)病历资料查阅及复制权

病历资料记录了医疗活动的过程,是认定是否存在医疗过错的重要依据。实践中,很多医疗诉讼结果的成败通常取决于相关病历资料的证明力,而病历资料通常处于医疗机构的控制中,因此有必要保障患者对病历资料的查阅及复制的权利。

1. 病历资料查阅及复制权的主体 根据《医疗机构病历管理规定》第12条规定,患者本人或其代理人,死亡患者近亲属或其代理人以及保险机构都可以查阅及复制病历资料。患者未死亡,即使是患者的近亲属,如果其未取得患者本人的授权,也无权查阅及复制患者的病历资料,这涉及对患者隐私权保护的问题。

2. 医疗机构拒绝提供相关病历资料的法律后果 医疗机构负有向患者提供病历资料的义务,违反该义务,医疗机构则须负行政责任及民事责任。《医疗纠纷预防和处理条例》及《医疗机构病历管理规定》对此种情况的医疗机构应承担的行政责任做出了规定,如《医疗纠纷预防和处理条例》第47条规定的行政责任包括"由县级以上人民政府卫生主管部门责令改正,给予警告,并处1万元以上5万元以下罚款;情节严重的,对直接负责的主管人员和其他直接责任人员给予或者责令给予降低岗位等级或者撤职的处分,对有关医务人员可以责令暂停1个月以上6个月以下执业活动"。《中华人民共和国侵权责任法》(以下简称《侵权责任法》)第58条规定,隐匿或者拒绝提供与纠纷有关的病历资料,造成患者损害的,推定医疗机构存在过错。如果医疗机构不能推翻此推定,则要承担不利的法律后果。

二、患者法定义务

医生与患者的关系通常被定性为合同关系,根据《中华人民共和国合同法》以及其他法律法规,患者有义务配合诊疗服务、支付诊疗费用、遵守医方的规章制度等。

第三节　全科医疗损害赔偿责任

案例：

2008 年元月，杨某、刘某到某卫生院为其女儿接种卡介苗，孩子接种疫苗的当晚死亡。尸体剖验结论是：孩子在多脏器感染的条件下，接种卡介苗后死亡。司法鉴定中心的鉴定意见是：死者系在患间质性肺炎、病毒性肝炎等多器官感染的基础上，因呼吸循环衰竭而死亡；该患儿死亡的根本原因是其自身所患的间质性肺炎、病毒性肝炎等多器官感染，注射卡介苗及哭闹等可促使呼吸循环衰竭的发生，与其死亡有一定的因果关系，其参与度理论值为 15%～25%。

卫生院认为其单位在为孩子接种前，告知了杨某、刘某所接种疫苗的禁忌，不良反应以及注意事项，并询问了孩子的健康状况及是否有接种禁忌，对孩子的死亡，其单位没有过错，并提供 2008 年元月 7 日门诊预诊登记表 1 份。该表载明孩子体温、心脏、肾脏等均正常，但在"家长同意接种签名"一栏未有杨某、刘某签字。

法院审理后认为，根据司法鉴定意见，孩子死亡的主要原因是生前患有多种疾病，对孩子的死亡杨某、刘某应承担主要责任，卫生院为孩子接种卡介苗时，未询问孩子的健康状况且并未告知杨某、刘某接种禁忌及注意事项，对孩子的死亡有一定的过错，以承担 25% 的赔偿责任为宜。卫生院辩称已询问了孩子的健康状况，并告知了杨某、刘某接种禁忌及注意事项，其单位无过错，但其提供的证据不能证明该辩解意见，故本院不予采纳。卫生院又辩称孩子的死亡属于接种异常反应，应由政府承担赔偿责任。因孩子接种卡介苗时自身患有疾病，故该事故不属于接种异常反应，该辩解意见，本院亦不予采纳。综上，判决如下：卫生院赔偿原告死亡赔偿金和丧葬费的 25% 及鉴定费、精神损害抚慰金，共计 48 872 元。

根据《侵权责任法》的规定，医疗损害（medical damage）是指医疗机构及医务人员在医疗过程中因过失，或者在法律规定的情况下无论有无过失，造成患者的人身损害或者其他损害。医疗损害分为三种类型：医疗技术损害、医疗伦理损害和医疗产品损害，医疗伦理损害又分为知情同意权被侵害导致的损害和隐私权被侵害导致的损害。本章案例涉及上述三种类型的损害。首先，卫生院为孩子接种卡介苗时，未详细询问孩子的健康状况，违反了问诊时的注意义务，其诊疗行为未达到相应的水平，应承担医疗技术过失责任；其次，卫生院提供了门诊预诊登记表，该表在"家长同意接种签名"一栏未有死者父母的签名，据此可以认定，卫生院未依法履行告知、并征得监护人同意并签字的义务，侵犯了患者的知情同意权；再次，本案是在接种疫苗之后发生的，疫苗是引起损害的潜在因素之一，假如患儿死于疫苗质量不合格或者疫苗接种异常反应，根据医疗产品责任规则，则应由疫苗生产厂家承担赔偿责任或者国家承担补偿责任。

从某种程度说，我国患者医疗损害赔偿（compensation for damages）制度的历史变迁，与医疗卫生体制密切相关，伴随医疗卫生服务市场化而出现，随着市场化的深入而完善。例如，建国初期，传染病、寄生虫疾病、营养不良性疾病在工农群体中肆虐，我国的医疗卫生体制选择了异于西方的医疗模式，主要依靠经过很短时间就可培训出来的较低技能的医护工作者，发展劳动力密集而不是资本密集的医疗技术，强调预防和初级保健。在这样的大背景下，有限的医疗卫生资源集中于公共卫生和常见病、多发病的诊疗。国家提供近乎免费的诊疗服务,因诊疗行为造成的损害由患者自行承担,国家和医疗机构不提供金钱救济,对于肇事医生,国家用刑罚的手段进行惩罚。1978年党的十二届三中全会作出了经济体制改革的决定,1985年卫生部发布《关于卫生工作改革若干政策问题的报告》,开启了医疗卫生服务市场化改革的大门,对医疗机构实行放权、让利、搞活,实行鼓励创收和自我发展的政策。在这一政策指导下,医疗机构创收动力趋强,居民医疗费用快速上升,医患之间原有的利益平衡被打破,再平衡不可避免。1986年,国务院颁布《医疗事故处理办法》,《医疗事故处理办法》确立了医疗损害赔偿的一般规则,"因医务人员诊疗护理过失,直接造成病员死亡、残废、组织器官损伤导致功能障碍的",经当地卫生行政部门组织的医疗事故技术鉴定委员会鉴定,"根据事故等级、情节和病员的情况,由医疗机构给予一次性经济补偿",即医疗机构具有严重过错、损害后果比较严重的前提下,医疗事故的受害人有机会获得一定限度的补偿。1992年,国务院下发了《关于深化卫生改革的几点意见》,提出拓宽卫生筹资渠道,鼓励部门和企业投资、单位自筹、个人集资、银行贷款、社团捐赠、建立基金等多种形式办医,民营医院迎来发展良机。在民营医院快速扩张的同时,公立医院公益性不断降低、逐利倾向愈发明显,以药养医蔚然成风,"看病难、看病贵"日益普遍,在这种情况下,《医疗事故处理办法》确立的以行政机关为主导的、倾向于保护医方利益的损害补偿制度受到社会诟病,提高患者保护水平的呼声不断提高。2002年,《医疗事故处理条例》颁布。《医疗事故处理条例》降低了医疗事故的认定标准,各地医学会代替卫生行政部门承担医疗事故技术鉴定的组织实施职责,降低赔偿门槛,扩大赔偿范围,提高赔偿标准。尽管《医疗事故处理条例》极大地提高了患者保护水平,但仍带有明显的部门利益保护痕迹,遭到社会各界的普遍谴责,随后,最高人民法院发布了一系列司法解释,明确医疗损害案件可以适用更有利于患者保护的一般人身损害赔偿规则,至此,我国医疗损害赔偿二元化模式初步确立:案由二元化——医疗事故损害赔偿和一般人身损害赔偿;鉴定二元化——医疗事故鉴定和医疗过错司法鉴定;损害赔偿标准二元化——《医疗事故处理条例》确定的标准和一般人身损害赔偿标准。2009年通过的《中华人民共和国侵权责任法》试图终结医疗损害赔偿二元化的乱象,提出了医疗损害责任的概念,试图确立"一般人身损害赔偿规则"的唯一地位,但这一尝试遭到医学界的反对,鉴定二元化、赔偿标准二元化格局并未改变。2018年6月20日,国务院通过了《医疗纠纷预防和处理条例》,强调从患者安全管理入手预防医疗纠纷,在医疗损害鉴定中贯彻同行评议,并删除了医疗事故赔偿部分,统一了医疗损害赔偿标准。

一、医疗技术损害责任

医疗技术损害(liability for medical technology damage)是指医务人员在诊疗活动中未尽到与当时的医疗水平相应的诊疗义务,造成患者的损害,是医务人员在从事病情检验、诊断、治疗方法的选择、治疗措施的执行以及病情发展跟踪观察、术后照护等医疗行为时,不符合当时的医疗专业知识或者医疗水平的疏忽或者懈怠。

(一)构成要件

1. 医疗机构在诊疗活动过程中的违法诊疗行为 医疗技术损害责任的行为主体,是医疗机构及医护人员。医疗技术损害责任的违法行为必须发生在诊疗活动过程中,例如诊断、治疗、护理等,都是发生医疗技术损害的违法诊疗行为的场合。超出诊疗活动的场合,或者非医疗机构及医务人员为主体,例如非医务人员非法行医,都不构成医疗技术损害责任。即使医疗机构及医务人员在非诊疗行为中造成患者损害,也不构成医疗技术损害责任,而构成其他医疗损害责任,例如医疗管理损害责任。

医疗技术损害责任的行为违法性,仍然是指医疗机构违反了对患者的生命权、健康权、身体权不可侵犯的法定义务,这种违法性是形式违法,而不是实质违法。

2. 损害事实主要是患者的人身损害事实　医疗技术损害责任构成中的损害事实,是医疗机构及医护人员在诊疗活动中实施违法诊疗行为,造成患者人身损害的事实。医疗技术损害责任中的损害事实主要包括:第一,受害患者的生命权、健康权或者身体权受到侵害,使患者的生命权丧失,或者使患者的健康权受到侵害,或者身体权受到侵害。具体表现形式是生命的丧失或者人身健康和身体的损害等。第二,受害患者的生命权、健康权、身体权受到损害之后,因此所造成的财产利益损失,包括为治疗损害所支出的财产损失,以及因为遭受损害而实际减少的收入。第三,是受害患者因人身损害所造成的受害患者或者其近亲属的精神痛苦损害,这种损害是无形损害,是精神损害。

人身损害是医疗技术损害责任的损害事实要件的外在表现形式,在赔偿的意义上说,人身损害必定造成财产上的损失,对于造成的精神损害,也只能进行财产上的赔偿。

3. 因果关系　构成医疗技术损害责任,违法诊疗行为与患者人身损害后果之间必须具有因果关系。医疗机构只在有因果关系存在的情况下,才就其过失行为负赔偿之责。认定医疗技术损害责任的因果关系,应当实行相当因果关系规则,即按照社会的一般知识经验判断,某种行为能够引起某种结果,而在现实中,这种行为确实引起了这种损害结果,这种行为就是这种损害后果的适当条件,二者之间具有相当因果关系。如果受害患者一方由于技术等原因而无法证明因果关系要件,可以在证明到一定程度即完成表见证据规则的要求之后,推定有因果关系,实行举证责任缓和,由医疗机构一方承担举证责任,证明自己的诊疗行为与损害后果之间不存在因果关系。

4. 医疗技术过错　构成医疗技术损害责任,医疗机构必须具备医疗技术过错。这是《侵权责任法》对医疗机构违法性诊疗行为中的主观因素的谴责,正因为医疗机构具有医疗技术过错,才对其科以侵权责任,以示对医疗机构过错的法律谴责。诊疗行为造成患者损害,如果医疗机构及医务人员没有过错,医疗机构就不承担医疗技术损害责任。医疗技术过错表现在负有诊疗护理职责的医务人员的主观状态中。医疗机构作为责任人,也应具有过失,但这种过失是监督、管理不周的过失,采推定形式。医务人员不具有过失者,不构成医疗技术损害责任。医疗技术过错的形式,既可以是疏忽,也可以是懈怠,都是对患者应尽的高度注意义务的违反。

(二)医疗过错的判断标准

1. 医疗惯例和常规　判断医疗过错的首要标准是医疗惯例和常规,这也是国际通例。例如,英国医生注意义务标准最著名的案例是 1957 年的 Bolam 案,原告因抑郁症于被告医院治疗,被告给予电抽搐治疗,结果原告产生了剧烈的抽搐,导致骨盆骨折。如果在治疗前给予迟缓药物,抽搐反应会降低很多。被告医院根据电抽搐治疗的惯例,没有采取任何控制措施。但对于电抽搐治疗是否应该使用迟缓药物,医学上存在争议。"确定注意义务的标准的方法是相关技术领域中,普通技术人员从业时具有的水平。一个人不必具备某技术领域中最高的专业技能。只要他履行了一个有资格的普通从业人员的一般技术,在法律上就足够了。"在 Sideway 一案中,法官指出:"如果一名医生的行为被一种负责任的医学观点承认在当时(的情况下)是正确的,即使其他的医生采取与该医生不同的行为,那么该医生的行为也不具有过失。简言之,法律规定了注意义务,但是,注意的标准是一个医学判断问题。"日本在探讨医疗行为是否存在过失时，采用了通常医生的标准，即"与被告医师处于相同职业、地位、客观环境中的一般的、平均的医师"，这样的标准导致"同业界的习惯行为或者同业界的标准就是过失的判断标准"。尽管当时法学界也谈到理性的医生，但实质上，法学界对医学界的惯常行为给予高度尊重，合理的医生指的就是通常的医生，医疗惯例和常规代表了医疗水准。

自1961年东京大学附属医院输血感染梅毒案开始，日本确立了司法对医学惯例的审查原则。东京大学附属医院对于持有梅毒阴性证明文件的供血人，没有进一步问诊、检测，而是根据常规直接采血。事实上，供血人供血前与梅毒患者发生了性行为，感染了梅毒。法官在判决中论述到：只要检测结果不能证明绝对安全，医师就应该承担问诊义务以确定供血人是否感染梅毒。该案例确立了法学界对医学惯例、常规的审查原则。在此原则指导下，日本出现了一系列判决，导致医疗过失"严格责任"的倾向，典型案例是早产儿视网膜病变的案例。对于最新的、处于探索阶段的治疗措施，医师是否有义务告知患者，并建议转院？法院认为，该治疗方法已经在专业杂志发表，医师应该知道，从保护患者的角度出发，医师有义务告知。此判决受到医学界的强烈批评。医学界普遍表示，使医师承担一般临床上尚未认可的医疗行为的实施义务，一般临床医师都难以接受。在此背景下，松仓教授提出了学术上的水准与实践中的水准的概念。1982年，在高山红十字医院案中，法官采用了"诊疗当时的临床医学实践中的医疗水平"的概念，把"临床一般医师的惯例行为"与"诊疗当时的临床医学实践中的医疗水平"作为同一概念处理，实质上，正式承认了临床医师的惯例行为就是医疗水准。

2. 参考因素 在我国司法实务界，医学院校的教科书列明的诊断标准、治疗措施，常常被作为医疗行为是否存在过失的判断标准。教科书是医学界的最杰出人士，在总结前人所有经验基础上，针对疾病得出的所有的、通常认为有效的诊断、治疗措施，其优点是客观、明确、准确、全面，缺点是除了少数医院，一般医院不具备实施教科书所列诊断、治疗措施的条件，有时是缺乏几种条件，在偏远地区的基层医院，往往缺乏绝大部分条件。因此，医生如果实施了教科书明令禁止的行为，则必有过失无疑，如果受条件制约，没有实施可以实施的行为，是否有过失，则需依照实践中的医疗水平进行判断。

医疗技术过错的确定是否要考虑地区、医疗机构和医务人员资质等因素？《侵权责任法》没有作出规定，《最高人民法院关于审理医疗损害责任纠纷案件适用法律若干问题的解释》（法释〔2017〕20号）第16条规定，"对医疗机构及其医务人员的过错，应当依据法律、行政法规、规章以及其他有关诊疗规范进行认定，可以综合考虑患者病情的紧急程度、患者个体差异、当地的医疗水平、医疗机构与医务人员资质等因素"。因此，医疗过错的认定应当坚持"国家标准加差别对待"的原则，以诊疗当时的医疗水平为过错判断的基本标准，并适当考虑地域、医疗机构及医务人员资质、病情紧急程度等因素。

3. 过错推定的条件 由于医疗服务的私密性、技术性、复杂性，由患方承担医疗过失证明责任的确存在种种弊端，基于此，法律规定了特定情况下过错推定原则。根据《侵权责任法》，出现以下三种情况，推定医疗机构有过错：一是违反法律、行政法规、规章以及其他有关诊疗规范的规定的；二是隐匿或者拒绝提供与纠纷有关的病历资料的；三是伪造、篡改或者销毁病历资料的。

（三）免责事由

《侵权责任法》明确规定了三种医疗机构不承担责任的情形。

1. 患者或者近亲属不配合医疗机构进行符合诊疗规范的诊疗 根据意思自治原则，医疗服务合同的一方当事人有权利决定是否接受某一医疗行为，如果患方拒绝配合合理的诊疗行为，理应责任自负，但如果医疗机构也有过失，则需根据过错程度或者原因力规则确定免责的份额。

2. 医务人员在抢救生命垂危的患者等紧急情况下已经尽到合理的诊疗义务 本款规定没有明确在紧急情况下是否降低医务人员的注意义务，而是强调了"合理的诊疗义务"，在医疗水准作为医疗技术过错判断的一般标准的前提下，抢救行为符合诊疗护理规范、常规，则可免除赔偿责任。

3. 限于当时的医疗水平难以诊疗 产品责任领域强调"发展风险"免责，基于医疗侵权的特殊性，医疗技术侵权领域引入了这一规则，配合医疗过错的判断标准——医疗水平，为医疗机构提供了更加明确的保护。

二、医疗伦理损害责任

医疗伦理损害主要是指患者知情同意权或者隐私权受到侵害导致的人身和精神损害。医疗伦理损害是借鉴法国的医疗伦理过错概念提出来的，是指医疗机构及医务人员违背医疗良知和医疗伦理的要求，违背医疗机构和医务人员的告知或者保密义务，具有医疗伦理过失，造成的患者人身损害以及其他合法权益受损。

（一）侵犯患者知情同意权的责任

知情同意权（informed consent）是近年来医患关系中备受关注的一个权利。与知情同意权相对应的是医方的说明义务。知情同意权实质包括知情权和同意权两个密切相关的权利。知情权即患者有权利知道并了解自己的病情状况、可供选择的治疗方案、可能发生的并发症或副作用、医疗费用等。这是患者理解后进行选择的基础。患者此项权利的实现有赖于医务人员告知义务的充分履行。同意权即患者在知悉详情后自主、自愿地做出决定，该决定可以是同意也可以是拒绝医师的治疗方案。知情权是同意权充分行使的必要前提，在不清楚情况的前提下的同意不是真正的同意，即如果医方不履行告知义务，患者的同意均为无效。同意权则是知情权的价值体现。知情同意权具有重大的进步意义，在相当长的一个历史时期中，医学伦理观强调医生的决定权，视患者为医疗行为的客体，把患者置于医疗活动的从属地位，对患者自主权的尊重和保护已成为构建新型医患关系的关键一环。

患者的知情同意权在我国多个法律、法规中都有规定。《中华人民共和国执业医师法》第26条规定"医师应当如实向患者或者其家属介绍病情，但应注意避免对患者产生不利后果。医师进行实验性临床医疗，应当经医院批准并征得患者本人或者其家属同意。"《医疗机构管理条例》第33条规定"医疗机构施行手术、特殊检查或者特殊治疗时，必须征得患者同意，并应当取得其家属或者关系人同意并签字；无法取得患者意见时，应当取得家属或者关系人同意并签字；无法取得患者意见又无家属或者关系人在场，或者遇到其他特殊情况时，经治医师应当提出医疗处置方案，在取得医疗机构负责人或者被授权负责人员的批准后实施。"《医疗机构管理条例实施细则》第62条规定"医疗机构应当尊重患者对自己的病情、诊断、治疗的知情权利。在实施手术、特殊检查、特殊治疗时，应当向患者作必要的解释。因实施保护性医疗措施不宜向患者说明情况的，应当将有关情况通知患者家属。"2010年7月1日起施行的《侵权责任法》借鉴了以上的规定，在医疗损害赔偿一章中对患者的知情同意权做出了规定。《侵权责任法》第55条规定"医务人员在诊疗活动中应当向患者说明病情和医疗措施。需要实施手术、特殊检查、特殊治疗的，医务人员应当及时向患者说明医疗风险、替代医疗方案等情况，并取得其书面同意；不宜向患者说明的，应当向患者的近亲属说明，并取得其书面同意。

医务人员未尽到前款义务,造成患者损害的,医疗机构应当承担赔偿责任。"

1. 知情同意权的主体　通常情况下,知情同意权应当由患者本人行使,但特殊情况下,由患者的近亲属代理行使,例如患者为无民事行为能力人、限制民事行为能力人,或患者已处于昏迷状态等无法亲自行使知情同意权的。再有,对于某些特殊重症,例如晚期癌症患者,如果直接告诉患者本人则极有可能影响患者情绪从而不利于后续诊疗的开展,此时医方如果不告知患者其真实病情,而是告知患者近亲属,这也是符合医疗惯例,属于《侵权责任法》第55条"不宜向患者说明的,应当向患者的近亲属说明,并取得其书面同意"的情形。

我国有家属代为行使知情同意权的习惯,医疗机构通常要求意识清醒的患者,以签署授权委托书的形式,授权家属代为行使了解医疗信息、决定是否接受医疗措施的权利。2017年,这一民事习惯终于有了明确的法律依据,《中华人民共和国民法总则》第33条规定,"具有完全民事行为能力的成年人,可以与其近亲属、其他愿意担任监护人的个人或者组织事先协商,以书面形式确定自己的监护人。协商确定的监护人在该成年人丧失或者部分丧失民事行为能力时,履行监护职责"。

2. 构成要件

(1) 违反告知义务的违法诊疗行为:违法行为是指自然人或者法人违反法定义务、违反法律所禁止而实施的作为或不作为。医疗机构及医务人员的告知义务是一种法定义务,医疗机构及医务人员违反告知义务,这种违反告知义务的行为就具有了违法性。医师是否尽到了告知义务,应根据合理的患者需要而定,当患者需要了解合理的医疗信息,而医生也能预见到患者希望了解时,则该信息属于医师应告知的范围。

违反告知义务的类型包括:第一,未履行告知义务。这是违反告知义务的最基本形态。需要注意的是,在某些情况下医疗机构不需要履行告知义务。第二,未履行充分告知义务。这种违反告知义务经常表现为:未告知治疗过程中的并发症、药物的毒副作用、手术中擅自扩大手术范围、手术后必要的复查等。第三,错误告知。医疗机构由于疏忽等原因,错误告知患者的病情、医疗方案的成功率、副作用等。第四,迟延履行告知义务。这种情况经常导致患者失去治疗的最佳时机,患者的合理期待利益受到损害。比较典型的是,医疗机构延迟履行转诊告知义务。第五,履行了告知义务,但未经同意而实施诊疗行为。告知的目的是为了获得患者或者其监护人的同意,因此,医疗机构尽管履行了告知义务,但是没有获得患者或者其监护人的同意就实施诊疗行为的,仍然有可能构成侵权行为。

(2) 患者受到损害:违反告知义务,未对患者进行必要的告知,不能满足患者的知情权、自我决定权,当然侵害了患者的知情、选择和自我决定的权利,造成了精神利益的损害。但由于《最高人民法院关于审理医疗损害责任纠纷案件适用法律若干问题的解释》规定,侵犯患者知情同意权,但未造成人身损害后果的,法院不予支持,因此,造成人身损害后果,是对患者精神损害进行救济的前提。

(3) 因果关系:只要医疗机构及医务人员没有尽到告知义务,就可认定侵权行为与损害之间具有因果关系。

(4) 过错:只要医疗机构及医务人员违反告知义务具有了违法性,就推定医疗机构及医务人员存在疏忽或懈怠,具有过失。

3. 紧急情况下知情同意权的特殊规定　《侵权责任法》第56条就紧急情况下知情同意权做出了特殊规定,"因抢救生命垂危的患者等紧急情况,不能取得患者或者其近亲属意见的,经医疗机构负责人或者授权的负责人批准,可以立即实施相应的医疗措施。"该条中的"不能取得患者或者其近亲属意见的"主要是指患者不能表达意志,也无近亲属陪伴,又联系不到近亲属的情况,不包括患者或其近亲属明确表示拒绝采取医疗措施的情况。

(二)侵犯患者隐私权的责任

隐私是指自然人不愿向外人披露的私人生活信息,属于精神性人身要素。我国《中华人民共和国宪法》《最高人民法院关于贯彻执行〈中华人民共和国民法通则〉若干问题的意见(试行)》《最高人民法院关于审理名誉权案件若干问题的解答》《医疗机构病历管理规定》等对隐私权(right of privacy)保护作出了规定。《侵权责任法》第62条规定"医疗机构及其医务人员应当对患者的隐私保密。泄露患者隐私或者未经患者同意公开其病历资料,造成患者损害的,应当承担侵权责任。"

实践中,医方侵犯患者隐私权的情况大体包括两种情况:①泄露患者隐私,既包括医方将其在医疗活动中掌握的患者隐私信息向外公布、披露的行为,例如对外散布患者患有性病的事实,也包括未经患者同意而将患者的身体暴露给与医疗活动无关的人员的行为,实践中常见的形式是医学院学生教学观摩。但教学医院与见习学生之间,以及教学医院与患者之间是两个不同的法律关系。教学医院在实施教学前应当告知患者,如果患者不同意,则应当尊重患者的意思表示。②未经患者同意就公开其病历资料,实践中常见的有:基于医学会诊、医学教学、医学研究等目的,公开患者的医学文书及有关资料,此种情形如果隐去带有能标识患者个人信息的内容,对容易引起歧义的内容加以适当掩饰,一般情况下不会对患者造成损害;医疗机构对医学文书及资料管理不善,向未取得患者授权的人公开。

三、医疗产品损害责任

《侵权责任法》第59条规定:"因药品、消毒药剂、医疗器械的缺陷,或者输入不合格的血液造成患者损害的,患者可以向生产者或者血液提供机构请求赔偿,也可以向医疗机构请求赔偿。患者向医疗机构请求赔偿的,医疗机构赔偿后,有权向负有责任的生产者或者血液提供机构追偿。"

(一)责任主体

受害患者可以请求生产者赔偿,也可以请求医疗机构赔偿,这是中间责任的承担。医疗机构承担了中间责任之后,可以向缺陷医疗产品的生产者进行追偿,将最终责任归之于最终责任者。

(二)责任构成

1. 医疗产品有缺陷　产品缺陷(product defect)是指产品存在危及人身、他人财产安全的不合理危险,且不符合保障人体健康、人身和财产安全的国家标准、行业标准。

医疗产品的缺陷分为四种:第一是设计缺陷,是指医疗产品在设计时在产品结构、配方等方面存在不合理的危险。考察设计缺陷,应当结合医疗产品的用途,如果将医疗产品用于所设计的用途以外的情形,即使存在不合理的危险,也不能认为其存在设计缺陷;第二是制造缺陷,指医疗产品在制造过程中,因原材料、配件、工艺、程序等方面存在错误,导致制作成最终医疗产品上具有不合理的危险性;第三是警示说明不充分的缺陷,也叫作经营缺陷或者营销缺陷,即医疗产品在投入流通中,没有对其危险性进行充分警示和说明,对其使用方法没有充分说明;第四是跟踪观察缺陷,指在将医疗产品投入医疗过程时,科学技术水平尚不能发现该医疗产品存在的缺陷,法律赋予医疗产品的生产者和销售者进行跟踪观察,未能及时发现危险,或者发现危险未及时采取召回等补救措施,因此造成患者人身损害的,就构成跟踪观察缺陷。

2.造成人身损害后果 缺陷产品应用于患者，导致患者或者他人人身损害的事实。

3.存在因果关系 医疗产品的缺陷与受害人损害事实之间存在的引起与被引起的关系，医疗产品缺陷是原因，损害事实是结果。

第四节 医疗纠纷处理制度

顾名思义，医患纠纷是患方与医方之间的纠纷。理论上，医患纠纷既包括患者对医方行为不满引发的争议，也应包括医方主动启动的针对患方的纠纷，但在实践中，医患纠纷这一概念仅指前者。医患之间的纠纷种类繁多，最常见的纠纷原因是医务人员的服务态度，此种纠纷通常没有金钱赔偿诉求，也罕见诉诸法律者，解决方式以解释、说服为主。法学界关注的医患纠纷与医疗损害赔偿密切相关，医患纠纷被定义为患方对医方的医疗行为不满、以损害赔偿为主要诉求的争议，本文采用这一观点。现阶段，医疗纠纷主要解决途径有三种：和解（compromise）、调解（mediate）、诉讼（mediate）。

一、和解

和解本意是指平息纷争、重归于好，法律上的和解是指当事人在自愿互谅的基础上，就已经发生的争议进行协商并达成协议，自行解决争议的一种方式。和解可出现于起诉前，也可于诉讼进行中达成。和解的优点是能够有效降低当事人之间的对抗，有利于维护当事人之间的关系，节约时间和争议解决成本。和解的缺点是约束力较弱。由于和解协议只是合同，不具备生效裁判文书的强制执行力，因此，在协议履行前，任何一方都可随时反悔而不必承担违约责任。

我国本有"私了"传统，20世纪90年代的医患纠纷常常通过和解解决。但随之而来的，是个别患者或家属利用这一制度索要高额的损害赔偿，为达目的甚至采用"医闹"的方式，且愈演愈烈。为避免患方利用和解制度损害医方利益，医疗机构通常引导患方通过调解或诉讼程序解决纠纷。目前，和解仍为常见的医患纠纷解决方式，但适用范围大为缩小，一是医方过失严重，为避免声誉受损主动寻求和解；二是医方确有过失且患方索赔额度较低的纠纷。

二、调解

调解是指经过法定第三者的排解疏导、说服教育，发生纠纷的双方当事人依法自愿达成协议、解决纠纷的一种活动。

（一）调解的类型

根据调解组织的不同，调解可以分为人民调解、行政调解、司法调解。

1.人民调解 人民调解是指人民调解组织通过说服、疏导等方法，促使当事人在平等协商基础上自愿达成调解协议、解决民间纠纷的活动。根据《中华人民共和国人民调解法》（以下简称《人民调解法》）的要求，各地纷纷建立医疗纠纷人民调解委员会或医疗纠纷人民调解中心，该类组织被定性为群众性组织，活动经费主要由政府负担，人民调解员通常由医学和法学专家组成。值得注意的是，部分地区保险公司进驻人民调解组织，全程参与医疗纠纷人民调解工作，这在某种程度上提高了人民调解工作的效率。

2.行政调解 根据《医疗纠纷预防和处理条例》的规定，申请医疗纠纷行政调解的，由医患双方共同向当地县级卫生行政部门提出申请。申请人可以以书面或者口头形式申请调解。

书面申请的,申请书应当载明申请人的基本情况、申请调解的争议事项和理由等;口头申请的,卫生行政部门应当场记录申请人的基本情况、申请调解的争议事项和理由等,并经申请人签字确认。卫生主管部门应当自收到申请之日起 5 个工作日内作出是否受理的决定,自受理之日起 30 个工作日内完成调解。医患双方经卫生主管部门调解达成一致的,应当签署调解协议书。由于卫生行政部门与公立医院之间的隶属关系,行政调解难以取得患者信任,名存实亡。

3. 司法调解 司法调解又称法院调解或诉讼调解,是指人民法院对受理的医疗损害赔偿案件,在审判人员的主持下,医患双方通过平等协商,互谅互让,达成协议,经人民法院认可后,终结诉讼程序,使纠纷得到解决。司法调解是《中华人民共和国民事诉讼法》(以下简称《民事诉讼法》)规定的一项重要制度,也是各级人民法院依法行使审判权的重要方式。

(二)调解的程序

人民调解程序的启动者通常是当事人,即便调解组织主动启动调解程序,由于实行调解自愿原则,当事人一方拒绝的,调解组织也无权调解。人民调解程序启动后,调解委员会组织可以指定一名或者数名人民调解员进行调解,也可以由当事人选择一名或者数名人民调解员进行调解。在充分听取当事人的陈述后,调解员应讲解有关法律、法规和国家政策,耐心疏导,在当事人平等协商、互谅互让的基础上提出纠纷解决方案,帮助当事人自愿达成调解协议。当事人达成调解协议的,人民调解组织应制作调解协议书,当事人认为无需制作的,可以采取口头协议方式,人民调解员应当记录协议内容。口头调解协议自各方当事人达成协议之日起生效,书面协议自各方当事人签名、盖章或者按指印,人民调解员签名并加盖人民调解委员会印章之日起生效。

经审判人员询问、当事人同意,司法调解程序启动。在事实清楚的基础上,由审判人员主持医疗损害赔偿调解,调解须分清是非、确定责任。调解达成协议的,人民法院制作调解书。调解书由审判人员、书记员署名,加盖人民法院印章,并送达双方当事人。调解书经双方当事人签收后,即具有法律效力。

(三)调解协议的效力

司法调解协议具有与司法判决书同等的效力,拒不履行协议的,当事人可申请法院强制执行。但其他类型的调解协议,是合同的一种,不具有申请法院强制执行的效力,在协议履行前任何一方都可反悔,其法律约束力与和解类似。为了提高调解协议的法律效力,2011 年《人民调解法》首次明确了人民调解协议的司法确认制度,随后,《民事诉讼法》规定"申请司法确认调解协议,由双方当事人依照人民调解法等法律,自调解协议生效之日起三十日内,共同向调解组织所在地基层人民法院提出","人民法院受理申请后,经审查,符合法律规定的,裁定调解协议有效,一方当事人拒绝履行或者未全部履行的,对方当事人可以向人民法院申请执行;不符合法律规定的,裁定驳回申请,当事人可以通过调解方式变更原调解协议或者达成新的调解协议,也可以向人民法院提起诉讼"。

三、诉讼

(一)诉讼程序

民事诉讼程序分一审普通程序和简易程序、二审程序、审判监督程序。基层人民法院和它派出的法庭审理事实清楚、权利义务关系明确、争议不大的简单的医疗损害赔偿案件,适用简易程序,其他医疗损害赔偿案件适用一审普通程序。一审普通程序分为起诉与受理、审理前准备、开庭审理、判决和裁定五个阶段。当事人不服一审判决或裁定的,有权上诉。二审法院按照二审程序就一审案件事实认定是否清楚、适用法律是否正确、审判程序是否合法进行审理,并依法做出维持、变更或者发回重审判决。我国实行二审终审制,但人民法院发现生效判决或者裁定确有错误,或者当事人提出再审申请、经人民法院审查符合再审条件的,再审程序启动。再审意味着已生效的判决或裁定失去效力,原生效判决或裁定是一审法院作出的,按一审程序再审,原生效判决或裁定是二审或者提审法院作出的,按照二审程序再审。

(二)鉴定程序

由于医疗行为本身的技术性,法官裁判通常要参考医学专家的鉴定意见,可以毫不夸张地说,鉴定是关系到医患双方切身利益的重大事件,对案件的审理及当事人的胜败起着关键的作用。《医疗纠纷预防和处理条例》规定,"医学会或者司法鉴定机构接受委托从事医疗损害鉴定,应当由鉴定事项所涉专业的临床医学、法医学等专业人员进行鉴定;医学会或者司法鉴定机构没有相关专业人员的,应当从本条例第三十五条规定的专家库中抽取相关专业专家进行鉴定"。具体适用哪套鉴定系统,通常由患方选择,也有地区采用医疗事故技术鉴定优先适用的规则。

1. 司法鉴定 司法鉴定是指在诉讼活动中鉴定人运用科学技术或者专门知识对诉讼涉及的专门性问题进行鉴别和判断并提供鉴定意见的活动。原则上,司法鉴定机构具有独立地位,应委托人的申请开展鉴定活动。因鉴定活动的主观性,导致不同的鉴定人可能得出差别巨大的鉴定结论。为避免鉴定结论之间相互矛盾带来的困扰,在司法实践中,鉴定的启动通常遵循当事人共同委托或者人民法院依职权决定的规则。鉴定机构接受鉴定委托后,指派 2 名以上司法鉴定人进行鉴定,有的地区还作了进一步的要求,如至少 1 名司法鉴定人具有 10 年以上连续司法鉴定或者相关临床专业工作的经历。有些地区明确要求医疗过失司法鉴定应举行听证会。医疗过失司法鉴定主要解决以下问题:①医疗行为中是否存在过失;②如存在过失,该医疗过失与患者损害后果之间是否存在因果关系,以及其参与度等。委托事项鉴定完毕后,鉴定机构和鉴定人向委托人出具医疗损害鉴定文书。

2. 医疗事故技术鉴定 根据《医疗事故处理条例》的规定,医疗事故技术鉴定分为首次鉴定和再次鉴定。设区的市级地方医学会和省、自治区、直辖市直接管辖的县(市)地方医学会负责组织首次医疗事故技术鉴定工作;省、自治区、直辖市地方医学会负责组织再次鉴定工作;中华医学会可以组织疑难、复杂并在全国有重大影响的医疗事故争议的技术鉴定工作。

鉴定的启动方式有两种,一是由卫生行政部门启动,即在解决医疗事故争议时,卫生行政部门认为需要进行技术鉴定的,交由医学会组织鉴定;二是医患双方共同委托鉴定,当事人无法就委托鉴定达成一致意见时,由地区授权法官依职权直接委托。

医学会按照一定的条件选取医疗卫生专业技术人员组成鉴定专家库。在受理鉴定申请后,医学会随机从专家库中抽取专家组成鉴定组。专家鉴定组鉴定实行合议制,少数服从多数。

鉴定的主要事项包括:①医疗过失是否存在,医疗行为是否违反医疗卫生管理法律、行政法规、部门规章和诊疗护理规范、常规;②医疗过失行为与人身损害后果之间是否存在因果关系;③医疗过失行为在医疗事故损害后果中的责任程度;④医疗事故等级;⑤对医疗事故患者的医疗护理医学建议。专家鉴定组应依照医疗卫生管理法律、行政法规、部门规章和诊疗护理规范、常规,运用医学科学原理和专业知识,在事实清楚、证据确凿的基础上,综合分析患者的病情和个体差异,提出鉴定意见。

鉴定意见作出后,医学会向委托人出具医疗损害技术鉴定书。

本章小结

全科医疗服务常见的法律风险，是因医务人员侵犯患者权利造成损害、由全科医疗机构承担损害赔偿责任的风险。在医疗服务中患者享有广泛的权利，包括获得适宜医疗服务的权利、知情同意权、隐私权等，相应地，医疗机构及医务人员有义务提供合格的诊疗服务、告知医疗信息、保守医疗秘密等。当医生未尽到上述义务时，医疗机构面临承担损害赔偿责任的风险。常见的医疗损害赔偿责任分为三种类型：医疗技术损害责任、医疗伦理损害责任、医疗产品损害责任。当医疗行为未达到诊疗当时的医疗水平、医务人员未尽到告知义务、医疗产品存在缺陷等情况下，并因此造成患者损害的，医疗机构依法应承担损害赔偿责任。在患方请求医方承担医疗损害责任之后，双方可以通过和解、调解或者诉讼途径解决争议。

（马　辉）

思考题

1. 在判断是否存在医疗过失时，应考虑当地的医疗水平、医务人员的资质等因素，如何落实？

2. 知情同意制度的进步意义与局限是什么？

3. 与一般产品侵权相比，医疗产品侵权有哪些特殊性？

第十六章　卫生经济学基本理论

卫生经济学是经济学的一门分支学科，是研究卫生领域的经济学。卫生经济学研究的对象是卫生服务过程中的经济活动和经济关系。卫生经济学的理论与方法是分析和评价卫生资源的投入与产出、制定卫生政策的重要工具之一。目前，在我国医疗卫生领域的发展中，卫生经济学发挥了重要的指导作用，其应用价值越来越广。

第一节　卫生经济学概述

一、卫生经济学的概念

卫生经济学是运用经济学的基本理论和方法，探索卫生服务领域的经济活动和经济关系，研究稀缺的卫生资源如何合理的筹资、分配与补偿的规律，以便最优地筹集、开发、配置和利用卫生资源，提高卫生资源的社会效益和经济效益的一门交叉学科。卫生经济学理论与方法是分析和评价卫生服务投入与产出、制定卫生政策的重要工具之一。一般认为，人们对卫生服务的要求和欲望是无限的，而能够用于卫生方面的资源总是十分有限的。卫生经济学研究的目的就是怎样最佳、有效、公平地使用稀缺的卫生资源，以满足人们日益增长的卫生服务需求。

二、卫生经济学研究的基本问题

卫生经济学的基础是经济学，经济学研究的四大基本问题也是卫生经济学需要研究的基本问题。

（一）研究卫生资源的开发

卫生资源是指提供卫生服务时使用的各种经济资源的总称，包括人力资源、物力资源、财力资源以及信息资源。卫生资源的开发，不仅反映卫生部门的工作，而且反映社会经济发展对卫生事业的积极影响，由于卫生行业属于劳动密集型和智力密集型行业，涉及卫生人力资源的开发、卫生技术的开发、卫生设施建设和卫生信息的收集、整理、开发、利用等，寻找和扩大开发卫生资源的途径、研究如何合理组织卫生资源的开发过程，是卫生经济学研究的重要课题。

（二）研究卫生资源的筹集和合理分配

卫生资源的筹集和分配可以用货币价值形式加以反映，卫生资源的货币表现称为卫生资金。卫生资金的筹集和分配是否合理，对于发挥这些资源的作用影响很大。在当前历史条件下,各国可供卫生服务使用的资源都是有限的,卫生资源如何筹集,依据是什么?如何做到可持续性筹资?有限的卫生资源怎样分配?卫生工作有很多不同的目标,在不同目标之间如何分配?实现同一个卫生目标有许多不同的方法和措施,如何进行选择?怎样分配才能做到既有效率又能体现公平?这些问题都需要利用卫生经济学的理论和方法做出分析和回答。

(三)研究卫生资源的最优使用

卫生资源是有限的,因此要研究如何提高有限卫生资源的使用效率,使有限的卫生资源投入获得最大的卫生服务产出,只有正确处理国家、集体与个人之间的经济利益关系,协调卫生服务需要、需求和卫生资源供给之间的关系,优化资源配置,制订和实施区域卫生规划,加强对医院的运行管理等,才能达到最优使用卫生资源的目的。

(四)研究卫生服务产出的评价

卫生资源的使用过程也就是卫生服务过程。但是,卫生服务本身并不是使用卫生资源的最终目的,卫生服务的最终目的是为了提高全人群健康水平和生活质量。卫生服务产出的最终目的是提升全民健康水平。卫生服务是健康投资,其效益要由人民健康水平的提高、社会经济的发展和人民福利的满足程度来评价与衡量。因此不能简单地根据卫生服务的数量和质量来评价卫生工作的效果和效益。如何正确评价和衡量卫生服务的效益,是卫生经济学研究的重要课题。

(五)研究健康保障制度

一般情况下,人们的收入总是有限的,一旦患重病或大病,疾病经济负担沉重,个人和家庭难以承受。因此各国政府根据本国具体情况努力建立各种不同形式的健康保障制度,实现互助共济、风险分担,减轻个人或家庭的疾病经济负担。卫生经济学研究如何利用各种医疗保障制度解决疾病经济负担问题。随着我国医疗保障体系的建立,目前健康保障制度的研究已经逐渐从卫生经济学中凸显出来,成为一门独立的学科。

(六)研究卫生经济活动与经济关系

卫生服务过程中有着大量的经济活动,存在各种各样的经济关系。卫生经济活动属于卫生领域的经济基础,卫生经济关系就是卫生领域的上层建筑。上层建筑要适应经济基础。因此在不同条件下,研究这些经济活动的规律,改革不适应卫生发展的经济关系是卫生经济学研究的重要课题,因此,如何建立与我国社会主义新时代相结合的卫生服务体系也是卫生经济学研究的重点课题之一。

卫生经济学是一门交叉学科,要求在研究与卫生服务相关的各种经济问题时,站在整个社会和经济发展的高度,把增进健康和防治疾病的社会效益,当作卫生经济学研究工作的第一准则。

三、卫生经济学主要研究内容

中国卫生经济学研究历经近30年的发展,随着医疗卫生服务领域的发展和人民对健康理念的变化,卫生经济学主要研究内容也体现出时代的特色。其主要研究内容可以归纳为以下几个方面。

(一)我国卫生事业性质的研究

卫生经济学研究的早期,对我国卫生事业的性质进行了深入研究。卫生经济学的发展,从我国卫生事业的"福利性"到"生产性"再到"回归公益性",历经不同时期的探索,也体现出学科发展的时代性。

卫生经济学研究，明确了我国卫生事业的一般经济性质，即卫生服务具有生产性质。社会经济活动是人类的基本活动，经历了生产、交换、分配和消费等各个环节，包括商品交换和劳务交换活动。卫生服务是掌握现代公共卫生科学与医学知识和技能的专业人员，以保护人民健康为宗旨的劳务生产活动。卫生行业属于第三产业，卫生服务是对人力资源的投资，既是健康投资，也对人类生命质量的提高做出重要贡献，进而对经济建设做出了贡献。

卫生经济学的研究还明确了卫生服务在市场经济中的特殊性质，卫生服务有相当一部分属于公共产品和劳务，具有外部效益。一般消费者不愿意为公共产品承担直接支付责任，也不愿意对具有外部效益的准公共产品承担全部支付责任。一般情况下，公共产品或准公共产品的服务具有正的外部效果和效益，如果由市场配置资源会存在市场失灵现象，因此政府必须承担起相应责任；即使是个人医疗服务，也具有风险和不确定性，通过国家、单位和个人多方筹资，建立社会保障制度，使社会成员，特别是弱势人群在消费医疗卫生服务时都能享有不同程度的减免与福利照顾。因此我国卫生事业的性质是"政府实行一定福利政策的公益性事业"。随着中国经济体制的完善和发展，在新的医疗卫生体制改革下，回归卫生事业的公益性成为当今研究的热点和重点问题。

（二）卫生事业的地位与作用

卫生事业是为全体国民提供医疗卫生服务、治疗疾病的行业，劳动者是四大生产要素中最重要的劳动要素。疾病风险是客观存在的，医疗服务是每一个劳动者在生产过程中必不可少的服务。劳动者的健康出现问题，将影响到劳动者从事日常工作。因此，从生产要素理论来讲，卫生行业起到了对劳动力的补充和完善的作用，在社会中具有非常重要的地位和作用。习近平总书记在2016年"全国卫生与健康大会"上指出"将健康融入所有政策中，没有全民的健康就没有全面的小康"。

（三）卫生服务中市场与政府作用的研究

卫生经济学从20世纪90年代开始，就开展了市场机制与政府作用的讨论。随着我国改革开放，建立了市场经济体制，卫生领域展开了是否要"断皇粮"的讨论。"断皇粮"意味着切断政府财政资金对卫生领域的投入。随着政府财政投入的减少，卫生领域越来越多的依赖于市场开展卫生筹资。政府职能弱化，市场作用逐渐被加强。香港大学王绍光教授在"中国公共卫生的危机与转机"一文中指出"90年代以后，建立市场经济被确立为改革的目标，医疗卫生事业也逐步被推向市场"，而最后的结果是"中国的医疗是世界上最市场化的之一"。

中国自改革开放以来，医疗卫生体制变革的基本走向是商业化、市场化，其消极后果主要表现为医疗服务的公平性下降和卫生投入的宏观效率低下，而问题的根源在于商业化、市场化的走向违背了医疗卫生事业发展的基本规律。那么政府应该承担什么职能？卫生领域是不是要"市场化"，如何看待政府宏观调控的手段？如何发挥市场机制的作用？一直以来是卫生经济学界所要研究的问题。

卫生经济学界对于社会主义市场经济条件下卫生事业的发展规律进行了深入的探讨。普遍认为，卫生事业的发展要与社会主义市场经济的发展相适应。同时认为单纯依靠市场机制不能实现卫生资源的合理配置，必须在有效发挥市场机制作用的同时，充分发挥政府对卫生资源合理配置的宏观调控的作用。完善和培育市场机制，实现卫生资源的合理配置。

（四）健康保障制度的研究

健康保障制度的筹资、支付、费用控制、管理和运行机制问题是卫生经济学研究的重大和热点问题。我国当前城镇职工基本医疗保险制度的建设中，在筹资上采取政府、社会和个人三方投入的方式；在运行模式上，采取了"社会统筹与个人医疗账户"相结合的方法；在支付方式上，逐步改变目前的按服务项目付费的后付制方法，实行各种形式的预付制。在补偿范围上，开展门诊统筹和住院统筹的模式，实现预防端口前移。同时，整合不同的医疗保障制度，提高医疗保障制度的使用效率，实现公平和效率的统一。

（五）区域卫生发展规划的理论与实践研究

在社会主义市场经济条件下，政府如何对卫生发展实行有计划的宏观指导和调控，是一个迫切需要解决的理论与实践问题。政府对卫生发展具有宏观指导和调控的必要性，对卫生领域市场失灵情况下的基本卫生经济政策制定与实施区域卫生发展规划是非常必要的。如今，在配置卫生资源时，开展区域卫生规划，建立社区服务制度，逐步推进家庭医生制度，明确卫生服务功能定位，合理配置卫生资源等。这一系列研究和措施，都将继续成为卫生经济学研究的重要领域。

（六）卫生筹资和组织研究

对市场经济条件下宏观卫生资金运营规律的研究，与政府卫生资金筹集、分配与使用的经济政策有着十分密切的关系。为此，20世纪90年代初，原国家卫生部曾多次举行国际、国内高层次卫生筹资研讨会，在世界银行、联合国儿童基金会、哈佛大学等部门的指导下对我国卫生筹资进行了系统研究。通过研究，明确了政府在卫生筹资和组织中负有的责任；明确了社区卫生服务和社区卫生筹资的作用等。

卫生筹资原则和政策体现了一个国家卫生资源配置的公平性以及卫生服务的可及性。它在制定卫生政策过程中起到重要的作用。因此，卫生筹资研究是卫生经济学研究的重要内容。

（七）卫生总费用研究

卫生总费用研究开始于20世纪90年代初期，在世界银行和中国政府有关部委的关怀与指导下，中国卫生总费用的研究取得重大进展，并与国际卫生费用核算体系接轨，而且建立了适合我国国情的卫生费用核算体系。中国卫生总费用数据测算和分析结果，对政府卫生筹资政策的制定与评价发挥了重要作用。目前，卫生总费用的研究推进很快，在国际上，我国卫生总费用的研究处于国际领先地位。在国内，建立了全国卫生总费用核算网络，形成了统一的核算体系、测算方法和政策分析指标等，不仅开展全国卫生总费用的测算和分析，而且开展了省级卫生总费用的研究。2008年在国家卫生部领导下成立中国卫生总费用核算网络，覆盖了全国31个省、自治区和直辖市，目前各个省份在国家核算小组指导下都开展了本省卫生总费用的测算和政策分析工作。研究结果对于制定当地卫生政策提供了重要参考依据。

（八）卫生服务体系资源配置的研究

目前，我国卫生资源配置不均衡，从机构的配置来看，大量的资源集中在城市医疗机构。从配置内容来看，卫生资源较多配置在医疗服务领域而预防保健领域配置不足。从城乡来看，城市明显高于农村。政府卫生资源配置的"倒三角"状态引导居民的卫生服务需求及利用呈现出大医院人满为患的局面，导致"看病贵、看病难"。此种卫生资源配置状态是一种不适宜的资源配置状态，它不仅造成资源分配的不公平，还造成资源使用的低效率、服务总体质量和可及性的降低。

因此，如何配置卫生资源，实现卫生资源配置的"正三角"模式，需要加强基层卫生服务体系的改革、发展和完善，医疗和预防保健机构服务体系的设置，特别是城市社区卫生服务机构和农村基层卫生服务机构的功能、设置和建设，是保障城乡居民基本卫生保健服务、减轻疾病经济负担和提高人民健康水平的重要环节。随着新一轮医改的推进，"强基层、保基本、建机制"成为医改的主要目标，卫生服务体系资源配置的研究也是卫生经济学一直以来研究的重要内容。

除了以上几项研究以外，卫生经济学还开展了药物经济学研究、社会资本办医效果研究、卫生服务提供者行为规范研究、医疗服务成本和价格研究等。目前如何有效配置资源，如何利用签约服务、医联体等手段，实现分级诊疗的目标也成为卫生经济学研究中的重要问题。

第二节　卫生服务需求与供给

一、卫生服务需求

卫生服务需求的研究目的在于从需方角度，把握消费者对卫生服务的利用状况、趋势及特点，为政府及卫生机构制定政策及经营决策、合理有效地配置和使用卫生资源提供理论基础和参考依据。

（一）卫生服务需求与需要的概念

1. 卫生服务需要　卫生服务需要（health services needs）是指消费者为保持健康，在不考虑实际支付能力的情况下，对医疗、预防、保健、康复等卫生服务的消费愿望。

广义的卫生服务需要包括消费者认识到的需要和由医学专家判定的需要，两者有时一致，有时不一致（表 16-1）。当消费者认识到自己患病或为了预防疾病需要获得某种服务，而医学专家从健康的角度也认为消费者确实需要获得卫生服务，此时两者一致，如表 16-1 中的区域 A；当消费者自己尚未认识到，而医学专家却认为消费者需要获得卫生服务，此时两者不一致，如区域 B；当消费者过于担心健康问题，导致其对卫生服务的利用超过了医学专家的判断，此时两者也会不一致，即区域 C。广义的卫生服务需要包括 A、B、C 三部分。

表 16-1　个体与医学专家对卫生服务需要的确定

医学专家	个体	
	有卫生服务需要	无卫生服务需要
有卫生服务需要	A	B
无卫生服务需要	C	D

2. 卫生服务需求　卫生服务需求（health services demand）是指消费者在一定时期内，在一定价格水平下，愿意并且能够购买的卫生服务数量。需求的形成有两个必要条件：一是消费者有购买卫生服务的愿望；二是消费者具有支付能力。二者必须同时具备，才能构成消费者对卫生服务的有效需求。

卫生服务是人类赖以生存和发展的采取服务形态的消费品。卫生服务的消费者为了获得卫生服务，同样需要付出代价。由于消费者总会存在这样或那样的健康问题，因此就会产生利用卫生服务的愿望，如果消费者同时具有支付卫生服务消费的能力，就会构成对卫生服务的需求。在实际中，卫生服务需求是指消费者实际利用卫生服务的数量。

从需求主体来看，卫生服务需求可以分为个人需求和市场需求。个人需求是指在一定时期内、在一定价格水平下，单个消费者购买的卫生服务数量。市场需求指在一定时期内，在一定价格水平下,所有消费者购买的卫生服务数量,是个人卫生服务需求的总和。当某种卫生服务的价格降低后,个人需求增加可能会导致市场需求相应增加。虽然对于手术等特殊卫生服务的需求不会因为价格降低而增加,但价格降低会将一些潜在的卫生服务需求转变为有效卫生服务需求,消费者数量增加也会使市场需求增加。

3. 卫生服务需要与需求之间的关系　卫生服务需要是卫生服务需求的前提。当人们的卫生服务需要全部转换成卫生服务需求,且所有需求都是满足居民健康的合理需要,不存在资源的浪费,则达到了卫生服务需要和需求转化的最佳状态。但现实往往存在有限卫生资源得不到合理使用以及合理卫生服务需要得不到满足的情况(图16-1)。

图16-1中,Ⅰ区表示卫生服务需求,是由消费者的实际需要转化而来的需求;Ⅱ区表示居民有对卫生服务的需要,但却没有转化成实际的卫生服务需求;即潜在的卫生服务需求。Ⅲ区表示居民对卫生服务的实际利用超出了其健康的需要,造成了资源的浪费,这也是医疗服务领域难以避免的一个问题就是"诱导需求"。理想的状态是Ⅰ、Ⅱ和Ⅲ区的重合,表示需要全部转化为需求。对Ⅱ区和Ⅲ区的问题进行分析,将有利于政府做出合理决策,促进卫生资源的有效利用,满足居民的健康需求。

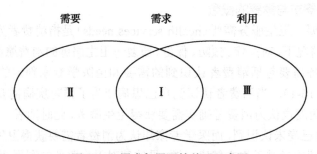

图 16-1　需求与需要的关系示意图

(二)卫生服务需求的特点

1. 卫生服务信息不对称　在一般商品或服务市场中,消费者可以根据自己的偏好和对消费物品的了解选择他们所期望的商品和劳务。但在卫生服务市场中,由于卫生服务专业的复杂性,消费者缺乏相应的医学知识和信息,消费者没有足够的信息来作出自己理性的消费选择,无法判断自己是否患病及患何种疾病,也无法确定应该获得何种卫生服务和服务的数量,对所获得服务的质量和价格也无法判断。因而,他们对卫生服务的利用往往带有一定的盲目性。而且,医疗服务的消费是不可逆的,也就是说,每一次的消费过程都不相同,没有足够的经验和信息可以提供给消费者以便下次消费时进行判断。从这种意义上来说,在卫生服务的供需双方之间,存在着明显的信息不对称性,这是卫生服务需求不同于一般产品需求的主要特征。

2. 卫生服务需求的被动性　卫生服务的专业性和技术性使得消费者缺乏相关的医学知识和信息,消费者不知道自己是否患病、患了什么病,不清楚该利用何种卫生服务,其效果如何。医务人员作为消费者健康的代理人和提供者,可以帮助其解除病痛,使之向健康转化,他不仅决定消费者购买何种卫生服务,还决定消费者购买多少卫生服务。因而,在卫生服务市场中,消费者对卫生服务的需求带有很强的盲目性和求助心理,卫生服务供需双方不平等交换关系决定消费者对卫生服务的需求具有明显的被动性。

3. 卫生服务需求的不确定性　个人病伤的发生属于偶发事件,对于是否会患病、何时患病、患何种疾病都是非常难预测的，而且由于个体的差异，即使相同病症的人，同样的治疗手段所产生的治疗结果也会有不同，因此卫生服务需求存在着不确定性。但是，对于群体而言，病伤的发生具有一定的规律性，通常可以通过人群的患病率或就诊率等指标反映人群的卫生服务需要和需求，并对人群的卫生服务需求水平进行预测。

4. 卫生服务利用的效益外在性　消费者对卫生服务的利用会对消费者以外的人群产生影响，即具有效益外在性。以传染病防治为例，当易感人群接种了疫苗或传染病患者被治愈后，传染源即被切除，传播途径也被切断，与之有接触的人群都得到了保护。传染病防治服务的利用给社会带来的收益远远大于患者自身的收益，即在消费者之外取得了正效益，这就是卫生服务利用的效益外在性而且是正的外部性。对于这种具有较强正外部性的卫生服务来说，如果消费者自身没有意识到疾病的严重性或没有支付能力时，导致其对卫生服务需求不足时，政府或社会有责任采取一定措施，确保这些患者得到必要的卫生服务，以保护全社会人群的健康。

5. 卫生服务费用支付的多元性　疾病的危害不仅体现在疾病对人们躯体的摧残，更体现在人们为治愈疾病所承受的巨大经济负担。为了减轻疾病经济压力，保障全体居民平等地享有健康的权利，社会的各经济主体都对卫生服务进行投入，政府、企业和个人是最重要的投入主体，医疗保险和医疗救助是最主要的投入方式。社会对卫生的投入会使社会财富部分地转移给卫生服务消费者，改变消费者对卫生服务的购买力以及对卫生服务价格的敏感度，满足其对卫生服务的需求。

6. 卫生服务需求价格缺乏弹性[1]　对于一般商品而言，在影响需求其他因素不变的前提条件下，消费品购买的数量与价格成反比，即价格上升，需求量下降，价格下降，需求量上升。但是卫生服务的价格与服务数量的关系不如其他商品或服务那么敏感，也就是说，人们消费卫生服务需求是并不会完全考虑价格因素的影响，价格的变动对卫生服务需求量有影响但作用不大。因此，卫生服务需求是缺乏弹性的，价格对人们消费行为的影响是有限的。

（三）卫生服务需求的影响因素

卫生服务需求会随着消费者的健康状况、收入水平、社会保障制度等外界条件的变化而变化，卫生服务需求的变化影响到政府的政策制定和医疗机构的经营决策，明确卫生服务需求变化的主要影响因素对于促进卫生服务的健康发展具有重要意义。

1. 一般经济因素对卫生服务需求的影响

（1）消费者收入：当消费者收入水平改变时，消费者的购买能力就会改变，消费者对卫生服务的需求也会发生相应变化。收入越高，消费者的购买力越强，对卫生服务的需求也越大；反之，则对卫生服务需求越小。

（2）相关商品价格：由需求交叉弹性[2]可知，卫生服务需求与其替代品的价格呈正向变动，替代品价格上升，卫生服务的需求就会增加。与其互补品的价格成负向变动，互补品价格上涨，卫生服务的需求就会减少。因此，相关服务的价格变动也将影响到卫生服务的需求。例如，对于西医理疗和中医按摩，在其作用相当的前提条件下，如果西医理疗价格上升了，就会增加人们对中医按摩的需求量。

（3）主观偏好：消费者对各类卫生服务有自己的主观评价，即消费偏好，偏好不同将影响

---

[1]　价格弹性的概念见本章"三、卫生服务弹性"

[2]　交叉弹性的概念见本章"三、卫生服务弹性"

到消费者对卫生服务的需求。例如，不同的人对中医和西医的认知不同，同一种疾病，有人认为西医的治疗效果更好，而有人认为中医治疗更为全面。因此，对中医和西医的需求因人们的偏好不同而不同。

（4）对未来服务的预期：如果消费者预期到未来的医疗费用或者医疗政策有可能上升，将增加对现有卫生服务的需求。例如，我国医疗保险制度有起付线的规定并且实行"现收现付"制，如果今年不消费医疗服务，明年开始重新计算起付线，因此到了年底，消费者就会集中就医，多买药品或者进行各种检查治疗，从而增加了对现有卫生服务的需求。

2. 人口社会文化因素对卫生服务需求的影响　在影响卫生服务需求因素中，人口社会文化因素包括许多方面。人口的数量越多，卫生服务需求量越大。从人口年龄构成来看，我国已经进入到老龄化社会，老年人对卫生服务的需求要远远高于年轻人，这也是卫生服务领域所面临的一个巨大的社会挑战。从收入和支付能力来看，支付能力越强的人，对卫生服务需求量越多；从性别来看，由于女性平均寿命长及其生理特点，对卫生服务需求要高于男性。从受教育年限来看，教育年限越长，越容易接受健康管理和健康教育的理念，对卫生服务需求量也多。

3. 健康观念和健康状况　卫生服务需求来自于对健康的需求，消费者对健康的需求主要体现在两个方面。一方面，健康本身是一种消费，它可以使消费者感觉良好，不健康的状况会使消费者感到不适；另一方面，健康也是一种投资，生病天数减少，将增加用于工作和业余活动的时间，进而增加货币收入。健康状况决定消费者可以利用的收入货币的时间量，无论从身体舒适角度还是从货币收入角度，在有支付能力的情况下，健康状况较差的人对于卫生服务的需求都会增加。世界卫生组织认为"一个人的健康，60% 来自于生活方式，15% 来自于遗传因素，10% 来自于社会因素，8% 来自于医疗因素，7% 来自于气候因素"。由此可见，社会人文因素对健康的影响很大。

4. 卫生服务供给者　卫生服务市场中，消费者由于医学知识和医疗信息的缺乏，对卫生服务的消费更多地由其健康代理人——医生决定。在激励不相容体制下，医生提供卫生服务时，不仅要考虑患者的利益，也会考虑自身的经济利益，因此医生总希望在可行的范围内，为患者提供尽可能多的医疗服务，一方面可以增加经济收益，另一方面也可以提供治疗佐证，防止不必要的医疗纠纷，从而产生了诱导需求，增加了对卫生服务的利用。供给者的诱导需求造成了浪费资源，也带来了严重的健康后果，如我国目前普遍存在的"三素一汤"[3]的不合理使用现象等。

5. 时间价值　影响卫生服务需求一个很重要的因素是时间价值。消费者的时间可以被认为是对生产物品和服务的投入。因为疾病时间具有机会成本，时间是有限的，应当被视为消费者的有限资源之一。在物品与服务的消费中不仅要计算财务成本，而且要把时间成本计算在内，这样才能准确地解释和预测消费者的需求。消费者接受医疗服务的时间成本可以用其接受医疗服务时必须放弃的货币收入来表示。当卫生服务利用的时间成本占总费用的比例越大，货币价格弹性系数将越小，卫生服务需求的增加量就越少。随着服务价格的减少，卫生服务需求对时间成本更为敏感，要想增加某些人口的卫生服务需求量，就要减低就诊的时间成本。

6. 政府资源配置政策　政府的卫生资源配置政策对卫生服务需求具有引导作用。理想

---

[3] "三素一汤"：三素指维生素、营养素、激素，一汤指点滴

的卫生资源配置状态是政府通过资源配置政策将大量的常见病、多发病患者引向基层卫生机构，将城市大医院的资源集中用于重大疾病、疑难杂症以及医学研究领域，即卫生资源配置的"正三角"。如果政府卫生资源配置以城市大医院为主，高新技术设备以及优秀医务人员都涌入大医院，社区／基层医疗机构的卫生资源薄弱，居民在选择医疗机构时，基于健康的特殊性，在缺乏约束机制的情况下，必将以城市大医院作为首选机构，从而增加了对大医院的卫生需求，降低了社区／基层医疗机构的卫生服务需求。

7. 医疗保障制度　医疗保险对卫生服务需求的影响较为显著，主要表现在两个方面，一是通过设置起付线、封顶线、按比例补偿或全额补偿等方式，改变卫生服务需求者对卫生服务价格的敏感程度，进而改变其需求行为；二是通过总额预付等支付方式的建立，约束供方的行为，减少诱导需求的发生。随着我国医疗保障实现全民覆盖，医保报销政策将对卫生服务需求产生重要的作用。

二、卫生服务供给

卫生服务供给理论的研究目的在于把握卫生服务的供给规律，为政府有效地利用有限卫生资源，向社会提供量足质优的卫生服务，减轻患者的疾病痛苦和经济负担，提高人群的健康水平和生命质量提供理论基础和参考依据。

（一）卫生服务供给的概念

卫生服务供给（health services supply）是指卫生服务提供者在某一特定时期内，在一定收费水平下愿意并且能够提供的某种卫生服务的数量。

卫生服务供给需要具备两个基本条件：一是有提供卫生服务的愿望，即卫生服务提供者在一定收费水平下愿意提供某种卫生服务；二是有提供卫生服务的能力，这种能力取决于提供者卫生资源的实际拥有量和资源的利用效率，资源的实际拥有量越多，利用效率越高，则卫生服务提供者的供给能力越强，卫生服务的供给量也越多。

卫生服务供给按服务主体可分为个别卫生服务供给和市场卫生服务供给。个别卫生服务供给是单个卫生服务机构在一定时期内，在一定收费水平下，愿意并且能够提供的某种卫生服务的数量。市场卫生服务供给是在一定时期内，一定价格水平下，所有卫生服务机构愿意并且能够提供的某种卫生服务的数量，是卫生服务供给的总和。卫生服务供给按服务性质还可分为医疗服务供给、预防服务供给、康复服务供给、护理保健服务供给等。

（二）卫生服务供给的特点

1. 专业技术性　卫生服务供给是医务人员运用医学专业知识为人群提供健康服务的过程，具有很强的专业性和技术性。我国1999年5月1日起施行的《中华人民共和国执业医师法》第十四条明确规定："未经医师注册取得执业证书，不得从事医师执业活动"，即只有经过专门的医学教育与培训并获得卫生部门资格认定者，才能成为我国合法的卫生服务提供者。

2. 垄断性　我国的卫生服务提供机构大多为政府举办的公立医疗卫生机构，这些机构承担社会职能的同时，按政府区域卫生规划进行设置、无偿获取政府卫生资源、享受特殊优惠政策，在卫生服务供给过程中具有一定的供给特权和区域垄断性。垄断包括技术垄断、规模垄断和自然垄断，卫生服务供给属于技术垄断。为了更好地服务于消费者，各个医疗机构都要发展自己的技术垄断，即学科发展，争取在某一领域具有技术上的垄断地位，因此，这也是卫生领域供给不同于其他行业的特殊性之一。

3. 主导性　由于卫生服务需求者缺乏医疗信息和专业知识，无法对卫生服务的消费做出合理有效的选择,只有将选择权委托给供方,形成供需双方特殊的委托-代理关系。这种关系导致供方占据主导地位,在利益机制的驱动下,供方极有可能利用其代理人及主导者的身份,向患者提供不必要,甚至具有负效用的服务,导致卫生服务需求的增加。

4. 不确定性　在特定的时间和空间上,卫生服务机构、人员、设备、房屋等数量是确定的,但每一服务对象的每一次或每一项服务及其结果则具有不确定性,因为卫生服务对象的个体差异和不同致病因素使得他们疾病的发生和发展具有较大的随机性和不可预见性。例如,相同类型的疾病,因病情不同,可能要采取不同的治疗方法和手段;同一患者患同一种疾病,因时间不同,其治疗方案和手段也有可能不同。因此,卫生服务不可能像一般商品(服务)那样严格的标准化、规范化,卫生服务供给具有不确定性,没有一个医生会对患者的治疗结果有绝对的把握。

5. 公益性　公益性是指某项事物涉及的不单是个人利益,而是集体、社区、国家的整体利益乃至全民族的共同利益。《中共中央、国务院关于卫生改革与发展的决定》中明确指出,我国卫生事业是政府实行一定福利政策的社会公益性事业,其宗旨是为人民服务,提高人民的健康水平和生活质量,促进经济发展和社会进步。卫生服务具有社会公益性,但也兼具了公共产品的非排他性和非竞争性(如公共卫生服务)。在市场机制作用下,无法有效满足社会对卫生服务的需求,需要政府作为强大后盾为其提供政策及资金支持,并进行有效的监督和管理。我国政府对卫生事业的支持包括每年对医疗卫生机构投入人员和运行经费,减免税费,支持各类医疗卫生机构基本建设和大型设备的购置及维修等。2009 年新医改以来,回归医疗机构公益性成为医疗卫生体制改革的主要目标,各地积极探索有效途径,以确保公益性的真正回归。

6. 外部性　卫生服务供给的外部性体现在卫生服务供给者在提供卫生服务过程中的私人利益与社会利益、私人成本与社会成本的比较,包括正外部性和负外部性。

正外部性是指卫生服务提供者的服务行为对他人产生了积极有利的影响,但自身并未从中获得相应的收益,即卫生服务的个人利益小于社会利益,如疾病预防极大地减轻了群众的疾病痛苦和社会负担,但提供者获得的收益却远不及此。负外部性是指卫生服务提供者的服务行为对他人产生了不利的影响,使他人付出了代价却并未对其进行补偿,即卫生服务的个人成本小于社会成本,如滥用抗生素增加了提供者个人收入的同时,也为患者带来了抗药性等副作用,但提供者并未对患者进行补偿,造成了社会负担的增加。

无论是卫生服务具有正外部性还是负外部性,都会导致供给的低效率,都离不开政府的支持和监管,政府干预是解决外部性导致供给低效率的重要保障。

7. 即时性　卫生服务的供给与需求同时发生,医生的诊疗过程也就是患者的消费过程,卫生服务供给者无法提前生产、储存或运输,而患者生病到医院就诊,医疗机构也必须即刻提供服务,不得延误治疗。

(三)影响卫生服务供给的因素

卫生服务供给的根本性决定因素是一个国家或地区的生产力发展程度以及经济发展水平,除此之外,还有服务价格、服务目标、服务成本等其他影响因素。

1. 卫生服务价格　卫生服务价格与卫生服务供给量具有正相关关系,即在其他条件不变时,卫生服务价格上升,供给量增加,反之,则供给量减少。为了提高医疗机构的技术设备水平,我国曾出台政策,将高新技术设备的使用价格定在高于成本的水平上,各医疗机构遂争相购买 CT、磁共振等高科技设备,有效提高了医疗机构的技术设备水平。医疗机构滥用检查加重了患者的诊疗负担,为了解决这一问题,我国又对医疗设备的使用价格进行了适度调整,对医疗机构购买和使用高新科技设备进行一定程度的控制,以期减少诱导需求的产生。

2. 卫生服务目标 卫生服务供给的数量和种类会因供给者的目标不同而有所不同。如果卫生服务供给者以利润最大化为目标,如营利性医疗机构,则该卫生服务提供者会尽可能多地提供高利润的卫生服务项目,减少或不提供低利润、无利润甚至亏损的服务项目;如果卫生服务提供者以社会效益最大化为目标,则该卫生服务提供者会尽可能增加卫生服务的供给量;如果卫生服务提供者以研究开发高新技术手段为目标,比如医药研究机构,则该卫生服务提供者会以癌症、艾滋病等高难度疾病的检查和治疗为主要服务项目。

3. 卫生资源配置政策 在卫生资源总量既定的情况下,政府的卫生资源配置政策直接影响到卫生服务的供给数量和供给质量。如果政府卫生资源配置以城市医疗机构为主,则会使城市卫生服务供给数量增加、供给质量提高,边远农村地区则供给数量减少、供给质量降低。目前,我国医疗卫生资源的配置以城市大医院为主,高精尖检查设备、高质量医务人员以及大量基本建设投资,导致对大医院的卫生服务需求大大增加,卫生服务供给也相应增加。而广大农村地区,尤其是老、少、边、穷地区,卫生资源供给则严重不足。医疗服务质量低下,居民缺医少药问题突出。

4. 卫生服务需求 卫生服务需求是卫生服务供给的前提和基础,引导着卫生服务供给的数量和质量,过量或不足的卫生服务供给都将带来卫生资源利用的低效率。市场经济条件下,理性的卫生服务供给者会根据不同的需求水平调节卫生服务供给量,确保卫生资源利用的效率最大化。例如,随着生活水平的提高和个人可支配收入的增加,人们不再满足于原有的医疗服务条件,开始追求高档舒适的就医环境和高质量的技术水平,于是一些高档医疗保健中心、VIP病房、高档医疗器械等卫生服务项目及产品应运而生。

5. 卫生服务成本 在其他条件不变时,降低卫生服务成本意味着利润或卫生资源总量的增加,此时,无论营利性还是非营利性卫生服务提供者都会增加卫生服务的供给量,反之,则会减少卫生服务供给量。

6. 卫生服务技术 卫生服务技术水平的不断提高,新诊疗方法的不断产生,不仅有利于发现和诊疗过去无法诊疗的疾病,而且有利于提高诊疗的准确率和治愈率,在增加卫生服务供给数量的同时,改善卫生服务的供给质量。

三、卫生服务弹性

市场经济条件下,影响产品需求的因素有很多,包括产品自身的价格、相关产品的价格、消费者心理、消费者收入等,这些因素对需求和供给的影响可以通过弹性的概念来表达。

(一)弹性的概念

弹性(elasticity)表示当两个经济变量之间存在函数关系时,因变量的变动对自变量变化的反应程度。弹性的大小一般用弹性系数(E)来表示,其数学表达式为:

$$弹性系数 = \frac{因变量的相对变动}{自变量的相对变动}$$

卫生服务弹性包括需求弹性和供给弹性。各因素对卫生服务需求的影响都可以通过弹性系数大小来反映。卫生服务价格、消费者收入和相关服务价格的变动对卫生服务需求量变动也会产生影响,即卫生服务需求的价格弹性、收入弹性和交叉弹性。其中,卫生服务需求的价格弹性即卫生服务需求弹性。

各影响因素对卫生服务供给量的影响程度同样可以通过供给弹性来表示。卫生服务供给弹性包括卫生服务供给价格弹性、卫生服务供给交叉弹性。其中卫生服务供给价格弹性又称为卫生服务供给弹性。

（二）卫生服务的需求弹性

1. 卫生服务需求价格弹性的概念 卫生服务需求的价格弹性是指卫生服务需求量对价格变动的反应程度。卫生服务需求价格弹性系数 E_p 表示为：

$$卫生服务需求价格弹性系数(E_p) = \frac{卫生服务需求量的变动率}{卫生服务价格的变动率}$$

根据需求定理得知，在其他因素不变的前提下，商品价格与需求量之间呈负相关，即价格上升，需求量下降；价格下降，需求量上升。卫生服务价格也具有这种规律，因而价格弹性系数为负值。为便于比较，通常使用弹性系数的绝对值来表示需求价格弹性的大小，即某种卫生服务需求价格弹性系数的绝对值越大，其需求价格弹性就越大。

不同商品（服务）的需求价格弹性不同。根据需求价格弹性系数绝对值的大小和特点，将需求价格弹性分为五种类型，见表16-2。

表 16-2 需求弹性的种类

弹性系数	种类	价格与需求量之间的关系
E<1	缺乏弹性	需求量变动率小于价格变动率
E>1	富有弹性	需求量变动率大于价格变动率
E=1	单位弹性	需求量变动率等于价格变动率
E=∞	完全弹性	价格的微小变动引起需求量的无限变动
E=0	完全无弹性	需求量对价格变动无反应

研究表明，医疗卫生行业总体需求价格弹性低于其他行业，属于缺乏价格弹性行业。医疗卫生服务因其服务内容的性质不同，需求价格弹性也会不同。如果某种医疗服务是在很大程度上影响健康和生命的必须性医疗服务，那么该种服务的需求量对价格变化的反应较弱，其需求价格弹性较小，如果是一些不涉及生命和健康的诸如整形外科手术等特需服务，其需求价格弹性相对较大，因为其价格的变动对于需求的影响较大。一般来讲，基本医疗服务价格弹性比较小，特需卫生服务价格弹性较大。

2. 卫生服务需求收入弹性 在卫生服务价格不变的条件下，消费者收入的变动将引起卫生服务需求量的变动。卫生服务需求收入弹性反映了卫生服务需求量的变动对于收入变动的敏感程度。其计算公式为：

$$卫生服务需求收入弹性(E_I) = \frac{卫生服务需求量的变动率}{消费者收入的变动率}$$

在价格不变的条件下，收入提高引起消费者需求增加的卫生服务称为正常服务（$E_I>0$）；需求量的增加幅度小于收入增加幅度的卫生服务称为必需服务（$0<E_I<1$）；需求量的增加幅度大于收入增加幅度的卫生服务称为非必需服务（$E_I>1$）；收入提高引起消费者需求减少的卫生服务称为劣质服务（$E_I<0$）。

收入水平对卫生服务的需求收入弹性影响较大。对于收入较低的消费者，增加的收入更多地被用于购买基本生产和生活用品,卫生服务投入增加量往往低于收入增加量,其收入弹性通常小于1;对于收入较高的消费者,由于基本生产和生活用品已经得到满足,可以将更多的收入用于购买非治疗性保健服务,卫生服务投入增加量往往高于收入增加量,其收入弹性通常大于1。

3. 卫生服务需求交叉弹性 卫生服务需求量会受到相关卫生服务价格变化的影响。卫生服务需求交叉弹性反映了一种卫生服务的需求对另一种卫生服务价格变动的反应程度。卫生服务需求交叉弹性系数计算公式为:

$$卫生服务需求交叉价格弹性(E_{YX}) = \frac{卫生服务~Y~需求量的变动率}{卫生服务~X~价格的变动率}$$

式中,E_{YX} 是卫生服务 Y 的需求交叉价格弹性系数,它是指卫生服务 Y 需求量的变动对卫生服务 X 的价格变动的反应程度。需求交叉价格弹性系数的正负揭示出卫生服务之间的不同关系。

卫生服务需求交叉价格弹性为正值($E_{YX} > 0$),表示 X 服务的价格变动与 Y 服务的需求量变动方向一致,说明两种卫生服务间具有替代的功能,可以相互替代来满足消费者的卫生服务需求,两种卫生服务互为替代品,弹性系数越大,替代性越强。例如,对于感冒的患者来说,口服青霉素是青霉素针剂的替代品,对于需要理疗的患者来说,中医按摩是红外线烤灯照射的替代品。

卫生服务需求交叉价格弹性为负值($E_{YX} < 0$),表示 X 服务的价格变动与 Y 服务的需求量变动方向相反,说明两种卫生服务间具有互补的功能,必须同时使用才能满足消费者的卫生服务需求,两种服务称为互补品,弹性系数越大,互补性越强。例如,注射液与注射器为互补品,B 型超声诊断仪与技师为互补品。

卫生服务需求交叉价格弹性为零($E_{YX} = 0$),表示 X 服务的价格变动不会影响 Y 服务的需求量,两种卫生服务间互相独立、互不相关,具有非关联性。

4. 影响卫生服务需求弹性的因素 影响卫生服务需求弹性的因素包括:①卫生服务的替代品获得的难易程度,如果替代品获得越容易,需求弹性越大,如果替代品获得越不容易,需求弹性越小。例如在国内北京协和医院的技术水平几乎无法替代,所以它的需求弹性很小,也就是说价格的变动对北京协和医院的就诊量影响不大。②卫生服务的费用水平在消费者收入或总预算支出中的比例。如果比例越高,弹性越大;如果比例越低,弹性越小。③卫生服务需求的紧迫性、必要性。例如急诊没有弹性,人们不会因为费用的高低来选择是否接受急救服务。④卫生服务持续的时间长短,疾病的延续性。例如慢性病受价格的影响明显高于急诊对价格的影响。⑤第三方支付能力的大小。支付能力越强,个人支付越少,弹性越小。

5. 需求价格弹性与收益之间的关系 研究需求价格弹性的运用,主要是分析和说明价格变动对销售总收入的影响。商品的需求价格弹性不同,其价格变动对销售总收入的影响是不同的。

(1)需求富有弹性的商品:如果某种商品的需求是富有弹性的,那么,当该商品的价格下降时,需要量增加的幅度大于价格下降的幅度,所以总收益会增加。当该商品的价格上升时,需要量减少的幅度大于价格上升的幅度,所以总收益会减少。例如,当其他因素不变的前提下,医疗美容价格下降,医院收入会增加。

（2）需求缺乏弹性的商品：如果某种商品的需求是缺乏弹性的，那么，当该商品的价格下降时，需要量增加的幅度小于价格下降的幅度，所以总收益会减少。当该商品的价格上升时，需要量下降的幅度小于价格上升的幅度，所以总收益不会减少。例如，当其他因素不变的前提下，药品费增加，医院收入也会增加。

因此，根据不同弹性的商品涨价和降价所引起的总收益的变化得出：如果某种商品是富有弹性的，则价格与总收益成反方向变动，即价格上升，总收益减少；价格下降，总收益增加。如果某种商品是缺乏弹性的，则价格与总收益成正方向变动，即价格上升，总收益增加；价格下降，总收益也减少。因此，在制定卫生政策时，要考虑需求价格弹性的作用。

（三）卫生服务的供给弹性

1. 卫生服务供给弹性的定义　卫生服务供给弹性表示卫生服务供给量对卫生服务价格变动的敏感程度，用卫生服务供给弹性系数表示。卫生服务供给弹性系数反映的是价格变动与供给量变动的相对关系。其计算公式如下：

$$卫生服务供给弹性 = \frac{卫生服务供给量变化的百分比}{卫生服务价格变化的百分比}$$

与卫生服务需求弹性系数不同，卫生服务供给弹性系数为正值，即卫生服务供给量与价格呈同方向变动，如某种卫生服务的供给弹性系数为 0.5，意味着该种卫生服务价格上升 10%，供给量将增加 5%。

2. 卫生服务供给弹性的种类　不同卫生服务的供给弹性不同，根据弹性系数绝对值的大小，卫生服务供给弹性可分为五种类型，如表 16-3 所示。

表 16-3　供给弹性的种类

弹性系数	种类	价格与供给量之间的关系
E<1	缺乏弹性	供给量变动率小于价格变动率
E>1	富有弹性	供给量变动率大于价格变动率
E=1	单位弹性	供给量变动率等于价格变动率
E=∞	完全弹性	价格的微小变动引起供给量的无限变动
E=0	完全无弹性	供给量对价格变动无反应

与一般商品（服务）相比，卫生服务因其专业技术性、不确定性等特点，从总体来说是缺乏弹性的，即卫生服务供给量对价格变动的敏感程度较低。不同类型卫生服务的供给弹性也有所不同，与高技术含量卫生服务相比，低技术含量卫生服务供给弹性相对较大；与卫生人力相比，医疗设备的供给弹性相对较大；与高成本医疗设备相比，低成本医疗设备的供给弹性相对较大；与特殊需要医疗服务相比，基本医疗服务的供给弹性相对较大。

3. 卫生服务供给弹性的影响因素　影响卫生服务供给弹性包括以下几个因素：①产品调整的伸缩性。如果生产周期短，则弹性大，如果生产周期长，则弹性小。②生产成本。如果提高产量引起边际成本较大增加，则供给弹性较小，反之，供给弹性较大。③生产规模。如果规模大，则弹性小，如果生产规模小，则弹性大。④生产的技术状况。如果该行业属于劳动密集型，则供给弹性大，如果属于资本或者技术密集型，则供给弹性小。⑤时间因素。如果在短时间内，生产规模难以有很大的改变，供给弹性小。如果在较长时间内，供给量可以做调整，供给弹性大。⑥替代品的数量和相似程度。一般而言，替代品数量越多，供给弹性越大，反之弹性小。因此，根据卫生服务供给弹性的影响因素，结合卫生服务的特点，可以说卫生服务属于缺乏弹性的行业。

第三节　卫生筹资与卫生总费用

一、卫生筹资的基本概念和种类

卫生筹资（health funding）是指为购买卫生服务而进行的资金筹集活动。卫生筹资就是研究在一定时期和一定社会环境下卫生领域的资金筹集、合理分配和有效使用。

（一）卫生筹资的含义

世界卫生组织把卫生筹资定义为"足够的、公平的、有效率和效果的卫生资金的筹集、分配和利用活动的总和"，卫生筹资不仅指卫生资金的筹资，还包括从哪里筹资、用何种方式筹资以及筹集到的卫生资金如何进行分配与补偿的过程。卫生筹资政策是卫生经济政策中重要的组成部分。不同的筹资政策，对卫生服务提供的内容和行为都将产生不同的影响。

卫生资源是卫生机构在提供卫生服务过程中使用和消耗的各种生产要素的总称，包括人力资源、物力资源和财力资源。卫生资源的货币表现称为卫生资金。由于卫生资源是有限的，因此，如何筹集、合理配置、有效利用卫生资源，使稀缺的卫生资源在卫生事业发展中发挥最大的效益，是卫生筹资研究的重要内容。从某种意义来说，开展卫生筹资研究就是研究卫生领域的资金运动规律。

（二）卫生筹资的目标

卫生筹资的目标就是为了筹集到足够的资金，以确保所有人都能够有效地利用卫生服务。卫生筹资的目标分为中间目标和终极目标，其中中间目标主要包括筹资能力、公平、效率、风险共担、持续性五个方面。卫生筹资的终极目标是健康状况的改善、筹资的风险保障和患者满意度的提高。其中卫生筹资的公平和效率是两个重要的指标。

1. 卫生筹资的公平　评价卫生筹资的公平性主要从三个方面进行评价：

（1）卫生筹资公平：卫生筹资的公平包括垂直公平和水平公平两个方面。①垂直公平：是指支付能力越高的人，其对卫生领域的支付水平越高。例如，根据个人卫生支出占个人总收入的百分比进行筹资就属于卫生筹资的垂直公平。②水平公平：是指相同支付能力的人实际达到平均支付水平的程度。

（2）卫生服务供给的公平：卫生服务供给的公平划分的依据是根据卫生服务的需要而不是需求，包括垂直公平和水平公平两部分。①垂直公平是指具有较高卫生服务需要的人获得的卫生服务量也应该较高；②水平公平是指具有相同卫生保健需要的人应该得到同等的对待。

（3）健康公平性：健康公平性的原则是强调能力和机会的公平，是人群在保持长寿和健康的生命方面应享有同等的能力和机会。

2. 卫生筹资的效率　卫生筹资的效率可以从配置效率和技术效率两个层面反映。

（1）配置效率：是研究如何在收益最佳的项目上分配有限的资源。配置效率决定哪一种投入能够以最低成本获得特定的高水平产出，即健康状况，也称为宏观效率。

（2）技术效率：只研究投入和产出之间的关系，也称为生产效率，或称为微观效率。

在进行卫生筹资过程中，如果筹资的目标在于人群健康水平的提高，则筹资模式应侧重于配置效率；如果筹资目标在于资源利用效果好，则应侧重于技术效率。从一个国家或者地区的筹资政策来看，应该首选筹资的配置效率，其次才能够考虑筹资的技术效率。

（三）卫生筹资主要模式

从世界各国卫生筹资的实践来看，主要筹资模式包括政府预算卫生筹资、社会保险筹资、私人保险筹资、个人现金支付筹资和社区卫生筹资五种模式，每种模式都具有优点、缺点和不同的筹资目标，在制定卫生筹资政策中，应综合考虑各种模式的组合使用。

1. 政府预算卫生筹资　主要通过普通税收、烟草专项税以及其他筹资渠道，例如彩票等方式进行筹资，这是无论什么体制的国家都采取的一种筹资模式。它的优点在于覆盖大部分人群、筹资范围较大，而且模式简单，便于操作。但它的缺点在于筹资不稳定，补贴供方的筹资方式导致富人受益更多，卫生服务提供存在着潜在性失效，而且这种筹资模式对政治压力敏感，取决于国家的财政预算。

2. 社会保险筹资　社会保险筹资具有强制性，保险费是通过法律的形式规定的，本国公民强制性参加。它的优点是可以筹资更多的资源，能够实现风险共担。但它的缺点在于当社会保险覆盖率低时，只能覆盖部分人群，而且对经济有一定的负面影响，管理成本较高。

3. 私人保险筹资　它由非营利性或营利性保险公司提供的，消费者自愿选择最适合自己偏好的保险项目。它的管理成本高，覆盖率小。只针对高收入人群采取的一种模式，是社会保险筹资模式的有益补充。

4. 个人现金支付筹资　是指病人在接受医疗服务时，直接向服务提供者付费的一种方式。它是政府筹资的补充，可以抑制非必需的卫生服务消费，同时鼓励人员通过服务收费来寻求更有效的卫生服务。但是它的缺点在于抑制了人们的需求，延迟了人们的就诊行为，增加了治疗成本，尤其是贫困人口。这种筹资模式对个人来讲，经济压力是巨大的。

5. 社区卫生筹资　这是一个社区中的各个家庭为实现既定的卫生服务目标相互协作筹集资金的一种卫生筹资机制。它基于社区而建立，强调社区参与管理，受益者往往是被其他形式健康保险排除在外的群体。它让低收入人群能够获得卫生服务，是卫生筹资系统中有用的组成部分。但是这种筹资方式面临持续性的问题，贫困者获益水平有限，对服务提供的影响有限。在一个国家或者社区中仅仅起到补充的作用。

二、卫生总费用

（一）卫生总费用的概念

卫生总费用（nation health account，NHA）是以货币形式作为综合计量手段，全面反映一个国家或地区在一定时期内（通常指一年）全社会用于医疗卫生服务所消耗的资金总额。

卫生总费用核算是国民经济核算账户体系在卫生领域中的延伸和应用。卫生总费用研究是通过建立一个国家的国民卫生账户核算系统，反映一个国家的卫生保健总支出，并且从全社会的角度反映卫生资金运动的全过程，分析与评价卫生资金的筹集、分配与使用效果，为政府卫生决策提供重要信息和客观依据。因此，又称为国民账户核算体系。目前，卫生总费用核算结果已经在许多国家得到广泛应用，在制定、分析和评价国家卫生筹资政策和卫生保健系统公平与效率方面发挥着重要作用。

（二）卫生总费用的主要内容

卫生总费用核算采用的是国民经济核算方法，它以国民经济核算理论为基础，根据卫生领域经济活动特点,制定一套反映卫生经济运行的指标体系、分类标准和核算方法,形成一套逻辑一致、结构完整的核算框架。

卫生资源以货币形式在卫生领域流入与流出,形成了卫生资金运动。卫生资金在运动过程中,依次经历了卫生资金筹集、分配和使用这样一个连续不断的运动过程。因此,卫生总费用核算内容包括卫生资金的筹资来源、机构流向和使用消耗三个层次,由此形成三套指标体系及相应的测算方法,即筹资来源法、机构流向法和功能法,从而建立了完整的卫生总费用核算体系,从不同层次、不同角度进行数据汇总和测算,满足卫生政策制定者和研究人员进行政策分析与评价的需要。

1. 筹资来源法 筹资来源法是国际通用的、比较成熟和完善的测算方法,它是根据卫生资金的筹集渠道与筹集方式,收集和整理卫生总费用数据,测算全社会卫生资金投入总量的方法。它是货币流入卫生领域转化为卫生资金的总源头和入口处。

筹资来源法是卫生总费用核算体系的第一个层次,从宏观层面上反映资金的流动。采用筹资来源法测算的结果称为卫生费用筹资总额,是国际、国内政策分析关注的重点和焦点。

从出资者角度看,卫生总费用表现为政府预算卫生支出、社会卫生支出和居民个人现金卫生支出。

(1)政府预算卫生支出:政府预算卫生支出是指各级政府用于医疗卫生服务、医疗保险基金补助、卫生行政管理事务、人口与计划生育相关卫生支出等各项事业的经费,包括上级财政拨款和本地区各级财政拨款。

医疗卫生服务支出指政府财政用于补助各类医疗卫生机构提供相关卫生服务的经费,主要包括对医疗服务、社区卫生服务、疾病预防控制、卫生监督、妇幼保健、农村卫生、中医药以及其他医疗卫生服务的支出;医疗保险基金补助反映政府用于各类医疗保障项目,如行政事业单位医疗、公务员医疗补助、优抚对象医疗补助、城乡医疗救助等的支出,以及对基本医疗保险基金补助、残疾人康复的支出;卫生行政管理事务支出主要包括医疗卫生管理事务支出和医疗保险经办管理支出;人口与计划生育支出包括政府对与健康和医疗卫生相关事业的支出。

(2)社会卫生支出:社会卫生支出指政府支出外的社会各界对卫生事业的资金投入,随着我国卫生筹资渠道的不断拓宽,这一筹资渠道所包括的内容和范围不断扩大。目前主要包括社会医疗保障基金支出、商业健康保险费、社会办医支出及其他社会筹资渠道对卫生的投入。

其中,社会医疗保障支出主要有城镇职工基本医疗保险基金、城乡居民基本医疗保险基金以及各类补充保险等费用。商业健康保险费反映城乡居民家庭成员自愿参加各种形式的商业健康保险,当年所缴纳的保费总额。社会办医支出反映除政府外的社会各界对各级各类医疗卫生机构的直接投入,包括企业办医支出、社会卫生固定资产投资、乡村集体经济卫生支出等;其他社会筹资渠道主要包括国内外各界对医疗卫生事业的捐赠、行政事业性收费收入等。

(3)居民个人现金卫生支出:居民个人现金卫生支出指城乡居民在接受医疗卫生服务时的现金支付,包括医疗保险参保人就医时的自付费用。居民个人现金卫生支出分为城镇居民和农村居民的个人现金卫生支出。

2. 机构流向法 机构流向法是按照医疗卫生服务机构的类别划分,收集和整理各级各类医疗卫生机构的费用数据,测算卫生资金流向各类机构的费用总额。它的运动主体是医疗卫生机构。反映从全社会筹集的卫生资金在各级各类医疗卫生机构的分配使用,用于分析与评价卫生资源配置的公平性和合理性。

机构流向法是卫生费用核算体系中的第二个层次,从中观层面上反映资金的流动。其测算结果称为卫生费用分配总额。卫生费用分配总额作为三个层次中的中间层次,可以对卫生筹资总额起平衡作用,对卫生资金使用总额起总量控制作用。机构流向法测算结果是对卫生总费用筹资来源法核算结果的检验与验证。

从机构角度划分,卫生总费用分配总额主要包括:医院费用、护理保健机构费用、门诊卫生服务提供机构费用、药品零售和其他医用商品提供机构费用、公共卫生服务提供机构费用、卫生行政管理和健康保险机构管理费用、政府特殊机构费用[4]、其他等。

3. 功能法 功能法主要是从资金具体使用去向角度来看,卫生筹资主要用于哪些服务项目和人群,例如慢性病费用、儿童费用、老年人费用等。目前,它主要根据政策的需要,从学术研究的角度进行开发和分析。

(三)卫生总费用主要评价指标

卫生总费用评价指标主要包括四大指标:

1. 卫生总费用 即卫生费用筹资总额。

2. 人均卫生总费用 = 卫生总费用 / 全部人口。

3. 卫生总费用占国内生产总值百分比 = 卫生总费用 /GDP。

4. 卫生总费用筹资构成 即政府预算卫生支出、社会卫生支出、个人现金卫生支出分别占卫生总费用的构成。

本章小结

卫生经济学是研究稀缺卫生资源如何合理筹资、分配与补偿,以便最优地筹集、开发、配置和利用卫生资源,提高社会、经济效益的交叉学科。

卫生服务需求具有卫生服务信息不对称、被动性、不确定性等特点。影响卫生服务需求的因素除了一般经济因素以外,还包括人口社会文化因素、健康状况、供给者、时间价值、政府资源配置政策、医疗保障制度等。

卫生服务供给具有专业技术性、垄断性、主导性、不确定性、外部性等特点,影响卫生服务供给的因素包括卫生服务价格、卫生服务目标、卫生资源配置政策、卫生服务需求、卫生服务成本等。

卫生服务弹性包括需求弹性和供给弹性。具有不同弹性系数的产品价格变动对收入影响不同。

卫生筹资的目标分为中间目标和终极目标,中间目标主要包括筹资能力、公平、效率、风险共担、持续性五个方面,卫生筹资的终极目标是指健康状况的改善、筹资的风险保障和患者满意度的提高。主要筹资模式包括政府预算卫生、社会保险、私人健康保险、个人现金支付和社区筹资五种模式。我国卫生筹资模式包括政府预算卫生支出、社会卫生支出和个人现金卫生支出。

(高广颖)

---

[4] 政府特殊机构费用主要指公安、武警、司法等机构中用于特定人群的医疗卫生费用支出。

思考题

1. 我国卫生服务供给的特点是什么？
2. 需求价格弹性如何影响到卫生服务政策的制定？
3. 分析不同筹资模式的筹资目标。

第十七章　卫生经济学分析方法

卫生经济学分析方法是利用经济学基本理论和经济学评价方法量化分析卫生领域的健康问题和干预措施的工具，为资源有限情况下，做出最优决策提供依据。本章介绍疾病经济负担和卫生经济评价方法。疾病经济负担研究是确定卫生干预优先重点的基础。每个个体都面临疾病、伤残和死亡的风险，疾病、伤残和死亡会给个人和家庭带来经济负担。个人和家庭的疾病、伤残和死亡会带来生产力的损失和社会福利的损失，带来巨大的社会经济负担。当疾病经济负担成为社会公共问题，政府就必须采取措施，通过政策干预减轻疾病的经济负担。疾病经济负担研究通过量化分析不同疾病及其影响因素带来的负担，为确定卫生干预重点领域提供支持。在卫生干预方案制定过程中，由于资源的有限，政府和社会依然面临如何使有限资源发挥最大作用的选择问题。这就需要运用卫生经济学评价方法，从投入和产出两方面分析不同干预方案的成本－效果，为确定最佳干预方案提供依据，对政府做出理性决策提供支持。

第一节　疾病经济负担

一、疾病经济负担的概念

（一）疾病负担的概念

疾病负担（diseases burden）是将疾病带来的早亡造成的损失与由于疾病、伤残（失能）造成的健康损失结合起来考虑的疾病给社会造成的总损失。通常用伤残调整生命年（disability adjusted life year，DALY）来衡量。

早期的疾病负担研究主要关注疾病引起死亡所造成的损失。疾病的负担主要用死亡率衡量，评价指标包括：死亡率、死因顺位、发病率等。以死亡率为主要衡量指标，对资料要求不高，计算简便，结果直观。但是死亡率未考虑对于不同类型的人群，死亡所引起的损失是不一样的，如年轻人的死亡损失更多的生命年。20世纪80年代以后，研究人员用疾病造成死亡而引起个体或人群寿命的减少来衡量疾病的负担，代表性的评价指标是1982年美国疾病预防控制中心提出的潜在生命损失年（years of potential life lost，YPLL）。这一指标考虑到不同年龄人群死亡的差异，并用损失的生命年进行衡量，比死亡率更准确、合理。但是需要以期望寿命为标准，计算时要假定相同年龄个体的价值完全一样，没有考虑个体的差异。另外，仅考虑疾病所引起的死亡，没有考虑疾病所引起的残疾和失能状况。实际上，很多疾病如精神疾病、听力丧失和伤害等，可能会使人们的健康状况受到影响，但却很少直接导致死亡。1992年，世界银行委托全球疾病负担（GBD）研究组提供一个对 1990 年疾病负担状况的全面评估，形成了具有里程碑意义的《1993 年世界发展报告：投资于健康》。该研究首次全面系统地测量了全球健康问题。该研究的目的是为了给不同发展水平的国家推荐干预服务包，结合不同人群干预措施的成本 - 效果分析对疾病负担进行了估计。该研究使用伤残调整生命年来测量疾病负担，伤残调整生命年由早亡（由于早亡损失的生命年）和伤残（伤残导致的健康生命年的损失）两部分组成，形成了一个测量未来健康生命年损失的综合指标。首次全球疾病负担研究产生了 107 种疾病和 483 种结局的发病、患病、持续时间和病死率估计。全球疾病负担研究还估计了主要风险因素对疾病的影响。该研究基于当时可获取的因果关系、患病情况、暴露情况及疾病和伤害的结局信息，量化了 10 个风险因素对疾病负担的影响。该研究证实了非传染性疾病和伤害在全球和一些快速工业化的地区（如东亚和太平洋地区）已经成为引起疾病负担的重要原因，甚至已经成为死亡和伤残的首要原因，精神失常和伤害成为健康生命年损失的主要原因。

在 1990 年全球疾病负担研究的基础上，2001 年的全球疾病负担研究在对危险因素的评价上有了新的框架，指出要在暴露于某一个或某一组危险因素的不同人群中评价疾病负担的变化。通过比较不同年龄、性别和地区中估计的暴露水平和非暴露水平计算该危险因素对疾病的可归因部分。2001 年全球疾病负担研究表明，1990 年以来，非传染性疾病在中低收入国家中的重要性不断增加。在中低收入国家，主要疾病负担的来源是穷人中较为普遍的危险因素以及与第一类疾病相关的危险因素（低体重儿占疾病负担的 8.7%，饮水不卫生、不良卫生条件占 3.7%，使用固体燃料导致室内烟尘占 3.0%，不安全性行为占 5.8%）和非传染性疾病的危险因素（如高血压占 5.6%，吸烟占 3.9%，饮酒占 3.6%）。在高收入国家，主要疾病负担的来源中吸烟占 12.7%，高血压占 9.3%，超重和肥胖占 7.2%，高血脂占 6.3%，饮酒占 4.4%。

两次全球疾病负担研究从理论框架和方法学上形成了较为完整的体系。2010 年又开展了全面的疾病负担研究，随后全球疾病负担研究在残疾权重方法方面进行了改进，研究范围也进一步扩展，其研究结果也为不同国家政策选择中优先领域的确定提供了依据。

中国 2010 年疾病负担研究显示中风、缺血性心脏病和慢性阻塞性肺炎是最主要的死亡原因。DALY 损失最主要的原因是心脑血管疾病、癌症、腰背疼和抑郁。饮食危险因素、高血压、烟草暴露、环境空气污染和家庭空气污染是排在前五位的危险因素。不同省份之间疾病负担存在差异，1990 年引起生命年损失的最重要原因，33 个省份中有 16 个省市是下呼吸道感染和早产并发症。到 2013 年，27 个省份最主要的生命年损失的原因是心脑血管疾病，5 个省份是缺血性心脏病，1 个（香港）是肺癌。最常见的非传染性疾病，包括缺血性心脏病、中风、慢性阻塞性肺疾病，以及癌症（肝、胃、肺）成为最主要的疾病负担。这些研究成果为全国及各地区确定公共卫生政策的重点提供了依据。

（二）疾病经济负担的概念

疾病经济负担（economic burden of disease）指由于发病、残疾（失能）以及过早死亡带来的经济损失或资源消耗。

疾病经济负担一般包括直接经济负担和间接经济负担，完整的疾病经济负担还应该包括疾病给精神和心理上带来的无形经济负担。

1. 直接经济负担　直接经济负担（direct economic burden）指为寻求救治和为治疗疾病所发生的直接费用或资源消耗，包括卫生部门、其他相关部门、个人及家庭的直接资源消耗。

直接经济负担可分为直接卫生服务经济负担和直接非卫生服务经济负担。直接卫生服务经济负担是为购买卫生服务所产生的费用，如门诊费、住院费、康复费、药品费等在治疗过程中支付给卫生服务机构的费用。包含所有卫生服务机构的费用，不区分是个人支付还是医疗保险支付。

直接非卫生服务经济负担指为了接受治疗而必须支付的其他附加费用，包括就医交通费、伙食及营养费、住宿费、陪护人员费用等。

2. 间接经济负担　间接经济负担（indirect economic burden）指由于疾病、伤残（失能）带来的劳动力有效工作时间减少或工作能力降低给社会经济或社会生产造成的产出损失，或早亡带来的未来收入减少的现值。包括：因疾病、伤残和过早死亡损失工作时间造成的生产力损失；由于疾病和伤残导致工作能力降低而造成的生产力损失；病人的陪护人员损失的工作时间；由于疾病和伤残导致个人生活能力降低而造成的损失等。

3. 无形经济负担　无形经济负担（intangible economic burden）指患者及其亲友因疾病或伤残（失能）给家庭和本人造成的痛苦、焦虑与不便所带来的生活质量的下降，及其他相关成本的花费。无形负担难以量化。

二、研究疾病经济负担的意义

（一）为卫生系统绩效评估提供综合评价指标

疾病经济负担的测量可以反映卫生服务系统的价值，减轻家庭和社会的疾病经济负担是卫生服务系统工作的成效之一。疾病经济负担研究为卫生系统绩效评价提供了一个综合评价指标。该指标可用于不同国家之间的比较，也可用于不同地区的比较，可以用于判断不同国家和地区卫生系统工作的状况和进展。

（二）有助于了解不同疾病给社会经济带来的影响

疾病是导致贫困的最主要的原因之一，目前"因病致贫，因病返贫"仍然是我国面临的社会问题。疾病经济负担研究通过量化分析的手段，分析疾病经济负担的构成、发展趋势和影响因素。通过疾病经济负担的测算和分析，有助于我们清楚地看出不同疾病在不同时期给社会带来的影响。

（三）有助于确定重点卫生问题

每个国家都面临多个不同的卫生问题，但由于资源的有限性，必须最大效率的发挥卫生资源的作用，这就需要首先关注对居民影响最大的社会疾病问题。通过疾病负担测算和排序可以为确定重点卫生问题提供科学的依据。对于疾病负担的分析也有助于确定重点关注的人群。

全球疾病负担研究对疾病负担的测算为不同国家确定重点卫生问题提供了依据，我国疾病负担研究也提供了全国层面和省级层面疾病负担状况及变化趋势。根据重点卫生问题合理利用现有卫生资源，有助于卫生资源的合理配置，也有助于对卫生服务机构社会效益的测量和评价。

（四）有利于为医疗保险方提供信息

医疗保险对疾病的报销是解决"因病致贫，因病返贫"的重要的制度安排。报销范围、支付方式和支付比例的确定都需要疾病经济负担相关数据的支持。

三、测量疾病经济负担的指标

与疾病经济负担测量有关的指标包括：疾病指标、死亡指标、伤残（失能）指标、病休指标和卫生服务利用指标。

（一）疾病指标

疾病的发病和患病指标用于评估人群受疾病影响的范围。一般常用的有发病率和患病率。

发病率（incidence rate）：指在一定期间内，一定人群中某病新病例出现的频率。

发病率＝一定期间内某人群中某病新病例数/同时期暴露人口数×K，（K＝100%，1000‰或10 000‰）。观察时间多以年表示。

患病率（prevalence rate）：也称现患率。指某特定时间内总人口中某病新旧病例所占比例。可按观察时间的不同分为期间患病率和时点患病率。

期间患病率＝某观察期间一定人群中现患某病的新旧病例数/同期的平均人口数（被观察人数）×K

时点患病率＝某一时点一定人群中现患某病新旧病例数/该时点人口数（被观察人数）×K（K＝100%，1000‰，或10 000‰）

在测算疾病经济负担时，根据测算的目的和数据的可获得性使用不同的疾病指标。例如，传染性疾病多用发病率，而慢性病则多用患病率。

（二）死亡指标

死亡指标评估疾病早亡所带来的损失。疾病经济负担研究使用的死亡指标有病死率、死亡比等，很多研究以死亡指标为基础计算死亡引起的减寿年数。

病死率（case fatality ratio，CFR）指在一定时期内某病全部病例中因该病病死的比例。根据某种疾病的发病或患病率及病死率可计算某病引起的死亡人数，结合发病和病死年龄可推断损失的生命年。

疾病早亡的减寿年数指因某种疾病早亡引起的减寿年数。一般用每千人口因某病死亡造成的生命年损失来表达。公式为：

$$每千人口因某种疾病早亡的减寿年数＝E(A_d)×I×CFR$$

A_d：某疾病死亡的平均年龄

$E(A_d)$：平均死亡年龄时的期望寿命

I：每千人口某病的发病或患病人数

CFR：病死率

疾病的死亡比（proportional mortality ratio，PMR）指某种疾病引起死亡者占总死亡的比例。体现了该种疾病对人群健康的影响程度。

（三）伤残（失能）指标

伤残（失能）指标评估疾病带来伤残（失能）的严重程度。测算疾病经济负担常用的伤残（失能）指标有病残率、伤残（失能）权重、伤残调整生命年。

病残率是确诊的病残人数与调查人数之比，表示病残在人群中发生的频率。

伤残（失能）权重值：表示不同疾病对人群健康损害的严重程度。权重取值范围在0～1之间，权重值为0表示完全健康，值越接近1则疾病所致失能严重性程度越高，当权重为1时表示死亡。

伤残调整生命年（DALY）：是指由于发病、失能和早亡所损失的全部健康生命年，包括早亡所致生命年损失（years of life lost，YLL）和伤残所致生命年损失（years lived with disability，YLD）。该指标将疾病造成的早死和失能合并考虑，用一个指标来描述疾病的这两方面负担，反映疾病造成死亡而引起的人群寿命的减少和疾病造成残疾的程度。

（四）病休指标

病休指标反映疾病带来的生产力损失。病休指标包括患病后因病不能上学或工作造成的损失，如缺勤天数、休息或休工天数、平均时间或卧床时间等。

（五）卫生服务利用指标

卫生服务利用指标是计算疾病经济负担的基础。卫生服务利用是指实际发生的卫生服务的数量，指标分为门诊服务利用、住院服务利用和预防保健利用等。门诊服务利用包括两周就诊率、两周就诊人次数等；住院利用指标包括住院率、住院天数等；预防保健服务利用指标包括计划免疫、妇幼保健、康复、健康体检、慢性病防治等利用指标。疾病经济负担要考虑卫生服务的实际利用情况。

$$两周就诊率 = 调查人群中调查前两周就诊人次数 / 调查人数 \times 100\%$$

$$住院率 = 调查人群中调查前一年内住院人次数 / 调查人数 \times 100\%$$

四、疾病经济负担测量

（一）直接疾病经济负担测算

1. 确定直接疾病经济负担的范围

（1）发生在卫生部门的直接卫生服务费用，如检查治疗项目、使用的所有药品和耗费的各种材料的总费用。

（2）发生在非卫生部门的直接非卫生服务费用，如病人或病人的家庭成员因为就医所发生的市内或远程交通费、外地住宿费、额外的营养费、聘请专人护理费等。

2. 确定疾病经济负担的调查期限　根据研究的目的和数据的可获得性，明确是计算平均每年的疾病经济负担，还是每次的经济负担，或是某病人一生的疾病经济负担，从而明确调查期限和范围，便于获取一致的资料。

3. 确定调查对象和抽样　根据需要确定调查对象，确定是在医疗机构就诊的某病的患者，还是社区居民中某病的患者。一般不必调查所有患者的费用资料，可先通过一定的抽样方法确定调查样本。

4. 调查样本人群费用　对于卫生部门费用的调查，可采取查阅医疗机构的病案记录和询问调查等方法。对于非卫生部门费用调查方法，需要借助调查问卷或调查表询问样本人群费用发生情况。机构调查的费用数据相对准确。

5. 计算某地某病直接经济负担总值　通过调查可获得每一例某病患者的平均直接经济负担水平，再根据该地区该病患者的总数获得该地该病直接经济负担的总值。该地区该病患者总数可以根据该地区总人口数和发病治疗（发病率、患病率）或服务利用指标的乘积获得（就诊率、住院率）。

（二）间接疾病经济负担测算

1. 从病人的角度研究间接疾病经济负担　从病人的角度，间接疾病经济包括病人及家庭由于疾病和陪护等造成缺勤从而损失的收入。一般通过抽样进行询问调查。

调查的内容包括工作时间的减少、工作机会的丧失和非正式照料放弃的闲暇时间。调查对象包括病人和病人的照料者。

2. 从社会的角度研究间接疾病经济负担   从社会的角度,间接疾病经济负担指由于早亡和伤残(失能)造成病人工作时间减少、工作能力降低,形成的社会经济损失。

间接疾病经济负担的计算步骤一般是:计算某人群由于某疾病造成的死亡所减少的有效工作时间,可用减寿年数表示;将某人群由于某疾病造成的伤残所降低的工作能力转化为有效工作时间的减少,主要使用发病率或患病率、伤残率、伤残(失能)生命年、休工时间等指标;计算某人群由于某疾病造成的早亡和伤残所减少的有效工作时间的总和。最后,将有效时间的减少转化为经济损失。

将有效工作时间的减少转化为货币表示的计算经济损失的方法主要有人力资本法(human capital method),意愿支付法(willingness to pay method)和摩擦成本法(friction cost method)。

(1) 人力资本法:人力资本法采用劳动力市场工资收入来测算一定年龄的健康人患病或死亡减寿年数带来的间接社会经济损失。人的生命价值相当于个人对未来社会生产贡献的贴现值之和。这种社会福利贡献也可用人均创造的国民生产总值(GNP)来表示。例如某工厂职工住院而引起的间接经济负担是住院天数和该工厂职工平均年工资的乘积。

(2) 意愿支付法:意愿支付法是一个人愿意确保其健康或接受某种治疗而自愿支付的最高金额。意愿支付法需要通过人群调查获得。

(3) 摩擦成本法:摩擦成本法的理论基础是,疾病导致的生产损失,取决于厂家为恢复生产所花费的时间。摩擦成本主要是指病人离开工作岗位到其他人接替其工作之间造成的生产损失。除此以外,摩擦成本还要考虑培训新人的上岗成本。

(三)疾病经济负担测算应注意的问题

1. 疾病经济负担测算的指标选取   疾病经济负担测算时,获取病人数是测算的基础,如果研究的目的是对预防或干预措施进行经济学评价,使用发病率比较好;如果研究的目的是论证疾病对社会经济生活的影响,使用患病率比较好。同时应注意,发病或患病的人不一定都利用卫生服务,当人群就诊率低时,以发病率或患病率测算出的疾病经济负担会大于实际发生的经济负担,但可以反映社会潜在的疾病经济负担。如果发病率或患病率指标漏报率较高时,又有可能缩小真正的疾病经济负担。因此,实际测算时应结合相关指标进行分析。

2. 时间价值   疾病经济负担测算时,很多疾病导致的早亡和伤残(失能)对人的一生都会产生影响,相当于损失未来的健康生命年,因此会由于时间价值原因出现贴现的问题,将未来的生命年损失折算为现值便于比较。

3. 生产力权重   不同年龄人群的生产力水平不同,在将有效工作时间转化为经济损失时,应对不同年龄组赋予不同的生产力权重。

第二节 卫生经济学评价

卫生经济学评价是应用经济学评价方法,对各种不同卫生服务干预方案进行评价和选择的方法或过程。卫生领域同其他领域一样,都面临资源的稀缺,为了更好地发挥资源的效用,常常需要系统地评价各备选的方案。例如,将增加的投入用于预防保健服务、应急保障还是医疗服务,需要通过系统的评价予以确定。

竞争市场中,供求价格机制决定市场提供有效率的商品数量,价格根据消费者的偏好和生产者的成本确定,合理调整供应和需求。在市场缺失或市场不完全的情况下,供求价格机制存在失灵的情况,测量和比较项目成本及效益的评价工具得以发展。卫生服务领域存在大量公共产品或准公共产品,由于具有非竞争性、非排他性和较强的外部效应,这些产品的提供难以通过供求价格机制调节,这就需要发展专门的方法,对不同备选方案的经济效率进行评价,为决策提供依据。

20世纪50年代到70年代,成本-效益(投入和产出均用货币衡量)和成本-效果(投入用货币衡量,产出用卫生方面的直接结果指标衡量)分析方法逐步形成和发展,逐渐被许多国家所接受,并广泛应用到卫生领域,作为评价卫生计划和决策的工具。20世纪80年代以来,随着疾病模式的转变,人们不仅关注寿命的延长,而且关注生命的质量,成本效用分析的方法逐步发展,该方法通过比较项目投入成本和经质量调整的健康结果产出(如质量调整生命年QALY),来衡量卫生项目干预措施的效率。国内从20世纪80年代开始,逐渐将成本-效益分析、成本-效果分析和成本-效用分析方法应用于卫生服务的各个领域,包括论证卫生政策的经济效果;论证卫生规划实施方案的经济效果;论证卫生技术措施的经济效果和对医学科学研究成果进行综合评价。

一、卫生经济评价的基本概念和基本步骤

(一)卫生经济评价的要素

卫生经济评价是对可供选择的卫生服务项目的成本和结果进行比较性分析。经济学评价应具备两个基本的特征:一是同时考虑成本和效果,即同时考虑卫生服务项目产生的结果和卫生服务项目的投入;二是在备选项目之间进行选择,由于资源的稀缺性,不可能去做所有可以获得好的结果的事情,因此必须从中做出选择。

完整的经济学评价同时考虑项目的投入和产出,用成本来衡量投入的状况,包含各方面相关的资源消耗;用节省的资源和健康结果来衡量产出,分别可用效益、效果和效用来测量。现实中可以看到一些研究只描述成本或结果,或者只分析比较不同方案的成本或结果,也可以为决策提供一些依据,但都不是完整的经济学评价。

完整的卫生经济分析和评价方法主要有成本-效益分析(cost-benefit analysis,CBA)、成本-效果分析(cost-effectiveness analysis,CEA)和成本-效用分析(cost-utility analysis,CUA)。经济学评价通常从全社会的角度进行评价。

成本-效益分析发展时间较长,该方法出现在一个世纪以前,早期用于评价水灾控制和其他水利控制系统。在20世纪30年代经济大萧条时期,政府投建大量公共项目,这些项目耗资巨大,项目投资的合理性受到政策决策者的广泛关注。经济学家使用效益/成本比来比较不同的公共干预项目以做出评价。1965年美国的老年医疗保险计划和贫困医疗救助计划的实施,使卫生经济学家将成本-效益分析的方法引入到卫生领域。

成本-效益分析是使用货币单位来衡量项目的效益和成本。这就需要为卫生干预项目的结果(生命年的获取或健康状况的改善)赋予货币的价值。这就给卫生经济学评价带来巨大的挑战,很多健康结果难以用货币的形式衡量。因此,成本-效果分析和成本-效用分析逐步发展起来。成本-效果分析用于项目目标在一开始就被接受,研究的目的是寻找最好的、最有效率的方法实现该目标。成本-效用分析是成本-效果分析的一种特殊形式,用一个综合指标反映人们对健康结果的偏好。

(二)基本概念

1.成本的概念 成本指为达到某一特定目的而消耗或放弃的资源,通常用取得物品或劳务所必须付出的货币数量来衡量。卫生项目的成本是卫生项目所消耗资源的货币价值。

卫生项目所消耗的资源可分为四部分，卫生部门消耗的、其他部门消耗的、患者和家庭消耗的资源和生产力的损失。

卫生部门消耗的资源相对直接，提供卫生项目所需的卫生服务成本，包含药品、仪器、设备、住院费用和医生访视等内容。这些成本不仅包括项目开始时提供的服务成本，还包括后续相关的服务成本。

其他部门消耗的资源，很多卫生服务项目需要多部门参与，如老年服务或精神疾病的项目，需要消耗其他公共机构的资源，如家政服务或社区服务等，这些部门消耗的资源也是重要的卫生项目成本。

病人患者和家庭在接受卫生项目时也需要消耗资源，包括自费到医院所需要的交通成本、各种自付的费用和在家的支出等。

病人在寻求和接受治疗时的时间消耗及家庭成员在家中提供非正式护理的时间消耗也是重要的成本内容。时间的消耗可以是休闲活动时间也可以是工作时间。如果是工作时间，则属于生产力的损失。

2. 效果的概念　卫生服务项目的结果由三个主要类别组成：病人健康状况的改变，卫生项目节约的资源（包括卫生部门、其他部门、患者或家庭资源的节约和生产力的获得），以及卫生项目创造的其他价值。病人健康状况的改善可以用效果来测量（如所获得的生命年或劳动能力丧失天数的减少等），也可以用成本 - 效用分析中的效用（健康状况偏好），或者成本 - 效益分析中的效益（支付意愿）来测量。卫生项目节约的资源指接受卫生服务项目减少疾病和伤残或早亡的发生所节约的资源，包括卫生部门、其他部门、患者或家庭资源的节约和生产力的获得。卫生项目创造的其他价值，如信息的价值或对自己健康的放心，难以通过效果来衡量，可用成本 - 效益分析中支付意愿来测量。

卫生经济评价的结果涉及三个指标，效果、效用和效益。

卫生服务效果（effectiveness）指卫生服务产出的结果，用反映健康状况改善的自然指标来衡量，包括中间产出指标和最终产出指标，相对效果指标和绝对效果指标等。如挽救的生命年、降低的死亡率、减少的并发症发生率等。

卫生服务效益（benefit）是用货币衡量的卫生服务效果，包含人们为改善健康状况支付给医疗机构和由于减少疾病发生或伤残、早亡所节约的资源。

卫生服务效用（utility）指人们对不同健康水平和生活质量的满意程度，是效果的特殊形式。卫生经济评价时常用的指标有质量调整生命年（quality adjusted life years，QALY）和伤残调整生命年（disability adjusted life years，DALY）。

（三）基本步骤

一般的卫生经济学分析与评价包括以下八个步骤：

1. 确定评价的目的和分析的角度　研究的目的和分析的角度决定着成本和效果或效益应包括和测算的资源的内容，评价首先要确定希望通过评价解决什么问题，是论证某方案的可行性，还是比较改善同一健康问题的不同方案，或是比较改善不同健康问题的不同方案，以此来选择评价的方法。卫生经济评价通常采用全社会的角度来确定社会整体成本和效果。

2. 确定各种备选方案　达到某一卫生规划的目的可采取多个实施方案，要首先明确各方案的具体内容、实施周期和条件等内容。对每一个备选方案都应进行清晰和具体的描述，这对于选择成本 - 效果分析、成本 - 效用分析还是成本 - 效益分析是至关重要的。备选方案要适用于评价的项目，并注意不要遗漏重要的费用和结果内容，不要忽略重要的相关影响因素。

3. 排除明显不可行的方案 主要从方案在政治上是否可行,不同方案是否相似,方案成本是否过高和是否有严重的约束条件等方面首先排除明显不可行的方案。

4. 成本的估计 从卫生干预方案实施带来的卫生部门、其他部门、患者和家庭的资源的消耗和生产力损失四个方面测量方案的成本。公共项目评价与私人项目评价最大的不同是公共项目成本通常没有市场作为定价的参考,很多时候需要估算干预项目的成本。有些时候,卫生干预项目实施可能会带来负面影响,如计划免疫产生的不良反应等,这些负面影响所消耗的资源也应该包含在成本中。

5. 卫生计划方案的效益效果的测量 从健康状况的改善、节省的资源和创造的其他价值三个大的方面,明确各方案所带来的效益和效果,并保证各方案之间的可比性。

6. 贴现 很多卫生干预项目可能会持续一年以上,不同时间发生的投入和产出的经济意义不同。首先,今天的1元钱如果不用在本项目上,还有很多其他的机会,例如购买债券可以获得债券利息,因此,未来一个时期的1元钱必须按市场利率贴现才能得到它在现阶段的价值。其次,人们在消费时更倾向于当前的消费,具有正的时间偏好。而且,人们对生命价值也具有正的时间偏好。因此,需要消除时间对投入和产出的影响,考虑资金的时间价值和生命的时间价值对成本和效益/效果进行贴现。

7. 敏感性分析 在测算成本和效益/效果时,很多因素存在一定程度的不确定性,敏感性分析就是分析如果这些不确定性因素发生变化对方案产生的影响。通过对不确定性因素赋予不同的估值分析对方案成本-效益/效果的影响,考察评价结果的稳定性。

8. 分析与评价 通过对不同方案的比较、分析和评价,做出科学的决策。

二、卫生经济评价的基本方法

(一)成本-效益分析

1. 成本-效益分析的定义 成本-效益分析是通过比较不同备选方案的全部预期成本和全部预期效益来评价备选方案。成本-效益分析是一种理想的经济学评价方法,项目的结果不但能测量出来而且还要进行货币化。决策标准简单,如果一个项目效益大于成本,则这个项目可以改善社会福利,就是经济上可行的方案。多个项目比较时,净效益最大者为优。也可以用效益成本比率(B/C)对多个项目进行排序,高的B/C意味着成本一定的情况下,该项目会带来更多的社会效益。成本-效益分析方法以福利经济学理论为基础,可以评价某一项目是否值得实施,也可以评价是否需要增加预算以开展新的项目。

2. 效益的测量 卫生保健的效益包括项目节省的资源和健康效果的货币价值两部分。节省的资源包含卫生部门、其他部门和个人或家庭节省的资源以及生产力的获得。效益中卫生部门、其他部门和个人或家庭节省的资源比较容易获得,可采用与之相关的费用计算。但生产力的获得和健康改善的货币价值就比较难以测量。

对卫生保健结果的货币价值赋值的常用方法有人力资本法和意愿支付法。在疾病经济负担部分也提到人力资本法和意愿支付法是计算间接经济负担的方法。方法学上是一致的,只是意义不同,计算疾病间接经济负担反映由于疾病或早亡使人们对未来社会贡献的减少。卫生干预的效益指卫生干预措施减少了多少疾病或早亡带来的未来社会贡献的损失。

(1)人力资本法:人力资本法假定一个个体生命的价值是由未来的生产潜力决定的。卫生干预项目可被认为是一种人力资本投资,这种投资所产生的健康时间增加的价值用市场中人员由于健康恢复所增加的生产价值来量化。通常人力资本法用市场工资率对增加的健康时间进行货币化转换，由于是对现在和未来价值的计算，要考虑到货币的时间价值进行贴现。

人力资本法数据相对容易获得，计算方法也比较简单（人均工资水平×健康时间），但是也存在一些问题，如 Drummond 等认为，尽管在理论上工资率能反映一个工人的边际生产率，但劳动力市场通常是不完善的，工资率可能是不公平的。而且，非市场活动的价值不能用工资率反映。如一名家庭主妇接受某种治疗前不能照顾孩子，接受治疗后能够重新照顾孩子。这种健康时间价值需要通过相关的市场价格推算。另外，人力资本法并不包含精神上的痛苦和空闲时间的价值。

（2）意愿支付法：意愿支付法研究是通过要求消费者考虑对非市场化的商品或服务愿意支付的最高额度判断消费者对这一物品或服务价值的测量。例如"如果你面临一个心脏病发作为 P_1 的高风险，如果一个治疗措施可以使风险降到 P_2 水平，你愿意为此支付多少钱？"通过人群调查可获得人群平均的意愿支付值。

3. 成本 - 效益分析与评价的方法　当完整地测量成本和效益后，可通过净现值法或效益成本比率法对方案进行比较。

（1）净现值法（net present value，NPV）：净现值法指根据货币时间价值的原理，消除货币时间因素的影响，计算计划期内方案各年效益的现值总和与成本现值总和之差的一种方法，是反映项目在计算期内获利能力的动态评价指标。

$$NPV = B - C = \sum_{t=1}^{n} [(B_t - C_t)/(1+r)^t]$$

B 表示效益，C 表示成本，t 表示干预的第几年，r 表示贴现率。

对独立方案或单一方案：NPV > 0 时，方案可以考虑接受；NPV = 0 时，方案也可接受；NPV < 0 时，方案应予拒绝。对多个互斥方案进行比较时，以净现值大的方案较优。

（2）效益 - 成本比率法：效益成本比率法反映了效益现值与成本现值的比较关系，考察了资金的利用效率。效益成本比率表示单位投资现值所取得的超额净效益。

benefit-cost ratio：方案的效益现值总额与成本现值总额之比。

$$B/C = \sum_{t=1}^{n} B_t \Big/ (1+r)^t \Big/ \sum_{t=1}^{n} C_t \Big/ (1+r)^t$$

单一方案当效益成本比率≥1，可以接受，反之则不可以接受。多个方案比较时，按照效益成本比率大小排序，比率高的方案为优选方案。

同样，在进行多个有意义的方案比较时，可进行增量效益成本比率分析。

4. 成本 - 效益分析举例　假定有两个项目，起始年为第 0 年。在第 1 年成本均为 5000 元，项目 1 在前 4 年每年收益 2000 元，项目 2 在第 6~10 年每年收益 2000 元，试计算当贴现率为 6% 时两个项目的净效益，再计算贴现率为 12% 时的净效益。

贴现率为 6% 时：

NPV1 = (2000 - 5000)/(1 + 6%) + 2000/(1 + 6%)² + 2000/(1 + 6%)³ + 2000/(1 + 6%)⁴
$$= 2213.21（元）$$

NPV2 = (-5000)/(1 + 6%) + 2000/(1 + 6%)⁶ + 2000/(1 + 6%)⁷ + 2000/(1 + 6%)⁸
$$+ 2000/(1 + 6\%)^9 + 2000/(1 + 6\%)^{10}$$
$$= 1548.47（元）$$

贴现率为12%时：

$$NPV1 = (2000-5000)/(1+12\%)+2000/(1+12\%)^2+2000/(1+12\%)^3$$
$$+2000/(1+12\%)^4$$
$$=1610.41（元）$$

$$NPV2 = (-5000)/(1+12\%)+2000/(1+12\%)^6+2000/(1+12\%)^7+2000/(1+12\%)^8$$
$$+2000/(1+12\%)^9+2000/(1+12\%)^{10}$$
$$=-372.50（元）$$

从计算结果可知，项目1的净现值较大。贴现率越大净现值越小。在决策选择时，越重视未来收益，越有可能选择较小的贴现率。

（二）成本-效果分析

1. 成本-效果分析的定义　成本-效果分析评价使用一定量的卫生资源后的个人健康产出。资源消耗即成本用货币单位表示，健康产出用非货币单位表示，反映健康状况的改善，如挽救的生命年、发病率的下降等。

在一个特定领域内卫生资源有限的情况下，当项目的目标确定后，成本-效果分析可以帮助决策者做出最好的选择。成本-效果分析一般用于相同目标或同类指标的比较，如果目标不同，结果不同，就很难用成本-效果指标进行比较。因此，成本-效果分析的应用要依赖于效果指标的选择。

2. 效果指标的选择　成本-效果分析可采用相对效果指标（如某病发现率、控制率等）和绝对效果指标（如发现的病例、治愈的患者数）作为效果的衡量指标。

效果指标可以是一些最终的、与健康相关的结果指标，如"挽救的生命年""患病天数"。也可以是一些中间结果指标，如"筛查病例数""有效率""一些生化指标的改善"等。

如果卫生项目方案的效果指标不止一个，在选择的时候就难以进行判断，这种情况可以采取适当的办法加以处理，如对效果指标进行精选，或通过设定各指标权重将各效果指标合成一个综合指标。

3. 成本-效果分析与评价的方法　成本和效果确定后，当卫生项目各方案的成本基本相同时，比较效果的大小，选择效果最大的方案。当卫生项目各方案的效果相同时，比较成本的高低，选择成本最小的方案。

当各方案成本和效果均不同，可使用成本-效果比，如每查出1例患者的成本进行比较。当备选方案成本增加，效果也增加，或者成本减少，效果也减少时，有必要分析一个项目或服务对于另一个项目或服务费用的增加，与增加的效果的比较，即增量成本-效果比率，如每多查出1例患者的成本，用增量成本与支付的意愿或可接受的边际收益相比较。

4. 成本-效果分析举例　假定一个三阶段癌症筛查项目，三个阶段的成本和效果见表17-1。

表 17-1　不同阶段成本-效果表

阶段	筛查出病例数	总成本（元）
1	100	200 000
2	105	260 000
3	106	300 000

当可接受的边际收益为12 000元（多筛查1例的价值）时，哪个阶段筛查为最优方案？

回答这一问题,需要分别计算三阶段平均成本和边际成本,见表17-2。

表17-2 不同阶段成本计算表

阶段	筛查出病例数	总成本 (元)	平均成本 (元/例)	边际成本 (元/例)
1	100	200 000	2000	2000
2	105	260 000	2476	12 000
3	106	300 000	2830	40 000

阶段2与阶段1相比,可多筛查出5例,但多增加60 000元的成本,多筛查出1例患者的边际成本是12 000元,等于可接受的边际收益。阶段3与阶段2相比可多筛查出1例患者,但边际成本为40 000元,超出可接受的边际收益。因此,阶段2为最优方案。

(三)成本-效用分析

1. 成本-效用分析的定义 成本-效用分析是通过比较项目投入成本量和经质量调整的健康效益产出量,来衡量卫生项目或治疗措施效率的一种经济学评价方法。成本-效用分析中健康改善用质量调整生命年(QALY),或者是与之相似的其他可能的变量来测量(如伤残调整生命年)。结果表述为每获得一单位的质量调整生命年所需要的成本。

成本-效用分析是成本-效果分析的特殊形式,成本-效果分析中产出是单一的、项目特定的指标,而成本-效用分析中产出是综合的、一般性的指标,可用于目标不同的项目之间的比较。

当健康相关生命质量是干预项目最重要的预期产出时,需使用效用来评价产出。例如,关节炎的治疗对生命年的影响可能不大,但期望通过治疗获得躯体、社会和心理功能的整体改善;对极低体重婴儿的新生儿特护,不仅希望其存活,而且期望存活后获得较高的生存质量。

当不同项目同时影响患病率和死亡率,而决策者希望用同一指标反映时需使用成本-效用分析。例如,癌症治疗延长了寿命,也改善了长期生命质量,但治疗过程中出现短期生命质量降低,需将正向和负向的健康结果综合考虑。

当要比较的项目有不同类型的预期结果,但决策者希望用一个共同的产出测量单位以便于比较时,例如同一时期,高血压病防治、精神疾病防治、传染病防治等多个项目需要投入,效用指标可以使这些干预项目的产出进行比较,又无需将不同健康产出结果转化为货币形式。另外,当评价者希望对一个项目同其他已经用成本-效用分析评价过的项目比较时;或当预算有限,决策者必须减少或终止某些项目,为新项目提供资金支持时;或当决策目标是健康最大化,决策者期望合理配置有限的资源,需要考虑所有备选方案的最后组合时,均可使用成本-效用分析。

2. 效用的测量 效用(utility)在经济学中表示一个人从消费一种物品或服务中得到的主观上的满足度或有用性。卫生保健项目对健康状况改善的效用反映人们对不同健康状况的偏好。卫生经济学评价中的效用多用质量调整生命年来衡量,即用延长的寿命的时间乘以延长寿命的效用值来表示健康状况改善的效用。

健康效用值的测算建立在偏好基础上,越被期望的健康状态获得的权重越大。效用值介于完全健康和完全死亡之间,分值在0~1之间,0代表死亡,1代表完全健康。

效用值的测量和确定方法分为两类:一类是直接测量法,即使用某种工具直观地得到受访者效用值的方法,主要有标准博弈法(standard gambling, SG)、时间权衡法(time trade off,

TTO）、模拟视觉标尺法（visual analogue scale，VAS）；一类是间接测量法，即通过量表中的问题和效用值转换表间接得到受访者效用值的方法，常用的量表有欧洲五维健康量表（Euro Qol 5 dimension，EQ-5D）、生存质量六维简表（short form 6 dimension，SF-6D）、健康效用指数（health utility index，HUI）、健康质量量表（quality of well-being，QWB）。

质量调整生命年（QALY）是测量健康效用的最为常用的指标。实施某项健康干预项目不仅挽救了人的生命，不同程度地延长了人的寿命，还改善了人的生存质量。将不同生活质量的生存年数换算成相当于完全健康人的生存年数，患者治疗后延长的生命年乘以生命质量的效用得分即为健康调整生命年。考虑到时间偏好，需对效用进行贴现。

一个简单的 QALY 的计算与贴现的例子如下：

假设一个癌症病人有症状并进行了手术后多活了 5 年，通过筛查可以提前一年发现癌变，提前一年实施根治术，并使病人多活两年。癌症术后 7 年质量权重为 0.52，计算通过筛查获得了多少 QALY。

（a）假设没有贴现；（b）假设每年的贴现率为 5%。

（a）$0.52 \times 2 - (1-0.52) \times 1 = 1.04 - 0.48 = 0.56$ QALY

（b）$0.52 \times 1/(1+0.05)^6 + 0.52 \times 1/(1+0.05)^7 - (1-0.52) \times 1 = 0.76 - 0.48 = 0.28$ QALY

筛查使手术提前一年，如果不做手术，这一年的健康权重为 1，由于提前手术，这一年的健康权重就变成了术后权重 0.52，因此，这一年损失健康生命年为 $(1-0.52) \times 1$，但筛查又可以使患者术后多活两年，多活两年的权重为 0.52，因此通过筛查获得了 0.56 QALY，如果考虑贴现，贴现率为 5%，筛查可获得 0.28 QALY。

3. 成本 - 效用分析的方法

（1）成本 - 效用比：成本 - 效用分析的结果一般表述为每获得一单位的质量调整生命年需要的成本，即 C/QALY。计算获得一个 QALY 所消耗的成本最小时，方案为优选方案。

（2）增量分析：对多个方案评价时，投入的成本可能会有高低，QALY 也不同，需要用增量成本 - 效用比进行分析，如 △QALY/△C 或 △C/△QALY。

（四）主要经济学评价方法的比较

卫生经济学评价方法主要有成本 - 效果分析、成本 - 效用分析和成本 - 效益分析，这三个方法各有特点，适用于不同的方案的比较和评价（表 17-3）。

表 17-3　主要经济学评价方法的比较

	成本 - 效果分析	成本 - 效用分析	成本 - 效益分析
前提条件	备选方案目的相同	产出经过生命质量调整	产出可用货币表示
成本的单位	货币值	货币值	货币值
结果的单位	自然单位	QALY	货币值
成本结果的比较	比值	比值	比值
比较的项目数	2 个以上	2 个以上	1 个以上
产出数据的要求	非货币化的健康结果指标	使用人工整理的计算单位	产出货币化
方法学	不同的结果指标	模拟视觉标尺法	意愿支付
		标准博弈	人力资本
		时间权衡	
		生命质量量表	
可比性	差	较强	较强

本章小结

疾病经济负担指由于发病、残疾（失能）以及过早死亡带来的经济损失或资源消耗。一般包括直接经济负担、间接经济负担和无形经济负担。疾病经济负担研究对于卫生系统绩效评价、确定重点卫生问题和医疗保险支付方式完善等方面具有重要参考价值。

与疾病经济负担测量有关的指标包括：疾病指标、死亡指标、伤残（失能）指标、病休指标和卫生服务利用指标。直接疾病经济负担的测算可通过现有机构数据和现场调查获得。间接经济负担的测算需要将损失的有效工作时间转化为货币的价值，常用的方法有人力资本法、意愿支付法和摩擦成本法。疾病经济负担的测算需注意指标的选取、时间价值和生产力的权重。

卫生经济学评价是应用经济学评价方法，对不同卫生服务方案进行评价和选择的方法或过程。应具备两个基本的特征，一是同时考虑成本和效果，二是在备选项目间进行选择。

完整的卫生经济评价方法有成本-效益分析、成本-效果分析和成本-效用分析，这些方法各有其适用的范围。经济学评价通常从全社会的角度进行评价。

卫生经济学评价的步骤包括：确定评价的目的和分析的角度，确定各种备选方案，排除明显不可行的方案，成本的估计，卫生计划方案的效益效果的测量，贴现，敏感性分析，分析与评价。

（韩优莉）

思考题

1. 简述疾病经济负担的概念。
2. 简述疾病经济负担应用的价值。
3. 简述卫生经济学评价的基本步骤。
4. 比较成本-效益分析、成本-效果分析和成本-效用分析方法之间的异同点。

第十八章 卫生经济学在基层医疗卫生服务中的应用

卫生经济学是研究稀缺的卫生资源在卫生服务领域中应用的学科。近年来，随着我国医疗卫生服务体系改革的不断推进，卫生经济学的理论与方法在卫生服务体系中得到越来越多的应用。医改以来，我国卫生政策发展变化很快，尤其是随着医疗保险制度的发展，卫生筹资模式的改变以及基本药物制度的实施，都对基层卫生服务领域的运行和服务方式产生了重要的影响。因此，了解卫生经济学在基层卫生服务体系中的应用，有利于更好地开展各项医疗、公共卫生服务，为服务对象提供更适合的服务，从而促进全人群健康水平的改善和提高。

第一节 我国卫生服务体系

卫生服务体系是提供医疗、预防、保健、康复、计划生育指导和健康教育等服务的组织和机构在提供卫生服务过程中所形成的相互关联的一个系统。卫生服务体系是卫生资源筹集、合理配置和有效使用的载体。一个国家的卫生服务体系是根据人群健康需求，以保障和增进人群健康为目标，通过卫生规划和卫生立法等形式，在不断发展和完善中形成的。

卫生服务体系由各级各类卫生服务机构组成。我国的卫生机构是指从卫生行政部门取得医疗机构执业许可证，或从民政、工商行政、机构编制管理部门取得法人单位登记证书，为社会提供医疗保健、疾病控制、卫生监督服务或从事医学科研和医学在职培训等工作的单位。卫生机构可分为医院、基层医疗卫生机构和专业公共卫生机构三大类。根据《2016年我国卫生和计划生育事业发展统计公报》，2016年末，全国医疗卫生机构总数达983 394个。其中：医院29 140个，基层医疗卫生机构926 518个，专业公共卫生机构24 866个。从机构数看，我国基层医疗卫生机构数最多。但从卫生资源看，仍较多地集中在医院，2016年末，全国医疗卫生机构床位741.0万张，其中：医院568.9万张（占76.8%），基层医疗卫生机构144.2万张（占19.5%）。医院卫生人员654.2万人（占58.6%），基层医疗卫生机构368.3万人（占33.0%），专业公共卫生机构87.1万人（占7.8%）。

根据卫生服务产品的特点，我国卫生服务体系可分为医疗服务体系和公共卫生服务体系两大部分。医疗服务体系和公共卫生服务体系是相互联系的两个子系统。医疗机构以提供医疗服务为主但同时也承担公共卫生工作，特别是基层医疗机构承担更多的公共卫生服务。专业公共卫生机构以公共卫生服务为主，但其公共卫生服务工作的开展要依赖于医疗服务体系的各级机构。

一、医疗服务体系

医疗服务体系是由提供医疗服务的医疗机构组成的组织体系，承担医疗服务的提供。我国医疗机构包括医院和基层医疗卫生机构。基层医疗卫生机构包括社区卫生服务中心（站）、街道（乡镇）卫生院、门诊部（所）、村卫生室以及诊所（医务室）。2016年，基层医疗卫生机构中，社区卫生服务中心（站）34 327个，乡镇卫生院 36 795个，诊所和医务室 201 408个，村卫生室 638 763个。

（一）医疗机构分类

1. 营利与非营利性医疗机构　2000年，《关于城镇医药卫生体制改革的指导意见》（以下简称《指导意见》）提出建立新的医疗机构分类管理制度，根据经营目的和服务任务将医疗机构分为非营利性和营利性两类。不同类型医疗机构实施不同的财政补助、价格管理、税收政策和财会制度管理。非营利性医疗机构是指为社会公众利益服务而设立运营的医疗机构，不以营利为目的，其收入用于弥补医疗服务成本，收支结余只能用于自身发展。非营利性医疗机构享受税收优惠政策。营利性医疗机构是指医疗服务所得收益可用于投资者经济回报弥补的医疗机构，价格放开，依法自主经营，照章纳税。政府不举办营利性医疗机构。政府举办的非营利性医疗机构主要提供基本医疗服务并完成政府交办的其他任务。营利性医疗机构根据市场需求自主提供医疗服务。

2. 公立与民营医疗机构　按医疗机构举办主体可将医疗机构分为公立医疗机构和民营医疗机构。民营医疗机构由社会资本投资举办，也可分为营利性和非营利性两类。截至2016年底我国医院中，公立医院 12 708个，民营医院 16 432个。民营医院数量已经多于公立医院数量，但是民营医院规模相对较小。截至2016年底，医院中公立医院床位占 78.3%，民营医院床位占 21.7%。在基层医疗卫生机构中，政府办基层医疗卫生机构 54 379个，占基层医疗卫生机构数的 5.9%。

3. 医院等级　国家卫生部 1989年颁布的《医院分级管理办法》，按照医院的规模及区域功能划分，将医院划分为三级十等：一级医院是承担一定区域的预防、医疗、保健、康复服务的基层医院、卫生院；二级医院是向多个社区（乡、镇）提供综合医疗卫生服务和承担一定教学、科研任务的地区性医院；三级医院是提供高水平专科性医疗卫生服务和执行高等教育教学、科研任务的医院。各级医院经过评审，按照医院分级管理标准确定为甲、乙、丙三等，三级医院增设特等。诊所与卫生室不参与评审。随着专科医院的发展，也制定出了专科医院与中医院的等级评审办法。截至2016年底，医院按等级分：三级医院 2232个（其中三级甲等医院 1308个），二级医院 7944个，一级医院 9282个，未定级医院 9682个。

医疗机构的分级分类管理是构建合理医疗服务体系的保障。我国目前大力推进的分级诊疗体系的建立也需要通过合理确定各级各类医疗机构的功能，完善不同级别和类别医疗机构之间的协作机制来实现。完善的医疗服务体系是形成基层首诊、双向转诊、急慢分治、上下联动的诊疗模式的基础。

（二）医疗服务体系结构

根据我国城乡二元结构可将我国医疗服务体系划分为城市医疗服务体系和农村医疗服务体系。

1. 城市医疗服务体系　城市医疗服务体系由区域医院和社区卫生服务机构组成（图18-1）。社区卫生服务机构（包括社区卫生服务中心和社区卫生服务站）提供基本医疗服务和基本公共卫生服务,以社区居民为服务对象,是集医疗、预防、保健、康复、健康教育和计划生育为一体的综合性卫生服务机构。区域医院分为综合医院和专科医院,承担区域内的急危重症和疑难病症的诊疗服务。区域医院和社区卫生服务中心根据其定位不同分工协作。妇幼保健院对社区卫生服务机构具有业务指导的作用,并与社区卫生服务机构共同承担妇幼保健相关的公共卫生服务。

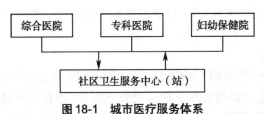

图 18-1 城市医疗服务体系

2. 农村医疗服务体系 我国农村医疗服务体系长期以来形成了"农村三级医疗服务网",包括县、乡、村三级医疗服务机构,县级医疗机构为龙头,乡镇卫生院为主体,村卫生室为网底的医疗服务体系(图 18-2)。农村三级医疗服务网承担基本医疗、预防保健、健康教育、计划生育等职能。随着城镇化的进程,我国很多农村地区乡镇卫生院也转型为社区卫生服务中心,并向村派驻社区卫生服务站。县级医院是县域内的区域医疗中心,承担基本医疗服务和急危重症患者的救治,同时也承担对乡村两级医疗机构的业务指导和人员培训的职能。乡镇卫生院是主体,也是枢纽,负责提供公共卫生服务和常见病、多发病的诊疗等综合服务,同时承担对村卫生室的管理和业务指导的职能。村卫生室是三级医疗服务网的网底,承担村内公共卫生服务和一般疾病的诊疗工作。

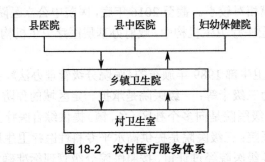

图 18-2 农村医疗服务体系

二、公共卫生服务体系

(一)公共卫生服务机构

公共卫生服务体系由专业公共卫生机构、医院和基层卫生机构组成。专业公共卫生机构包括疾病预防控制机构、健康教育机构和卫生监督机构。妇幼保健院(所、站)、专科疾病防治院(所、站)、急救中心(站)归为医疗机构,但承担较多的公共卫生职能。城乡的医院和基层医疗机构也同样承担一定的公共卫生任务。医院要提供疾病预防、传染病报告、应急救治的任务。基层医疗机构也要承担疾病预防、传染病报告、保健、康复的职能。

(二)公共卫生服务体系分类

公共卫生服务体系根据服务内容可分为疾病预防与控制体系、卫生监督体系、妇幼保健体系等。

国家、省、市、县各级都设有疾病预防控制机构,共同构成疾病预防控制体系,这一体系也包含了专科疾病防治机构,如结核病防治院(所)、职业病防治院(所)等。到2016年底,专业公共卫生机构中,疾病预防控制中心3481个,其中:省级31个、市(地)级416个、县(区、县级市)级2784个。

各省、市、县均设有卫生计生监督机构,构成卫生计生监督体系,到2016年底全国卫生计生监督机构2986个,其中:省级31个、市(地)级404个、县(区、县级市)级2500个。

各省、市、县均设有妇幼保健院,构成妇幼保健体系,妇幼保健体系属于医疗机构,同时提供医疗服务和妇幼保健预防和监测工作。

第二节 我国医疗保障制度

中国的医疗保障制度是在新中国成立后伴随着计划经济体制的建立、转型以及市场经济的发展逐步建立发展起来的。经历了多年的探索和完善,现阶段形成了包括基本医疗保险制度(包括城镇职工基本医疗保险、城乡居民基本医疗保险)、补充医疗保险(公务员医疗补助、企业补充医疗保险、大额医疗费用互助基金以及商业医疗保险)和医疗救助的医疗保障体系。这些医疗保障功能各异、覆盖人群不同,互为补充,共同构成了我国不同层次的医疗保障体系。

一、我国医疗保障制度的种类

(一)城镇职工基本医疗保险

1. 起源和覆盖范围　我国城镇职工医疗保障先后经历了计划经济时期的公费医疗和劳保医疗制度,1994年九江、镇江综合改革试点开始,1998年国务院颁布《关于建立城镇职工基本医疗保险制度的决定》(国发〔1998〕44号)(以下简称《决定》),城镇职工基本医疗保险制度在我国确立,覆盖城镇所有用人单位,包括企业(国有企业、集体企业、外商投资企业、私营企业等)、机关、事业单位、社会团体、民办非企业单位及其职工。截止到2011年底,职工医保制度累计覆盖了2.52亿人口,覆盖率达18.4%。

2. 资金筹集　根据国务院《决定》规定,职工医保的保险费由用人单位和职工共同缴纳。用人单位缴费率应控制在职工工资总额的6%左右,职工缴费率为本人工资收入的2%。随着经济发展,用人单位和职工缴费率可作相应调整。该文件同时规定,退休人员不缴费而享受医疗保险待遇,也就是说退休人员的待遇支出来自在职职工缴纳的保费。

3. 基金运行与管理　城镇职工基本医疗保险基金由统筹基金和个人账户构成。职工个人缴纳的基本医疗保险费全部计入个人账户。用人单位缴纳的基本医疗保险费分为两部分,一部分用于建立统筹基金,一部分划入个人账户。划入个人账户的比例一般为用人单位缴费的30%左右。统筹基金和个人账户根据划定的各自支付范围,分别核算,不得互相挤占。

4. 保障范围与待遇给付管理　城镇职工基本医疗保险支付内容为"定点医疗、三个目录"。定点医疗是指医疗保险机构与医疗机构签订定点医疗的合同,医疗机构接受医疗保险机构的考核与监督,参保人只有在定点医疗机构就医才能获得医疗保险报销。定点医疗机构包括辖区内的综合性医院、专科医院、社区卫生服务机构以及药店。符合条件的私立医疗机构经审核后也可以纳入定点医疗机构。

"三个目录"是指,药品目录、诊疗项目目录、医疗服务设施目录。三个目录的制定按照"临床必需、安全有效、价格适宜"的原则制定,并根据经济发展和卫生服务需求的变化进行动态调整。

5.医疗服务监管　主要包括定点准入、实时监控、年度考核、奖惩机制等几个方面。

(1)定点准入:医疗机构只有接受医保机构的质量监控和支付标准,并与医保机构签订医保定点服务的合同后,医保机构才会对医疗机构进行支付。

(2)实时监控:医保机构可以利用完善的信息系统对定点医疗机构实行实时监控,部分地区还开展了智能审核系统,监控患者就医、医生处方、医疗费用等情况。对于疑似违规的医生发出警告或进行约谈。

(3)年度考核:医保机构对医疗机构实行年度考核,具体指标包括:是否存在重复就诊或重复住院、目录外费用占比是否过高、总费用水平及合理性、参保人满意度等。

(4)奖惩机制:医保机构根据年终考核结果向医疗机构进行费用支付。对于考核不合格的医疗机构做出经济上的惩罚措施,甚至暂停或者取消其定点资格。

(二)城乡居民基本医疗保险

城乡居民基本医疗保险包括城镇职工的居民医疗保险和新型农村合作医疗,2017年开始,两项医疗保险制度进行了整合,称为"城乡居民医疗保险制度"。

1.城镇居民基本医疗保险

(1)起源和覆盖范围:根据《指导意见》规定,城镇居民医保制度的覆盖范围包括"不属于城镇职工基本医疗保险制度覆盖范围的中小学阶段的学生(包括职业高中、中专、技校学生)、少年儿童和其他非从业城镇居民"。2007年,国家开展城镇居民基本医疗保险试点,2009年城镇居民医保制度在全国全面推开。

(2)资金筹集:居民医保的筹资主要来源于财政补助和个人缴费两个方面。在试点启动时期,政府按每年不低于人均40元的标准给予补助。随着各级政府对居民医保制度的支持逐步加强,财政对居民医保的补助标准也逐年提高,到2012年每人每年筹资240元,极大地提高了居民医保的保障水平。2012年3月国务院发布了《"十二五"期间深化医药卫生体制改革规划暨实施方案》,提出将城镇居民医保的政府补助标准提高到每人每年360元以上,并相应提高个人缴费水平,进一步探索建立与经济发展水平相适应的筹资机制。

对于个人缴费,由各地根据当地的经济发展水平以及不同人群的基本医疗消费需求,并考虑当地居民家庭和财政的负担能力,自行确定。

(3)保障范围与待遇给付:居民医保基金实行社会统筹,不设个人账户,基金重点用于参保居民的住院和门诊大病医疗支出。启动初期普通门诊不予报销。2009年,各地在住院大病的基础上,探索开展了居民医保的普通门诊统筹,把参保人员的门诊费用也纳入统筹基金报销的范围,有效地解决了城镇居民普通门诊医疗费用负担。

居民医保执行与职工医保相同的报销目录。在2011年,中央要求居民医保政策范围内统筹基金最高支付限额应达到当地居民年人均可支配收入的6倍以上,政策范围内补偿比[5]不低于70%左右。各地具体的居民医保的起付线、支付比例和封顶线由地方确定。

2.新型农村合作医疗制度

(1)起源和覆盖范围:合作医疗起源于1951年,曾经被世界卫生组织和世界银行胜誉为"中国模式"。随着我国经济体制的变革,到1989年,其覆盖率下降到4.8%。为了解决农村居民日益突出的"因病致贫、因病返贫"的现象,2002年10月,中共中央、国务院下发《关于进一步加强农村卫生工作的决定》(中发〔2002〕13号),提出建立新型农村合作医疗制度。同年国

5　政策范围内补偿比:指扣除不可报销的医疗费用之外的费用,按照医保报销政策所支付的部分占全部医疗费用的比例

务院办公厅转发卫生部等部门《关于建立新型农村合作医疗制度的意见》(国办发〔2003〕3号)的通知,从2003年下半年起,一种覆盖全体农村居民的医疗保障制度建立,称为新型农村合作医疗制度(简称"新农合")。

(2)组织管理模式:新农合一般采取以县(市)为单位进行统筹。主要有三种管理模式:①卫生部门主管模式:由设在各县(市、区)卫生部门下的合作医疗管理办公室具体负责新农合的运行管理。包括基金筹集、参合人员管理、定点医疗机构管理、医疗费用偿付审核和支付等。②社会保障部门主管模式:由社会医疗保险经办机构全面负责基金的具体运营管理,包括基金筹集、基金分配和偿付、基金审核和管理等工作。③商业保险公司管理模式:采取"委托管理"、风险管理、风险共担等不同模式,由商保公司参与新农合基金补偿与风险防控,结余分配等。

(3)筹资来源和标准:新型农村合作医疗制度实行以政府财政补贴为主,个人缴费、集体扶持为辅的筹资机制。启动初期人均筹资30元,其中,中央、省市、个人各占10元。2015年全国新农合人均筹资达到500元左右,其中,各级政府的财政资助成为新农合筹资主体。2015年已经占到筹资总额的80%以上。

(4)费用补偿管理

1)补偿范围:新农合基金主要补助参加新农合农民的大额医疗费用或住院医疗费用,对防止"因病致贫"具有一定的作用。但由于人群受益面小,随着新农合的发展,有条件的地方,实行住院补偿和门诊统筹模式,包括普通门诊和门诊特殊病种、慢病,但要设立补偿比例和封顶线。为促进住院分娩,新农合将住院分娩纳入了补偿范围。

2)补偿标准:各省、自治区、直辖市要制订新农合报销基本药物目录。各县(市)要根据筹资总额,结合当地实际,科学合理地确定新农合基金的支付范围、支付标准和额度,防止新农合基金超支或过多结余。

3)补偿方式:为了方便参合农民获得及时的补偿,以减轻其费用支付的压力和报销的负担,各地参合农民就医费用的结算由县内定点医疗机构直接减免,目前通过信息网络的建立,对外省就医的参合农民实现了跨省异地直接结算。

4)基金监督机制:为了加强对新农合基金的监管,统筹地区的新农合经办机构要定期向新农合管委会汇报基金的收支、使用情况;管委会要定期向监督委员会和同级人民代表大会汇报工作,主动接受监督。采取信息公示等措施,定期向社会公布新农合基金的具体收支、使用情况,保证参合农民的参与、知情和监督的权利。审计部门要定期对新农合基金收支和管理情况进行审计。

(三)城乡居民大病保险制度

为了进一步减轻参合农民疾病经济负担,2013年,人力资源社会保障、财政、发展改革部门、卫生部等六部门联合下发了《关于开展城乡居民大病保险工作的指导意见》(发改社会〔2012〕2605号),大病保障制度开始运行。

1. 制度定位和覆盖人群 城乡居民大病保险是在基本医疗保障的基础上,对大病患者发生的高额医疗费用给予进一步保障的一项制度安排,是基本医疗保障制度的拓展和延伸,是对基本医疗保障的有益补充。其目的是减轻人民群众大病医疗费用负担,解决"因病致贫、因病返贫"问题的迫切需要,建立健全多层次医疗保障体系,推进全民医保制度建设。大病保险保障对象为城镇居民医保、新农合的参保(合)人。大病保险统筹层次可以市(地)级统筹,也可以探索全省(区、市)统一实施,提高抗风险能力。

2. 资金来源和筹资标准　城乡大病保障制度的资金采取从城镇居民医保基金、新农合基金中划出一定比例或额度的方式筹集。城镇居民医保和新农合基金有结余的地区，利用结余筹集大病保险资金。结余不足或没有结余的地区，在城镇居民医保、新农合年度提高筹资时统筹解决资金来源。筹资标准要结合当地经济社会发展水平、医疗保险筹资能力、患大病发生高额医疗费用的情况、基本医疗保险补偿水平等因素，科学合理确定。

3. 保障范围和水平

（1）保障范围：根据相关文件规定，大病保险的保障范围要与城镇居民医保、新农合相衔接。大病保险主要在参保人患大病发生高额医疗费用的情况下，根据当地统计部门公布的上一年度城镇居民年人均可支配收入、农村居民年人均纯收入为判定标准，对城镇居民医保、新农合补偿后需个人负担的合规医疗费用给予保障。合规医疗费用是指实际发生的、合理的医疗费用。各地也可以从个人负担较重的疾病病种起步开展大病保险。

（2）保障水平：大病保障的主要目标是避免城乡居民发生家庭灾难性医疗支出，实际支付比例不低于 50%。按医疗费用高低分段制定支付比例，原则上医疗费用越高支付比例越高。随着筹资、管理和保障水平的不断提高，城乡大病保障制度正逐步提高大病报销比例，最大限度地减轻个人医疗费用负担。

（四）医疗救助制度

1. 发展与起源

（1）农村医疗救助：2005 年 8 月，民政部、卫生部、财政部《关于加快推进农村医疗救助工作的通知》中指出"2005 年底以前，各省、自治区、直辖市所辖有农业人口县（市、区）的农村医疗救助工作方案务必全部出台"，促进了农村医疗救助制度的建设与完善。

（2）城市医疗救助：2005 年，民政部、卫生部、劳动保障部、财政部出台《关于建立城市医疗救助制度试点工作的意见》，同年 6 月，对医疗救助的基金筹集、救助标准、申请、批准和发放办法及管理监督方面都作了具体明确的规定。2008 年城市医疗救助全面试点、推广，医疗救助政策框架体系初步建立。

（3）城乡医疗救助：2009 年，民政部、财政部、卫生部、人力资源和社会保障部共同制定了《关于进一步完善城乡医疗救助制度的意见》，2012 年 3 月，民政部、财政部、人力资源和社会保障部与卫生部联合发布了《关于开展重特大疾病医疗救助试点工作的意见》，标志着中国重特大疾病医疗救助工作的正式开展。

2. 城乡医疗救助的制度框架

（1）资金筹集：目前中国的城乡医疗救助资金通过多渠道筹集，包括财政拨款、彩票公益金、社会各界自愿捐赠、基金利息收入等。对贫困人员的医疗救助由中央财政安排专项资金，对困难地区开展的城乡医疗救助工作给予补助，地方各级财政增加投入，扩大医疗救助资金规模。政府财政拨款之外的社会捐助也是城乡医疗救助资金来源的重要组成部分。

（2）救助对象：城乡医疗救助对象为低收入人群，主要是城市居民最低生活保障对象中未参加城镇职工基本医疗保险的人员、已参加城镇职工基本医疗保险但个人负担仍然较重的人员和其他特殊贫困人群；农村医疗救助对象是农村五保户、贫困户家庭成员和地方政府规定的其他符合条件的农村贫困农民；另外也将患重特大疾病的低保家庭成员、五保户、低收入老年人、重度残疾人以及其他患重特大疾病难以自付医疗费用且家庭贫困的人员纳入了城乡医疗救助范围。

（3）救助办法：①资助参保，通过医疗救助资助没有能力缴纳医疗保险费用的人群缴纳部分或全部参保费用，使得救助对象获得参加医疗保险的资格。对城乡低保家庭成员、五保户和其他经济困难家庭人员，要按照有关规定，资助其参加城镇居民医保或新农合。②补贴医疗费用，对救助对象在扣除各项医疗保险可支付部分、单位应报销部分及社会互助帮困后，个人自付部分超过一定金额的医疗费用给予一定比例的补助。对于因患大病个人负担费用难以承担，影响家庭基本生活的城乡居民，给予适当的医疗费用补贴。

（4）救助的范围：目前，城乡医疗救助服务以住院救助为主，同时兼顾门诊救助。住院救助主要用于解决救助对象因病住院治疗的医疗费用，门诊救助主要用于解决常见病、慢性病、需要长期药物维持治疗以及急诊、急救的个人负担医疗费用。

在农村，由新农合定点医疗机构在规定范围内，按照医疗保险用药目录、诊疗项目目录及医疗服务设施目录，为医疗救助对象提供医疗服务。遇到疑难重症需转到非指定医疗卫生机构就诊时，要按当地医疗救助的有关规定办理转院手续。

在城市，对救助对象在扣除各项医疗保险可支付部分、单位应报销部分及社会互助帮困等后，个人负担超过一定金额的医疗费用给予一定比例或一定数量的补助。具体补助标准由地方政府民政部门会同卫生、劳动保障、财政等部门制定，对于特别困难的人员，可适当提高补助标准。

（5）救助工作的管理部门：医疗救助管理由民政部门、财政部门、人力资源和社会保障部门、卫生部门及其他部门共同参与。民政部门负责制定医疗救助制度；协调其实施过程中各个部门间的关系以及救助资金的发放、使用等。财政部门负责制定医疗救助基金的年度预算，进行专户管理，专账核算以及基金的使用监督工作。人社部门负责医疗救助工作的组织和实施。卫生部门保证救助的具体实施及开展。其他还涉及审计部门、总工会、红十字会以及其他慈善组织。

二、我国医疗保障制度的成效与问题

（一）我国医疗保障制度的成绩

1. 建立了基本医疗保障制度　截止到 2017 年，我国已经建立了医疗保障制度，其中基本医疗保险制度包括覆盖城镇职工的医疗保险制度和覆盖城乡居民的医疗保险制度。同时，建立了大病保险制度，是基本医疗的延伸和补偿，缓解了居民了疾病经济负担。同时，建立了中国的城乡医疗救助制度，将大批的低保贫困对象和社会弱势群体纳入到社会保障体系，医疗救助制度的建立弥补了现有社会救助体系对疾病风险以及疾病与贫困关系的双重忽视，完善了现有的社会救助体系。因此，目前中国已经建立了多层次的医疗保障制度。

2. 制度覆盖面迅速推进，基本覆盖全体人口　近年来，我国城镇医疗保障制度覆盖范围由单纯的用人单位及其职工向个体工商户、灵活就业人员等群体拓展，居民医保也全面推开，覆盖范围不断扩大。截止到 2011 年底，我国职工医保已覆盖 2.52 亿人口，居民医保已覆盖2.2 亿人口，已覆盖了全国 90% 以上的城镇人口。新农合从 2003 年起，经过了试点、巩固提高、完善制度等阶段，到 2013 年，参加新农合人口为 8.02 亿，参合率为 98.65%。新农合制度已经覆盖了全体农村居民。因此，目前我国建立了城镇职工医疗保险、城镇居民医疗保险、新农合三大医疗保障体制，实现了医疗保险的全民覆盖，为全体公民的健康保驾护航。

3. 筹资水平稳步提高，保障能力逐步增强　据人力资源和社会保障部统计资料，2011 年我国职工医保和居民医保的年人均筹资额分别达到了 1667.3 元和 176.2 元。基金总收入分别比上一年增长了 25% 和 68%。新农合启动初期，全国新农合人均筹资 30 元，筹资总额 40.13

亿元。2016 年全国人均筹资水平达到 500 多元,其中,各级政府筹资达到人均 420 元。中央和地方财政支持加大,筹资水平和力度不断增加。医保筹资水平的稳步提高对增强基本医疗保险的保障能力,提高参保人员享受的保险待遇起到了决定性的作用。

4. 医保待遇水平逐步提高,参保人员切实得到实惠 ①受益面、受益程度不断增加。2013 年,全国参合农民的住院补偿受益面已经达到了 11.64%,与 2004 年相比增加了 8.47 个百分点。与 2012 年相比,全国受益总人次增加了 11.3%。住院补偿人次增加了 10.49%。②报销比例逐步提高,住院费用负担减轻。各地通过降低基本医疗保险起付线、自负比例、提高报销封顶线的办法,不断提高医疗保障水平;其中新农合实际住院补偿比从启动初期的 24.67% 提高到 2013 年的 57%,县内医疗机构(含县、乡两级)实际住院补偿比已经达到了 63%,乡级医疗机构的实际住院补偿比为 78%。参保人的受益程度不断提高。③推行门诊统筹,农民的医疗服务利用率提高。医保补偿范围由住院向门诊过渡,门诊特殊病种和门诊慢性病范围不断扩大,待遇水平逐年提高。2011 年,全国有 93.51% 的县(市、区)开展了门诊统筹补偿。门诊统筹补偿人次数同比 2010 年增长了 25.63%。门诊统筹的增加,有效地提高了门诊卫生服务的利用,从而缓解了小病拖成大病,实现了预防端口前移的目标,有利于提高人群的整体健康水平。

5. 管理能力进一步提高,医疗保障服务更为方便快捷 随着医疗保险覆盖面的扩大,医保经办机构也进一步完善。目前,每个县(区、市)都设有医保经办机构(或派出机构),相当一部分地区在街道和乡镇一级都设有医保服务平台,提供信息咨询和参保服务。目前,大部分统筹地区的医保经办已经实行了信息化,医疗机构通过信息网络直接向医保机构传送数据,相当一部分地区已经实现了医疗费用即时结算。随着医保经办机构管理能力的日益提高,参保人可以享受到更为方便快捷的医疗保障管理服务。同时,也可以进行更为精确的测算工作,从而为费用控制和付费方式改革提供技术支持。

6. 带动了基层医疗机构的发展,农村卫生服务体系得到发展 新农合的实施,有效地促进了基层医疗机构的发展。各省在制订新农合补偿方案时,县、乡医疗机构的报销比例要高于县外定点医疗机构,从而有效地引导农民在基层医疗机构就诊,有效地带动了基层卫生机构的发展,尤其是乡镇卫生院和村卫生室的管理,各级医疗机构业务收入明显增加,农村卫生服务体系得到了建设。取得了显著的政治效应、社会效应、经济效应和管理效应;受到了广大农民、政府、社会、国际社会的积极评价,显示了"政府得民心,群众得实惠,卫生得发展"的共赢局面。

7. 城乡医疗救助稳步推进,提高了贫困人群对卫生服务的利用 2008 年,全国所有县(市、区)基本都建立了城市医疗救助制度。据国家审计署调查显示:2011 年,医疗救助基金救助 2367.27 万人次,比 2005 年增长 8.33 倍;共计资助 6649.35 万人参加新农合或居民医疗保险,比 2005 年增长 12.74 倍,城市、农村医疗救助次均水平与 2005 年相比增幅分别为 371.51% 和 121.02%。城乡医疗救助制度的建立,提高了贫困人群对卫生服务的利用水平。2011 年,城乡医疗救助资助贫困群众利用卫生服务 8519.1 万人,比 2008 年增幅达到了 44.96%,其中救助城市居民 2222 万人,农村 6297.1 万人。医疗救助有利于摆脱经济因素对贫困人口卫生服务利用的制约,提高了贫困人群对卫生服务的利用。贫困人群得到了不同形式的救助,体会到了政府对贫困人群和社会弱势人群的关心,促进了社会的稳定与和谐发展。

(二)我国城镇基本医疗保障制度建设和运行中存在的问题

1. 医保基金还没有建立起长效的筹资机制,可持续性方面存在不足 目前基本医保基金缺乏长效的筹资机制,在可持续性方面存在不足。首先,我国人口老龄化速度较快,给医保基金造成支付压力。其次,居民医保实行定额筹资,与所在地的社会经济发展水平缺乏关联,筹资水平的增长缺乏稳定机制。此外,居民医保的自愿参保原则和长期连续参保激励机制的缺乏,也影响了居民参保的稳定性。在筹资机制上,以农民收入的一定比例来确定筹资标准(以县为基本单位),可以大大增加筹资机制的弹性。特别是在农民收入水平还不稳定的情况下,建立弹性的筹资机制更显必要。

2. 医疗保障基金统筹层次较低 我国医疗保险制度原则上要求实行地市级统筹,但是大部分地区实行了县级统筹,尤其是新农合,减弱了社会保险的互助共济作用的发挥。统筹层次低导致了医保管理上的一系列问题,包括:基金共济范围小,抗风险能力弱,不能有效降低居民所面临的医疗风险;统筹地区之间政策不统一,引起公平性问题;造成了更多的异地就医和医保关系转移接续问题,增加了劳动力流动成本,限制了整个社会医疗保险体系作用的发挥。

3. 医疗机构费用增长过快,医保基金面临超支风险是医保制度发展面临的重要问题 首先,随着医疗保险的发展,无论是门诊人次还是出院人次都有较大幅度提高。医疗机构的收入普遍提高,医疗费用水平也明显提高。从 2009 年起,全国的次均住院费用出现快速上涨趋势,全国平均增速达到 6.53%。2011 年,全国次均住院费用环比增加 16.05%,其中乡级、县级、县外医疗机构的次均住院费用涨幅分别为 10.95%、8.74% 和 7.88%,明显高于 2010 年。其次,病人流向不合理,体现在无序就医。据 2016 年中国卫生统计年鉴统计,2010 年我国综合医院就诊量由 26.7% 逐年上升到 2015 年的 29.31%,基层医疗机构的就诊量由 2011 年的 60.68% 逐年下降到 2015 年的 56.4%。再次,医保基金超支严重。以新农合为例,2011 年,全国共有 193 个县(市、区)当年基金超支;200 个县(市、区)当年统筹基金出现超支;有 31 个县(市、区)在动用历年结余和风险基金后发生了净超支,净超支 2.76 亿元,占这些县(市、区)当年筹资总额的 11.94%。因此,加强对定点医疗机构的监管,保证医保基金的安全将成为医保发展过程中的一项重要任务。

4. 个人账户达不到制度设计的预期效果 我国职工医保实行的是社会统筹和个人账户相结合的制度,个人账户虽然能够为今后积累一部分基金,从而有利于缓解人口老龄化对医保基金支付的压力,但从目前的实践情况来看,其积累功能却相当有限。同时,个人账户的设立显然降低了医疗保险的互济功能,把一部分基金沉淀下来不能用于当期消费,必然降低现行医疗保险的整体保障能力。此外,2007 年以后推行的居民医保并未设立个人账户,职工医保此前设立的个人账户,对制度之间的衔接,以及最终实现城镇医保制度框架的基本统一,设置了障碍。因此,需要对基本医疗保险个人账户的作用重新进行评估,做出新的制度设计。

5. 城乡医疗救助的筹资总量和救助方案有待改善 随着医疗费用的逐年上涨,中央投入资金并不能满足贫困人群医疗需求。尤其是贫困地区的地方政府对于医疗救助的投入有限,不能及时解决贫困人员的医疗困难。据统计,2011 年中国的城乡医疗救助的筹资总额为 200.94 亿元,人均筹资水平为 248.38 元,不及当年住院次均费用的 1/10。一方面导致救助对象覆盖面相对狭窄。处于贫困边缘的人群、发生灾难性卫生支出的人群以及城市里的流动人群却不在其救助范围内。另一方面救助服务内容不能满足贫困人群的实际卫生需求。目前,中国大部分地区的城乡医疗救助服务主要是住院医疗和大病医疗救助,虽然部分地区的医疗救助已将常见病、多发病及慢性病患者列入其救助范围,但是救助水平仍然较低,难以满足救助对象的需求。第三,救助水平有待提高。对于医疗花费超越起付线的贫困家庭,患者享受到的实际救助水平较低。这种相对较高的起付线与较低救助比例的设计，一方面导致各地出现医疗救助基金节余较多，基金使用率较低；另一方面将需要救助的贫困人群挡在了医疗救助的门外。

第三节 基本药物制度

一、基本药物制度的概念

（一）基本药物的概念

基本药物（essential drugs or medicine）的概念由世界卫生组织（WHO）于1977年首次提出，即"能够满足大部分人口卫生保健需要，最重要的、基本的、不可缺少的、满足人民所必需的药品"。2002年WHO又将此概念进一步完善"基本药物是能够满足人群优先卫生保健需要的药物，是在适当考虑公共卫生相关性、药品有效性、安全性和成本-效果的基础上选定的。基本药物在卫生系统的任何时间都应有足够的数量和适宜的剂型，价格也应是个人和社区支付得起的"。

基本药物应满足三个特点：满足大多数人口卫生保健需要；随时都应有充足的数量、适宜的剂型；个人和社会负担的价格可以获得的药品。

WHO提出基本药物的概念旨在帮助发展中国家解决药品短缺问题，帮助成员国选择和购买价格合理的、具有质量的、符合国家卫生需要的基本药物，以保障公众能够以低廉的价格获得基本医疗所需的必需药物。1977年WHO制定了第1版《基本药物标准清单》。基本药物目录每两年更新一次，基本药物种类也在逐渐增加。2007年制定了第1份《儿童基本药物标准清单》。基本药物目录按国际非专利名称或通用名排列，不注明生产厂商。到2017年，WHO更新了第20版《基本药物标准清单》，增加了可用于常见感染的抗生素和应保留用于最严重情况的抗生素的建议，列入了用于艾滋病毒、丙型肝炎、结核病和白血病的药物。更新后的清单使解决最重要公共卫生需求所必需的基本药物达433种。

WHO基本药物遴选的标准包括：疾病负担；功效；治疗的成本-效果；不同情况下的稳定性；是否需要特殊的诊断或治疗；药代动力学的结果；科学的证据。另外，还要求大部分基本药物应该是单一的化合物或固定比例的混合物；比较成本时不能只看药品的单位成本，需要在同类药物的不同品种之间进行成本和成本-效果比较；专利药品不能包含在基本药物目录中。各国可参考WHO的基本药物标准清单制定自己的基本药物清单或目录，但需要关注本国人口学和疾病模式，治疗的机构，人员的培训和经验，药品的可得性，以及财务资源和环境因素等特点。

我国1979年引入基本药物的概念，1982年公布第1版《国家基本药物目录》，到2004年进行了5次调整。但由于早期关于基本药物的配套政策体系不完善，目录没有真正发挥作用。2009年，卫生部等九部门制定了《国家基本药物目录管理办法（暂行）》，随后发布了《国家基本药物目录（基层医疗卫生机构配备使用部分）》（2009年版）和《国家基本药物目录》（2012年版）。2015年，国家卫生计生委等九部门又修订了《国家基本药物目录管理办法》。我国基本药物目录的制定和完善对推动基层医疗卫生机构综合改革发挥了重要作用。

（二）基本药物可及性

基本药物的可及性（accessibility）指人人能够以可负担的价格，安全、实际地获得对症、高质量、在文化习俗上可接受的药品，并可以方便获得合理使用该药品的相关信息。WHO 基本药物可及性行动框架包含四个方面的内容：合理选择和使用基本药物、支付得起的价格、可持久的资金供应和可靠的供应系统。

世界卫生组织和国际健康行动机构提出评估基本药物可及性的标准调查方法，建议从价格、可获得性、可负担性三个角度评价基本药物的可及性。可获得性（availability）指药品生产企业、药品批发商、零售药房、医院药房能保证基本药物的品种、数量供应，保证提供准确、可靠的药品信息，还包括"无歧视"，即对病人的民族、性别、年龄、社会地位、经济状况等一视同仁。可负担性（affordability）指收入能够满足支付特定商品和其他商品，并达到社会公认的最低限度。

（三）基本药物制度

基本药物制度改革是《中共中央国务院关于深化医药卫生体制改革的意见》五项改革重点之一。2009 年 8 月国务院发布的《关于建立国家基本药物制度的实施意见》《国家基本药物目录管理办法（暂行）》和《国家基本药物目录（基层医疗卫生机构配备使用部分）》（2009 版）奠定了我国基本药物制度的基础。2009 版《国家基本药物目录（基层医疗卫生机构配备使用部分）》共分为四部分：第一部分是化学药品和生物制品，共 205 个品种；第二部分是中成药，共 102 个品种；第三部分是中药饮片，不列具体品种；最后一部分是有关说明。

基本药物制度建立的目标是保证群众用药安全可及和价格低廉。建立国家基本药物制度的作用是保证居民获得基本药物，维护居民基本健康权益；促进药品的研发、生产、流通与合理使用，促进医药产业健康发展；利于减少存储、流通、使用和监管的品种和数量，实现规模经济，降低价格、保障质量；控制医药费用的过快上涨，防止药品资源的浪费和滥用。"减轻用药负担、促进合理用药、破除以药养医、优化生产流通"是我国基本药物制度建设的目标。

基本药物制度的内容包括国家基本药物目录的遴选调整、基本药物生产供应保障、集中招标采购和统一配送、零差率销售、全部配备使用、医保报销、财政补偿、质量安全监管以及绩效评估等一系列政策。

二、基本药物制度的成效和问题

（一）基本药物制度的成效

基本药物制度实施以后，取得了一定的成效，主要体现在以下几个方面：①基层医疗机构实现了基本药物全覆盖并实行零差率销售，基本药物可及性得到实现。②基层卫生机构用药情况得到规范，初步实现"合理用药"，"三素一汤"现象明显得到改善。③基本药物政策切断了医疗机构收入与药品利益的联系，基层医疗机构公益性质得到回归。④基本药物零差率销售以后，患者的疾病经济负担得到减轻，基本药物可负担性得以实现。

（二）基本药物制度存在的问题

基本药物制度在运行过程中也存在一定的问题，主要体现在几个方面：①基本药物目录不能满足居民和基层医疗服务机构用药需求，突出表现为血液、心脏、儿、妇、皮肤病、急救药品等专科和常用药品缺乏。②基本药物配送不到位，基层医疗卫生机构"缺药现象"普遍，尤其是低价药品、多品规药断货，从而对基层医疗机构人员提供服务带来一定问题，③药品价格"虚高"和"虚低"同时存在，导致部分患者流失。④补偿政策落实不到位，导致基层医疗机构运行困难。基本药物制度对基层卫生服务机构影响较大。

总之，基本药物政策的推行需要配套措施同步跟上，其中核心政策是财政补偿机制、预算管理机制、绩效考核制度。同时要加强对药品流通各个环节的监管。只有各项政策协调发展,同步推进,才能够保障该政策良性运行,保证卫生服务体系平稳运行和发展。

第四节 卫生政策对基层医疗卫生服务的影响

一、卫生筹资政策对社区卫生服务的影响

(一)卫生筹资的含义

卫生筹资就是研究在一定时期和一定社会环境下卫生领域的资金筹集、分配和使用。卫生筹资不仅指卫生资金的筹资,还包括从哪里筹资、用何种方式筹资以及筹集到的卫生资金如何进行分配与补偿的过程。卫生筹资政策是卫生政策中的重要组成部分。目前,我国的筹资模式主要包括政府预算卫生筹资、社会保险筹资和个人现金付费筹资。不同的筹资政策,对社区卫生服务提供的内容和行为都将产生重要的影响。

(二)我国社区卫生不同筹资模式对社区卫生服务行为的影响

1. 政府预算卫生筹资 建国初期,我国卫生服务体系的主要方针是"预防为主",乡镇基层医疗机构作为卫生服务系统三级医疗网的网底,承担了全体人群的基本医疗服务和预防保健服务,为我国人民的健康起到了保驾护航的重要作用。2001年以后,部分乡镇卫生机构改为社区卫生服务中心,其筹资以政府财政拨款为主,社区卫生服务中心称为全额预算单位,其人员经费、运营经费等基本服务经费全部由政府财政投入为主,社区卫生服务中心只需要为区域内服务人口提供基本医疗和公共卫生服务。

2. 个人现金付费筹资 随着我国经济社会的发展,社区卫生服务中心的总收入中,政府财政补助经费所占比例逐步降低,除了保证财政编制内的人员经费以及部分运行经费外,都需要社区卫生服务中心通过医疗服务来保证机构运行的必要支出。因此,现金筹资方式逐步成为社区服务中的主要筹资方式。尤其是随着"药品加成"政策的出台,加之多年来医疗服务价格体系改革滞后,医疗服务价格难以补偿医疗服务成本支出,药品加成收入成为社区卫生筹资的重要来源,"以药补医"越来越成为社区服务中心的主要筹资来源,从而导致"重医疗、轻预防"的现状,社区服务中心的重点逐步转移到医疗服务领域上。

3. 公共卫生服务经费成为社区主要筹资来源 2009年医改以来,公共卫生服务体系成为医改中的一项主要内容。政府增加了对社区服务中心公共卫生的经费支持力度,并且通过购买服务的方式,按照常住人口拨付公共卫生经费。按照国家规定的公共卫生服务内容,由社区服务中心为区域内常住人口提供公共卫生服务。因此,除了财政补助的人员经费外,公共卫生服务经费成为社区主要筹资来源,公共卫生服务也成为社区卫生服务的主要工作内容。

4. 医保筹资逐渐成为目前的主要模式 随着经济发展,医疗费用的不断增加,而医疗保障制度不健全,从而导致因病致贫、因病返贫现象越来越严重。2000年,城镇职工医疗保障制度建立,2003年,新农合建立,2007年城镇居民医疗保障制度建立,从而覆盖了绝大部分人群,医疗保险筹资成为社区服务中心的主要筹资模式。不同医保政策不同,对社区服务中心也产生不同的影响。早期的医保政策主要以住院大病为主,之后逐步发展到门诊慢病、特病到普通门诊的补偿,从而导致病人就诊率和住院率明显提升。但是相比城市三级医院而言,社区服务中心的总诊疗量占比下降。据2016年中国卫生统计年鉴统计,我国综合医院就诊量由2010年26.7%逐年上升到2015年的29.31%,基层医疗机构的就诊量由2011年

的 60.68% 逐年下降到 2015 年的 56.4%。中国医疗卫生体系突出问题就是卫生资源配置不平衡,优质医疗资源过度集中于城市大型公立医院,导致基层医疗卫生机构服务能力不足。2015 年以来,建立分级诊疗服务体系,提升基层医疗机构服务能力成为医改的主要目标,医保报销政策也开始对社区服务中心倾斜,医疗保险筹资将成为今后主要的筹资模式。

二、医保支付方式改革对社区卫生服务机构经营行为的影响

医疗保险的支付方式是指医疗保险付费方(社会医疗保险机构)对医疗服务提供方(医疗机构)所提供医疗服务消耗资源进行补偿的过程。随着我国医疗保障体系的快速发展,医保筹资成为社区卫生服务中心的主要筹资来源之一,而医保的付费方式改革将越来越影响到社区卫生服务中心的发展。

(一)医保付费方式的改革

医保付费包括后付制和预付制两类。

1. 后付制 后付制是指在医疗服务发生之后,根据服务发生的数量和支付标准进行支付的方式,它的优点是可以调动服务者的积极性,病人对医疗服务有较多的选择,但是它的缺点在于难以控制医生的诱导需求,从而导致医疗服务的过度利用,医疗费用的增长过快。

2. 预付制 预付制是指在医疗服务发生之前,医疗保险机构根据预先确定的支付标准,预先向医疗服务提供者支付医疗费用或者确定支付额度,再分期分批进行支付。它的优点在于能够控制医疗服务的过度利用,控制医疗费用的过快增长。但是可能减少医疗服务数量、降低医疗服务质量。

后付制向预付制的改革,主要是医保的财务风险由医疗保险经办机构转移到医疗服务提供者身上,因此,医疗服务提供者就要主动的控制医疗费用,减低不合理、不必要的医疗服务,从而改变了社区卫生服务提供者的医疗行为。

(二)医疗保险支付方式的种类

目前,常用的预付制的支付方式包括以下几种模式:

1. 总额预算方式 是指医疗保险机构与医疗机构事先协商确定医疗费用的年度总预算额,并预付给医疗机构使用。

总额预算方式能够较好地控制医疗费用总量,有利于促使医药服务提供机构在预算总量固定的情况下,降低服务成本,提高资源利用率。总额预算方式将医疗机构从被动控费转变为主动控费,促使医疗保险费用结算更加简单,节省了医保基金。但是总额预算下,医疗收入不能随其服务量的增加而增加,可能导致服务数量减少,拒收医保病人的现象。因此,综合考虑各方面因素,合理确定医疗机构的预算总额非常重要。

2. 按疾病诊断相关组付费 按疾病诊断相关组(DRGs)即根据 ICD-9 和 ICD-10,将住院病人疾病按诊断分为若干组,每组又根据疾病的轻重程度及有无合并症、并发症等分为几级,对每一组不同级别的病种制定不同的价格,并按该价格向医疗机构支付医疗费用。

按病种支付,有利于控制病人医疗费用,提高工作效率,降低服务成本。根据临床路径进行有效的诊断和治疗,促进医疗质量的提高,提高医院的管理水平。但是,由于每一病种的支付标准是固定的,医疗机构从自身的经济利益考虑,有可能产生选择性入组的问题,或者减少必要服务,降低服务成本,从而影响医疗服务质量。同时,这种方式要求有完善的信息系统和较高的管理水平支持,适应性较差。

3. 按人头支付的概念 是指医疗保障机构按合同规定的时间,根据提供者服务的参保人

数和每人支付定额标准,预先支付一笔固定的费用给医疗服务提供者。

按人头支付适应范围比较广泛,管理成本相对较低,有利于医疗提供者强化内部管理,控制过度服务行为,尤其是有利于促使预防服务的提供。但按人头支付减少了参保人对医疗服务的选择性,提供者出于自身利益的考虑,可能减少对参保人的服务数量、降低服务效率、拒收危重病人等行为。

4. 按服务人次支付方式　是指制定每一门诊人次或者每一住院人次的费用支付标准,医疗保险机构根据医疗提供者实际提供的服务人次数,按照每一人次的费用支付标准向提供者支付医疗费用。

按服务人次支付能够促使医疗机构降低服务成本,减少过度用药和过度利用高新医疗技术等现象,有利于缩短参保人的住院时间,医疗费用结算、审核等相对比较简单。但是按服务人次支付可能分解服务人次增加收入,出于控制医疗成本的需要,可能减少对参保人的服务数量,从而影响医疗服务的质量。

5. 按住院床日支付方式　按住院床日支付是指医疗保险机构根据测算首先确定每一住院床日的费用支付标准,在参保人接受服务后,由医疗保险机构根据参保人实际住院的总床日数支付医疗费用。按住院床日支付方式主要适用于床日费用比较稳定的病种。

按住院床日支付具有预算性质,有利于降低服务成本和管理成本,提高工作效率。但是按住院床日支付可能出现延长住院时间的情况。刺激收治病情相对较轻的病人,拒收病情较重的病人,也可能减少必要的服务从而影响医疗服务质量。

2017 年,国务院办公厅出台了《关于进一步深化基本医疗保险支付方式改革的指导意见》(国办发〔2017〕55 号),要实行多元复合式医保支付方式。针对不同医疗服务特点,推进医保支付方式分类改革。对住院医疗服务,主要按病种、按疾病诊断相关分组付费,长期、慢性病住院医疗服务可按床日付费;对基层医疗服务,可按人头付费,积极探索将按人头付费与慢性病管理相结合;对不宜打包付费的复杂病例和门诊费用,可按项目付费。因此,不同的支付方式,将改变社区服务中心管理模式和医生的行为。

三、基本药物制度对社区卫生服务机构的影响

(一)社区基本药物制度的相关规定

根据新医改方案,政府举办的基层医疗卫生机构全部配备和使用基本药物,其他各类医疗机构也都必须按规定使用基本药物。基本药物全部纳入医保药品报销目录,保险比例明显高于非基本药物。初步建立国家基本药物供应保障体系,国家制定基本药物零售指导价格,省级确定本地区基本药物统一采购价格,政府举办的基本医疗卫生机构按购进价格零差率销售。

基本药物制度的建设目标包括:2009 年,每个省(区、市)在 30% 的政府办城市社区卫生服务机构、县级医疗机构实施基本药物制度,包括实行省级集中网上公开招标采购、统一配送,全部配备使用基本药物并实现零差率销售;到 2011 年初步建立国家基本药物制度;到 2020 年,全面实施规范的、覆盖城乡的国家基本药物制度。基本药物目录中的药物全部纳入政府定价范围,实行省级集中网上公开招标采购。药品采购价格不得高于国家发改委公布的指导价格。

(二)基本药物制度对社区发展的影响

社区基本药物制度的建立使得基层医疗机构药费水平得到控制。由于基本药物全部纳入政府定价,药品采购价格不得高于国家发改委的指导价格,基本药物的价格有所降低。基

本药物比非基本药物报销比例高,有利于激励患者选择基本药物代替具有类似药理作用的非基本药物,从而对降低药品费用起到积极作用。基本药物制度的建立以"零差率"为切入口,促进了医疗机构补偿机制和绩效考核制度的改革和完善,也促进了药品审评审批制度和药品价格机制的改革。

随着区域纵向医疗联合体建设的推进,基本药物制度一定程度上限制了医联体内部患者的流动,由于药品的限制,使患者难以下沉到基层机构就诊。从 2014 年开始,基层用药进一步放开,基层医疗卫生机构只需按比例配备使用基本药物,其余可在当地医保用药和新农合用药目录中选配使用。针对部分临床必需但供应紧张的药品,组织定点生产,全国统一配送。药品招标采购中"双信封"的方法促进各地对药品质量的把关。《国家发展改革委关于改进低价药品价格管理有关问题的通知》(发改价格〔2014〕856 号)规定低价药品(现行政府指导价范围内日均费用较低的药品,西药不超过 3 元,中成药不超过 5 元)取消政府制定的最高零售价格,在日均费用标准内,由生产经营者根据药品生产成本和市场供求及竞争状况制定具体购销价格,以保证药品的供应。国务院办公厅《关于印发深化医药卫生体制改革 2016 年重点工作任务的通知》(国办发〔2016〕26 号)进一步强调健全药品供应保障机制,优化药品购销秩序,压缩流通环节,综合医改试点省份要在全省范围内推行"两票制"(生产企业到流通企业开一次发票,流通企业到医疗机构开一次发票),鼓励医院与药品生产企业直接结算药品货款、药品生产企业与配送企业结算配送费用,压缩中间环节,降低虚高价格。

四、家庭医生签约服务对社区卫生服务机构的影响

社区卫生服务中心与乡村医生一样,除了服务对象不同,都是我国基层医疗的卫生服务提供者。目前,全国在乡村医疗机构开展了签约服务,城市社区服务中心也将同样开展居民签约服务,成为居民的家庭医生。

签约服务是以社区卫生服务中心 / 乡村医生为核心,以基本公共卫生服务和基本医疗服务为主要服务内容,同时鼓励开展个性化服务,医生以契约式服务的形式与城市 / 农村家庭或成员建立相对和谐、稳定式的自愿服务关系,为居民提供连续、协调及可及性的综合医疗保健服务。

社区卫生服务中心 / 乡村医生长期以来在维护广大居民健康方面发挥着难以替代的作用,是人群健康的"守护人"。新医改实施以来,国家重点要求"强基层、保基本、建机制",并采取了一系列措施巩固三级卫生服务网络。

2013 年 2 月至 7 月,国务院办公厅、国家卫生计生委先后印发了《关于印发深化医药卫生体制改革 2013 年主要工作安排的通知》(国办发〔2013〕80 号)》以及《关于开展乡村医生签约服务试点的指导意见》(卫办农卫发〔2013〕28 号),要求开展村医签约服务的探索。

社区卫生服务中心的家庭签约服务与乡村医生的签约服务具有同样的功能。签约服务是社区医生主动与区域内的家庭成员代表签订服务协议,积极主动地为签约成员提供医疗、预防服务的一种模式。它使得社区医生从原来的坐等患者上门变为深入居民社区为居民提供服务,思想上从"要我做"转变为"我要做",有效地调动起社区医生的积极性。采用居民户自愿选择是否签约的方式,由社区的家庭医生为患者提供服务。并且,利用医保按人头付费的方式,给签约服务团队一定的经费补助。通过这种"按脚投票"的方式,促进社区医生形成比服务、比技术的良性竞争局面,满足城市居民就近就医的需要,更有利于提高预防保健工作水平,开展健康管理工作,实现预防端口前移,对社区医生队伍建设有着极大的促进作用。

随着医改的进一步推进，家庭签约服务将成为社区服务中心/乡村医生的主要工作之一，社区卫生服务的提供者将以预防、健康管理、慢性病防治等工作为重点，通过签约服务的方式获得收入，从而为区域内服务人口的健康保驾护航。

本章小结

卫生服务体系是提供医疗、预防、保健、康复、计划生育指导和健康教育等服务的一个系统。城市医疗服务体系由区域医院和社区卫生服务机构组成。农村医疗服务体系形成了"县、乡、村农村三级医疗服务网"，其中，县级医疗机构为龙头，乡镇卫生院为主体，村卫生室为基础的医疗服务体系。公共卫生服务体系由专业公共卫生机构、医院和基层卫生机构组成。

我国医疗保障制度包括覆盖城镇职工和城乡居民的基本医疗保险、大病医疗保险和医疗救助，目前已经建立了多层次的医疗保障体系，并且取得了很好的成绩，实现了全民覆盖，医疗服务体系得到了发展，疾病经济负担得到有效缓解。但同时也存在统筹层级低、基金超支、缺乏法律保护等方面，还需要进一步发展和完善。

基本药物是能够满足人群优先卫生保健需要的药物，是根据药品相关性、有效性、安全性和成本-效果的基础上选定的。国家基本药物制度的内容包括基本药物的目录遴选调整、生产供应保障、集中招标采购和统一配送、零差率销售、全部配备使用、医保报销、财政补偿、质量安全监管以及绩效评估等一系列政策。

随着医改的发展，我国的筹资政策、医疗保险支付方式、基本药物制度以及签约服务都对基层医疗卫生机构产生一定的影响。

（高广颖 韩优莉）

思考题

1. 我国医疗保障体系发展的趋势是什么？
2. 什么是基本药物，我国基本药物制度对基层医疗机构有哪些规定？

参考文献

[1] 祝墡珠. 全科医学概论. 4 版. 北京：人民卫生出版社，2013

[2] 路孝琴，席彪. 全科医学概论. 北京：中国医药科技出版社，2016

[3] 路孝琴. 全科医学概论. 北京：北京大学医学出版社，2013

[4] 吕兆丰，郭爱民. 全科医学概论. 北京：高等教育出版社，2010

[5] 梁万年. 全科医学概论. 2 版. 北京：人民卫生出版社，2006

[6] 约翰·莫塔. 莫塔全科医学. 梁万年，译. 4 版. 北京：人民军医出版社，2010

[7] 杨秉辉. 全科医学概论. 北京：人民卫生出版社，2008

[8] 崔树起. 全科医学概论. 2 版. 北京：人民卫生出版社，2007

[9] 梁万年. 全科医学概论. 北京：高等教育出版社，2004

[10] 顾湲. 全科医学概论. 北京：人民卫生出版社，2001

[11] 吴春容. 全科医学概论. 北京：人民卫生出版社，1998

[12] 梁万年，路孝琴. 全科医学. 北京：人民卫生出版社，2013

[13] 傅华. 预防医学. 北京：人民卫生出版社，2013

[14] 世界卫生组织. 世界卫生组织更新基本药物清单，提出关于抗生素使用的新建议.（2017-6-6）[2018-10-10]. http://www.who.int/mediacentre/news/releases/2017/essential-medicines-list/zh

[15] 国家卫生计生委. 国家卫生计生委关于印发《国家基本公共卫生服务规范（第三版）》的通知：国卫基层发〔2017〕13 号）.（2017-3-28）[2018-10-03]. http://www.nhfpc.gov.cn/jws/s3578/201703/d20c37e23e1f4c7db-7b8e25f34473e1b.shtml

[16] 王家骥. 全科医学概论. 3 版. 北京：人民卫生出版社，2014

[17] 詹思延. 流行病学. 8 版. 北京：人民卫生出版社，2017

[18] 李立明. 流行病学. 6 版. 北京：人民卫生出版社，2007

[19] 施榕，郭爱民. 全科医生科研方法. 2 版. 北京：人民卫生出版社，2017

[20] 姚树桥，杨彦春. 医学心理学. 6 版. 北京：人民卫生出版社，2016

[21] 杨凤池，崔光成. 医学心理学. 3 版. 北京：北京大学医学出版社，2013

[22] 美国精神医学会. 理解 DSM-5 精神障碍. 张道龙，译. 北京：北京大学出版社，2016

[23] 戴维·H 巴洛. 变态心理学：整合之道. 黄峥，高隽，张婧华，等译. 7 版. 北京：中国轻工业出版社，2017

[24] 苏珊·诺伦-霍克西玛. 变态心理学. 邹丹，译. 6 版. 北京：人民邮电出版社，2017

[25] 克林，约翰逊，戴维森. 变态心理学. 王建平，韩卓，符仲芳，等译. 12 版. 北京：中国轻工业出版社，2016

[26] 德博拉 C 贝德尔，辛西娅 M 布利克，梅琳达 A 斯坦利. 变态心理学. 袁立壮，译. 3 版. 北京：机械工业出版社，2016

[27] 张金钟，王晓燕. 医学伦理学. 3 版. 北京：北京大学医学出版社，2013

[28] 伍天章. 医学伦理学. 2 版. 北京: 高等教育出版社, 2015

[29] 吴春容. 全科医学概论. 北京: 华夏出版社, 2000

[30] 史瑞芬. 护理人际学. 北京: 人民军医出版社, 2002

[31] 贾启艾. 人际沟通. 2 版. 南京: 东南大学出版社, 2006

[32] 孟庆荣, 徐向春. 人际交往与沟通. 广州: 暨南大学出版社, 2016

[33] 莉萨·兰金. 安慰剂效应: TED 临床医生带你体验心理暗示的强大力量. 刘文, 译. 北京: 北京联合出版公司, 2017

[34] 李孟智. 家庭医学与全民健保医业管理. 台北: 合记图书出版社, 2003

[35] 肖传实, 李荣山. 实用医患沟通技巧. 北京: 军事医学科学出版社, 2008

[36] 杨立新. 医疗损害责任法. 北京: 法律出版社, 2012

[37] 奚晓明.《中华人民共和国侵权责任法》条文理解与适用. 北京: 人民法院出版社, 2010

[38] 赵西巨. 医事法研究. 北京: 法律出版社, 2008

[39] 夏芸. 医疗事故赔偿法: 来自日本法的启示. 北京: 法律出版社, 2007

[40] 王岳. 医事法. 北京: 对外经济贸易大学出版社, 2013

[41] 周令, 娄峰阁. 卫生法律制度与监督学. 北京: 科学出版社, 2017

[42] 程小明, 罗五金. 卫生经济学. 北京: 人民卫生出版社, 2013

[43] 陈文, 刘国祥, 江启成. 卫生经济学, 北京: 人民卫生出版社, 2017

[44] 高广颖. 卫生经济学典型案例分析. 北京: 人民卫生出版社, 2013

[45] 程晓明. 卫生经济学. 3 版. 北京: 人民卫生出版社, 2012

[46] Drummond Michael F, Sculpher Mark J, Torrance George W. 卫生保健项目经济学评估方法. 李士雪, 译. 北京: 人民卫生出版社, 2008

[47] 孟庆跃. 卫生经济学. 北京: 人民卫生出版社, 2013

[48] 梁万年. 卫生事业管理学. 4 版. 北京: 人民卫生出版社, 2017

[49] 姚岚, 熊先军. 医疗保障. 北京: 人民卫生出版社, 2013

[50] Ian R. McWhinney. Textbook of family medicine. New York: Oxford University Press. 2009

[51] Dean T Jamison, Joel G Breman, Anthony R Measham, et al. Disease control priorities in developing countries. 2nd ed. New York: Oxford University Press and The World Bank, 2006

[52] 韩亚军, 帖小佳, 伊力哈木·托合提. 中国中老年人骨质疏松症患病率的 Meta 分析. 中国组织工程研究, 2014, 18(7): 1129-1134

[53] National Institute for Health and Clinical Excellence. Lipid modification cardiovascular risk assessment and the modification of blood lipids for the primary and secondary prevention of cardiovascular disease. [2014-2-13]. https://www.nice.org.uk/guidance/cg181

[54] USPSTF. Statin use for the primary prevention of cardiovascular disease in adults: US Preventive Services Task Force recommendation statement. JAMA, 2016, 316(19): 1997-2007

[55] Preventive Services Task Force. Aspirin use for the primary prevention of cardiovascular disease and colorectal cancer: US preventive services task force recommendation statement. Ann Intern Med, 2016, 164(12): 836-845

[56] 中国心血管病相关专家小组. 阿司匹林用于心血管疾病一级预防的专家建议. 临床心血管病杂志, 2015, 31(9): 919-921

[57] 中华医学会妇产科学分会绝经学组. 绝经期管理与激素补充治疗临床应用指南(2012 版). 中华妇产科杂志, 2013, 48(10): 795-799

[58] Preventive Services Task Force. Folic acid supplementation for the prevention of neural tube defects: US preventive services task force recommendation statement. JAMA, 2017, 317(2): 183-189

[59] USPSTF. Screening for abnormal blood glucose and type 2 diabetes mellitus: US preventive services task force recommendation statement. Ann Intern Med, 2015, 163(11): 861-868

[60] 中国成人血脂异常防治指南修订联合委员会. 中国成人血脂异常防治指南(2016 年修订版). 中国循环杂志, 2016, 31(10): 937-953

[61] 彭澎. ACOG 实践指南 157 号: 宫颈癌的筛查和预防(翻译版). 协和妇产科文献月报, 2016, 2(1): 1-11

[62] 张希, 乔友林. 国内外乳腺癌筛查指南对比与思考. 中国医学论坛报, 2016-01-28(B-07 版)

[63] 中国抗癌协会乳腺癌专业委员会. 中国抗癌协会乳腺癌诊治指南与规范(2015 版). 中国癌症杂志, 2015, 25(9): 692-754

[64] 中华医学会内镜学分会, 中华医学会消化病学分会. 2015 中国早期结直肠癌及癌前病变筛查与诊治共识. 中国实用内科杂志, 2015, 35(3): 211-227

[65] The Asia Pacific Working Group on Colorectal Cancer. An updated Asia Pacific consensus recommendations on colorectal cancer screening. Gut, 2015, 64(1): 121-132

[66] Liu Y, Chen C, Jin G, et al. Reasons for encounter and health problems managed by general practitioners in the rural areas of Beijing, China: A cross-sectional study. PLoS One. 2017, 12(12): e0190036. DOI: 10.1371/journal.pone.0190036

[67] Wilkin D, Smith A. Explaining in GP referrals to hospital. Family Practice, 1987, 4: 160-169

[68] 唐金陵, 李立明. 关于循证医学、精准医学和大数据研究的几点看法. 中华流行病学杂志, 2018, 39(1): 1-7

[69] 许方宵. 面对医患矛盾医生更需承担起责任: 著名心血管病专家胡大一教授谈医患关系. 首都食品与医药, 2015(8): 30-31

[70] Gonghuan Yang, Yu Wang, Yixin Zeng, et al. Rapid health transition in China, 1990—2010, findings from the Global Burden of Disease Study 2010. Lancet, 2013, 381: 1987-2015

[71] Maigeng Zhou, Haidong Wang, Jun zhu, et al. Cause-specific mortality for 240 causes in China during 1990-2013: a systematic subnational analysis for the global burden of disease study 2013. Lancet, 2016, 387: 251-272

[72] 肖爱丽. WHO《基本药物示范目录》的更新与启示. 中国药事, 2016, 30(1): 65-68

[55] Preventive Services Task Force. Folic acid supplementation for the prevention of neural tube defects: US preventive services task force recommendation statement. JAMA, 2017, 317(2): 183-189.

[56] (USPSTF). Screening for abnormal blood glucose and type 2 diabetes mellitus: US preventive service task force recommendation statement. Ann Intern Med, 2015, 163(11): 861-868.

[57] 中华医学会妇产科学分会产科学组. 孕前和孕期保健指南(2018). 中华妇产科杂志, 2018, 53(1): 7-13.

[58] 中华医学会. ACOG 妊娠期糖尿病指南. 国际生殖健康/计划生育杂志, 2016, 35(1): 1-11.

[59] 狄文, 蒋荣. 妊娠期糖尿病的诊断及处理. 中国实用妇科与产科杂志, 2016, 07-28-01-27-30.

[60] 中华医学会心血管病学分会. 中国心血管病预防指南(2017). 中华心血管病杂志, 2015, 25(9): 692-754.

[61] 中华医学会心脏病学分会. 中国成人血脂异常防治指南(2016 年修订版). 中国循环杂志及综合防治委员会. 中华全科医师杂志, 2015, 55(1): 211-227.

[62] The Asia Pacific Working Group on Colorectal Cancer. An updated Asia Pacific consensus recommendations on colorectal cancer screening. Gut, 2015, 64(1): 121-132.

[63] Liao Y, Chao C, Lin G, et al. Reasons for encounter and health problems managed by general practitioners in the rural areas of Beijing, China: A cross-sectional study. PLoS One, 2016, 12(12): e0190056. DOI: 10.1371/journal.pone.0190036.

[64] Wilkin D, Smith A. Explaining in GP referrals to hospital. Family Practice, 1987, 4: 160-169.

[65] 吕全军, 李玉明. 关于我国全科、精细医学等模式健康管理与慢病管理. 中华预防医学杂志, 2018, 35(1): 1-7.

[66] 孙力光, 李沙. 我国基本公共卫生服务均等化进展. 基于北京市某社区中心发病率调查的关系. 首都公共卫生杂志, 2015(5): 30-31.

[67] Gonghuan Yang, Yu Wang, Yixin Zeng, et al. Rapid health transition in China, 1990-2010: findings from the Global Burden of Disease Study 2010. Lancet, 2013, 381: 1987-2015.

[68] Maigeng Zhou, Haidong Wang, Jun Xu, et al. Cause-specific mortality for 240 causes in China during 1990-2013: a systematic subnational analysis for the global burden of disease study 2013. Lancet, 2016, 387: 251-272.

[69] 世界卫生组织. WHO《基本药物标准目录的应用》指示. 中国药师, 2016, 30(1): 65-68.

索　引

| meta 分析 | meta-analysis | 97 |
| | | |

B

报告	report	211
标记奖励法	token economy method	156
标准博弈法	standard gambling，SG	255
病患	illness	13，23
病例发现	case finding	72
病死率	case fatality ratio，CFR	247

C

测验法	test method	116
产品缺陷	product defect	219
成本 - 效果分析	cost-effectiveness analysis，CEA	250
成本 - 效益分析	cost-benefit analysis，CBA	250
成本 - 效用分析	cost-utility analysis，CUA	250
惩罚	punishment	125

D

第二级预防	secondary prevention	66
第三级预防	tertiary prevention	66
第一级预防	primary prevention	66
调查法	survey method	116
定期健康检查	periodical health examination	72

F

发病率	incidence rate	247
反向形成	reaction formation	120
泛化	generalization	123
放松训练	relaxation therapy	156
非语言沟通	nonverbal communication	179
分化	discrimination	124
否认	denial	120
负性强化	negative reinforcement	125

G

个案法	case study method	117
个体预防	individual prevention	66
公共卫生	public health	3
观察法	observational method	114

H

合理化	rationalization	120
和解	compromise	220
核心家庭	nuclear family	37
化学预防	chemoprevention	76
患病	sickness	23
患病率	prevalcnce rate	247
患病体验	illness experience	25
患病行为	illness behavior	26
皇家全科医生学会	Royal College of General Practitioners，RCGP	6

J

机会性筛检	opportunistic screening	72
基本药物	essential drugs or medicine	268
疾病	disease	13，23
疾病的死亡比	proportional mortality ratio，PMR	247
疾病负担	diseases burden	244
疾病经济负担	economic burden of disease	245
家庭访视	home visit	50
家庭结构	structure of family	37
家庭评估	family assessment	46
家庭生活周期	family life cycle	42
家庭危机	family crisis	45
家庭医疗	family practice	6，12
家庭医生	family doctor	14
家庭医师	family physician	6，14
家庭医学	family medicine	1，6
家庭资源	family resource	44
家系图	genogram，family tree	47
间接经济负担	indirect economic burden	246
健康效用指数	health utility index，HUI	256
健康质量量表	quality of well-being，QWB	256
健康咨询	health counseling	69
焦虑障碍	anxiety disorders	135
进食障碍	eating disorder	147
惊恐发作	panic attack	136
惊恐障碍	panic disorder，PD	136

| 精神分析 | psychoanalysis | 118 |
| 净现值法 | net present value, NPV | 253 |

K

可负担性	affordability	269
可获得性	availability	269
可及性	accessibility	268
可及性服务	accessible care	10
扩展家庭	extended family	37

L

理智化	intellectualization	121
连续性照顾	continuity of care	9
联合家庭	joint family	37
临床决策	clinical decision making	80
临床思维	clinical thinking	80
临床预防	clinical prevention	66

M

满灌疗法	flooding therapy	156
美国家庭医疗委员会	America Board of Family Practice, ABFP	1
美国家庭医疗专科委员会	American Board of Family Practice, ABFP	6
美国家庭医师学会	American Academy of Family Physicians, AAFP	5
美国家庭医学专科委员会	American Board of Family Medicine, ABFM	6
美国医学专科委员会	American Board of Medical Specialties, ABMS	5
梦的解析	dream analysis	155
免疫接种	immunization	76
模拟视觉标尺法	visual analogue scale, VAS	256
摩擦成本法	friction cost method	249

O

| 欧洲五维健康量表 | Euro Qol 5 dimension, EQ-5D | 256 |

Q

前意识	preconscious	119
潜意识	unconscious	118
潜在生命损失年	years of potential life lost, YPLL	244
强化	reinforcement	123, 125
强迫性障碍	obsessive-compulsive disorder, OCD	139
全科医疗	general practice, GP	12
全科医生	general practitioner	14
全科医学	general practice	1
全人的照顾	whole-person care	9

R

人格化的照顾	personalized care	9
人格障碍	personality disorder	140
人际关系	interpersonal relationship	190
人力资本法	human capital method	249
认同	identification	121

S

筛检	screening	71
伤残调整生命年	disability adjusted life year，DALY	244
伤残调整生命年	disability adjusted life years，DALY	251
伤残所致生命年损失	years lived with disability，YLD	248
社交焦虑障碍	social anxiety disorder	137
社交恐怖症	social phobia	137
社区卫生服务	community health service	2
社区卫生诊断又称社区诊断	community diagnosis	57
升华	sublimation	120
生存质量六维简表	short form 6 dimension，SF-6D	256
生命年损失	years of life lost，YLL	248
生物反馈疗法	biofeedback therapy	156
生物 - 心理 - 社会医学模式	bio-psycho-social medical model	22，110
时间权衡法	time trade off，TTO	255
实验法	experimental method	114
世界家庭医生组织	World Organization of National Colleges，Academies，and Academic Associations of General Practitioners / Family Physicians，WONCA；又名 World Organization of Family Doctors	11
首诊服务	first contact	12
睡眠障碍	sleep disorder	146
诉讼	mediate	220
随机对照试验	randomized controlled trial，RCT	99
损害赔偿	compensation for damages	213

T

弹性	elasticity	235
替代医学	alternative medicine	4
调解	mediate	220
通科医疗	general practice	6
通科医生	general practitioner	5，6
投射	projection	120
退行	regression	121

W

| 卫生筹资 | health funding | 239 |

卫生服务供给	health services supply	233
卫生服务需求	health services demand	229
卫生服务需要	health services needs	229
卫生总费用	nation health account，NHA	240
无形经济负担	intangible economic burden	246
晤谈法	interview method	116

X

系统脱敏疗法	systematic desensitization	155
系统综述	systematic review，SR	97
效果	effectiveness	251
效益	benefit	251
效用	utility	251，255
协调性照顾	coordinated care	9
性心理障碍	psychosexual disorder	142
循证医学	evidence-based medicine，EBM	96

Y

压抑	repression	120
厌恶疗法	aversion therapy	156
医患关系	doctor-patient relationship	165，193
医疗保健体系	primary care system	12
医疗技术损害	liability for medical technology damage	214
医疗损害	medical damage	213
医学模式	medical model	20，109
医治者	healer	4
移情	transference	155
以病人为中心的健康照顾	patient-centered care	20
以疾病为中心	disease-centered care	20
以人为中心的照顾	person-centred care	9
以社区为导向的基层医疗	community-oriented primary care，COPC	55
以问题为导向的健康档案记录方式	problem-oriented medical record，POMR	85
以预防为导向的照顾	prevention-oriented care	64
意识	conscious	119
意愿支付法	willingness to pay method	249
隐私权	right of privacy	219
应激相关障碍	stress related disorders	144
语言沟通	verbal communication	179
预防医学	preventive medicine	64

Z

照顾	care	18
照顾医学	care medicine	13

正性强化	positive reinforcement	125
知情同意权	informed consent	217
直接经济负担	direct economic burden	245
治愈	cure	18
治愈医学	cure medicine	13
质量调整生命年	quality adjusted life years, QALY	251
置换	displacement	120
周期性健康检查	periodic health examination	72
主干家庭	stem family	37
注册	register	210
咨询	counseling	49
自由联想	free association	155
综合性照顾	comprehensive care	9
阻抗	resistance	155